科学出版社"十四五"普通高等教育本科规划教材

临床流行病学

主　　审　唐金陵　詹思延
主　　编　毛　琛　闫永平
副 主 编　江　宇　孙　鑫
编　　委（按姓氏笔画排序）
　　　　　毛　琛（南方医科大学）
　　　　　冯永亮（山西医科大学）
　　　　　刘　淼（中国人民解放军总医院）
　　　　　闫永平（空军军医大学）
　　　　　江　宇（北京协和医学院）
　　　　　孙　凤（北京大学）
　　　　　孙　鑫（四川大学华西医院）
　　　　　李　博（首都医科大学附属北京中医医院）
　　　　　李志浩（南方医科大学）
　　　　　杨智荣（深圳理工大学）
　　　　　张博恒（复旦大学附属中山医院厦门医院）
　　　　　陈维清（中山大学）
　　　　　周　波（中国医科大学附属第一医院）
　　　　　赵亚双（哈尔滨医科大学）
　　　　　梁会营（广东省人民医院）
　　　　　曾宪涛（武汉大学）
　　　　　谭红专（中南大学）
编写秘书　黄清湄（南方医科大学）

科学出版社
北　京

内 容 简 介

临床流行病学是以患者为研究对象,观察、分析和解释临床医学中病因、诊断、疗效、预后等研究问题,为临床决策提供科学依据的一门方法学。教材内容分为两部分：第一部分为临床流行病学研究的设计和实施,力求全面深入地介绍临床流行病学的方法学和主要研究内容及相关的设计、测量和分析；第二部分为临床流行病学的实用技能和应用,力求帮助读者将理论与实践相结合,融会贯通地学习全书的理论知识。

根据教材的编写指导思想,本教材将读者对象定位为临床医学、口腔医学、基础医学、预防医学、护理学等专业的本科生以及相应的医药研究工作者,旨在提供基础的临床流行病学理论知识、解决临床复杂问题的理论依据和分析手段,以及临床科研的思维框架。

图书在版编目（CIP）数据

临床流行病学 / 毛琛,闫永平主编. —— 北京：科学出版社,2025.4. —— (科学出版社"十四五"普通高等教育本科规划教材). —— ISBN 978-7-03-081656-6

Ⅰ. R181.3

中国国家版本馆 CIP 数据核字第 2025JY3385 号

责任编辑：胡治国 / 责任校对：宁辉彩
责任印制：张 伟 / 封面设计：陈 敬

科学出版社 出版
北京东黄城根北街 16 号
邮政编码：100717
http://www.sciencep.com

北京九州迅驰传媒文化有限公司印刷
科学出版社发行 各地新华书店经销

*

2025 年 4 月第 一 版　开本：787×1092　1/16
2025 年 4 月第一次印刷　印张：16 3/4
字数：495 000
定价：69.80 元
（如有印装质量问题,我社负责调换）

编者名单

（按姓氏笔画排序）

王天园（首都医科大学附属北京中医医院）

毛　琛（南方医科大学）

冯永亮（山西医科大学）

曲翌敏（北京协和医学院）

刘　淼（中国人民解放军总医院）

闫永平（空军军医大学）

江　宇（北京协和医学院）

孙　凤（北京大学）

孙　鑫（四川大学华西医院）

李　博（首都医科大学附属北京中医医院）

李志浩（南方医科大学）

杨智荣（深圳理工大学）

张博恒（复旦大学附属中山医院厦门医院）

陈维清（中山大学）

周　波（中国医科大学附属第一医院）

赵亚双（哈尔滨医科大学）

袁金秋（中山大学附属第七医院）

桂裕亮（武汉大学）

梁会营（广东省人民医院）

曾宪涛（武汉大学）

谭红专（中南大学）

熊益权（四川大学华西医院）

前言

党的二十大报告明确提出,推进健康中国建设。我们必须以习近平新时代中国特色社会主义思想为指导,按照党的二十大报告要求,重视医学科技创新和教育工作,为健康中国建设和卫生健康事业发展培养大批德才兼备的医药卫生人才。

临床流行病学是起源于 20 世纪的新兴临床医学基础科学,是将现代流行病学及统计学等原理和理论引入临床医学研究和实践的一门临床方法学。其目的是探索疾病的病因、诊断、治疗和预后的整体规律,力求避免各种偏倚因素的干扰,确保研究结果的真实性,创造最佳的研究成果,促进临床医学水平的提高。《临床流行病学》2021 年入选科学出版社"十四五"普通高等教育本科规划教材,确定了本教材的编写指导思想,将读者对象定位为临床医学、口腔医学、基础医学、预防医学、护理学等专业的本科生,以及相应的医药研究工作者,旨在提供基础的临床流行病学理论知识、解决临床复杂问题的理论依据和分析手段,以及临床科研的思维框架,在众多版同名教材中突出守正创新的特色。

本教材共计 17 章,分为两部分:第一部分为临床流行病学研究的设计和实施。第一章从全局视角将临床流行病学的基本概述、研究设计、研究内容做了整体的介绍,按照传统"开宗明义"的思维为读者率先铺垫学习的进阶之路;第二章至第三章系统介绍了临床研究所需的流行病学及统计学等方法学。第四章至第七章力求全面深入地阐述临床流行病学的主要研究内容,包括病因研究、诊断试验研究、治疗性研究和预后研究,以及与各种研究内容相关的设计、测量和分析问题。第二部分为临床流行病学的实用技能和应用。第八章至第九章涉及如何构建临床研究问题并选择适当的设计。第十章至第十五章分别介绍了临床研究注册与伦理、数据收集、数据分析与结果解释、论文撰写、临床决策分析,以及循证医学与系统综述的方法。第十六章至第十七章为真实世界数据在临床研究中的应用以及基于临床流行病学的中医临床疗效评价探索,力求帮助读者将理论与实践相结合,融会贯通地学习全书的理论知识。

本教材坚持以习近平新时代中国特色社会主义思想为指导,贯彻党的二十大精神,落实立德树人根本任务,突出医德教育和人文素质教育,寓价值观引导于知识传授和能力培养,努力培养德才兼备的医药卫生人才。同时,为了进一步加强医学生临床实践能力培养,本教材各章节充分融合临床研究案例,图文并茂,具有较强的科学性和实践指导价值。

在本教材的出版历程中,来自全国各单位的编者齐心协力、无私奉献,保质保量地完成了编写任务,在此,衷心感谢对本教材出版作出贡献的全体编者、编写秘书和科学出版社的工作人员。随着医学和科技的飞速发展,临床流行病学这门学科未来将会不断融合更多的理论、观念和方法。因此,我由衷地希望全国广大医药院校师生、从事临床研究的专业人员以及广大读者给予本教材建设性意见,使本教材得以不断完善。

毛 琛

2024 年 7 月 1 日

目　录

- 第一章　绪论 ……………………………… 1
  - 第一节　临床流行病学的概述 ……… 1
  - 第二节　临床流行病学的研究内容和方法 ………………………………… 5
  - 第三节　从临床研究到临床实践 …… 12
- 第二章　临床研究常用的测量指标 ……… 15
  - 第一节　率和比 ……………………… 15
  - 第二节　发病患病指标 ……………… 17
  - 第三节　死亡与生存指标 …………… 20
  - 第四节　期望寿命相关指标 ………… 24
  - 第五节　效应测量指标 ……………… 28
- 第三章　临床研究方法概述 ……………… 32
  - 第一节　概述 ………………………… 32
  - 第二节　描述性研究 ………………… 34
  - 第三节　分析性研究 ………………… 40
  - 第四节　实验性研究 ………………… 48
- 第四章　病因研究 ………………………… 53
  - 第一节　概述 ………………………… 53
  - 第二节　病因研究的基本过程与方法 … 58
  - 第三节　因果推断 …………………… 61
  - 第四节　病因研究的评价 …………… 65
- 第五章　诊断试验研究 …………………… 67
  - 第一节　概述 ………………………… 67
  - 第二节　诊断试验研究设计 ………… 67
  - 第三节　诊断试验界值 ……………… 68
  - 第四节　诊断试验的评价 …………… 70
  - 第五节　提高诊断试验效率的方法 … 76
  - 第六节　诊断试验研究质量的评价 … 77
- 第六章　治疗性研究 ……………………… 79
  - 第一节　概述 ………………………… 79
  - 第二节　治疗性研究的设计与实施 … 80
  - 第三节　治疗性研究的评价 ………… 86
- 第七章　预后研究 ………………………… 90
  - 第一节　概述 ………………………… 90
  - 第二节　预后研究设计与实施 ……… 93
  - 第三节　预后研究的评价 …………… 99
- 第八章　临床研究问题的构建 …………… 102
  - 第一节　概述 ………………………… 102
  - 第二节　临床研究问题的来源、类型和构建原则 ………………………… 105
  - 第三节　临床研究问题构建的方法与步骤 ………………………………… 110
  - 第四节　临床研究问题构建过程中的常见问题 …………………………… 113
- 第九章　临床研究的方法学选择 ………… 116
  - 第一节　临床研究方法的重要性 …… 116
  - 第二节　临床研究方法选择的基本原则 ………………………………… 117
  - 第三节　临床研究方法的具体运用 … 123
- 第十章　临床研究注册与伦理 …………… 128
  - 第一节　临床研究注册 ……………… 128
  - 第二节　临床研究与医学伦理 ……… 131
- 第十一章　临床研究数据收集、管理和质量控制 …………………………… 135
  - 第一节　概述 ………………………… 135
  - 第二节　临床研究数据质量评估 …… 137
  - 第三节　服务于科研的原始研究的CRF ……………………………… 138
  - 第四节　建立服务于科研的原始研究的电子数据收集系统 ……………… 142
  - 第五节　组织实施 …………………… 144
  - 第六节　管理和质量控制 …………… 146
- 第十二章　临床研究数据分析与结果解释 ……………………………………… 149
  - 第一节　概述 ………………………… 149
  - 第二节　临床流行病学研究数据的分析 ………………………………… 150
  - 第三节　常规临床研究数据的分析 … 160

第四节　临床研究数据分析结果的
　　　　解释和推论 ················· 163
第十三章　临床科研论文的撰写 ········· 169
　　第一节　临床科研论文撰写的原则 ···· 169
　　第二节　临床科研论著的结构 ········ 172
　　第三节　临床科研论著的写作 ········ 174
　　第四节　不同性质临床科研论文写作
　　　　　　的规范要求 ················· 182
第十四章　临床经济学评价及临床决策
　　　　　分析 ························· 196
　　第一节　临床经济学评价 ············ 196
　　第二节　临床决策分析 ··············· 200
　　第三节　临床经济学评价及临床决策
　　　　　　分析应用实例 ··············· 204
第十五章　系统综述与 meta 分析 ········ 209
　　第一节　概述 ························ 209
　　第二节　研究问题和文献收集 ········ 211
　　第三节　提取数据 ···················· 214

第四节　评价原始研究的偏倚风险 ··· 215
第五节　分析数据 ···················· 217
第六节　撰写报告 ···················· 229
第七节　系统综述的偏倚及其评价 ··· 229
第十六章　基于真实世界数据的临床科研
　　　　　模式探讨 ····················· 231
　　第一节　真实世界数据研究概述 ····· 231
　　第二节　真实世界数据研究的设计与
　　　　　　实施 ························· 232
　　第三节　真实世界数据研究的常见应用
　　　　　　与国内外研究现状 ·········· 239
第十七章　基于临床流行病学的中医临床
　　　　　疗效评价探索 ················· 242
　　第一节　临床流行病学在中医药领域
　　　　　　的发展与应用 ··············· 242
　　第二节　中医药临床疗效评价方法的
　　　　　　创新与优化 ·················· 245
中英文名词对照索引 ························ 256

第一章 绪 论

临床流行病学是起源于20世纪的新兴临床医学基础科学，其目的是探索疾病的病因、诊断、治疗和预后的整体规律，力求避免各种偏倚因素的干扰，确保研究结果的真实性，创造最佳的研究成果，促进临床医学水平的提高。在本章中，我们详细介绍了临床流行病学的定义和发展历程，概述了其研究内容和研究方法的选择，定义了误差以及研究的真实性和普遍性。本章提及的临床流行病学研究内容以及研究方法的内容将在后续章节中进行更详细的讨论。

第一节 临床流行病学的概述

一、临床流行病学的定义与内涵

临床流行病学（clinical epidemiology）是将现代流行病学及生物统计学的原理和方法融入临床医学领域，由患者个体诊治扩展到群体水平，通过严谨的研究设计、测量和评价，探讨疾病的病因、诊断、治疗及预后的规律，为临床决策提供科学的证据，是指导临床研究和临床实践的方法学。"临床流行病学"一词来源于两门学科，即临床医学和流行病学，但这并不表明临床流行病学完全涵盖这两门学科或特别涉及某一门学科。临床流行病学被应用于临床医学领域时体现出流行病学特性，为设计和进行定量临床研究提供了一套非常有用的原理和方法。

对临床流行病学的定义，国内外专家有不同的理解。国外学者认为，临床流行病学与其他学科最大的区别在于：①研究对象是群体；②关注的是患者群体中临床事件的概率变化。而在国内学者中则有两种认识：以流行病学家为代表的观点是，临床流行病学是流行病学的一个分支，是应用流行病学的原理和方法解决临床诊断、治疗、判断预后、医院管理等多方面问题的一门衍生学科。而以临床医学家为代表的观点则认为，临床流行病学是一门新兴的临床医学基础学科，是在临床研究、医学实践中将流行病学与统计学原理和方法与临床医学相结合，发展和丰富了临床医学的方法学。

《"健康中国2030"规划纲要》强调，要遵从"共建共享、全民健康"的战略主题，以人民健康为中心，预防为主，中西医并重，立足全病程，贯穿全生命周期维护人民健康。这要求卫生健康行业应主动适应人民健康需求，织牢国家公共卫生防护网，创新医防协同、医防融合机制，推动临床医学与公共卫生相结合，为人民提供全方位全周期健康服务，从而满足人民群众不断增长的健康需求。在此背景下，侧重于预防的传统流行病学在临床应用方面的局限性凸显，因为传统的流行病学研究主要致力于病因研究，大多数流行病学科研工作者，特别是那些在医疗环境之外的科研工作者的研究工作都集中在病因研究上，在传染病或慢性非传染性疾病病因的流行病学研究方面建树颇丰。这在一定程度上限制了流行病学研究对医疗卫生事业的价值，而立足全人群并贯彻全生命周期的临床流行病学则在医疗实践上更具优势，也更契合当今时代提出的"大卫生、大健康"理念。因为针对患者的疾病诊断、治疗和预后的研究对于从事患者护理工作的临床工作者来说更重要。在临床实践中，疾病的诊断、治疗、预后判断以及确定适当的适应证和禁忌证是主要的研究问题。为了准确地开展临床实践，临床工作者需要学习临床流行病学，掌握能够产生正确结论的各种临床观察和分析方法，为临床实践和临床科研创造基础条件。

二、临床流行病学的特点

(一)以临床医生为主体的科学实践过程

临床流行病学的任务是解决各种临床问题,即为临床问题寻找答案,并以当前能够获取的最佳证据来为临床实践提供临床决策,因此立足于临床也服务于临床。在临床工作中,临床医生是实践的主体。临床流行病学需要临床医生在临床诊治实践中,不断发现问题、提出问题、研究问题,同时又将所得的研究结果用于指导临床实践。需要强调的是,临床流行病学的方法具有普遍意义,可以广泛应用于临床各学科和专业,是临床医学工作实践的重要工具。

(二)以患者群体为研究对象

临床流行病学研究对象是患者群体,来源于社区、医院或其他医疗服务机构等。临床流行病学研究是以疾病的病因、诊断、治疗和预后为主要研究内容,以患者群体为主要研究对象,以医疗服务机构为主要研究基地,由多学科人员共同参与组织实施的科学研究活动。因此,除了生物医学因素外,社会因素和心理因素等都对临床现象和疾病诊治存在潜在的影响。

(三)力求研究结果的真实性与可靠性

临床流行病学研究强调在临床实践中使用科学的设计、严格的测量来排除各种干扰因素和偏倚对研究结果造成的影响,能够正确应用临床流行病学的方法解决各临床专科中的具体问题,并应用循证医学的思想获得科学的结论,从而进一步应用于临床实践。学习临床流行病学,就是要将其原理和方法应用于各临床专科解决临床实际问题,才能实现临床流行病学的宗旨。因此,临床工作者应学习临床流行病学这门临床医学的方法学,提高临床科研水平,促进临床医学的发展。

(四)引入流行病学研究的概念

临床流行病学运用了流行病学的系统方法学来解决各种临床问题,将患病个体的诊断、治疗和预后放在相同疾病的患病群体背景下进行。流行病学的定义是"研究人群中疾病与健康状况的分布及其影响因素,并研究防治疾病及促进健康的策略和措施的科学"。例如,通过对手足口病三间分布等流行特征进行描述分析,有助于为手足口病的重点防控提供依据。目前,流行病学渗入到临床、基础、护理等各个领域,与各有关学科相互结合、相互渗透,进而逐渐交融,产生了诸如临床流行病学、分子流行病学、遗传流行病学、血清流行病学、药物流行病学、职业流行病学、管理流行病学等许多交叉学科。因此,临床流行病学可以看作流行病学在临床医学领域中应用的一个分支学科。

案例

2008~2011年我国重症手足口病的三间分布

2008~2011年,我国通过全国传染病网络直报系统上报500余万例手足口病发病,死亡1870例;其中重症手足口病61 623例,死亡1754例,死亡例数占手足口病总死亡例数的93.80%。

研究分析发现,在人群分布方面,男性与女性的重症手足口病发病率比值为1.87:1,超过90%的重症手足口病患者为≤3岁儿童,约86%的患者为散居儿童;在时间分布方面,各年发病高峰均出现在4~7月,有较明显的季节性特征;在空间分布方面,华南地区的发病率远高于其他地区,而西北地区的发病率在各年份中均最低。

基于此,研究者提出了加强对儿童监护人的卫生宣传教育,结合气候等自然环境因素与人口流动等社会环境因素进行重症手足口病的评估、监测和控制等建议,为引导卫生资源合理利用、更有效地实现疾病预防控制提供了决策依据。

(五)多学科交叉融合发展迅速

临床流行病学作为一门近代发展迅速且应用广泛的方法学科,其在医学理论和实践的发展过程中更多地融合最具时代特色的新观念和新学说,集中多学科优势,研究对象从传统临床医学的患者个体扩大到患者群体;通过严谨的设计、测量和评价,探讨疾病的病因、诊断、治疗和预后的规律,并为临床决策提供科学证据。因此,临床流行病学是临床医学重要的基础学科和科学研究必需的方法学科,对现代医学的发展具有重要意义和价值。

三、临床流行病学的学科定位

著名临床流行病学家罗伯特·弗莱彻(Robert H. Fletcher)认为,临床流行病学是一门通过统计相似患者群体中的临床事件对患者个体进行预测,并采用科学方法确保预测准确性的科学。临床流行病学的目的是建立和发展能够减少系统误差(systematic error)和随机误差(random error)导致错误结论的临床研究方法,从而得出符合真实情况的结论。为了在临床实践中做出正确决策,临床医生需要真实可靠的证据信息,而临床流行病学就是取得这种证据信息的一门重要的方法学。

四、临床流行病学与流行病学的关系

上文提及,从"临床流行病学"一词的组成来看,其与临床医学和流行病学均有着密不可分的关系。临床流行病学既可看作是流行病学原理和方法应用于临床医学领域的一种方法学科,也可以看作是从流行病学学科群中发展出的一个分支学科,与诞生于现代流行病学时期的遗传流行病学、分子流行病学、营养流行病学、环境流行病学等相似,是流行病学在科研和实践中与相关学科交叉渗透形成的产物。

(一)临床流行病学脱胎自流行病学

流行病学是研究特定人群中疾病与健康相关状态、事件的分布和影响因素,从而实现疾病预防控制和人类健康促进的学科。流行病学研究可以是发现被动吸烟和某些环境或职业危害因素可能有害健康的研究,从而成为制定公共健康措施的参考基础;也可以是发现吸烟和久坐可能是使患者处于疾病高风险状态的危险因素研究,则被用作建议患者减少吸烟、适当运动的依据,其研究结果常常会被应用于对个别患者的治疗或护理,让越来越多的人认识到流行病学研究在临床工作中的有效应用。同时,随着现代医学的发展,医生被要求将疾病的诊断、治疗和预后判断建立在科学证据的基础上,而非仅仅是依靠经验开展医学实践。临床流行病学研究的使命正是为了增加临床工作者可能从研究中获得的知识证据,如病因知识、诊断知识、疗效知识以及预后知识,以应对临床实践的挑战。这一使命要求采用流行病学的原理和方法,为这些知识证据的获取和临床实践的开展提供一套完善的理论和方法。另外,流行病学的理论和方法提高了这些知识证据的科学性。临床工作者逐渐认识到概率推理对分析临床事件、个体治疗护理决策的重要性,因此开启了流行病学及生物统计学的原理和方法在临床医学中的应用,推动了临床流行病学的诞生。

(二)临床流行病学相异于流行病学

传统上的流行病学研究主要建立在公共卫生或社区医疗的背景下,在探究可能对大部分人产生影响的传染病和慢性非传染性疾病的病因,以及形成预防策略和措施方面,流行病学研究有其独特的价值。临床流行病学与流行病学最大的区别在于其临床特征,这在研究范畴上给临床流行病学做出了明确的限定。临床流行病学是宏观研究临床问题的科学,其在研究对象、研究内容和研究目的上都与流行病学有所区别:①流行病学的研究对象为特定人群,人群特点取决于研究所关注的某种特征,可以是患者,也可以是健康人;而临床流行病学研究的对象是患病的群体,从范围上来说,这是流行病学研究对象的子集。②流行病学研究的内容是疾病与健康相关状态、事件的分布和影响因素;而临床流行病学的研究内容来源于临床工作中的需求和挑战,如疾病相关事件在患者群体中

的分布，以及包括病因、诊断、治疗和预后等的临床特征。③流行病学研究的目的是应用研究结果有效地预防、控制相关疾病，从而促进人群健康；而临床流行病学则是要应用研究结果作出疾病防治决策，需要结合具体的疾病和临床特征，解决具体的健康问题。

（三）临床流行病学发展了流行病学

从上述内容可以了解到，临床流行病学像一座桥梁，填补了流行病学与临床医学之间的空白，同时也拓展了流行病学的应用领域，使流行病学的原理和方法能够指导临床实践，促进临床医学水平的提升并推动临床医学的整体发展，也让流行病学研究的成果直接用于患者健康状况的改善。另外，基于临床工作的需求，医学社会学、卫生经济学等学科的原理和方法也被引入临床流行病学的研究和应用中。临床流行病学的发展让越来越多的临床工作者在接受培训之后成为临床领域的流行病学家，同时，在临床流行病学研究中汇聚了一部分聚焦临床研究的流行病学家，丰富了临床流行病学的研究队伍，为学科的进一步发展完善奠定了良好的基础。

五、临床流行病学的发展历程

（一）国外的学科起源与发展

1. 形成阶段 1938年，美国耶鲁大学的约翰·保罗（John R. Paul）教授首次提出"临床流行病学"的概念，他认为应将传统流行病学对人群疾病分布与影响因素的研究转变为从患者着手，建立临床医生和临床科研工作者研究临床问题的重要方法学。此后，经过30多年的不断发展，在20世纪70年代后期和80年代初期，戴维·弗莱彻（David L. Fletcher）等学者创造性地将流行病学和生物统计学的原理和方法与临床医学研究有机结合，形成了现代临床流行病学。

2. 发展阶段 1985年阿尔万·范斯坦（Alvan R. Feinstein）的著作《临床流行病学——临床研究的框架》（Clinical Epidemiology: The Architecture of Clinical Research）、戴维·萨基特（David L. Sackett）的著作《临床流行病学》（Clinical Epidemiology）以及1986年Curtis L. Meinert的著作《临床试验——设计、实施和分析》（Clinical Trials: Design, Conduct, and Analysis）等总结了在临床研究与实践过程中，系统性地结合流行病学、生物统计学与临床医学的经验，发展了临床研究的方法学，使临床流行病学成为一门系统的临床方法学。

3. 建设完善阶段 临床流行病学的学科组织伴随着学科的发展也逐渐丰富完善。在美国洛克菲勒基金会（Rockefeller Foundation）的支持和资助下，以及在世界卫生组织（World Health Organization, WHO）的帮助下，国际临床流行病学网（International Clinical Epidemiology Network, INCLEN）于1982年建立，INCLEN的宗旨是："在最可靠的临床证据和有效使用卫生资源的基础上，促进临床医学实践，从而改善人民健康，为达此目的，工作网内的各国临床医师、统计师及社会学家须共同奋斗，以建立和维持最佳的医学研究和医学教育的能力和水平，这些是致力于改善人民健康的最重要的条件。"第一期在美国、加拿大和澳大利亚建立了5个国际临床流行病学资源和培训中心（Clinical Epidemiology Resource and Training Center, CERTC），之后相继在22个国家建立了临床流行病学单位（Clinical Epidemiology Unit, CEU），在此基础上，INCLEN为全世界培养了大批临床流行病学专业人才，促进了国际交流与合作，推动完善了全球临床流行病学学科建设。以小见大，临床流行病学的学科发展完善，离不开交流合作、互帮互助，这与今天我们对人类卫生健康共同体的倡导不谋而合，只有共同发展，才能实现共赢。

（二）国内的学科起源与发展

1980年，在美国洛克菲勒基金会的帮助下，我国派遣4名著名专家到英国剑桥大学参加"临床流行病学"培训班，以进行交流学习，自此，临床流行病学被引入我国医学研究领域。当时，在卫生部的支持和帮助下，我国13所卫生部所属院校接受了世界银行的医学教育贷款，在华西医科大学、上海医科大学和广州中医学院建立了三个临床科研设计、衡量与评价（Design, Measurement and Evaluation on Clinical Research，DME）国家培训中心。1989 年，我国召开首届临床流行病学学术会议，成立了中国临床流行病学网（China Clinical Epidemiology Network，ChinaCLEN）。1993 年，中华医学会临床流行病学分会正式成立。华西医科大学王家良教授主编了我国第一本《临床流行病学》教材。从此，临床流行病学在我国不断蓬勃发展。

第二节 临床流行病学的研究内容和方法

一、临床流行病学的研究内容

临床流行病学在临床实践中的应用能为临床医生做出正确决策提供科学依据。举例说明，假设一位患者因感觉不适前来求诊，临床医生通常会思考"该患者当前的情况可能是由什么引起的？"（病因研究），之后需要根据该患者的临床症状、体征、实验室检查结果等，考虑可能的疾病诊断（诊断试验研究），并选择适当的治疗方法（临床疗效研究），以评估患者的预后情况（预后研究）。可见，临床流行病学应用于疾病预防、诊断、治疗与预后的各个环节中，掌握临床流行病学的研究内容有助于设计临床研究、解决临床问题。表 1-1 总结归纳了临床流行病学的 4 种主要研究内容及其联系。

表 1-1 临床流行病学的主要研究内容

研究类型	研究内容	研究目的	主要应用
病因研究	疾病发生的原因与条件	证明病因（或危险因素）与疾病（或健康结局）的因果关系	对疾病危险因素和病因的探索
诊断试验研究	金标准的选择，诊断试验的真实性、可靠性和收益评价等	评估各种诊断方法在诊断某一特定疾病中的价值	评价各种疾病诊断方法的灵敏度、特异度、预测值、似然比等
临床疗效研究	评价药物、手术等治疗手段疗效以及各种预防性措施的效果等	评价各种新药或新疗法的临床疗效	新药或新疗法的临床评价
预后研究	疾病发展为不同结局（痊愈、复发、恶化、死亡等）的概率及其影响因素	探究影响疾病预后的重要因素、研究疾病对健康的危害性	临床治疗的决策、改善疾病预后、评价治疗措施效果

（一）病因研究

病因与疾病的预防、诊断、治疗等环节采取的各种措施息息相关。临床医生作为新发疾病的最早发现者，往往能为寻找病因预防疾病提供重要的线索。例如，在 20 世纪英国霍乱暴发时，内科医生约翰·斯诺（John Snow）发现"受污染的水源是霍乱暴发的原因"，推动了伦敦排水系统的建立，切断了霍乱肆虐的起源。随着疾病谱的变迁，病因研究的应用范围扩大至传染病防控与慢性非传染性疾病防治。病因研究的开展旨在探究疾病的病因和疾病发生的影响因素，其基本过程包括发现病因线索、提出病因假设、检验病因假设和因果关系推断。在临床实践中，病因研究有助于医生正确诊断和治疗疾病。例如，在发现慢性髓细胞性白血病（chronic myelogenous leukemia，CML）与一种特定基因上的染色体易位产生的"费城染色体"（Philadelphia chromosome）相关后，医生便可以通过进行骨髓穿刺和外周血检查来诊断患者是否患有 CML，并针对异常基因使用特定药物来抑制异常细胞的生长扩散。此外，病因研究有助于疾病预防。大量研究表明，吸烟是导致肺癌的主要因素之一，烟草中的尼古丁、多环芳烃等化学物质通过吸入肺部对肺组织造成损害，长期积累导致脱氧核糖核酸（deoxyribonucleic acid，DNA）损伤和细胞变异，最终形成肿瘤。该病因研究成果为肺癌预防提供了明确的指导，即通过增加烟草税、公共场所禁烟等一系列措施，减少人们在有害物质中暴露的时间，从而降低发生肺癌的风险。

> **案例**
>
> **霍乱的控制**
>
> 1854年伦敦宽街霍乱暴发事件（1854 Broad Street Cholera Outbreak）是一起严重的霍乱传染事件，发生于第三次霍乱大流行期间。英国医生约翰·斯诺在霍乱暴发后，绘制了伦敦的霍乱病例地图，并发现在一个居民区的水井旁有聚集病例，约翰·斯诺认为霍乱是通过受污染的饮用水来传播的。他追查到1854年伦敦霍乱暴发的根源，是一条街道上一台已被脏水污染的压水机。为检验他的理论，他说服了当地官员移除了压水机的把手，此后当地霍乱病例迅速下降。
>
> 约翰·斯诺的发现最终使得霍乱疫情得到控制，他的细心观察与耐心研究，拯救了数以万计的大众人民。这一发现深刻表明了临床医生作为新发疾病的最早发现者，往往能为寻找病因预防疾病提供重要的线索。

（二）诊断试验研究

正确诊断疾病是个复杂的过程，需要综合考虑患者的临床特征及年龄、性别等人口学特征，单凭临床医生的主观经验未必能选择最有效的诊断策略，诊断试验能在一定程度上辅助诊断策略的合理制定。诊断试验是基于临床常用的症状体征、实验室检查、影像学检查等各种诊断方法界定患者与非患者，并对疾病和健康状况做出确切的判断。而评估各种诊断方法对于诊断某一特定疾病的价值则为诊断试验评价。诊断试验评价内容包括金标准的选择，诊断试验的真实性、可靠性和收益评价等。在临床实践中，临床医生应结合实际充分利用相关诊断试验的优势，对诊断试验进行正确评价和选择，将误诊和漏诊带来的损失降到最低，合理化诊断决策。例如，在冠心病的诊断过程中，临床医生可以使用心电图、心肌标志物检测、心脏造影等试验进行诊断，但对于急性心肌梗死（acute myocardial infarction，AMI）病例，血清肌钙蛋白的水平会在数小时内明显升高，而心电图可能在最初几小时并未显示典型的心肌梗死表现，在这种情况下，医生可能需要同时进行心肌标志物检测和心电图检查，结合患者的临床症状、病史和体格检查，以获得更准确的诊断结果。

（三）临床疗效研究

随着新药物、新治疗方法的不断涌现，评价新药物、新治疗方法的疗效，并在众多治疗措施中选择能真实改善和提高临床治疗效果的治疗方案是临床医生的重要任务之一。临床疗效研究是在临床实践中，以患者为研究对象，依托科学严谨的设计、精确的测量，对所研究或选择的药物或治疗方法的治疗效果进行客观评价，对预期的益处或风险进行定量估计。常用的临床疗效研究为随机对照试验（randomized controlled trial，RCT）。临床疗效研究的具体内容包括评价药物、手术等治疗手段疗效以及各种预防性措施的效果等，以期实现临床治愈、预防复发，或缓解症状、提高生命质量。2011年，一项由美国国立卫生研究院（National Institutes of Health，NIH）资助的国际性临床试验HPTN 052的结果得到发表，该试验招募了来自全球不同国家的1763名人类免疫缺陷病毒感染者，通过随机对照设计发现早期开始接受抗逆转录病毒治疗可以显著降低人类免疫缺陷病毒感染者的病毒传播风险。该试验为将抗逆转录病毒治疗作为一种减少人类免疫缺陷病毒传播的预防性措施提供了强有力的证据，对全球艾滋病防治政策和实践产生了深远影响。

此外，临床疗效研究中最常见的是Ⅱ期临床试验，Ⅱ期临床试验是新药或新治疗手段的初步评价阶段，重点关注药物的安全性和疗效。例如，在人乳头瘤病毒（human papilloma virus，HPV）疫苗研发过程中，针对HPV疫苗对宫颈癌的预防效果，研究者需要招募数百名女性开展随机对照试验，参与者将被随机分配到不同的接种组，以观察疫苗接种的安全性和有效性，确定HPV疫苗的最佳剂量和接种方案；同时评估疫苗的免疫原性，检测参与者是否在接种疫苗后产生了针对HPV

的免疫反应。在Ⅱ期临床试验得到较好结果后，才能够通过更大规模的Ⅲ期临床试验来进一步验证HPV疫苗是否可以作为预防宫颈癌的有效手段。

（四）预后研究

在临床诊断和治疗过程中，疾病的预后是临床医生与患者共同关注的最主要的问题之一，临床医生应结合患者的临床特征（机体状况、疾病本身的特点及诊疗状况等）与非临床特征（社会与家庭因素、危险因素作用强度等），采用合理科学的研究设计，科学评估患者的预后（如癌症患者5年生存率、卒中患者1年复发率等）。预后研究（prognostic study）是围绕疾病发展为不同结局（痊愈、复发、恶化、死亡等）的概率及其影响因素的研究。在临床实践中，疾病的预后研究有助于临床医生明确各种疾病的发生发展规律，判断不同结局发生的可能性并进行正确的治疗决策；此外，探索影响疾病预后的各种因素，有助于及时干预并改善患者的临床结局，正确评价治疗措施的效果，提高临床诊疗水平。

二、临床流行病学的研究方法

（一）研究问题确定的基本思路与原则

首先，临床研究过程通常从一个一般想法或初始问题开始。研究问题可能来源于临床实践、资助机构提供、文献阅读和思考扩展、先前研究过程的完善或者基础门诊和社区的科学发现。其中，文献回顾过程要做的是识别与待研究问题相关的研究，在答案已经明确时避免重复讨论，并根据已知的内容将研究置于适当的概念和理论背景下。

下一步，从一般想法或初始问题中产生一个可研究的问题。这一概念化阶段应该产生可验证的假设，并描述在一个确定的患者群体中需要研究的暴露-结果关系。因此，实施拟议研究时需要对待研究的特定疾病进行特征描述，建立与临床结果相关的暴露（潜在的影响因素、药物或治疗方法干预）。随之，广泛的初步想法被转化为一个可行的研究项目。缩小研究领域对于制定一个可解答的研究问题是必要的，在可解答的研究问题中，需要有研究的目标人群和一个预先指定的研究结果，此外，测量方法应该总结这种结果如何随着暴露的变化而变化。

在构建可研究的问题时，应遵循PICO原则，即定义研究对象（participants，P）、干预措施（interventions，I）、对照（comparisons，C）和结局（outcomes，O）。第一，研究问题应通过定义明确的标准来确定问题的对象（P），如是糖尿病患者还是心血管病患者、患者是否有某些合并症、需要多大样本量等。第二，定义暴露（I）的类型（诊断或治疗方法），以及其具体情况（例如，应用的方法、时机、疗程如何、是否有辅助疗法等）。第三，定义对照组（C）。第四，定义结果指标（O）。例如，"与常规治疗相比（C），一种特定的他汀类药物（I）能否预防3期和4期慢性肾病的糖尿病患者（P）的心脏事件（O）？"

（二）临床流行病学研究设计的选择

临床研究成功与否和最终研究结果提供的因果关系证据水平的高低，取决于具体的研究设计方案。临床流行病学研究设计主要有横断面研究（cross-sectional study）、病例对照研究（case-control study）、队列研究（cohort study）以及RCT。4种临床流行病学研究设计比较如图1-1所示。

若临床研究目的为发现病因线索，助力提出临床研究问题，那么横断面研究则是合适的研究设计，即先描述研究因素与结果的三间分布情况，为后续的研究提供基础证据。若要进行病因研究、诊断试验研究、临床疗效研究或预后研究，即旨在探寻某种研究因素与结局之间的关系，则涉及因果关系论证。我们试着将因果研究过程想象为法庭判定某疑犯是否有罪的场景——研究人员在法庭上充当法官，研究因素是"被告"，结局是"原告"。如果判决"被告"是"有罪"的话，意味着研究因素确实导致了结局的发生，结局的发生不能用其他一些无关的因素来解释，但是，无关的因素

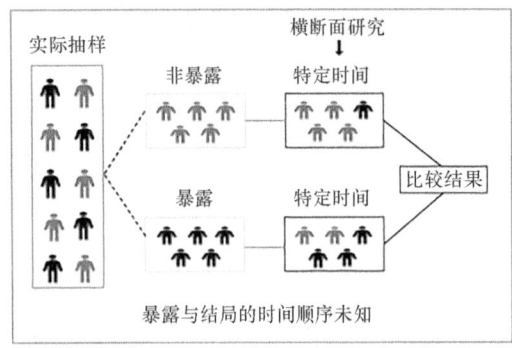

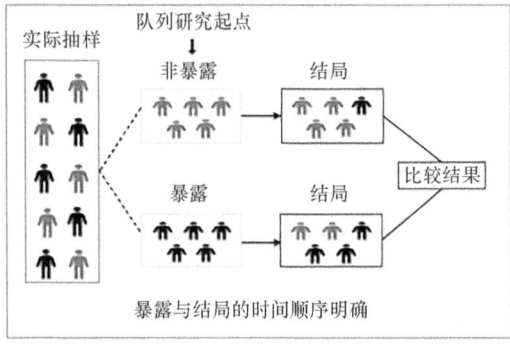

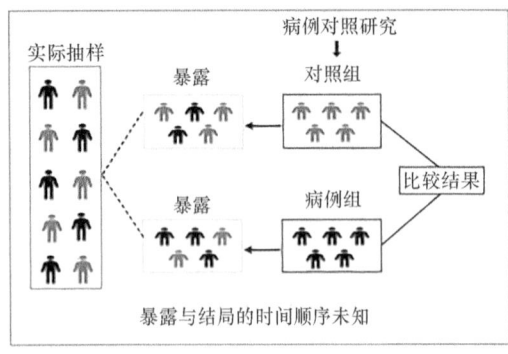

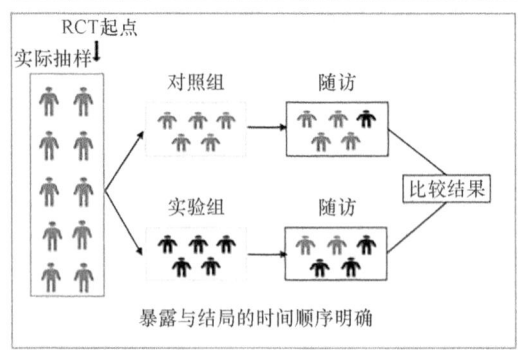

图 1-1　临床流行病学研究设计的比较

会混淆研究因素与结局之间的关系,对无关因素一个更常见的术语是混杂因素。当不考虑混杂因素时,所观察到的研究因素和结局之间的关系可能不能反映真实的关系,研究的结果将是有偏倚的;因此,研究因素和结局之间的关系需要根据混杂因素进行量化,以使结果成为真实的。

具体来说,确定研究因素和结局之间的因果关系,需要满足几个基础条件:①研究因素出现于结局之前,即有时间顺序;②研究因素导致了结局的出现,即有效应作用;③研究因素改变,结局也随之改变,即有剂量-反应关系。选择 RCT 或队列研究设计,可满足这 3 个基本条件,且由于 RCT 能人为进行干预而非像队列研究一样只能观察,能均衡试验组和对照组的混杂因素,进一步控制混杂因素的影响;而病例对照研究属于回顾性分析,只能达到第 2 和第 3 个条件,在时间顺序上无法满足。总的来说,鉴于 4 种临床流行病学基本研究设计对 3 个确定因果关系基础条件的不同满足情况,在因果关系证据等级金字塔中,RCT 排在最顶端。然而,进行这样的研究并不总是可行的或合乎伦理的,在这种情况下,观察性研究可能是最好的选择。观察性研究是假设检验的分析性研究,不需要对暴露进行人为干预,只需要对参与者进行长期观察,并对他们的暴露和结局进行测量和记录。观察性研究主要采用 3 种研究设计:队列研究、病例对照研究和横断面研究。虽然这些研究不能证明因果关系,但它们可以提供强有力的证据,并显示一种疾病与假定的致病因素之间的联系。虽然适当的研究问题或假设是科学研究的基础,但适当的研究设计对于解释最终临床相关性至关重要。

三、研究中的偏倚与控制

研究的真实性可通过衡量研究中是否存在误差及误差的影响程度来反映,理论上要求在有限的资源条件下达到最小误差。为了评估观察到的关联是否可能是真正的因果关系,需要考虑对真实性的两个影响因素:系统误差和随机误差。系统误差又称偏倚(bias),该研究误差是系统设计固有的,导致重复观察和测量与真实值之差,有明确的方向性。系统误差不受研究规模限制,即使研究样本增加也不会减少系统误差。系统误差可发生在研究设计、实施或分析的各个环节,导致对研究变量的真实效果的错误估计,应尽可能预见各种系统误差的具体来源,并想办法消除其影响。随机误差又称机会误差（chance error），即由于非研究因素影响而造成的一类不恒定的、随机变化的误差，没有固定方向，是不能完全避免而应该尽量减少的误差，一般通过统计学检验和计算置信区间来对随机误差进行评估。只有在仔细考虑了这些对有效性的影响之后，才能对因果关系作出推论。系统误差和随机误差的关系见图1-2。

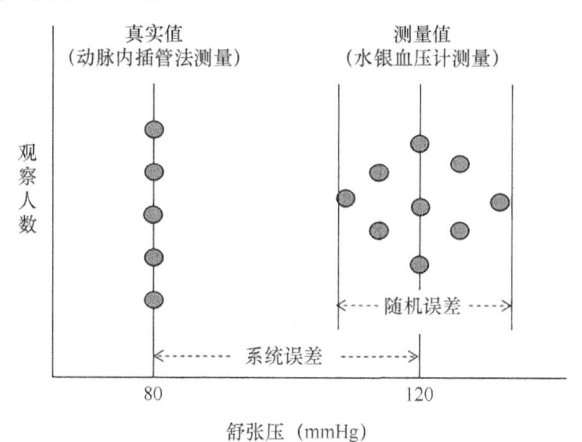

图1-2 系统误差和随机误差的关系

研究的每个主要环节都有可能发生偏倚，包括受试者的选择、结果的测量、数据收集、数据分析、数据解释甚至结果报告。按照偏倚产生原因将其分为选择偏倚（selection bias）、信息偏倚（information bias）、混杂偏倚（confounding bias）三类。

（一）选择偏倚

1. 概念 选择偏倚是指在纳入研究对象时，纳入对象与未纳入对象在某些特征上存在差异而引起的一种系统误差，多见于现况研究和病例对照研究。选择偏倚是对研究因素和结局之间关联估计的一种扭曲，这是由研究对象如何被选择而产生的结果。当研究对象的特征（影响普遍性）之间存在系统性差异，或接受治疗的研究对象和对照组之间存在系统性差异（影响组之间的可比性）时，就可能发生选择偏倚。选择偏倚最终将影响研究结果的适用性与有用性，并使其不能将研究结果推广到总体人群或目标人群中。

2. 种类 选择偏倚因研究对象的纳入方式和条件而分为以下几种。

（1）入院率偏倚（admission rate bias）：入院率偏倚又称伯克森偏倚，指当研究对象都来自医院就诊或住院病例时，因待研究暴露因素的存在或暴露水平不同而存在差异，导致目标疾病的入院率差异的一种偏倚。例如，选择病例时可能没有包括没钱住院的病例、病情较轻的病例、距离医院远的病例等。

> **案例**
>
> **入院率偏倚**
>
> 某医生正在进行一项研究，用病例对照研究方法探讨饮酒与高血压的关系。为了方便收集样本，他以某医院就诊的高血压患者为研究对象，然而当病例组全部为医院就诊患者时，可能无法全面代表该地区所有高血压患者的情况，从而影响研究结果的准确性，将产生入院率偏倚。
>
> 为解决入院率偏倚，有些医生会考虑在研究设计阶段采取合理的措施，确保样本的多样性和代表性。通过多中心合作、社区调查、随机抽样、回顾性与前瞻性相结合等方式，可以更全面地了解高血压患者的情况，使研究结果更加准确可靠，从而为相关决策和干预提供更有力的科学依据。同时，关注患者的权益和个人隐私，让研究更贴近实际、更有意义。

（2）检出症候偏倚（detection signal bias）：检出症候偏倚又称暴露偏倚（unmasking bias），指某种因素与某疾病在病因学上虽无关联，但人们会因为该因素去就诊，从而提高早期病例检出率，进而夸大该因素与某疾病二者之间的关联。

（3）现患-新发病例偏倚（prevalence-incidence bias）：现患-新发病例偏倚又称奈曼偏倚（Neyman bias），多见于病例对照研究，是指以现患病例为对象进行研究和以新发现病例为对象进行研究时相比较，因研究对象的特征差异所导致的系统误差。现患病例在患病后可能改变暴露的状态或水平，例如，高血压患者确诊后会改变不良生活习惯等。

（4）纳入/排除偏倚（inclusion/exclusion bias）：在病例对照研究确定研究对象过程中，未按照对等原则或标准而纳入或排除某些研究对象导致暴露与结局关联的错误估计。例如，在研究吸烟与肺癌的关系时，把与吸烟相关的疾病（支气管炎、冠心病等）病例也作为对照，将低估吸烟与肺癌之间的关系。

（5）无应答偏倚（non-response bias）：当不愿意参加研究的对象与参与研究的对象在某些研究因素的暴露情况上有差异时，就会发生无应答偏倚。这种偏倚可能会导致暴露与结局关联的错误估计。例如，在邮件调查中，无应答率通常较高，因此单从应答人群中得出的暴露与结局的联系无法真实反映二者间的联系。

（6）易感性偏倚（susceptibility bias）：某些因素可直接或间接影响观察人群或对照人群对研究疾病的易感性。例如，当研究喷漆工人油漆暴露和支气管哮喘之间的关联时，由于对油漆过敏或耐受性差的人一般不会从事此工作，因此将会低估暴露与疾病的关联。

（7）抽样偏倚（sampling bias）：当抽样人群选取方法导致目标人群中某些人更容易被选择为研究对象时，将产生抽样偏倚。例如，一项急诊医学研究只在白天招募就诊患者，但如果晚上就诊的患者与白天的患者某些特征显著不同，就会产生偏倚。

（8）竞争风险偏倚（competing risks bias）：一种常见的情况是，患者经历了一个事件（不是研究结局），这改变了经历研究结局的风险。这类事件被称为竞争风险事件，并将产生偏倚。例如，在研究透析与死亡关系时，接受肾移植是一个与研究结局相竞争的事件。

（9）志愿者偏倚（volunteer bias）：由于自愿参加研究的人可能和那些拒绝参加研究的人在某些特征上存在区别，这将导致样本不具有代表性。志愿者往往受教育程度更高、更健康、生活方式更好，因此在接受干预措施后并发症可能更少。

（10）失访偏倚（loss to follow-up bias）：失访偏倚常见于队列研究，当失访者与被随访的研究对象在暴露或结局状态方面存在不同时，则会产生偏倚。例如，如果患者因为干预的副作用而退出研究，将导致高估干预的有效性。

3. 选择偏倚的控制 在开展研究设计时，应讨论可能导致选择偏倚的原因，在研究设计时加以避免。需要更加严谨地选择研究人群，并保证其信息是完整准确且可得的。另外，应为人群、疾病、暴露、病例和对照的纳排标准、招募研究对象策略等制定清晰准确的定义。密切关注研究对象参加随访的意愿，尽可能减少无应答情况。

（二）信息偏倚

1. 概念 信息偏倚，也被称为观察偏倚（observation bias），其发生在数据收集过程中。信息偏倚是一种由于系统测量误差或对研究对象特征的错误分类（包括危险因素或疾病状态），导致对危险因素和疾病关联的错误估计。研究数据不准确或不完整将会影响研究结论的有效性。信息偏倚的影响取决于其类型，如果错误分类与暴露或结果相关，且在两组待比较组中不同，则可能是"有差异的"；如果与暴露或结果无关，且在待比较组中相同，则可能是"没有差异的"。

2. 种类

（1）回忆偏倚（recall bias）：指当暴露和结局在研究时都已知时，需要通过对患者进行访谈回顾性收集数据，那么由于研究对象记忆模糊或记忆错误将发生回忆偏倚，常见于病例对照研究。例如，有出生缺陷孩子的母亲可能比出生健康孩子的母亲更容易回忆起接触药物或其他危险因素，这可能高估特定药物或危险因素与出生缺陷的关联。

（2）报告偏倚（reporting bias）：指研究对象因为某些原因故意夸大或掩盖某些信息而导致的偏倚。例如，当问及涉及隐私的患病史或手术史的时候，有些研究对象会有意隐瞒信息。

（3）调查者偏倚（interviewer bias）：指调查者提出引导性问题的倾向从而影响研究对象的回答所造成的偏倚。调查者偏倚可能发生在调查者试图对问题进行进一步阐述，但这不是原有研究方案的一部分；或者，在病例对照研究中，在病例组中更加强调某些相关词等。

（4）测量偏倚（measurement bias）：指对研究所需数据进行测量时，由于仪器、设备、试剂、测量方法等存在缺陷导致产生的偏倚。例如，在同一血样研究中，使用型号不一致的仪器导致血脂指标差异较大。

（5）观察者偏倚（observer bias）：指研究人员对假设、疾病状态、暴露状态的先入为主的认知可能会影响各个研究组信息收集、测量、解释的方式，影响评价过程，产生具有偏倚的结果。

（6）领先时间偏倚（lead-time bias）：指当一种疾病在潜伏期或早期阶段被诊断出来，从而错误地认为延长了生存期将出现领先时间偏倚，常见于筛检中。

3. 信息偏倚的控制 根据信息偏倚产生的原因，控制信息偏倚需要更加合适且客观的数据收集方法和良好的质量控制。信息偏倚可以通过重复测量、培训研究人员、使用标准化测量、盲法等方法来减少。

（三）混杂偏倚

1. 概念 在临床流行病学研究中，由于一个或多个潜在外部因素的存在，掩盖或夸大了研究因素与结局之间的真实联系，称为混杂偏倚。潜在外部因素称为混杂因素（confounding factor）。

一个混杂因素必须满足以下三个特征：①是疾病确定的病因或危险因素；②不是暴露和疾病关系之间的中间因素；③在目前的研究中与暴露因素有关，即可疑的混杂因素在暴露组和非暴露组存在差异。例如，在研究吸烟与肺癌关系的研究中，性别必须是肺癌的真正病因或危险因素，性别不可能是吸烟和肺癌之间的中间因素，性别在吸烟和不吸烟人群中存在差异，则性别是吸烟与肺癌关系研究的混杂因素，性别将会扭曲吸烟与肺癌的关系，低估或高估吸烟对肺癌发生的作用（图1-3）。

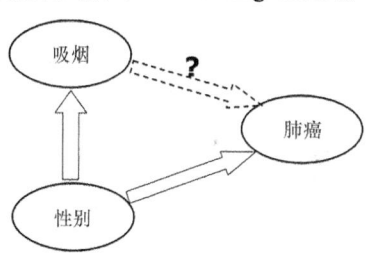

图1-3 临床流行病学研究中暴露因素、结局事件和混杂因素

要准确地评估混杂因素的影响，必须考虑效果作用的大小和方向。问题不仅仅是混杂因素的存在或不存在，重要的是混杂因素对关联的影响。混杂因素可能导致在研究组之间没有差异时观察到明显的差异（高估），相反，当它们确实存在差异时观察到没有差异（低估）。

年龄和性别是健康相关研究中最常见的混杂因素。它们与许多暴露有关，如饮食习惯和吸烟，也是大多数疾病的独立风险因素。如果潜在的混杂因素在不同组之间没有差异，则不会发生混杂偏倚。

2. 混杂偏倚的控制

（1）设计阶段

1）限制（restriction）：是指针对某一或某些可能的混杂因素，在设计时对研究对象的入选条件予以限制。例如，在男性里研究吸烟和肺癌的关系，不会受到性别的混杂影响，因为吸烟组和非吸烟组都是男性，在性别上完全可比。对研究对象针对潜在的混杂因素实行限制后，可得到同质的研究对象，从而可防止某些混杂偏倚，有利于对研究因素与疾病之间的关系作出较为准确的估计。但是在这种情况下，研究对象对总体的代表性可能会受到影响，因而研究结论的外推性会受到一定限制。

2）匹配（matching）：是指在为指示研究对象选择对照时，使其针对一个或多个潜在的混杂因素与指示研究对象相同或接近，从而消除混杂因素对研究结果的影响。再以性别为例，匹配就是在暴露组和非暴露组纳入同样比例的男性和女性，使两组在性别上可比，从而消除了性别可能引起的混杂。

3）随机化（randomizing）：是指以随机化原则使研究对象以等同的概率被分配在各处理组中，从而使潜在的混杂因素在各组间分布均衡。随机化方法常用于实验性研究，以在临床试验中最常用。

（2）分析阶段

1）分层分析（stratified analysis）：是指根据混杂因素的特征，将研究对象划分成几个小的"独立的研究"，一个独立的研究就是一个层，然后分别估计每个独立研究中暴露对结局事件的作用。例如，在研究吸烟和肺癌的前瞻性研究中，已知性别是肺癌的危险因素，可能引起混杂，因此可以按照性别将研究对象划分成两个独立的层，男性一个层，女性另一个层。

2）多元分析（multivariate analysis）：是指在统计分析阶段采用多变量分析方法同时调整多个变量并探究各变量对结果的潜在影响。最常见的多变量分析方法是回归模型，包括线性回归、逻辑斯谛（logistic）回归、考克斯（Cox）比例风险回归等。如果结局变量是连续型变量则使用线性回归，如果结局变量是二分类变量则使用 logistic 回归，如果结局变量有时间依赖性则使用 Cox 比例风险回归。区别于分层分析，多元回归模型可以控制更多的变量，但仍然需要注意不可包含太多变量，以避免过拟合。

每一种混杂因素控制方法都有优缺点，多数情况下，多种方法的联合运用将获得更好的成效。作为医学工作者，在进行科学研究时，一方面应充分考虑研究过程的科学性、严谨性，在确保科学性、严谨性的基础上，再通过适当调整使研究操作便利可行。但如果为了一时方便，损失了研究的科学性，使研究结果失去了应有的价值，就是得不偿失了。另一方面，我们应该意识到研究对象是有着独特背景和生活经历的真实个体。他们的参与对于科学研究的推进至关重要，而我们也应该尊重他们的权益并尽量减少对他们的干扰。

第三节　从临床研究到临床实践

临床医学的最终目标应该是临床实践即治病救人，提高患者的生活质量和生存率。开展临床研究，最终需要将产生的研究结果纳入日常的临床决策指导中。临床研究产生的研究结果最终是否能够应用于临床实践取决于多种因素，其中一些因素可能是相当主观的，如临床医生的经验。然而，研究结果的真实性（validity）和普遍性（generalizability）在其临床实践应用中起着至关重要的作用。

真实性是指研究收集的数据、分析结果和所得结论与客观实际的符合程度，也称有效性、效度。真实性分为内部真实性（internal validity）和外部真实性（external validity）。内部真实性强调研究结果是否正确地反映了所研究因素与疾病的真实联系，影响研究内部真实性的主要因素是系统误差，即偏倚。外部真实性考虑的是从研究中得出的联系可否被外推至不同时间、地区的不同人群，又称为普遍性。如果一项具有内部真实性的临床研究结果推广至目标人群以外的其他人群仍然有效，表明该研究结果不仅具有内部真实性，而且还具有外部真实性；但是，具有内部真实性的临床研究结果不一定具有外部真实性；而具有外部真实性的临床研究结果必定具有内部真实性。

在研究设计和实施过程中，最关键的是研究者需要了解清楚研究设计的选择对研究结果真实性的影响。在数据收集过程中，需要采用被明确认可的、理想的"金标准"。在决定疾病结果的衡量标准时，要密切关注对患者而言重要的疾病测量指标。

研究者往往更喜欢研究可以通过可靠措施量化的内容，而不是对患者影响最大的内容。我们回顾一下正性肌力药物治疗心力衰竭的研究。充血性心力衰竭对预期寿命和生活质量的深刻影响一直在不断推动着治疗这种疾病的新药的开发。尽管一些新的药物在短期研究中对生活质量有良好的影响，但是在死亡风险试验中被证明降低了生存率。然而，严重的充血性心力衰竭患者可能会出现这种丧失能力的症状，因此应该提出这样的问题：生活质量的改善是否使得与这些新药有关的死亡风险增加可以被接受。以增加死亡风险为代价来改善生活质量的药物在治疗严重充血性心力衰竭患者方面可能是有价值的。然而，只有在使用该药物的患者改善生活质量和延长预期寿命的概率超过不使用该药物的患者改善生活质量和延长预期寿命的概率这种情况下才是如此。不幸的是，大多数同时评估死亡率和生活质量的临床试验未能提供关于这一综合概率的信息。在临床研究中，研究者理所应当越来越重视对患者有意义的疾病测量指标。

引发开展临床研究的问题缘于患者护理中的问题和认知的缺乏。研究问题只针对特定的患者群体。因此，研究结果可能与更小或更大的患者群体有关。与其他形式的系统数据收集相比，科学研究的本质在于其结果是可推广的。临床流行病学研究提供的知识类型是推论性的、概率性的知识。科学知识与事实知识不同，科学知识不是特定于时间和地点的。对任何患者或患者群体来说，只要这些知识所基于的研究结果可以对这些患者进行科学的普及，那么这是正确的。研究纳入的患者是存在关联的一类患者的特殊情况。在研究设计的初始理论阶段，仔细了解需要进行相关研究的患者类型是很重要的。研究结果适用的患者群体被称为目标人群。在为实证数据收集选择一个群体（即研究群体）时，应记住该目标群体。

研究群体应该代表该目标群体。除了从目标群体中选择研究群体的标准，如疾病的严重程度或诊断检查的特定指征，还需要注意其他限制条件。许多额外的限制，例如，必须住在研究机构附近、必须掌握当地语言以及有时间进行额外的诊断评估，都不会对结果的最终适用性产生影响，因此也不会限制结果由研究群体推广至该目标群体。研究结果的普遍性是指从某一特定类型的患者身上获得的研究结果可以应用到另一种更庞大的、理论上的、抽象的患者群体。假设进行了一项研究，以确定某种新型手术方式在有某种胃肠道疾病的患者中的有效性，该研究的结果可能是，接受手术的 T 型患者比未接受手术的 T 型患者康复率更高，这取决于所有影响康复的外在决定因素（混杂因素）。结论：不论在任何时间和地点，该种手术方式都能促进 T 型患者的康复。研究结果从收集数据的研究群体被推广到能被研究群体代表的目标群体。

普遍性不是一个可以用简单的统计术语来框定的客观过程。从特定时间和地点的发现到科学知识，需要对研究设计和研究人群固有的其他特征的潜力进行判断，以修改研究中估计的决定因素和结果之间关系的性质和强度。一般来说，如果研究结果的范围更广，结果和影响因素之间的关联就更容易被推广，研究的效用就越大。

在病因研究中，目标群体是由有相关疾病的风险人群和有相关疾病危险因素的对象组成的。例如，吸烟在肺癌病因研究的目标群体是所有可能吸烟的对象。在诊断研究中，目标群体是由患者概况定义的，代表那些与特定诊断问题相关的对象。疗效研究的目标群体是那些可能需要治疗的人。在预后研究中，目标群体是与研究目的和问题相关的患者群体。例如，如果想要研究某种治疗方案对乳腺癌患者预后的影响，目标群体就是接受该治疗方案的乳腺癌患者。除了研究设计或环境对研究结果的推广进行较小或较大的限制外，研究对象的使用也限制了研究结果的普遍性。例如，尽管有充分的证据表明在胆固醇水平升高的男性中使用他汀类药物具有临床益处，但是没有随机对照试验结果证明在具有类似风险的女性中使用该种药物的临床益处。因此，在男性群体中开展的研究结果不能直接推广到女性群体。

作为医学工作者，我们应该通过不断创新和深入研究，推动医学领域的进步，提高医疗技术水平，为人民谋幸福，为实现健康中国的目标贡献力量。也要牢记，在进行临床流行病学研究时，不仅要追求科学性和严谨性，还应该将人文关怀融入研究的每一个环节。要发扬医德医风，坚守崇高的职业道德，尊重研究对象的权益，关注他们的需求，将患者的福祉放在首位，使科学研究更加贴近实际、更有意义，为改善公共卫生和推动医学进步贡献更多价值。

思 考 题

1. 请简述临床流行病学与流行病学的关系。
2. 请简述临床流行病学的特点和主要研究内容。
3. 请举例说明确定临床流行病学研究问题的基本原则。
4. 请列举信息偏倚的具体种类。
5. 请简述混杂偏倚的控制方法。

(毛 琛)

第二章 临床研究常用的测量指标

指标是衡量临床诊疗实践和临床科学研究效果的基础。本章着重介绍率、比的基本概念；发病指标、患病指标、死亡指标、寿命相关指标、效应指标的概念、计算方法及其在临床流行病学研究中的应用。

第一节 率 和 比

许多临床事件常用率和比来表示，但应用时，容易混淆，应特别注意。

一、率

率（rate）是指在某时间点或某时间段内，某事件实际发生数与可能发生该事件的观察单位总数之比，说明该事件发生的频率或强度。率包括速率和频率两类。

（一）速率

速率（rate）是指单位时间内某事件的发生频率，其计算公式中分母的观察单位总数引入时间因素（人时）。速率包含3个基本要素：某事件发生数（分子）、可能发生该事件的观察单位总数（分母）以及特定的时间（通常是年）。如脑卒中发病密度、糖尿病患者糖尿病足的发生率等。速率的取值范围是（0，+∞），计算公式为

$$速率 = \frac{观察时段内某现象发生数}{可能发生某现象的观察人数} \times K \tag{2-1}$$

式中，K为速率基数，可以是100%、1000‰、100 000/10万等。K的选择主要根据习惯用法或使计算结果保留1~2位整数，以便于阅读。

（二）频率

频率（frequency）是指事件所包含的基础事件数占总体基础事件数的比或事件发生次数所占的比例。计算时分母没有引入时间因素。此时，分子是分母的一部分，其取值范围在0~1之间。常见的指标如患病率、病死率、治愈率等。

尽管频率的分母在计算时没有引入时间这个因素，但在实际获得频率指标时，根据时间因素将其分为两类，一类是静态指标，亦即静态频率。静态指标是指反映某一时点的某种状况的指标，它所表示的是连续不断变化过程中的一个瞬间静止的情况，也称为时点指标，如时点患病率。另一类是动态指标，亦即动态频率，表示一定时期内，某事件所发生的变化情况，它反映一定时间内，发生某种变化者占全体的比例，如死亡率、病死率等。其计算公式为

$$频率 = \frac{同时期实际发生某事件的观察单位数}{某时期可能发生某事件的观察单位总数} \times K \tag{2-2}$$

式中，K为比例基数，K的取值与式（2-1）相同。

二、比

比（ratio），亦称相对比，表示两个有关联指标之间的比值。比的分子不包含于分母之中。说明一个指标是另一个指标的几倍或几分之几。这两个指标的单位可以相同，也可以不同；可以是绝

对数,也可以是相对数或平均数,如出生性别比等。相对危险度(relative risk, RR)和比值比(odds ratio, OR)也属于比。其计算公式为

$$相对比 = \frac{甲指标}{乙指标}(或 \times 100\%) \tag{2-3}$$

例如,有研究表明,中性粒细胞与淋巴细胞比可在一定程度上预测急性心肌梗死预后。又如,1990~2010 年,全球缺血性脑卒中死亡与发病比从 0.310(95%CI[①]:0.278~0.352)下降到 0.245(95%CI:0.219~0.285),而同时期出血性脑卒中死亡与发病比从 0.847(95%CI:0.692~1.009)下降至 0.571(95%CI:0.471~0.676)。

三、比 例

比例(proportion),亦称构成比,是表示事物或现象的各个部分在全体中所占的比重,即表示同一事物局部与总体之间数量上的比值。分子和分母的单位相同,且分子包含于分母之中,常用百分数表示。计算公式为

$$构成比 = \frac{某一组成部分的观察单位数}{同一事物各组成部分的观察单位总数} \times 100\% \tag{2-4}$$

例如,有学者研究癌症患者参加临床试验情况,受邀请的 9759 名患者,有 55.0% 同意参加临床试验,参加治疗组和对照组的比例分别为 55.0%(95%CI:48.9%~60.9%)和 55.3%(95%CI:38.9%~71.1%)。

四、应用率、比及构成比时的注意事项

(1)率的计算其分母必须有一定数量的绝对数为基础,只有这样,计算的率才稳定。如果分母过小,事件(分子)即使发生很小的变化,计算出的率也会出现很大波动。例如,某临床试验中用某种疗法一共治疗 4 例患者,其中 1 例有效,则认为有效率是 25%;如果 3 例有效,则有效率是 75%。可见有效仅相差 2 例,但其有效率的波动却非常大。

(2)构成比和率是两个意义不同的指标,构成比可以说明某事物内部各组成部分的比例(比重)或分布关系,某部分比例变化,其他部分随之变化。如某地 60 岁及以上老年人所占比例,即 60 岁及以上人口数除以全部人口总数得到的构成比,60 岁及以上老年人口的比例增加,60 岁以下人口的比例就会减少。构成比并不能说明某事件发生频率或强度。常见的错误之一是用构成比代替率来说明问题。

对分组资料计算合计率时,不能简单地把各组率取平均数,而应分别将分子和分母合计,再求出合计率。如下例中,全体调查对象高血压患病率的计算为 59 851/119 585=50.05%,而不是(41.21%+64.63%)/2=52.92%。

> **案例**
>
> **率与构成比**
>
> 某城市对不同年龄居民高血压患病情况进行统计,如表 2-1 所示 35~59 岁年龄组总人数为 74 452 人,高血压患病人数为 30 682 人,60~75 岁年龄组总人数为 45 133 人,高血压患病人数为 29 169 人,其中 60~75 岁年龄组高血压的患病率(64.63%)明显高于 35~59 岁年龄组的患病率(41.21%);而 60~75 岁高血压患者构成为 48.74%,低于 35~59 岁年龄组的 51.26%。不同年龄高血压患者构成比是各年龄组高血压人口数占所有高血压患病人数的比例,而患病率是各年龄组高血压患病人数占各年龄组人口数的比例。如果以构成比代替频率比较两年龄组高血压的患病率情况就会得出低年龄组的高血压患病率高于高年龄组的错误结论。

---

① 95% CI 即 95% 置信区间(95% confidence interval)。

表 2-1 某城市不同年龄居民高血压患病情况

年龄组（岁）	人口数	高血压患病人数	构成比（%）	患病率（%）
35～59	74 452	30 682	51.26	41.21
60～75	45 133	29 169	48.74	64.63
合计	119 585	59 851	100.00	50.05

该案例说明，构成比用以说明某事物内部各组成部分的比例（比重）或分布关系，但并不能说明某事件发生频率或强度，将构成比与率混淆可能会得出错误的结论。

（3）在比较各个不同的率时，应注意不同率的人口特征的可比性以及其资料来源的条件和性质是否相同，同时还要考虑其他因素（混杂因素）对结果的影响。

第二节　发病患病指标

一、发病率指标

（一）发病率

1. 定义　发病率（incidence rate）是指在一定期间内，一定人群中某病新病例出现的频率。计算公式为

$$发病率 = \frac{一定时期内某人群中某病新病例数}{同期该人群暴露人口数} \times K \quad (2-5)$$

K 的取值与式（2-1）相同。

2. 计算发病率的要素　计算发病率不仅需要计算发病人数，还必须考虑某人群中可能发病的个体数，及其在疾病发病时段内人群中每个成员所经历或暴露的时间。

（1）分子是一定期间内的新发（或并发症等）病例数。若在观察期间内一个人多次发病时，则应分别计为新发病例数。此时，发病率则可能超过1，如流感、腹泻等。但对发病时间难以确定的一些疾病可将初次诊断的时间作为发病时间，如恶性肿瘤、糖尿病等。

（2）分母，亦即暴露人群，是指在观察期间内可能发生某疾病的人数。对于那些已经发病，或在观察期间不可能再发生该病者应排除；对于传染病，那些接种疫苗而获得持久免疫而不可能发病的应排除。如在计算麻疹发病率时，那些接种过麻疹疫苗或患过麻疹者理论上不应计入分母中。对于非传染病，那些器官切除者，在计算相应器官疾病发病率时也应排除；如计算子宫内膜癌发病率时，应将子宫切除者排除。但实际工作中很难调查并排除这些人群，往往是采用某地的平均人口数、年中人口或年初人口与年末人口数之和除以 2 作为分母。这时，应该对分母予以说明。

（3）观察时间的单位根据所研究的疾病病种及研究问题的特点而定，可为年、月、旬等，常以年表示。

发病率还可按不同特征（如年龄、性别、职业、民族、种族、婚姻状况、病因等）分别计算，也就是发病专率。由于发病率可受很多因素的影响，因此在对比不同国家或地区发病率时，应考虑年龄、性别等构成的影响，必要时进行发病率的标化。

3. 应用

（1）描述疾病分布，评价疾病负担：发病率指标可用于描述疾病的分布状况，说明疾病对人群健康的危害程度，确定预防及治疗工作重点。

（2）病因研究：发病率分子是全部新发病例数，而不是现存病例数。发病率所反映的疾病发生与暴露因素的关系比较明确。有些因素既影响疾病的发生又影响疾病持续时间和疾病严重程

度,但某因素影响疾病的发生与否与其是否影响疾病的持续时间和严重程度是无关的。因此,发病率不受存活因素的影响,适用于病因研究。发病率的变化意味着发病因素的变化。而患病率不仅受疾病发生因素的影响,也受影响疾病存活等因素的影响,因此患病率变化不一定是病因变化引起的。

(3) 评价防治措施效果:采用某些有效预防措施可降低发病率。比较某人群采取某种干预措施前后发病率的变化,也可以评价防治措施的效果。如接种麻疹疫苗前后麻疹发病率的变化,对糖尿病患者控制血糖后糖尿病足发病率的变化等。

4. 计算发病率的资料来源 疾病监测资料、队列研究等随访相应研究获得资料可计算某病的发病率。

5. 发病率指标的优点及局限性 虽然计算发病率具有简便、结果直观、方法易于掌握等优点,但发病率只能从发病的频数上反映疾病的危害大小,难以反映疾病所致的伤残程度和持续时间对人群健康的影响。

(二) 罹患率

罹患率(attack rate)通常指在某一局限范围,短时间内的发病率。观察时间可以日、周、旬、月为单位。适用于局部地区疾病的暴发,包括食物中毒、传染病及职业中毒等情况。其优点是可以根据暴露程度精确测量发病概率。

(三) 发病密度

发病密度(incidence density, ID)是指某人群在单位观察时间内每人时的发病率。发病密度是将观察人数与观察时间结合起来作为率的分母。人时的时间单位可用年、月、日、小时等,通常用人年(person years),也就是一个观察对象被观察满一年。

$$发病密度 = \frac{一定时期内某人群中某病新病例数}{同期该人群观察人时数} \times K \qquad (2\text{-}6)$$

K 的取值与式 2-1 相同。

当观察人口不固定,有较大的变动,即当队列是一个动态队列,观察人数变动较大(因失访、工作调动、迁移、死于他病、中途加入等)时,应用人时数代替人数来计算,此种发病率称发病密度。发病密度的范围在 $(0, +\infty)$。

(四) 续发率

续发率(secondary attack rate, SAR),也称二代发病率,是指传染病在一定观察期内在易感的接触者中二代病例发生的比例,通常用百分比表示。计算公式为

$$续发率 = \frac{最短与最长潜伏期内易感接触者中发病人数}{易感接触者总人数} \times 100\% \qquad (2\text{-}7)$$

一定观察期内是指在该病最短与最长潜伏期之间。续发率常用作家庭、幼儿园或集体宿舍等人群聚集环境中传染病的流行状况指标。其中首发的病例称为"原发病例",易感的接触者中在传染病最短与最长潜伏期之间出现的病例称续发病例,也称二代病例。

在计算续发率时应注意,须将"原发病例"从分子及分母中去除。对于那些在同集体单位中来自该集体单位外的感染,或感染短于最短潜伏期、长于最长潜伏期者均不应计入续发病例。

续发率可用于分析比较传染病传染力的强弱;也可用于分析影响传染病流行的因素,如年龄、性别、家庭中儿童数、家庭人口数、经济条件等,对传染病传播的影响;续发率也可以评价免疫接种、隔离、消毒等措施的防疫效果。

二、患病率指标

(一) 患病率

1. 定义 患病率 (prevalence),也称现患率,是指某特定地区,特定时间内总人口中某病新旧病例所占比例。

根据观察时间的长短不同,患病率分为时点患病率和期间患病率。当观察时间为某一具体时点时,为时点患病率,较为常用。有关时点在理论上是无长度的,实际工作中一般不超过1个月。期间患病率的时期所指的是特定的一段时间,多超过1个月。计算公式分别为

$$时点患病率 = \frac{某一时点一定人群中现患某病新旧病例数}{该时点人口数} \times K \quad (2-8)$$

$$期间患病率 = \frac{某观察期间内一定人群中现患某病新旧病例数}{同期的平均人口数(被观察人数)} \times K \quad (2-9)$$

K 取值与式 (2-1) 相同。

患病率的分子是特定时间内观察到的新、旧病例总数。它是在某一时间断面内进行疾病调查所获得的,其大小与观察时间长短有密切关系,因此对观察的期限应有明确规定。患病率的分母为同时期观察到的总人口数,计算期间患病率时分母通常用该地区的平均人口数。

2. 发病率与患病率的区别 发病率的分子是在某一期间人群中发生的新病例,而患病率的分子是在某一期间人群存在的病例,包括新发病例和已经发病但仍未治愈的旧病例。发病率反映人群发病的危险(概率),而患病率反映人群中某种患者存在的多少,反映疾病在人群中存在的状况。

3. 影响患病率的因素

(1) 引起患病率升高的因素包括:①新发病例的增加,亦即发病率增高;②病程延长;③未治愈者的寿命延长;④病例迁入;⑤健康者迁出,或调查时健康者拒绝参加;⑥易感者迁入;⑦诊断水平提高;⑧疾病报告率提高。

(2) 引起患病率下降的因素包括:①新病例减少,亦即发病率下降;②病程缩短;③病死率增高;④健康者迁入,或调查时调查对象以外的健康者加入研究;⑤病例迁出;⑥治愈率提高。

4. 患病率与发病率及病程的关系 患病率的分子是新旧病例之和,新病例即新发生的病例,旧病例的多少与病程有关。因此,患病率的变化可反映出发病率的变化或疾病病程的变化或两者兼有。如由于治疗的改进,患者免于死亡但并未治愈,这可导致病程延长,而使患病率增加。患病率下降既可由发病率下降,也可由患者很快恢复或死亡、病程缩短所致。如果病程缩短,尽管发病率增高,但患病率仍可能降低。患病率如同蓄水池中的水,当流出量一定时,水源(发病率)流入量大时,则蓄水池蓄水量增高,即患病率增高。若流入量(发病率)减少时,则患病率降低。当流入量一定,而流出量增大(如痊愈及康复增快或死亡增加)时,则蓄水量(患病率)亦可降低。可见患病率水平(所有病例)是随着发病率(新病例)增高而增高,并随着疾病治愈或死亡的加速而下降的。因此,期间患病率实际上等于某一特定期间开始时的患病率加上该期间内的发病率。患病率与发病率计算时的主要不同是患病率不需要确定分子的发病时间,只需确定分子是否处于患病状态。

当某地某病的发病率和该病的病程在相当长时间内保持稳定时,患病率、发病率和病程三者的关系是:患病率=发病率×病程,即

$$P = I \times D \quad (2-10)$$

其中,P 为患病率,I 为发病率,D 为病程。

5. 应用 患病率通常用来表示病程较长的慢性病的流行情况,如冠心病、肺结核等。可为医疗设施规划、估计医院床位周转、卫生设施及人力资源的需要量、医疗质量的评估和医疗费用的投入等提供科学的依据。

患病率不适于病因研究,因为疾病的病程长短影响疾病的患病率,任何影响存活的因素均将影

响疾病的患病率。因此，用现患病例所进行的因素与疾病关联的研究很可能在一定程度上反映的是使患者存活的因素，而不是真正的病因。另外，患者患病后可能改变暴露情况。即运用现患病例进行研究时，可能反映的是患病后发生改变的结果。如吸烟是发生冠心病的一个重要病因，假如用现患病例进行研究，那么现在吸烟是指在调查时的吸烟情况，由于患者得了冠心病而减少了吸烟，其结果是现在吸烟作为发生冠心病的危险因素的作用被掩盖了。

有些疾病由于很难知道其准确的发病时间，患病率可能是唯一能够得到的疾病频率指标。如克罗恩病和溃疡性结肠炎，从出现症状至确诊需多年的时间，这时疾病频率指标只能用患病率。

（二）残疾率

残疾率（disability rate）是指某一人群中，在一定期间内每百（或千、万、10万）人中实际存在的残疾人数；是指通过询问调查或健康检查，确诊的病残人数在调查人数中的占比。其计算公式为

$$残疾率 = \frac{残疾人数}{调查人数} \times K \quad (2\text{-}11)$$

K 取值与式（2-1）相同。

残疾率说明病残在人群中发生的频率。也可对人群中严重危害健康的任何具体病残进行单项统计。它是人群健康状况的评价指标之一。

（三）感染率

感染率（infection rate）是指在一定时间内所检查人群中，某病现有感染者人数所占的比例。感染率的性质与患病率相似。其计算公式为

$$感染率 = \frac{受检者中阳性人数}{受检人数} \times 100\% \quad (2\text{-}12)$$

感染者可通过检测某病的病原体等方法来发现，如新型冠状病毒感染的核酸检测，也可用血清学或其他方法说明被检测者处于感染状态。感染率是评价人群健康状况常用的指标，常用于研究某些传染病或寄生虫病的感染情况及分析防治工作的效果，也可用于估计某病的流行态势，为制定防治措施提供依据。这一指标对那些隐性感染、病原携带及轻型和不典型病例的调查较为常用，如乙型肝炎、乙型脑炎等。

不同的传染病所需检测的指标不同。应用时要注意区分现在感染和过去感染（包括隐性感染后恢复）。例如，HBV 表面抗原（hepatitis B surface antigen，HBsAg）阳性表示乙型肝炎感染（包括携带者或乙型肝炎患者），而乙型肝炎表面抗体阳性表示过去感染乙型肝炎恢复或经过乙型肝炎疫苗注射而产生了抗体。

第三节　死亡与生存指标

一、死　亡　率

1. 定义　死亡率（mortality rate）是指在一定期间内，一定人群中，死于某病（或死于所有原因）的频率。其计算公式为

$$死亡率 = \frac{一定时期某人群死亡人口数}{同期的平均人口数} \times K \quad (2\text{-}13)$$

死亡率计算的 K 多用千分率；死因别死亡率 K 多用十万分率表示。

死亡率是衡量人群死亡危险程度最常用的指标。常以年为单位，其分子为一定期间内，在一定人群中的死亡人数，分母为发生死亡事件的总人口数（通常为年平均人口或年中人口数）。

2. 分类　死亡率又可分为粗死亡率和死亡专率（某病死亡率）。没有经过年龄等调整的死亡率为粗死亡率（crude death rate）。粗死亡率反映人群总的死亡水平，是用来衡量人群死亡危险（机会）

大小的指标。如图 2-1 所示，我国 1950～2019 年粗死亡率变动总体呈下降趋势。粗死亡率所提供的信息比较笼统，不能表明这个人群中各个构成部分的死亡情况，不能直接比较，须进行年龄、性别、职业等方面的标化调整后方可进行比较。图 2-2 为 2020 年国际癌症研究机构（International Agency for Research on Cancer，IARC）发布的全球不同地区女性乳腺癌年龄标化发病率及死亡率。通过地区的标化发病率和死亡率可对其发病和死亡水平进行比较。

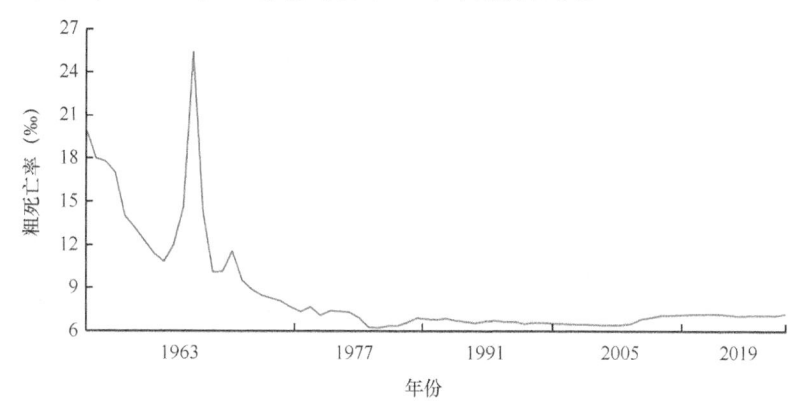

图 2-1　1950～2019 年中国人口粗死亡率变动趋势

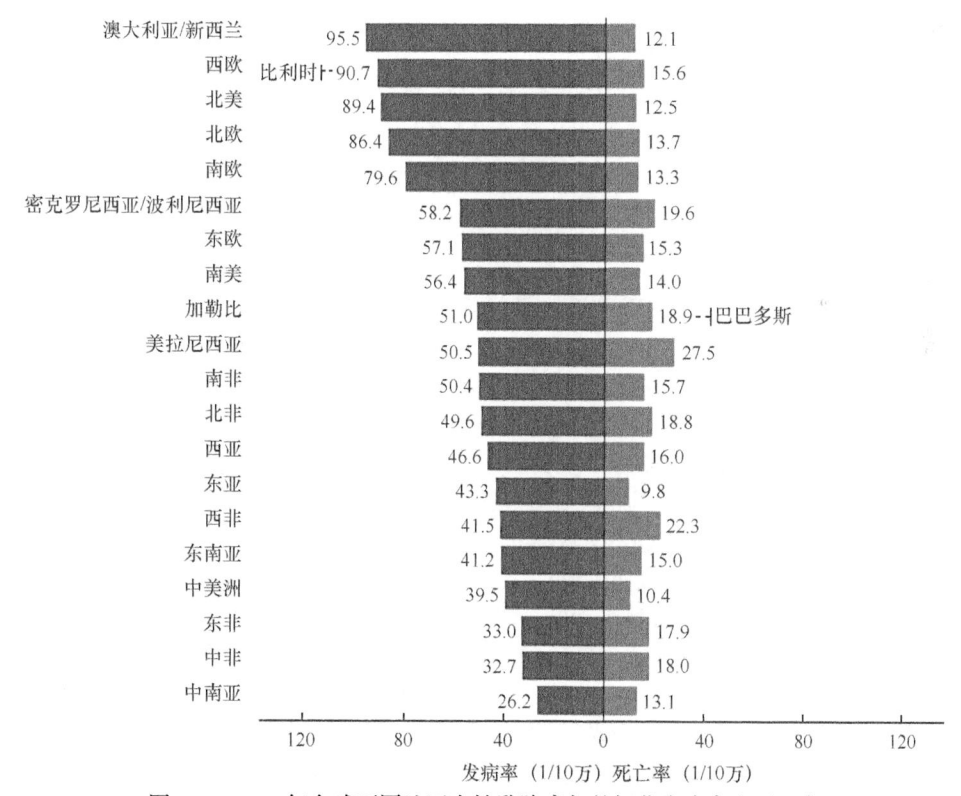

图 2-2　2020 年全球不同地区女性乳腺癌年龄标化发病率和死亡率

死亡专率（specific death rate）是按不同病种、性别、年龄、职业等计算的死亡率。死亡率计算时应注意分母必须是与分子相应的人口。如计算某人群 65 岁及以上人口的肺癌死亡率，分母应为 65 岁及以上的人。

死亡率指标中还包括超额死亡率和累积死亡率。超额死亡率是指超过预期的死亡率，即超过没有某疾病流行时的相近几个年份的同期平均死亡率的部分。由此计算出的绝对死亡数称作超额死亡人数。虽然流行性感冒等传染病发病率高，但由于其准确发病率不易获得，且病死率很低，为了测定其流行强度常使用超额死亡率，这时需要根据历年肺炎月别死亡率算出每月的死亡率平均值，然后把实际的流感流行期间的月别肺炎死亡率与之相比较，所以超额死亡率能较准确和清楚地反映流感流行的严重程度。

3. 应用 死亡率可用于衡量某一时期，一个地区人群死亡危险性大小。可以反映一个地区不同时期人群的健康状况水平，并为该地区卫生保健工作的需求和规划提供科学依据。

表 2-2 显示，2020 年我国城市前三位死亡原因分别为恶性肿瘤、心脏病、脑血管病；同期，农村的前三位死亡原因分别是心脏病、脑血管病和恶性肿瘤。我国农村居民脑血管病死亡率高于城市，而恶性肿瘤死亡率与城市相近。

表 2-2 2020 年我国部分地区城市和农村居民主要疾病死亡率及死亡原因构成

排序	城市 死亡原因	死亡率（1/10 万）	占总死亡人数比例（%）	农村 死亡原因	死亡率（1/10 万）	占总死亡人数比例（%）
1	恶性肿瘤	161.40	25.43	心脏病	171.36	24.47
2	心脏病	155.86	24.56	脑血管病	164.77	23.53
3	脑血管病	135.18	21.30	恶性肿瘤	161.85	23.11
4	呼吸系统疾病	55.36	8.72	呼吸系统疾病	63.64	9.09
5	损伤和中毒外部原因	35.87	5.65	损伤和中毒外部原因	50.93	7.27
6	内分泌营养和代谢疾病	22.79	3.59	内分泌营养和代谢疾病	19.01	2.71
7	消化系统疾病	15.82	2.49	消化系统疾病	15.3	2.18
8	神经系统疾病	9.06	1.43	神经系统疾病	9.31	1.33
9	泌尿生殖系统疾病	6.64	1.05	泌尿生殖系统疾病	7.35	1.05
10	传染病（含呼吸道结核）	5.49	0.86	传染病（含呼吸道结核）	6.61	0.94
	10 种死亡原因合计		95.08	10 种死亡原因合计		95.68

资料来源：《2020 中国卫生健康统计年鉴》
注：统计范围包括北京等 31 个市全市或部分市区

死亡专率可反映某病在人群、时间、地区的死亡水平及其变化情况。对于某些严重、病死率高的疾病，如某些癌症、严重心肌梗死等，其死亡率与发病率十分接近，这时死亡率可以代替发病率且不易发生错误，可用作病因探讨的指标。但对于病死率低的疾病，用死亡率代替发病率的分析是不合适的。同样，死亡率可用于评价病死率高的疾病的病因预防措施效果。对病死率低的疾病，提高诊断、治疗效果可降低其病死率，也会使其死亡率下降。因此，对病死率低的疾病，在发病率比较稳定的情况下，死亡率的高低可反映诊断、治疗水平。

死亡率的局限性是只能反映死亡对健康的影响，不能反映不同疾病过程等对社会价值或对社会生产造成的影响。单纯从死亡的角度上来看，某种疾病导致患者在 20 岁死亡与另一种疾病导致患者在 60 岁死亡并无不同。但实际上，两者的意义和产生的影响却远不相同。因此，死亡率都只能片面反映疾病负担的情况，而且在进行地区间比较时也需要先对其进行标化。

二、累积死亡率

累积死亡率（cumulative mortality rate）与发病率一样，死亡率也可以计算累积死亡率，累积死亡率既可以按观察时间累积，也可以按人口年龄累积。

1. 按观察时间累积的累积死亡率 当观察对象比较稳定时，无论观察时间长短，以开始时观察人数为分母，整个观察期内死亡人数为分子，得到观察期的累积死亡率。也就是一个人在特定时期内死于某种疾病的概率。其计算公式为

$$累积死亡率 = \frac{某一特定时间的死亡例数}{观察开始时的暴露人数} \times K \quad (2\text{-}14)$$

K 取值与式（2-1）一致。

累积死亡率的适用条件为样本量大、人口相对稳定、失访人数比较少、资料比较整齐的情况。其取值为 0～1 之间。累积死亡率可用来说明某病在一定时间内新发生的死亡数占该人群的比例，是评价平均死亡危险度的一个指标。

2. 按人口年龄累积的累积死亡率 累积死亡率是指从出生到某一年龄以前死于某种疾病（或所有疾病）的累积概率的大小（同样的方法可用来计算累积发病率）。累积死亡率由各年龄组死亡率相加获得，多用百分率来表示。

$$累积死亡率 = \left[\sum (年龄组死亡专率 \times 年龄组距) \right] \times 100\% \quad (2\text{-}15)$$

其基本原理是假设作为分母的不同年龄别人口相同，因此可将各个年龄别死亡率相加。由于累积死亡率是由各年龄组死亡率构成，因此，受人口构成的影响较小，两个地区间的累积死亡率可直接比较。

累积死亡率常用于慢性疾病，如恶性肿瘤等，作为累积危险度的近似估计，表示一个人从出生到该年龄发生或死于某种疾病如恶性肿瘤的危险性。例如，2014 年我国城市 1～75 岁肺癌的累积发病率和累积死亡率分别为 4.46% 和 3.23%；农村分别为 4.54% 和 3.44%（表 2-3）。

表 2-3 2014 年中国肺癌发病及死亡情况估计

地区	性别	发病数（万）	发病率（1/10 万）	累积发病率（%）	死亡数（万）	死亡率（1/10 万）	累积死亡率（%）
全国	男性	52.08	74.31	6.19	42.82	61.10	4.76
	女性	26.07	39.08	2.79	19.82	29.71	1.87
	合计	78.15	57.13	4.50	62.64	45.80	3.32
城市	男性	30.20	79.57	6.15	24.93	65.69	4.69
	女性	15.53	42.02	2.79	11.62	31.44	1.78
	合计	45.73	61.04	4.46	36.55	48.79	3.23
农村	男性	21.88	68.10	6.24	17.89	55.69	4.85
	女性	10.54	35.43	2.80	8.20	27.57	1.99
	合计	32.42	52.40	4.54	26.09	42.17	3.44

三、病 死 率

1. 定义 病死率（fatality rate）是指一定时期内（通常为 1 年），某病的全部患者中因该病死亡者的比例。

$$病死率 = \frac{某时间内因某病死亡人数}{同期患某病的人数} \times 100\% \quad (2\text{-}16)$$

当某病处于稳定状态时，病死率也可用死亡率和发病率进行推算：

$$病死率 = \frac{某时间某人群某病死亡率}{同期该人群某病发病率} \times 100\% \quad (2\text{-}17)$$

在实际中，对于病程短的疾病，应该是每个患病成员都已经发生明确的结局后再计算病死率。因为随着病情的进展，其结局有可能发生变化，如痊愈或死亡等。例如，在流感流行季，有些患者尚在住院治疗，其结局尚未出现，如果死亡的患者按没有死亡计算，可能会低估病死率。因此，应该将涉及的所有病例均已出现结局再计算病死率。而对于病程长的疾病很难做到，一般用某年某病的全部患者中因该病死亡者的比例。

2. 应用 病死率揭示确诊某疾病的死亡概率，它既能表明疾病的严重程度，也可反映医疗水平和诊断能力，通常多用于急性传染病，较少用于慢性病。一种疾病的病死率在流行过程中可因病原体、宿主（应用疫苗等）和环境等发生变化而变化。在比较不同医院的病死率时，须格外小心。因为医疗设备好、规模较大的医院接收危重型患者比较小的医院要多，因而大医院有些疾病的病死率可能高于小医院。所以，用病死率作为评价不同医院的医疗水平时，要注意病情轻重等的可比性。

在使用病死率的概念时，注意与死亡率的区别，不要混淆。比如，狂犬病的病死率为100%，而死亡率却很低。又如，严重急性呼吸综合征（severe acute respiratory syndrome，SARS）流行时，其病死率为4%左右，而不是死亡率为4%左右。

四、生 存 率

1. 定义 生存率（survival rate）是指接受某种治疗的患者或某病患者，经若干年随访（通常为1年、3年、5年）后，尚存活的患者所占的比例。

$$生存率 = \frac{随访满n年尚存活的病例数}{随访满n年的病例数} \quad (2-18)$$

2. 应用 生存率反映了疾病对生命的危害程度，可用于评价某些病程较长疾病的远期治疗效果。在某些慢性病，如恶性肿瘤、心血管疾病、结核病等的研究中经常使用。

第四节　期望寿命相关指标

期望寿命（life expectancy，LE），也称出生预期寿命或（人均）预期寿命。是指假定有一批人，从0岁开始，按照目前现有各年龄段死亡率水平死亡，直到全部死亡，这批人的平均死亡年龄。人均预期寿命是以当前死亡率为基础计算的，反映的是当前的死亡水平的期望寿命，不代表人群的实际寿命。

人均预期寿命是基于死亡率算出来的，因此死亡率是影响其高低的因素。实现"提高人均预期寿命"的目标，就要降低死亡率。人均预期寿命可以衡量一个国家（或地区）人群的健康水平，也是衡量一个国家或地区现阶段经济社会发展水平及医疗卫生服务水平的综合指标。这个指标是联合国千年发展目标的重要内容。

但随着医疗卫生水平的提高，人们不再是单纯追求高寿，同时还关注生活质量。因此，基于平均期望寿命发展建立了一系列与期望寿命相关的指标，并在疾病负担评估中越来越被广泛应用。

一、健康期望寿命

健康期望寿命（healthy life expectancy，HLE）是指在考虑患病率和死亡率等情况下，某年龄人群在健康状态下预期能存活的年数。

2002年，健康期望寿命和伤残进程国际网络（Réseau Espérance de Vie en Santé/International Network on Health Expectancy and the Disability Process，REVES）研究者对HLE相关指标进行了梳理，按是否有权重调整将HLE分为健康状态期望寿命和健康调整期望寿命两大类，见表2-4。

表2-4　健康期望寿命指标分类

指标分类	指标分类依据	具体指标
健康状态期望寿命	国际疾病分类	无病期望寿命
	国际功能、残疾和健康分类	无残疾期望寿命
		活动期望寿命
健康调整期望寿命	健康状况自评	自评健康期望寿命
	健康状况权重调整	伤残调整期望寿命
		质量调整期望寿命

1. 健康状态期望寿命（health state expectancy，HSE） 是指在特定健康状态下的生存年数。不同研究可选择不同的健康状态作为HSE的评价终点，如无特定疾病、残疾或日常活动能

力受限等。

2. 健康调整期望寿命（health-adjusted life expectancy，HALE） 是将因疾病或残疾导致的不完全健康状态下的生存年数考虑在内，个体可在完全健康状态下生存的平均年数称为 HALE。相比 HSE 指标，HALE 对人群死亡率及不同健康状态或疾病的现患率和严重程度更加敏感，能更全面地反映人群健康水平。目前常用的 HALE 指标有伤残调整期望寿命（disability-adjusted life expectancy，DALE）和质量调整期望寿命（quality-adjusted life expectancy，QALE）。DALE 是研究较多的一种 HALE 指标。WHO 在《2000 年世界卫生报告》中首次将 DALE 作为人群平均健康水平的衡量指标。在《2001 年世界卫生报告》中，WHO 将衡量指标 DALE 更名为 HALE。并从 2000～2004 年连续 4 年使用 Sullivan 法计算了 191 个成员国的 HALE，将其作为卫生目标考核的主要指标之一。

全球预期寿命从 2000 年的 66.8 岁增加至 2019 年的 73.3 岁，HALE 从 58.3 岁增加至 63.7 岁。预期寿命的增长速度略快于 HALE 的增长速度，换言之，寿命所延长的部分，并不都是健康寿命，也伴随着带病生存年数的小幅增加。WHO2022 年公布数据，我国 2019 年整体预期寿命为 77.4 岁（男性 74.7 岁，女性 80.5 岁），HALE 为 68.5 岁（男性 67.2 岁，女性 70.0 岁）。

二、寿命损失指标

健康寿命年表示人群在健康状态下预计能存活的年数，但仍不能直观展示不同疾病导致的人群寿命、健康以及健康寿命损失大小。有关寿命损失的常用指标包括潜在减寿年数、伤残调整寿命年、质量调整寿命年等。这些寿命损失指标与临床实践关系较为密切，在此稍加展开介绍，有关健康期望寿命请参考相关书籍。

（一）潜在减寿年数

1. 定义 潜在减寿年数（potential years of life lost，PYLL）是指某年龄组人群某病死亡者的期望寿命与实际死亡年龄之差的总和，即死亡所造成的寿命损失。它以期望寿命为基础，计算不同原因导致的不同年龄死亡造成的潜在寿命损失年，强调早死对健康的影响，定量地估计疾病造成早死的程度。该指标由美国疾病控制与预防中心（Centers for Disease Control and Prevention，CDC）于 1982 年提出，现已在世界范围内广泛应用。

在计算 PYLL 时，首先计算每例死亡者死亡年龄与潜在寿命上限之差，再取所有死亡者寿命损失的总和。PYLL 是根据死亡年龄对期望寿命的影响，当平均死亡年龄大时，对期望寿命影响较小；反之，当平均死亡年龄小时，对期望寿命的影响则较大这一原理提出的。在考虑死亡数量的基础上，以期望寿命为基准，进一步衡量死亡造成的寿命损失，强调了早亡对健康的损害。所以，有人认为 PYLL 的计算应从 1 岁算起，以防止婴儿死亡对其影响太大。用 PYLL 来评价疾病对人群健康影响的程度，能消除死亡者年龄构成的不同对预期寿命损失的影响。可用来计算不同疾病、不同原因或不同年龄死者总的减寿年数。

2. 计算公式

$$\text{PYLL} = \sum_{i=1}^{e} a_i d_i \quad (2\text{-}19)$$

式中，e 为预期寿命（岁）。i 为年龄组（通常计算其年龄组中值）。a_i 为剩余年龄，$a_i = e - (i + 0.5)$，其意义为：当死亡发生于某年龄（组）时，至活到 e 岁时，还剩余的年龄。由于死亡年龄通常以上一个生日计算，所以尚应加上一个平均值 0.5 岁。d_i 为某年龄组的死亡人数。

PYLL 是绝对数，受人口数量的影响，因此不同人群比较时需用 PYLL 率，其计算方法为（PYLL/人口数）×K，系数 K 可以是 1000、10 万等。

3. 应用 PYLL 是人群疾病负担测量的直接指标，也是评价人群健康水平的重要指标，可用于衡量某种死亡原因对一定年龄组人群寿命的危害程度，比较不同原因所致的寿命减少年数。其主要用途有以下三种。

（1）比较不同病因或疾病引起的寿命减少年数。表 2-5 为天津市居民 2018 年不同死亡原因死亡率及 PYLL 率，结果标化死亡率排在前五位的分别是恶性肿瘤、心脏病、脑血管病、损伤和中毒及呼吸系统疾病，而标化 PYLL 率排在前五位的分别是恶性肿瘤、心脏病、脑血管病、损伤和中毒及呼吸系统疾病。尽管恶性肿瘤的标化死亡率比心脏病高，但恶性肿瘤的死亡年龄低于心脏病，因此恶性肿瘤标化 PYLL 率的顺位应排在心脏病前面。同样，损伤与中毒的标化死亡率比呼吸系统疾病高，而损伤与中毒的标化 PYLL 率的顺位在呼吸系统前面。

表 2-5　天津市居民 2018 年不同死亡原因死亡率及 PYLL 率

疾病分类	死亡率（1/10 万）	标化死亡率（1/10 万）	PYLL 率（1/10 万）	标化 PYLL 率（1/10 万）
寄生虫病	3.00	1.70	65.48	46.62
恶性肿瘤	177.88	85.95	3 232.29	1 785.15
血液免疫疾病	1.54	0.86	31.96	25.49
糖尿病	25.27	11.35	395.70	205.27
精神疾病	1.66	0.75	25.84	16.85
神经系统疾病	13.84	6.42	207.37	150.96
心脏病	209.45	85.82	2 668.74	1 343.41
脑血管病	155.85	67.52	2 169.84	1 080.00
呼吸系统疾病	44.69	17.54	504.24	238.18
消化系统疾病	14.49	6.74	243.06	141.81
肌肉骨骼和结缔组织疾病	1.97	1.00	38.48	25.27
泌尿生殖系统疾病	6.00	2.94	107.97	65.36
妊娠分娩产褥期并发症	0.02	0.02	0.90	0.97
围生期情况	1.42	1.59	73.58	82.07
先天畸形	1.62	1.72	81.42	94.11
诊断不明	4.21	2.56	97.33	77.34
其他疾病	18.94	7.50	225.16	130.03
损伤和中毒	33.49	20.34	753.34	656.51
小计	715.34	322.32	10 922.70	6 165.40

（2）可用于某一地区（县）不同时期或不同地区间进行 PYLL 比较。对同一或不同疾病或原因连续多年计算 PYLL 可了解疾病寿命损失的变动趋势。

> **案例**
>
> **2000～2019 年中国不同年龄居民因饮酒导致的死亡及寿命损失年**
>
> 对我国 3 个不同年龄段居民 2000～2019 年因饮酒导致的死亡及寿命损失年（years of life lost，YLL）情况进行分析发现，15～49 岁、50～69 岁及 70 岁及以上居民在此期间的死亡率和 YLL 率总体均呈下降趋势，但 50～69 岁居民下降趋势具有统计学意义（$P<0.001$），详见表 2-6。可见，连续计算多年同一或不同疾病或危险因素的 YLL 率可了解疾病寿命损失的变动趋势。
>
> 表 2-6　中国不同年龄居民 2000～2019 年因饮酒导致的死亡及 YLL 情况
>
> | 年份 | 15～49 岁 死亡数（万例） | 死亡率（1/10 万） | YLL（万人年） | YLL 率（1/10 万） | 50～69 岁 死亡数（万例） | 死亡率（1/10 万） | YLL（万人年） | YLL 率（1/10 万） | ≥70 岁 死亡数（万例） | 死亡率（1/10 万） | YLL（万人年） | YLL 率（1/10 万） |
> | --- | --- | --- | --- | --- | --- | --- | --- | --- | --- | --- | --- | --- |
> | 2000 | 2.85 | 3.82 | 157.54 | 211.14 | 1.05 | 5.49 | 32.69 | 171.03 | 0.62 | 11.23 | 9.21 | 167.72 |
> | 2001 | 2.83 | 3.74 | 164.17 | 206.65 | 1.05 | 5.31 | 32.90 | 165.90 | 0.73 | 11.02 | 9.32 | 163.69 |
> | 2002 | 2.87 | 3.75 | 157.97 | 206.64 | 1.11 | 5.40 | 34.80 | 169.11 | 0.66 | 11.13 | 9.73 | 164.95 |
> | 2003 | 2.98 | 3.85 | 155.99 | 212.29 | 1.21 | 5.64 | 37.86 | 176.72 | 0.63 | 11.96 | 10.84 | 177.35 |

续表

年份	15~49 岁 死亡数（万例）	死亡率（1/10万）	YLL（万人年）	YLL率（1/10万）	50~69 岁 死亡数（万例）	死亡率（1/10万）	YLL（万人年）	YLL率（1/10万）	≥70 岁 死亡数（万例）	死亡率（1/10万）	YLL（万人年）	YLL率（1/10万）
2004	3.04	3.90	158.61	214.66	1.31	5.85	41.02	183.68	0.84	12.70	11.92	187.81
2005	2.98	3.79	167.58	208.18	1.35	5.80	42.60	183.17	0.84	12.80	12.36	188.13
2006	2.89	3.66	163.68	200.69	1.36	5.64	43.05	178.54	0.91	12.29	12.23	179.57
2007	2.90	3.66	169.19	200.76	1.38	5.56	43.66	175.67	0.81	12.03	12.34	174.72
2008	3.22	4.04	159.34	221.14	1.51	5.93	47.46	186.50	0.85	12.53	13.25	181.41
2009	3.09	3.86	176.24	211.63	1.40	5.37	43.44	167.09	0.92	12.04	13.00	172.66
2010	3.13	3.92	162.58	214.40	1.41	5.31	43.61	164.06	0.93	12.06	13.31	171.73
2011	2.98	3.73	171.59	203.55	1.42	5.20	43.67	159.96	0.93	11.63	13.13	164.71
2012	2.84	3.57	154.14	194.08	1.44	5.10	44.22	156.70	0.92	11.20	12.96	158.04
2013	2.77	3.53	150.30	191.66	1.43	4.87	43.91	149.43	0.92	10.85	12.86	152.27
2014	2.76	3.55	150.76	193.49	1.43	4.64	43.78	142.48	0.92	10.63	12.92	148.45
2015	2.67	3.49	146.05	190.71	1.44	4.50	44.38	138.20	0.94	10.43	13.05	145.06
2016	2.63	3.48	142.39	190.30	1.47	4.39	45.11	134.96	0.99	10.34	13.46	143.51
2017	2.60	3.50	143.59	191.59	1.46	4.22	44.98	129.69	0.97	10.12	13.78	140.60
2018	2.60	3.55	141.64	194.61	1.46	4.07	44.98	125.33	1.05	9.92	14.07	137.75
2019	2.58	3.58	142.44	196.53	1.46	3.96	45.00	122.00	1.01	9.75	14.63	135.52

（3）确定重点卫生问题。PYLL 可帮助筛选确定重点卫生问题或重点疾病，同时也适用于防治措施效果的评价和卫生政策的分析。

4. 优点及局限性 其优点是计算简便、易于理解，结果直观。但也有局限性，它只能反映疾病负担的一种形式或结局（如死亡）的情况；此外，对超出期望寿命的死亡却难以评价其疾病负担。如计算老年人的死亡时，超过平均期望寿命上限的老年人死亡对指标没有贡献，而这与事实不符，并且和社会对老年人健康的重视及卫生资源对老年人的分配情况也不相符。

（二）伤残调整寿命年

1. 定义 伤残调整寿命年（disability-adjusted life year，DALY）是指从发病到死亡所损失的全部健康寿命年，包括因早死所致的 YLL 和疾病所致伤残引起的健康寿命损失年（years lived with disability，YLD）两部分。DALY 是一个定量计算因各种疾病造成的早死与残疾对健康寿命年损失的综合指标，是将由于早死造成的损失和因伤残造成的健康损失两者结合起来加以测算的。在研究人类疾病负担的过程中，为了克服通常方法中存在的片面性、主观性及局限性，在世界银行和世界卫生组织的授意下，默里（Murray）及洛佩斯（Lopez）两位学者提出了 DALY 这一指标，并开始应用于全球疾病负担的分析。

疾病给人类健康带来包括早死与残疾（暂时失能与永久残疾）两方面的危害，这些危害的结果均可减少人类的健康寿命。定量地计算某个地区某种疾病对健康寿命所造成的损失，便可以科学地指明该地区危害健康严重的疾病和主要卫生问题。这种方法可以科学地对发病、失能、残疾和死亡进行综合分析，是用于测算疾病负担的主要指标之一。

2. 应用

1）应用 DALY 指标可从宏观的角度去认识疾病和控制疾病的重要性。可用于跟踪全球或一个国家或某一个地区疾病负担的动态变化及监测其健康状况在一定期间的改善情况。例如，我国女性乳腺癌造成的 DALY 标化率由 1990 年的 271.68/10 万降至 2017 年的 253.00/10 万，减少了 6.88%；

YLD 标化率则不同，呈现逐年上升趋势，增加 95.85%（1990 年 12.28/10 万，2017 年 24.05/10 万）。研究期间，中国女性乳腺癌 YLD 占 DALY 的比例也呈逐年增加趋势（表 2-7）。

表 2-7 1990～2017 年中国女性乳腺癌疾病负担及构成变化

年份	DALY 人年（万）	DALY 标化率（1/10 万）	YLL 人年（万）	YLL 标化率（1/10 万）	YLL 占 DALY 比例（%）	YLD 人年（万）	YLD 标化率（1/10 万）	YLD 占 DALY 比例（%）
1990	134.68	271.68	128.62	259.40	95.50	6.06	12.28	4.50
1995	155.49	270.54	147.72	257.04	95.00	7.77	13.50	5.00
2000	173.19	262.03	163.47	247.32	94.39	9.72	14.71	5.61
2005	181.56	241.72	169.58	225.68	93.40	11.98	16.04	6.60
2010	207.87	242.64	191.24	223.14	92.00	16.63	19.50	8.00
2015	250.26	258.22	228.01	235.13	91.11	22.25	23.09	8.89
2017	256.06	253.00	231.88	228.96	90.56	24.18	24.05	9.44
变化值	121.38	−18.68	103.26	−30.44	−4.94	18.12	11.77	4.94
变化率（%）	90.12	−6.88	80.28	−11.73	−5.17	299.01	95.85	109.78

2）对不同地区、不同对象（性别、年龄）、不同病种、不同影响因素，以及同一病种不同时期等进行 DALY 分布的分析，可以帮助确定危害严重的高发地区重点人群、主要病种、主要危险因素及其变化等，为确定防治及研究重点提供依据。例如，2019 年我国所有卒中风险因素归因 DALY 为 40.55 万[95%不确定性区间（uncertainty intervals，UI）34.89 万～46.23 万]。2019 年男性的主要危险因素是高收缩压、环境颗粒物污染、吸烟和高钠饮食；2019 年女性的主要风险因素是高收缩压、环境颗粒物污染、高体重指数（body mass index，BMI）和高钠饮食。

3）可进行成本-效果分析，研究不同病种、不同干预措施挽回一个 DALY 所需的成本，以求采用最佳干预措施来防治重点疾病，使有限的资源发挥更大挽回健康寿命年的效果。

(三) 质量调整寿命年

质量调整寿命年（quality adjusted life year，QALY）是将健康状态和生命质量结合的综合指标。其基本思想是把生存时间按生存质量高低分为不同阶段，将每阶段用生命评价方法得出各种功能状态或不健康状态的效用值（参考尺度 0～1，0 表示死亡，1 表示完全健康）作为不同的权重，便可计算各种状态下的生存年数的加权值，从而得到 QALY。一个 QALY 反映一个健康生存年，即它可反映在疾病状态下或干预后剩余（经过调整）的健康寿命年数。这一指标是 20 世纪 80 年代后期才发展并逐步完善起来的。

计算公式：

$$QALY = 生命年数 \times 生命质量权重 \quad (2-20)$$

计算生命质量权重是计算 QALY 的关键。如在健康状态的效用值（权重）为 0.5 的状态下，生存 2 年便等于 1 个 QALY。该方法可用作卫生服务先后排序的标准的制定。也可通过计算某治疗能为患者增加多少个 QALY 而对治疗的成本-效果进行评价。例如，探讨适合中国国情的乳腺癌筛查策略的成本-效果发现，与不参加筛查相比，40～64 岁女性采用 1 次/2 年的乳腺触诊与乳腺超声检查并联筛查策略，符合成本-效果评价标准且效果最大。每 10 万女性采用该筛查策略进行筛查，累计可挽救 1394 个 QALY。每挽救 1 个 QALY 的成本为 91 944 元。

第五节 效应测量指标

效应测量是在频率测量指标的基础上对病因作用或防治效果做出估计，从而得到因果强度或比重的指标。效应测量指标主要分为三种类型：绝对效应、相对效应和归因比例。另外，还可以包括衡量生命质量的寿命年系列指标。

一、绝对效应

绝对效应（absolute effect）是指暴露组（队列研究）或处理组（实验研究）与对照组的频率测量之差，又称差值测量（differential [method of] measurement），它反映暴露组、治疗组或防治组中归因于暴露、治疗或防治的频率，因此也称归因危险度（attributable risk，AR）或称超额危险度（excess risk）。

绝对效应包括发病差值、患病差值、死亡差值、功效差值。对于发病、患病或死亡，差值为正值表示危险效应，差值为负值表示保护效应。对于反映有效频率的功效，如有效率、缓解率等，差值为正值表示有效。反映防治效果时，差值为正表示有效，差值为负表示无效。

还有一类差值效应是总人群与非暴露组或防治组的频率测量之差，它反映总人群中归因于暴露或防治的频率效应，它等于前一类差值与人群暴露率的乘积，如人群归因危险度。

1. 发病差值（incidence difference） 包括发病密度差值（incidence density difference, IDD）和发病概率差值（incidence rate difference, RD）。

$$IDD = ID_{暴露组} - ID_{对照组} \tag{2-21}$$

$$RD = IR_{暴露组} - IR_{对照组} \tag{2-22}$$

式中，ID 为发病密度，IR 为发病概率。

2. 患病差值（prevalence difference, PD） 指时点患病率的差值。

$$PD = P_{暴露组} - P_{对照组} \tag{2-23}$$

式中，P 为患病率。

3. 死亡差值（mortality difference, MD） 包括死亡密度差（mortality density difference, MDD）和死亡概率差（累积死亡率差）。

$$MDD = MD_{暴露组} - MD_{对照组} \tag{2-24}$$

如调查结果显示，某人群中吸烟者肺癌的死亡率为 0.96‰，不吸烟者肺癌的死亡率为 0.07‰，两组人群的肺癌死亡率的差值为 0.89‰，其意义是吸烟的人群中，由于吸烟所导致的肺癌死亡率为 0.89‰。当去除吸烟这一因素后，可使肺癌的死亡率下降 0.89‰。吸烟是肺癌死亡的危险因素。

4. 功效差值（efficacy difference, ED） 功效（efficacy）代表防治效果的指标，表示有效率、缓解率或预期效果率等。功效差值也基本上类似于发病差值。

$$ED = E_{防治组} - E_{对照组} \tag{2-25}$$

式中，E 为功效。

如某研究结果显示，甲药有效率为 75.23%，乙药有效率为 20.22%。则功效差值的意义是指与患者使用乙药相比，使用甲药后的有效率提高了 55.01%。

二、相对效应

相对效应（relative effect）是指暴露组与非暴露（对照）组的频率测量之比，又称比值测量（ratio measure），也称率比。比值>1 表示危险效应，比值<1 表示保护效应，比值=1 表示无效应。包括发病比、患病比和死亡比。

1. 发病比（incidence ratio）

（1）发病密度比（incidence density ratio, IDR）：在动态队列研究中，随访期长，人群变动较大，发病率较低，病程较长（慢性病）时，适合计算 IDR。

$$IDR = \frac{ID_{暴露}}{ID_{非暴露}} \tag{2-26}$$

如果是病例对照研究，病例是新病例，并且对照又能够代表产生观察病例的人群，则此时估计的暴露优势比（odds ratio，OR）约等于 IDR。

（2）发病频率比（incidence frequency ratio）：如果是固定队列研究，样本量较小，随访时间较短（急性病），此时适合计算风险率比（risk ratio，RR），即相对危险度（relative risk，RR），亦即累积发病比（cumulative incidence ratio，CIR），其计算公式为

$$RR = \frac{R_{暴露}}{R_{非暴露}} = CIR = \frac{CI_{暴露}}{CI_{非暴露}} \tag{2-27}$$

式中，CI 为累计发病率。

在队列研究中，RR 表示暴露组的发病频率是对照组发病频率的多少倍。病例对照研究不能计算 RR，可用 OR 比值比。如表 2-8 所示，吸烟与肺癌及心血管疾病的 RR 分别为 10.08 和 1.74。

表 2-8　吸烟与肺癌和心血管疾病关系的 RR、AR 及 AR%

疾病	吸烟者死亡率（1/10 万人年）	非吸烟者死亡率（1/10 万人年）	RR	AR（1/10 万人）	AR（%）
肺癌	50.12	4.97	10.08	45.15	90.08
心血管疾病	296.75	170.36	1.74	126.39	42.59

2. 患病比　在横断面研究中，患病比（prevalence ratio，PR）是暴露组与对照组时点患病率之比。其计算公式为

$$PR = \frac{P_{暴露}}{P_{非暴露}} \tag{2-28}$$

若病程保持不变，则 PR=IDR。

3. 死亡比　与发病比类似，死亡比（mortality ratio）包括死亡密度比（mortality density ratio，MDR）和死亡率比。

$$MDR = \frac{MD_{暴露}}{MD_{非暴露}} \tag{2-29}$$

式中，MD 为死亡密度。

三、归因比例

归因比例（attributable proportion）是指绝对效应与暴露（处理）组或人群频率之比，它反映危险因素或保护因素分布改变的预期效应比例。归因比例的取值范围为 0~1，通常可表达为百分比，因此又称为归因百分比（attributable percent）。

1. 归因危险比例（attributable risk proportion）

1）归因危险度百分比（attributable risk percent，AR%）是指暴露者中由暴露所致的发病（死亡）率占暴露者发病或死亡的百分比，也称病因分值（etiological fraction）。

$$AR\% = \frac{ID_{暴露} - ID_{非暴露}}{ID_{暴露}} \times 100\% = \frac{R_{暴露} - R_{非暴露}}{R_{暴露}} \times 100\% \tag{2-30}$$

或

$$AR\% = \frac{RR-1}{RR} \times 100\% \tag{2-31}$$

2）人群归因危险度（population attributable risk，PAR）是指总人群发病率中归因于暴露的部分。RR 和 AR 是通过比较暴露组与对照组的发病率或死亡率等计算的，说明暴露的致病作用。PAR 是通过比较全人群和对照组的率计算的，表示在全人群中由暴露于某因素所导致的发病率或死亡率增加了多少，说明暴露对全人群的危害程度，以及消除该因素后人群的发病率或死亡率可能降低的程度。PAR 既与 RR 和 AR 有关，又与人群的暴露比例有关。

$$PAR = ID_{总人群} - ID_{对照组} = R_{总人群} - R_{对照组} \tag{2-32}$$

3）人群归因危险度百分比（PAR%）是指 PAR 占总人群全部发病（或死亡）的百分比。

$$\text{PAR\%} = \frac{\text{ID}_{\text{总人群}} - \text{ID}_{\text{对照组}}}{\text{ID}_{\text{总人群}}} \times 100\% \quad (2\text{-}33)$$

$$= \frac{P_e(\text{RR}-1)}{P_e(\text{RR}-1)+1} \times 100\% \quad (2\text{-}34)$$

式中，P_e 表示人群中某暴露的比例。按表 2-8 的 RR，若人群的吸烟率为 40%，则吸烟与肺癌关系的 PAR% 为 $\frac{0.4(10.08-1)}{0.4(10.08-1)+1} \times 100\% = 78.41\%$，说明在人群吸烟率为 40%，吸烟与肺癌关系的 RR 为 10.08 的情况下，人群肺癌死亡中有 78.41% 归因于吸烟。

2. 归因预防比例 如果暴露组的发病（功效、死亡）率小于非暴露组，在这种情况下，RR 值 <1，称此因素为保护性因素。应计算归因预防比（attributable prevented proportion），也称预防分数（prevented fraction，PE），或保护功效（protective efficacy，PE）。

1）预防差值（prevented difference，PD），又称为绝对危险降低度（absolute risk reduction，ARR），表示处理（预防）组某病的发生、功效或死亡实际下降的多少。

2）需治疗人数（number needed to treat，NNT），表示每预防 1 例危险事件需要防治处理的危险人数。

ARR 的倒数（1/ARR）即表示需要预防（治疗）人数。

$$\text{NNT} = \frac{1}{\text{PD}} \quad (2\text{-}35)$$

在临床治疗对预后改善中，主要通过用 NNT 来评价处理功效，如果 NNT 较小，则在每例治疗费用不变时，总治疗费用较低。

3）预防分数（prevented fraction，PF），又称为相对危险降低度（relative risk reduction，RRR）、功效比例（efficacy proportion，EP），是一种归因预防比例，表示处理（预防）组疾病预防（保护）所占的比例。

对于防治试验的正面功效指标，可计算归因 EP，其计算公式为

$$\text{EP} = \frac{\text{处理组有效率} - \text{对照组有效率}}{1 - \text{对照组有效率}} \quad (2\text{-}36)$$

对于预防分数中的负面指标，如无效率，则将上式中的有效率替换成 1−无效率，其计算公式为

$$\text{EP} = \frac{\text{对照组无效率} - \text{处理组无效率}}{\text{对照组无效率}} \quad (2\text{-}37)$$

4）人群预防差值（population prevented difference，PPD），是人群中未经预防与经预防的危险差值。

5）人群预防分数（population prevented fraction，PPF），是人群中未经预防与经预防的危险差值所占的比例。

思 考 题

1. 试述疾病频率测量的主要作用。
2. 试述发病率与患病率的联系与区别。
3. 试述死亡率与病死率的联系与区别。
4. 试述潜在减寿年数的定义及应用。
5. 试述伤残调整寿命年的定义及应用。
6. 试述因素与结局关系的效应指标及其意义。

（赵亚双）

第三章 临床研究方法概述

临床研究的问题包括诊断、治疗及预后等诸多方面，研究方法涉及临床观察、基础实验及临床流行病学等。临床流行病学研究方法根据是否属于原始研究分为一次研究和二次研究，一次研究主要有描述性研究、分析性研究、实验性研究和理论研究，二次研究有系统综述和荟萃分析（meta-analysis）等。

第一节 概　　述

一、发　展　史

临床研究方法学的发展是伴随着人类对疾病和健康的认识、疾病谱的变化及自然科学的发展而发展的。最早，我们是依据简单的观察分析来了解疾病。例如，古希腊的著名医师希波克拉底（Hippocrates，公元前460—公元前370年）即观察到空气、水和地区环境与健康和疾病的关系，著有《空气、水及地点》；我国著名医学家张仲景（约公元150—公元约215年）通过观察分析各种热症患者的表现，创造性地把外感热性病的所有症状，归纳为6个证候群和8个辨证纲领，以六经（太阳、少阳、阳明、太阴、少阴、厥阴）来分析归纳疾病在发展过程中的演变和转归，并约在公元200—公元210年完成了医学巨著《伤寒杂病论》。1662年，英国约翰·格朗特（John Graunt）在研究死亡规律时提出了设立比较组的思想；1747年，英国海军军医詹姆斯·林德（James Lind）将12名患病海员分为6组，每组给予不同的治疗方案，以比较其治疗效果，证实了坏血病可通过补充新鲜的蔬菜水果进行治疗和预防，开创了临床试验研究的先河。1948年，《英国医学杂志》发表了首篇设计严谨的随机对照试验，科学验证了链霉素治疗肺结核的疗效。1959年，曼特尔（Mantel）和海恩泽（Haenszel）提出了著名的分层分析法；1973年美国流行病学家曼特尔提出了巢式病例对照研究，1979年萨克特（Sackett）总结了分析性研究中可能发生的35种偏倚，logistic回归模型等一批多元回归模型被陆续开发出来用于各类偏倚的控制；为了减少偏倚、节约成本和提高效率，1986年普伦蒂斯（Prentice）提出了病例-队列研究，随后，一系列分析性研究的衍生设计类型陆续问世，使临床研究的方法学更加多样化和系统化。

二、现代临床研究方法分类

现代临床研究方法主要包括观察法和实验法两类，前者的研究只是观察，没有人为干预，而后者有人为干预。观察法又根据在实验设计时有无对照组分为描述性研究（无对照组）和分析性研究（有对照组）。描述性研究又包括历史或常规资料的收集和分析、病例报告、病例系列分析、现况研究、纵向研究及生态学研究等，是产生假设的研究；分析性研究又分为病例对照研究和队列研究，前者是从果求因的研究，后者是从因求果的研究，分析性研究是验证假设的研究。临床研究中的实验法主要是随机对照的临床试验。基于临床研究的特点，近年提出了系统综述与meta分析及真实世界研究等方法。这些基本方法可归类如图3-1。

三、临床研究的特征

临床研究的特征包括：①临床研究的对象是患者群体，不是个体，不是动物或细胞，而是以个体患者为最小研究单位组成的群体；②临床研究的问题包括疾病的病因、诊断、治疗和预后等问题；③临床研究的结果一般都是在比较中产生的，因此临床研究必须有对照组；④临床研究的

```
                          ┌─ 病例报告
                          ├─ 病例系列分析
              ┌─ 描述性研究 ─┼─ 现况研究
              │             ├─ 纵向研究
              │             └─ 生态学研究
        ┌─观察法
        │     │             ┌─ 病例对照研究
        │     └─ 分析性研究 ─┤
        │                   └─ 队列研究
        │             ┌─ 临床试验
临床研究方法 ─┼─ 实验法 ─┼─ 现场试验
        │             └─ 社区干预试验
        │
        ├─ 理论法    数理流行病学
        │
        └─ 二次分析法  系统综述与meta分析
```

图 3-1　常用临床流行病学研究方法分类

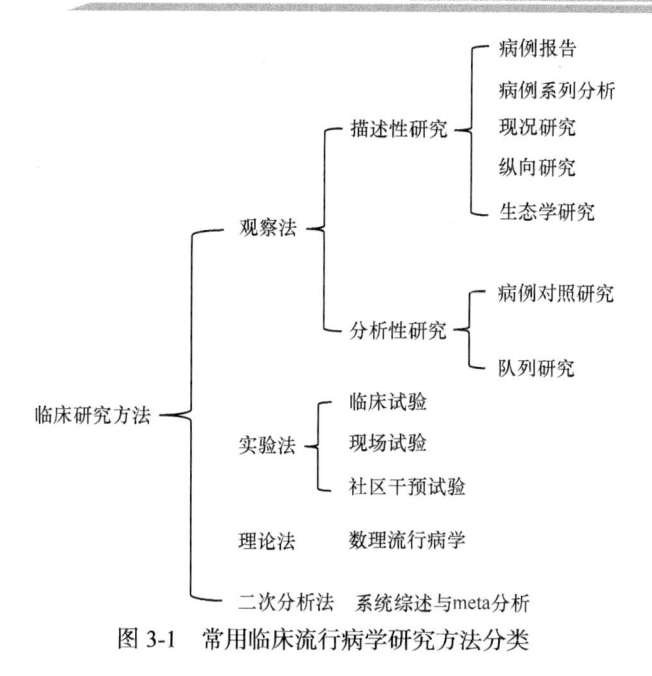

结果大多是概率性的，不是绝对的，临床研究的结果应用到单个患者身上，都将受到诸多因素的影响。

四、临床研究方法的选择

流行病学为临床研究提供了一整套完整的方法学体系，研究者可根据问题的性质、研究的阶段、研究的条件等选择合适的方法。研究方法选择的原则是选择合适的、能解决问题的、最简单的方法，不是越复杂越好。

如果是研究病因，则所有的流行病学方法均可选用。在此背景下，首先依据研究的阶段选择合适的方法。如果我们对该病的病因还一无所知，则可选用描述性研究方法；如果有条件做现况研究，可以选做一定范围的现况研究；如果能方便获得有关的群体数据，可考虑选用生态学研究，以提出病因假设。病例报告和病例系列分析则是临床医师非常方便使用的方法。如果我们对该病的病因已经有一些假设，则可选用分析性研究的方法，此时，临床医师常选用病例对照研究，该方法不仅可以检验病因假设，也可以用来广泛探索病因；如果有方便的队列基础或条件，可选用队列研究。部分病因到最后，也可选用干预试验进行验证。

有关治疗效果及其副作用的研究，最好的方法是随机对照的临床试验，如果已经有一些样本量较小的临床试验发表，也可以做随机对照试验的系统综述和 meta 分析；如果是已经有治疗案例资料，或者受到伦理学的限制，也可以采用历史性队列研究或病例对照研究，特别是在研究罕见的副作用时，病例对照研究特别合适；对一些罕见的治疗反应（正或副），常依赖病例报告。

有关预后及其影响因素的研究，一般是选择前瞻性队列研究，我国"十四五"支持了多个专病队列研究，就属于此类；当然也可以选择病例对照研究；当积累了大量的此类数据时，也可考虑进行理论性研究，即建立预测模型。

有关诊断试验的研究，可选用诊断试验评价研究方法，即选择一批可疑有某病的患者，同时采用金标准和待评价诊断方法进行同步盲测，用金标准结果来评价新的诊断方法的准确性。近年，利用大数据、人工智能等方法建立了各种诊断模型和诊断工具，促进了理论流行病学在诊断研究中的应用与发展。

第二节 描述性研究

一、概 述

描述性研究（descriptive study）是指利用已有的资料（如各种临床累积的资料和人群健康大数据）或特殊调查的资料，包括实验室检查结果，按不同地区、不同时间及不同人群特征分组，把疾病或健康状态和暴露因素的分布情况及其相关关系，真实地描述出来。通过比较分析导致疾病或健康状态分布差异的可能原因，提出进一步的研究方向或防治策略的设想。

描述性研究主要包括历史或常规资料的收集和分析、病例报告、病例系列分析、现况研究、纵向研究及生态学研究等。历史或常规资料的收集和分析是指利用已有的疾病登记报告系统或者疾病监测系统，收集既往或当前的疾病或健康状态资料并进行分析，描述疾病和健康状态的分布以及变动趋势。这些监测和报告系统多数是以医院为基础的，临床医生既是参与者，也是资料的使用者，如先天性疾病监测及药物不良反应监测等。临床开展的纵向研究主要是对患者的随访，临床医师有意识地随访收集患者各阶段的资料，观察患者的变化与结局，这类资料主要用于研究疾病的预后及其影响因素，评估某些治疗方法的长期疗效与副作用，也可用于对某些诊断试验准确性的评估。在临床数据进入大数据时代的今天，纵向研究的应用将更为普遍。其他几类方法将在本节详述。

描述性研究具有以下特点：①收集的往往是比较初级的资料，如同一个时间断面的资料、未经设计的资料、样本可能很小或只是群体水平的资料等，影响因素较多，分析后所得出的结论往往只能提供病因线索；②在设计之初一般不需要设立对照组，仅对人群疾病或健康状态进行客观的反映，一般不涉及暴露和疾病的因果联系的推断；③有些描述性研究并不限于描述，在描述中可以有分析。可在群体内将具有不同特征的人群进行分组比较，或分析不同变量之间的关系，如可分析血清胆固醇水平与血压的关系，这种分析有助于发现病因和危险因素的线索；然而，得出的仅是相关关系，不能确定其暴露时序，故非因果关系。

描述性研究的用途主要包括：①描述疾病或健康状态在人群中的分布及其特征，进行社区诊断；描述疾病的临床表现，为诊断和认识疾病提供参考；②描述、分析某些因素与疾病或健康状态之间的联系，从而为进一步研究疾病病因、危险因素提供线索；③为评价疾病治疗和康复、预防疾病和促进健康的对策与措施的效果提供信息。

二、病例报告与病例系列研究

病例报告（case report）是有关单个病例或10个以下病例的详尽临床报告，包括临床表现（症状、体征和实验室检查结果）、治疗及其反应与结局，对病因、发病和治疗及其效果评价的经验性分析。病例系列（case series）研究与病例报告相似，但报告病例较多，多在10例以上，且常是连续性病例，有时是对多年积累的病例的一种总结，对疾病的诊断和治疗有重要的参考价值。

什么样的病例可以写病例报告？简而言之，就是某病例出现了某种未曾报道过的异常表现时，就可将其写成病例报告。所谓异常表现可包括疾病的临床症状、体征、实验室检查结果、影像学检查结果、针对某种药物的治疗反应（疗效或副作用）及预后等。病例报告必须对病例的所有特征作详细描述，包括人口统计学、临床学、各种表现出现的时间等，而不能只局限于异常表现。病例报告是发现和研究新发病例、罕见病例、已知疾病的不同亚型及药物不良反应等的一种重要方式。由于病例报告的对象是高度选择的研究对象，故特别容易产生偏倚，因此，病例报告只能为临床研究提供线索。

病例系列研究由于其样本增加了，重点在于描述某疾病的临床表现的特征，一般可做一些频数和率的描述，如有多少人发热、体温多少等。虽然病例系列研究的样本增加了，但由于缺乏对照，所获得的结论仍有局限性，对病因研究而言，依然只能提供线索，但对疾病的诊断而言，这些结果却有重要的参考价值。

病例报告和病例系列研究的特点是：①快，特别是病例报告，看到1例或者几例就可报告，不需要累计样本，能在第一时间报告出来；②粗，病例报告和病例系列研究的结果比较粗糙，没有详细的设计，没有严密的分析，因此，结果只是提供线索和参考。

三、现况研究

现况研究是对人群健康或疾病现况的描述性研究，由于是在某一特定的特别短的时间内（时点或短暂时间内）完成的，故又称为横断面研究（cross-sectional study），又因为它所用的指标主要是患病率，又称为患病率研究（prevalence study）。

（一）概述

1. 概念 现况研究是按照事先设计的要求在某一人群中应用普查或抽样调查的方法收集特定时间内特定人群中疾病或健康状况和相关因素的资料，以描述疾病或健康状况在不同特征人群中的分布，以及观察某些因素与疾病之间的关联。

2. 特征 现况研究的主要特征包括：①进行现况研究时，由于疾病或健康状况与发现的某些因素或特征的资料是在同一时间得到的，一般不知孰先孰后，因此在病因分析时不能得出有关因果关系的结论，只能提示因素与疾病之间是否存在关联，为病因研究提供初步线索。②现况研究在设计时一般没有特别的对照组，但在资料分析时可以灵活地进行组间的比较分析，在考虑病因线索时，往往将其中某一组视为对照组。③由于病程长的病例更容易被抽到，因此现况研究中的病例将过多地代表了病程长的病例，由此易于导致病程长短偏倚（length bias）。

3. 用途 现况研究属于描述性研究中的重要方法，当然与前述的描述性研究的用途相同。当现况研究用于研究那些不能改变的暴露与疾病的关系时，却能克服暴露和疾病的时序关系不清的问题，并能有较好的效能，如研究血型与癌症的关系。因为对这些变量来说，当前的信息与既往的信息是一样的，因而易于明确因素和疾病的时间先后。另一方面，如果有理由相信当前暴露与有关的既往暴露密切一致，那么用当前暴露状态代替过去的暴露可能是合理的。例如，在某职业病研究中，如果某工厂的工艺流程、设备、原料及车间环境等都没有变化，则有理由相信现在的暴露水平应该与既往相同。

（二）设计与实施

1. 明确研究的目的 首先，就应明确该项研究的目的，例如，是摸清疾病在某地的分布情况还是发生发展情况，为社区诊断和制定卫生保健决策与服务规划提供参考资料，还是为某疾病的防治确定高危人群，还是探索病因或提出病因假设，还是考核预防或治疗措施的效果。当然，在确定研究目的之前，必须充分掌握研究相关的背景资料，了解该问题现有的知识水平和国内外研究进展情况，才能阐明该研究的科学性和创新性，并估计其社会效益和经济效益。

2. 确定研究方法 常用的现况研究方法包括普查（census）和抽样调查（sampling survey）。应根据研究的目的、具有的条件，选择合适的方法。

（1）普查：普查是为了了解某病的患病率或健康状况，在特定时间内，对特定范围的人群中每一成员进行的调查或检查。特定时间应该很短，甚至是某一时点。一般为1~2天、1~2周或1~2个月，最长不宜超过3个月。特定范围是指某一地区或具有某一特征的人群。

普查主要是为了早期发现、早期诊断疾病并给予及时治疗，如乳腺癌、糖尿病、高血压的普查。当然，如果确定本次调查的特定范围人群很小，有足够的人力、物力和财力支持，则为达到现况研究的其他目的也可采用普查。

普查的优点包括：①能发现普查人群中的"全部"病例，并给予及时的治疗；②能对该地区某病的全貌有一个了解；③通过普查可进行一次广泛的医学科普宣传。其局限性包括：①不适于患病率低和检查方法复杂的疾病调查；②普查对象多，难免漏诊、误诊；③工作量大，组织难度大，质量不容易控制。

（2）抽样调查：在实际调查工作中，若不是为了早发现和早治疗患者，而只是要揭示某种疾病或健康状态的分布规律，就不一定要开展普查，可以调查某一总体人群中一部分有代表性的人即可，根据部分人的调查结果，可估计出该总体人群某病的患病率或某些特征的情况，这种调查方法称为抽样调查。抽样调查是一种以小窥大，以局部估计总体的调查方法。

抽样调查中被抽样的总体人群称为源人群或目标人群（target population），是由研究者严格定义的，具有一定的个体、地区和时间上的特征，凡符合其要求的个体都应属于源人群中的一员。被抽取的人群称为样本（sample）或研究人群（study population），是指研究者对其进行观察并收集相关信息的人群，属于源人群中的一部分。

抽样调查的优点是省时间、省人力、省物力，同时，调查范围小使工作易于做得细致。抽样调查的缺点是：①设计、实施与资料分析比普查复杂；②重复或遗漏不易被发现；③对于变异过大的材料和需要普查普治的情况则不适合用抽样调查；④对于患病率太低的疾病，如果总体不大，抽样比例会很大，当大于75%时，则不如进行普查。

3. 确定目标人群与调查样本量

（1）确定目标人群：目标人群是根据研究目的所确定的同质的研究对象的全体，即总体（population）。确切地讲，是性质相同的所有观察单位的集合。例如，研究某地某年正常成人的血压值，则目标人群是该地该年的全部正常成人，观察单位是每个人，变量是血压，变量值是测得的血压值。它的同质基础是同一地区、同一年份、同为正常成人。

（2）确定调查样本量：任何一项调查研究必须考虑到样本大小的问题。样本过大或过小都是不恰当的。调查对象过多，有时反而不易达到精密、迅速，甚至造成浪费。而样本太少，抽样误差大，代表性差，又不易得出有统计学意义的结果。

样本大小主要取决于下述三个因素：①容许误差（δ），是指样本均数（率）与总体均数（率、π）间的误差，也就是调查结果要达到的精确度。可从专业的角度，根据需要和可能，由调查者确定δ的大小。容许误差越小，需要调查的样本量就越大。②总体的变异程度（S），通常是未知的，可根据既往文献或小规模预调查估计。S越大，需要的样本量就越大；反之，则样本可以小些。③确定显著性检验水平，通常采用$\alpha=0.05$或$\alpha=0.01$。α越小，所需的样本量越大。

一般依据研究变量是计量资料或计数资料，选择不同的样本大小估计公式，在确定$\alpha=0.05$的条件下：

计量资料 $$n=\frac{4S^2}{\delta^2}$$ （3-1）

计数资料 $$n=\frac{u_\alpha^2\pi(1-\pi)}{\delta^2}$$ （3-2）

式中，u_α查表可得，α为Ⅰ类错误的概率，π为总体率，当$\delta=0.1\pi$时，$n=400\times\frac{1-\pi}{\pi}$。

但在对患病率很低的一类疾病（如肿瘤）进行调查时，在一个面积不大而自然环境比较均匀的地区内，这类疾病的病例分布呈泊松分布（Poisson distribution）。因此，在抽样调查这类疾病时，样本大小可参考泊松分布期望值可信限表（表3-1）。

为了保证在调查样本内有病例出现，必须使90%或95%可信限的下限大于1，这是确定这类资料样本大小的一个基本原则。从可信限表可以看出，当期望值为4时，90%和95%可信限下限均大于1，即有95%的机会，可见到病例出现。需要满足期望值为4的条件，在患病率为π时，所需的样本量为$4/\pi$，假设π为20/10万，出现期望数4例时，需要的样本量为4/（20/100 000）=20 000人。

表 3-1　泊松分布期望值的可信限表

期望病例数	95%CI 下限	95%CI 上限	90%CI[①] 下限	90%CI[①] 上限
0	0	3.69	0	3.00
1	0.0253	5.57	0.0513	4.74
2	0.242	7.22	0.355	6.30
3	0.619	8.77	0.818	7.75
4	1.09	10.24	1.37	9.15

4. 调查对象的抽取　抽样调查的关键在于样本的代表性，样本的代表性则取决于抽样的随机化和样本量的大小。常用的抽样方法可分为随机抽样（random sampling）和非随机抽样（non-random sampling）。研究者可根据研究的目的、人群大小、条件等选择合适的抽样方法。

随机抽样方法包括：①单纯随机抽样，即从总体 N 个单位中任意抽取 n 个单位作为样本，每个单位被抽中的概率相等，具体可采用抽签、随机数字表等方法。单纯随机抽样是所有随机抽样方法的基础。②系统抽样，即等距抽样或机械抽样，它是首先将总体中各单位按一定顺序排列并编号，根据样本容量确定抽样间隔，然后按每隔一定的间隔抽取一个单位的一种抽样方法。③分层抽样：它是先将总体按某种特征分成若干"层"，再从每一层内随机抽取一定数量的观察单位，合起来组成样本的一种抽样方法。④整群抽样：是首先将总体划分成若干个互不交叉、互不重复的群，然后随机抽取若干个群，被抽到的群的全部观察单位组成样本的一种抽样方法。应用整群抽样时，要求群内各单位的差异要大，群间差异要小。⑤多级抽样，是指将抽样过程分成不同阶段，每个阶段使用的抽样方法往往不同，在大型流行病学调查中常用。

非随机抽样方法包括：①立意抽样是研究者根据研究目的和主观判断来选择其认为"有代表性的样本"的方法。②偶遇抽样是调查者根据实际情况，以无目标、随意的方式来选取样本的一种抽样方法，可以是抽取偶然遇到的人作为调查对象。③配额抽样是先将目标人群按某种特征或属性分组，然后按照一定的数额或比例从每组中任意选择一定量的个体作为调查对象。该抽样方法与分层抽样的区别在于在层内不是依据随机化原则抽样。④雪球抽样就像在雪地上滚雪球，即通过一些"种子"样本点以获取更多样本点的信息，样本量逐渐扩大。⑤同伴推动抽样过程从寻找初始参与者（"种子"）开始，"种子"介绍他的同伴加入研究群体，被介绍的人又继续介绍别人，按这样的方式样本像滚雪球一样逐渐增大。该法适于难以接近人群（如静脉注射吸毒人群、男男性行为人群、性工作者等）的抽样。非随机抽样无法保证样本的代表性，同时也无法准确估计抽样误差（因抽样误差的估计是建立在随机抽样基础上的），因此，可能导致难以控制并无法估计的偏倚。

5. 资料收集　资料收集的重点是要保证资料的完整性和可靠性。完整性就是指为了达到研究目的所必需的数据必须全部包括。资料的可靠性依赖于：在资料收集过程中，保证暴露（特征）的定义和测量方法以及疾病的诊断标准明确和统一，要注意采用国际国内公认的方法和标准；在正式调查开始之前，应对调查员进行严格培训，使其具有科学严谨的工作态度，掌握正确的调查方法，以保证资料的收集方法和标准统一，避免测量偏差的产生。

资料收集的内容一般包括：①调查对象的社会人口学特征或一般情况，如年龄、性别、职业、文化等；②健康相关行为，如吸烟、饮酒、体力活动、饮食习惯等；③环境资料、生活环境、工作环境的一些信息数据；④家庭疾病史、个人健康情况与疾病史等。研究者根据研究的目的选择所需的资料。

资料收集的方法：①通过实验室测定，如血糖、血脂水平的测定等。②体格检查，如身高、体

---

① 90%CI 即 90%置信区间（90% confidence interval）。

重、血压等。③直接用调查表询问研究对象,如吸烟、饮酒等情况的调查常用此法。④利用日常资料,如医疗记录、疾病报告登记等。

6. 资料统计分析　在资料统计分析开始前,首先需要检查与核对原始资料的准确性与完整性,填补缺漏,删去重复,纠正错误。然后,再对疾病或健康状态按已明确规定好的标准,将全部调查对象分组归类。最后,开展疾病的三间分布描述、疾病在不同组间分布差异的比较及不同特征与疾病间的关联性分析。

疾病三间分布描述,即按照地区、时间、人群特征计算疾病和健康状况的频率指标,如发病率、患病率、死亡率等,即描述疾病或健康状况的地区特征、时间特征和人群特征。地区可按国家、地区、城乡等分组;时间可按年、季、月、旬、周、日、时等分组;人群可按年龄、性别、职业等分组。

组间比较分析主要用于可疑病因线索的探索,如根据调查对象是否暴露于某因素分为暴露和非暴露,然后计算和比较暴露组和非暴露组的患病率,看差异是否有统计学意义,据此发现病因线索和提出病因假设。

现况研究的统计指标主要是患病率(prevalence),做病因探索时可计算患病率比(prevalence ratio, PR)或患病率优势比(prevalence odds ratio, POR)以反映暴露与患病之间的关联强度,前者是暴露人群的患病率与非暴露人群患病率之比,后者是病例人群与非病例人群之间暴露率的比值。

(三)偏倚及其控制

现况研究中存在着两类误差。一类是由于抽样所产生的误差,即抽样误差(sampling error)或称随机误差。抽样误差是不可避免的,但可以通过严格的抽样设计、改进与完善抽样技术、认真地实施抽样方案及增加样本,来尽量减少抽样误差。通常,抽样误差是可以测量的。抽样误差太大,将导致结果不精确。另一类是系统误差,也叫偏倚,系统误差难以测量,但可以通过良好的设计与实施来避免。如果系统误差太大,将导致结果完全错误。现况研究中的系统误差主要包括选择偏倚和信息偏倚。

1. 选择偏倚(selection bias)　选择偏倚是指在研究对象的选择过程中所产生的系统误差,是由所选的研究对象没有代表性所导致的偏倚。通常包括以下几种:①由于没有完全遵守随机抽样所导致的偏倚,如用"随意"或"随便"选择代替随机,或者在随机抽样后,抽样中的对象没有找到,而随意由其他人代替,从而可能破坏了原有调查对象的代表性。②无应答偏倚调查对象由于种种原因拒绝合作或调查时调查对象不依从而降低了应答率,以后亦未补查。这种无应答过程往往都是非随机过程,结果将导致原样本的代表性下降。在实际工作中,如果现况研究的应答率低于90%,就较难反映总体人群的全貌。③幸存者偏倚:在现况研究中,我们发现和选择的患者都是现患病例,而现患病例都是幸存者,可能因疾病类型、病程不同,幸存者对患者的总体缺乏代表性。

防止和减少选择偏倚的方法主要有:严格按照抽样设计方案进行研究对象的选取,坚持随机化原则;设法提高调查对象的应答率;为减少幸存者偏倚,病例的选择面尽可能广一些,并注意收集有关病程、疾病类型等方面的资料,以便在分析结果时综合考虑。

2. 信息偏倚(information bias)　信息偏倚是指收集的信息资料不准所产生的系统误差。通常有以下几种:①由于种种原因(如为了迎合调查员的喜好,按社会期望回答敏感问题等),调查对象回答问题不够准确,从而造成的报告偏倚(reporting bias)。②由于调查员的不熟练、不认真或先入为主等引起的,如在调查中,对自己感兴趣的问题和对象询问得十分认真、仔细,而其他问题则潦草应付地调查,有时甚至进行诱导性询问,还有记录错误等。③由于仪器不准,实验条件和操作不合要求,以及实验技术误差等原因所导致的体格检查与实验室检查结果的错误。

信息偏倚的防止,主要应从以下几方面着手:调查表的问题一定要明确具体,对个人既往暴露史应提供可能的记忆目标;入户调查要先取得对方的信任,充分说明本次调查的目的和意义,从而使被调查者积极合作,提供可靠的信息;对于一些敏感问题的调查,可采用间接询问法、对象转移法等技术,以保证所需信息的获取;对于调查员,关键是要进行严格的培训,增强工作的责任感,统一调查程序、方法;测量仪器要选用标准一致的、不易产生偏倚和稳定的仪器,使用前还要统一校正,从而保证测试结果的准确与可靠。另外,最好选择安静和单独的环境,被调查者方便的时间进行调查。

四、生态学研究

(一)概述

生态学研究(ecological study)是以群体为观察、分析单位,描述不同人群中某因素的暴露情况与疾病的频率,从而分析暴露与疾病关系的一种流行病学研究方法。

生态学研究是描述性研究的一种,它的特点在于收集疾病或健康状态以及某些因素的资料时,是以群体作为分析单位而不是以个体作为分析单位。它是从两类群体数据(因素与结局)中分析其相关性,从而探求病因线索。生态学研究在收集疾病或健康状态以及某些暴露因素或特征资料时,只掌握研究因素和疾病等结局变量的暴露比例(n_{1j}/N_j)和病例数(m_{1j}),而不知道暴露者和非暴露者中各有多少病例(表3-2)。这种生态学研究资料以暴露比例 n_{1j}/N_j 作为自变量(x),以疾病频率(m_{1j}/N_j)作为因变量(y),分析暴露因素与疾病之间的关系。

表3-2 生态学研究资料分析模式

研究因素	疾病状态 病例	疾病状态 非病例	合计
暴露	?	?	n_{1j}
非暴露	?	?	n_{0j}
合计	m_{1j}	m_{0j}	N_j

(二)研究方法

1. 生态比较研究 生态比较研究(ecological comparison study)是比较不同人群组中某因素的平均暴露水平(x)和疾病频率(y)之间的关系,从而为探索病因提供线索。x 和 y 之间的关系可作相关和回归分析。如不同国家直肠癌死亡率与啤酒消耗量之间的关系研究,不同省市慢性阻塞性肺疾病(COPD)患病率与PM2.5浓度关系的研究等。

2. 生态趋势研究 生态趋势研究(ecological trends study)是连续观察同一人群中某因素平均暴露水平的改变和某种疾病的发病率、死亡率的变化关系。通过比较暴露水平变化前后疾病频率的变化情况,来判断某因素与某疾病的联系或某项干预措施的效果。例如,1958~1962年,联邦德国反应停(即沙利度胺)销售量与海豹肢畸形病例数之间随时间变化的趋势(图3-2),中国1980~2020年,人群肥胖率与冠心病发病率之间的关系研究。

(三)用途

生态学研究主要用于假设形成和假设筛检,因此又称为形成假设的研究(hypothesis generating studies)。具体可用于:环境变量与人群中疾病或健康状态的关系,人群某些特征(如BMI、血糖等)或习惯(如抽烟、锻炼等)的变化与健康和疾病的关系,可用于在真实世界里评价某些干预措施(如某些医疗卫生改革)的效果,在疾病监测工作中,应用生态学研究可估计某种疾病发展的趋势,为疾病控制或制定促进健康的对策与措施提供依据。

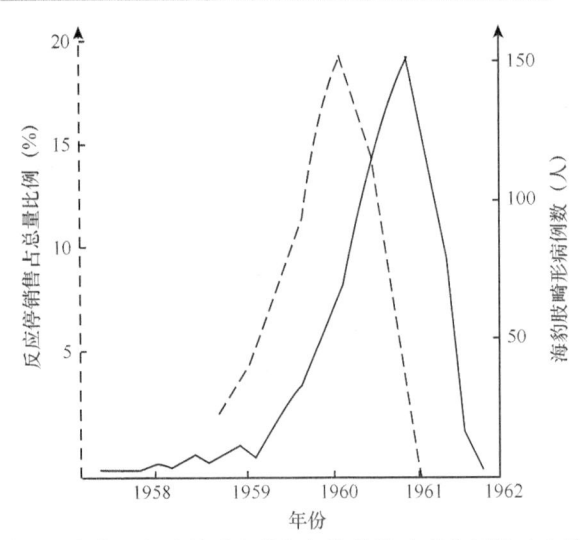

图 3-2　联邦德国反应停销售总量（虚线）与海豹肢畸形病例数（实线）的时间分布

（四）优点与局限性

1. 生态学研究最显著的优点是在所研究的疾病病因不明、方向尚不清楚时，就可能提出病因线索供进一步深入研究；生态学研究常常可以利用历史和常规资料进行研究，因而节省时间、人力和物力，可较快得到结果；尤其适用于人群中变异较小和难以在个体水平测定的暴露研究（如环境质量）。

2. 生态学研究的主要局限性是容易产生生态学谬误（ecological fallacy）。由于生态学研究测量的不是个体水平的联系，只知道每个研究人群内的病例数和非病例数、暴露数和非暴露数，不知道在暴露者或非暴露者中有多少病例，亦即不能在特定的个体中将暴露与疾病联系起来，由此产生的误差称为生态学谬误。另外，有时还可能使用暴露和疾病的替代测量（如使用酒精税收数据而不是酒精消耗数据，死亡率而不是发病率），在分析中通常缺乏控制混杂所需的资料，所有这些问题结合起来都可能影响结果的真实性。

第三节　分析性研究

一、队列研究

（一）概述

1. 基本概念　队列研究（cohort study）是通过将研究人群按是否暴露于某因素或暴露程度分组，追踪观察在特定时间内各组与暴露因素相关的结局的发生率并比较其差异，从而判定暴露因素与结局之间有无因果关联及关联程度的一种观察性研究方法。

这里的队列（cohort）是指被研究者纳入并随访观察一定时间的具有某种共同因素、特征或状态（统称为暴露，exposure）的一组人群。在一个队列研究中，通常包括两个队列，一个被称为暴露队列或暴露组，另一个被称为非暴露队列或对照组。也可以包括不同暴露类型或者暴露水平的两组以上的队列。

队列研究的基本原理是在某一特定人群中，根据目前或过去某个时期是否暴露于某个待研究的因素，将研究对象分为暴露组和非暴露组，或按不同的暴露水平将研究对象分成不同的暴露亚组，如低度暴露组、中度暴露组和高度暴露组，随访观察各组人群待研究结局（如疾病、死亡或其他健康事件）的发生情况，比较各组的结局发生率，从而判定暴露因素与结局的关系。如果暴露组与非暴露组之间某结局发生率的差异有统计学意义，结局指标的其他重要影响因素在两组间分布是均衡的，研究中又不存在明显的偏倚，则可推测暴露与结局之间可能存在关联，再进一步估计暴露与结局之间关联的强度。原理示意如图 3-3 所示。队列研究的设计与实施详见本书第六章。

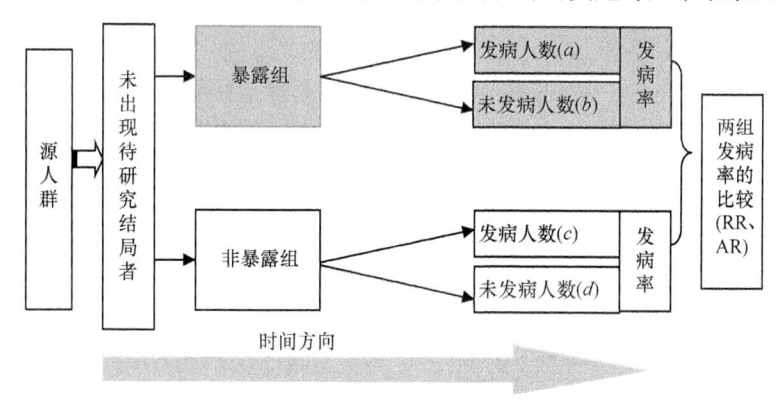

图 3-3 队列研究原理示意图

2. 特点 队列研究是基于观察人群自然暴露于可疑因素后相关结局出现的情况，暴露不是研究者人为给予的，故本质是观察性研究。队列研究要求所有研究对象在进入队列时没有出现待研究的结局，但在随访期间可能发生该结局，前瞻性随访观察并比较暴露组和非暴露组结局出现的情况，在病因推断上合乎先因后果的逻辑推理顺序，因此其证据在确证暴露与结局的因果联系时具有合理性。

3. 研究目的 检验病因假设是队列研究的主要目的和用途。一次队列研究可以只检验一种暴露与一种结局之间的因果关联（如吸烟与肺癌），也可同时检验一种暴露与多种结局之间的关联（如可同时检验吸烟与肺癌、心脏病、慢性支气管炎等多种疾病的关联），还可以通过人群的"自然实验"（natural experiment），如随访观察大量摄入蔬菜水果的人群结肠癌的发生是否较少，或自行戒烟的人群肺癌的发生是否减少，可以评价这些因素预防疾病的效果。队列研究也可以研究不同的治疗及护理措施等因素对疾病预后的影响，以及药物上市后使用效果与副作用的监测与评估。另外，队列研究不但可了解队列成员个体疾病的自然史，而且可全面了解疾病在人群中的发生发展直至转归的全过程，全面揭示疾病的自然史，为制定预防规划和措施提供依据。

4. 研究类型

（1）前瞻性队列研究（prospective cohort study）：是队列研究的基本形式，即在研究开始时，根据每个研究对象的暴露情况对研究对象进行分组，此时研究结局还没有出现，需要随访观察一段时间，收集每个研究对象研究结局的发生情况。这种类型队列研究的最大优点是研究者可以按设计要求通过问卷调查、仪器检查或生物样本的检测来直接获取暴露、结局以及可能的混杂因素的资料，偏倚较小，结果可信；但是，如果出现结局的潜伏期长、结局发生率低，则需要随访观察的时间长，所需观察的样本大，花费较大，又容易增加研究对象的流失，影响其可行性。

（2）历史性队列研究（historical cohort study）：是根据研究开始时研究者已掌握的有关研究对象在过去某个时点暴露状况的历史资料进行分组，研究的结局在研究开始时已经发生，不需要前瞻性观察。这种队列研究仅在具备详细、准确的历史资料的条件下才适用，多用于具有特殊暴露的职业人群的职业病研究。省时、省力、出结果快是其突出优点，适用于长诱导期和长潜伏期疾病的研究。但是，这种类型的研究依赖于历史记录，而这些记录可能有缺失或记录有误，可能会发生选择偏倚和信息偏倚。另外，记录中也常常缺乏影响暴露与结局关系的混杂因素的资料，难以控制混杂因素的干扰。因此，历史资料的完整性和真实性将直接影响这种研究的可行性和研究结果的真实性。

（3）双向性队列研究（ambispective cohort study）：是将前瞻性队列研究与历史性队列研究结合起来的一种设计模式。历史性队列研究常常因为追踪的历史太短，结局还没有充分显现，需要继续前瞻性观察，即在历史性队列研究的基础上继续进行前瞻性队列研究。

5. 效应指标　在队列研究中，反映暴露与结局关系的效应指标主要包括相对危险度、归因危险度、归因危险度百分比、人群归因危险度和人群归因危险度百分比。

(二) 偏倚及其控制

1. 选择偏倚　队列研究中选择偏倚常发生于最初选定参加研究的对象中有人拒绝参加，或研究对象由志愿者组成，或在进行历史性队列研究时，有些人的档案丢失或记录不全等情况。另外，如果抽样方法不正确，或者执行不严格，则将导致严重的选择偏倚。由于队列研究的随访时间长，失访往往是难以避免的。由失访导致的偏倚称为失访偏倚，它是队列研究中最常见的选择偏倚。

选择偏倚一旦产生，往往很难消除，因此应采取预防为主的方针，严格按规定的标准选择便于随访的人群；研究对象一旦选定，必须尽可能克服困难，坚持对每个研究对象随访到整个研究结束。

2. 信息偏倚　队列研究中的信息偏倚常是由于使用的仪器不精确、询问技巧不佳、检验技术不熟练、对暴露组和对照组成员随访方法不一致、诊断标准不明确或不统一等造成暴露错分、疾病错分以及暴露与疾病的联合错分所致。

选择精确稳定的测量方法、调准仪器、严格实验操作规程、同等地对待暴露组和对照组成员或采取盲法随访、提高临床诊断技术、明确各项标准并严格执行是防止信息偏倚的重要措施。此外，还应认真做好调查员培训，提高询问调查技巧，统一标准，并要求调查员有一定的责任心。

3. 混杂偏倚　某个第三变量的存在使得暴露与疾病的关系被歪曲，称为混杂偏倚，这个第三变量叫混杂因素。在队列研究中，如果某个(些)重要的第三变量(如年龄、性别等)在暴露组和对照组间不一致，就会产生混杂偏倚。

在研究设计阶段可通过对研究对象的条件作某种限制，以便获得同质的研究样本；在资料分析阶段可采用分层分析和多变量分析等方法来控制混杂偏倚。

二、病例对照研究

(一) 概述

1. 基本概念　病例对照研究是以当前已经确诊的有某特定疾病的一组患者作为病例组，以未患有该病但具有可比性的一组个体作为对照组，通过询问、实验室检查或复查病史，搜集研究对象既往对各种可能的危险因素的暴露史，比较病例组与对照组各因素暴露比例的差异是否具有统计学意义，如果病例组的暴露比例高于对照组，说明该暴露可能会增加疾病发生的危险，反之，病例组的暴露比例低于对照组，则该暴露可能会降低疾病发生的危险。该方法是一种由果及因的分析性研究方法，是在疾病发生之后去追溯假定的病因因素的方法，可在一定程度上检验病因假设，原理如图3-4所示。

2. 特点　①研究对象的暴露是自然存在而非人为控制的，故属于观察性研究。②研究对象按是否具有研究的结局分成病例组与对照组。③是在结局发生之后追溯之前是否有某种暴露，即由"果"溯"因"，时间上是回顾性。

3. 研究目的　主要用于人群中与健康相关的某些因果关系的研究，既可以广泛探索多个原因，也可以检验某个或某几个因果假说。具体可用于疾病病因或危险因素的研究(特别适合于研究某些潜伏期长以及罕见疾病的病因)，健康相关事件影响因素的研究(如生活质量、长寿等事件的相关因素)，疾病预后因素的研究及临床疗效影响因素的研究等。

4. 研究类型　病例对照研究有多种分类方法。在实际工作中，通常根据选择对照是否有某些限制，将病例对照研究分为非匹配病例对照研究和匹配病例对照研究两种基本类型。

(1) 非匹配病例对照研究，又称为成组病例对照研究，即在设计所规定的病例和对照源人群中，分别抽取一定数量的研究对象进行组间比较，对照的选择除了要求没患所研究的疾病，对源人群有代表性外，没有其他任何限制与规定。

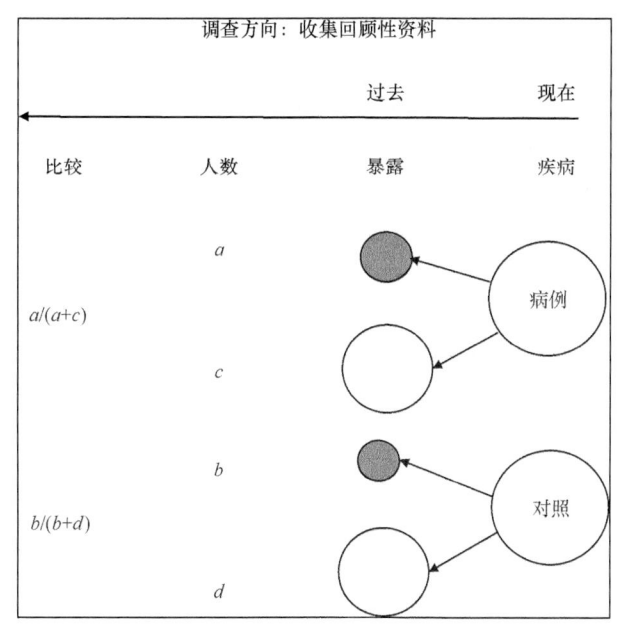

图 3-4　病例对照研究原理示意图

（2）匹配病例对照研究，即要求选择的对照在某些因素或特征上与病例保持一致，目的是使匹配因素在病例组与对照组之间保持均衡，从而排除这些因素对结果的干扰。这种方法可提高研究效率，但也增加了选择对照的难度。匹配分为频数匹配（frequency matching）和个体匹配（individual matching）。前者是指匹配因素在对照组中的分布与在病例组中的分布一致，后者是以病例和对照的个体为单位进行匹配，要求匹配因素完全相同或接近。1∶1匹配又称配对（pair matching）。

（二）研究设计与实施

1. 确定研究对象　理论上讲，病例应来自在特定危险期间内源人群（source population）中所有发生研究结局的人，对照要在该源人群中没有发生研究结局的人中随机抽样。

（1）病例的选择：病例应符合统一、明确的疾病诊断标准，诊断标准尽可能使用金标准，例如癌症病例，尽可能应用病理诊断。研究者可以根据研究目的选择病例中感兴趣的任何类型，如老年病例、女性病例等。根据病例的定义就可以确定病例的源人群，对照应当从该人群中抽取。

病例的来源主要有两类：一类是从某一地区某一时期内某种疾病患者中选择病例，可以利用疾病监测资料或居民健康档案选择合格的病例或从现况调查资料中获得，也可以选自人群队列中发生的某种疾病的患者。病例组可以是源人群中的全部患者，也可以是从全部患者中随机抽取的一个样本。这种从人群中选择病例的结果推及到该人群的可信程度较高，但调查工作比较困难。另一类是从医院选择病例，即从一所或几所医院甚至某个地理区域内全部医院的住院或门诊确诊的病例中选择一个时期内符合要求的连续病例。医院来源的病例可节省费用，合作性好，但此时很难精确定义源人群，也很难完成对照人群的无偏选择。

（2）对照的选择：源人群的定义决定了选取对照的人群。选择对照的基本原则包括两个：一是对照应选自产生病例的源人群，即对照组应该是特定危险期间源人群中没有发生研究结局者的一个随机样本。二是选择对照的过程应当独立于暴露状态，即源人群中的暴露者与非暴露者被抽作对照的概率相同。

选择对照的方法包括非匹配和匹配两种。采取匹配的方法选择对照，匹配变量必须是已知的混杂因素，或有充分的理由怀疑为混杂因素，否则不应匹配。匹配使病例组和对照组的该因素一致，使两组具有可比性（comparability），可提高分析阶段控制混杂的统计学效能。匹配因素不能太多

（一般2～3个即可），否则容易出现匹配过度（overmatching），匹配过度会使对照的暴露特征更接近病例组而非源人群，这种选择偏倚会使效应估计趋于无效值。

对照的主要来源有：①人群对照：如果病例组是某一地区某一时期内某种疾病的所有病例或一个有代表性的样本，对照组可以直接从该人群中随机抽取，此即人群对照。这样选取对照能较好地代表源人群中的暴露情况，没有选择偏倚，但实施难度大、费用高，所选对照不易配合。②邻居对照：选择与病例居住在同一栋居民楼或其他相同地理区域中的一个或多个邻居作为匹配对照。邻居对照有助于控制社会经济地位的混杂作用，但如果暴露与居住地高度相关，采用邻居对照可能出现匹配过度。③亲属或朋友对照：有助于排除某些环境或遗传因素对结果的影响，但失去了对这些因素的研究机会。④医院的其他病例做对照：在以医院为基础的病例对照研究中，可考虑抽取与病例来自相同医院的其他疾病患者作为对照。如果病例组为新病例的话，那么对照也应该选择其他疾病的新患者。其优点为对照易于选取，比较合作，且可利用档案资料，因此实际工作中经常采用这种对照。应除外任何因已知或可疑与暴露有关的疾病而住院的患者。

2. 确定样本量

（1）影响样本量的因素：病例对照研究的样本量与下列4个条件有关：①研究因素在源人群（或对照组）中的估计暴露率（p_0）；②研究因素与疾病关联强度的估计值，即比值比（OR）；③希望达到的统计学检验假设的显著性水平，即第Ⅰ类错误概率（α）；④希望达到的统计学检验假设的效能或称把握度（$1-\beta$），β为第Ⅱ类错误概率。

（2）样本量的计算

1）非匹配病例对照研究样本量估计。非匹配病例对照研究每组样本量（n）可按式（3-3）计算，一般对照组人数应等于或多于病例组人数。

$$n = \frac{\left[Z_\alpha\sqrt{2\overline{p}(1-\overline{p})} + Z_\beta\sqrt{p_1(1-p_1)+p_0(1-p_0)}\right]^2}{(p_1-p_0)^2} \quad (3\text{-}3)$$

其中，Z_α、Z_β分别为α与β对应的标准正态分布临界值，可查表得出；p_1和p_0分别为病例组和对照组的暴露率；$\overline{p}=(p_1+p_0)/2$。p_1可根据p_0与OR推算，即

$$p_1 = (OR \times p_0)/(1 - p_0 + OR \times p_0) \quad (3\text{-}4)$$

2）1∶1配对病例对照研究样本量估计。常采用施莱瑟曼（Schlesselman）推荐的计算公式，先计算病例与对照暴露状态不一致的对子数（m）：

$$m = \frac{\left[Z_\alpha/2 + Z_\beta\sqrt{P(1-P)}\right]^2}{(P-0.5)^2} \quad (3\text{-}5)$$

式中，$P = OR/(1+OR) \approx RR/(1+RR)$

再按下式计算需要调查的总对子数（M）：

$$M = \frac{m}{p_0(1-p_1) + p_1(1-p_0)} \quad (3\text{-}6)$$

式中，p_0、p_1分别代表源人群中对照组和病例组的估计暴露率。

3. 资料收集和质量控制

（1）需要收集的资料：主要包括可能的暴露因素的资料和需要控制的混杂因素的资料。暴露因素和混杂因素多种多样，应根据研究目的，通过查阅文献资料，确定研究因素（暴露和混杂），并且尽可能采取国际或国内统一的标准对每项研究因素给出准确定义和测量。如规定吸烟者为每天至少吸一支烟而且持续一年以上者，否则即视为不吸烟。同时要明确暴露开始的时间，并从暴露的数量和暴露持续时间评价暴露水平。

（2）资料收集方法：在病例对照研究中，信息的收集主要靠询问调查对象并填写问卷；有时需辅以查阅档案，如疾病、死亡登记资料和医疗档案（门诊病历、住院病历）等；有时需要现场观察

和实际测量某些指标,如体格检查或环境因素的测量、血液或其他生物标本的实验室检查等。应根据研究目的和实际情况,恰当选择资料收集方法。病例组和对照组应该采用同样的方法,同步进行信息收集。

(3)质量控制:质量控制措施一般包括对调查员进行培训、统一方法和标准、制定调查员手册、对调查工作做好监督和检查、尽量减少调查和测量偏倚。为了减少回忆偏倚,可以通过既往历史记录获得真实的暴露信息。

(三)资料的整理与分析

1. 资料的整理 首先要对所收集的原始资料进行全面检查与核实,确保资料尽可能完整和准确,剔除不合格资料,然后,对原始资料进行分组、归纳或编码后输入计算机,建立数据库。数据库一般采用双录入的方法和录入后进行逻辑查错,以确保数据质量。

2. 资料的描述性统计 首先,需要描述两组样本的变动情况,然后描述研究对象的一般特征,如年龄、性别等的分布频率,并进行均衡性检验,即比较病例组与对照组某些基本特征的可比性。如果两组在某些基本特征方面的差异有统计学意义,则在推断性分析时应控制其对研究结果的干扰。

3. 暴露与疾病关系的推断性分析 即通过比较病例组与对照组对某些研究因素暴露率的差异,分析暴露与疾病有无关联,如果暴露与疾病有关联,则进一步分析关联的强度。

(1)非匹配资料的推断性分析:病例对照研究中,对每一个暴露因素的资料均可整理成四格表(即 2×2 表)形式(表 3-3)。

表 3-3 非匹配病例对照研究资料归纳表

暴露因素	病例组	对照组	合计
有	a	b	$a+b=m_1$
无	c	d	$c+d=m_0$
合计	$a+c=n_1$	$b+d=n_0$	$N=a+b+c+d$

1)暴露与疾病关联性分析:即检验病例组某因素的暴露率($\frac{a}{a+c}$)与对照组暴露率($\frac{b}{b+d}$)之间的差异是否具有统计学意义。如果两组某因素暴露率的差异有统计学意义,说明该暴露与疾病存在统计学关联。两组暴露率差异的统计学检验可用四格表的 χ^2 检验。

2)效应分析:病例对照研究不能计算发病率,因此不能直接计算危险度比(RR),但可用 OR 来估计 RR。比值比为病例组与对照组两组暴露比值之比。病例组的暴露比值为病例组中暴露的概率和无暴露的概率之比,即 odds$_{病例}=\frac{a}{a+c}/\frac{c}{a+c}$;同理,对照组的暴露比值为 odds$_{对照}=\frac{b}{b+d}/\frac{d}{b+d}$。

因此,比值比
$$OR = \left(\frac{a}{a+c}\bigg/\frac{c}{a+c}\right)\bigg/\left(\frac{b}{b+d}\bigg/\frac{d}{b+d}\right) = \frac{a\times d}{b\times c} \tag{3-7}$$

OR 恰好是四格表(表 3-3)中两条对角线上的 4 个数字的交叉乘积 $a\times d$ 与 $b\times c$ 之比,故 OR 又称为交叉积比(cross product ratio)。OR 是病例对照研究的主要效应指标,其含义与 RR 相同,均指暴露者患病的危险性是非暴露者的多少倍。OR>1 说明暴露与疾病呈"正"关联,即暴露可增加疾病的危险性,暴露因素可能是疾病的危险因素;OR<1 说明暴露与疾病呈"负"关联,即暴露可降低疾病的危险性,暴露因素可能是保护因素;OR=1,则表明暴露因素与疾病之间无统计学联系。病例对照研究的其他效应指标还有:归因危险度百分比(AR%)和人群归因危险度百分比(PAR%):应用病例对照研究中的 OR 来代替 RR,即可估计 AR%和 PAR%,其计算公式可写成

$$AR\% = \frac{OR-1}{OR} \times 100\% \quad (3-8)$$

如果对照组的暴露率可以代表病例源人群的状况，则可用对照组的暴露率代表人群暴露率 P_e，即

$$PAR\% = \frac{P_e(OR-1)}{P_e(OR-1)+1} \times 100\% \quad (3-9)$$

3）计算 OR 的 95%置信区间（CI）。常用的计算 OR 置信区间的方法有两种。

A. 米耶蒂宁（Miettinen）法：主要利用病例组和对照组暴露率比较的 χ^2 值来估计 OR 的 95%CI，其估算采用以下公式：

$$OR 的 95\%CI = OR^{\left(1 \pm 1.96/\sqrt{\chi^2}\right)} \quad (3-10)$$

B. 伍尔夫（Woolf）法：即自然对数转换法，是建立在方差基础上的。采用下列公式，首先计算 OR 自然对数的 95%CI，然后取其反自然对数，即得到 OR 的置信区间。

$$\ln OR 的 95\%CI = \ln OR \pm 1.96 \times \sqrt{Var(\ln OR)} \quad (3-11)$$

$$Var(\ln OR) = \frac{1}{a} + \frac{1}{b} + \frac{1}{c} + \frac{1}{d} \quad (3-12)$$

Var（lnOR）为 lnOR 的方差，如果四格表中某一个格子的数值为 0，可在每格的数值上各加 0.5，再求出它的倒数之和。

$$OR 的 95\%CI = \exp\left[\ln OR \pm 1.96\sqrt{Var(\ln OR)}\right] \quad (3-13)$$

（2）1∶1 配对资料的推断性分析：根据每一个病例与其对照构成的每个对子的暴露情况，可将 1∶1 配对病例对照研究资料整理成表 3-4 的形式。注意表内的数字 a、b、c、d 是病例与对照的对子数。

表 3-4　1∶1 配对病例对照研究资料归纳表

对照	病例 有暴露史	无暴露史	合计
有暴露史	a	b	$a+b$
无暴露史	c	d	$c+d$
合计	$a+c$	$b+d$	$N=a+b+c+d$

1）暴露与疾病关联分析。可用麦克尼马尔 χ^2 检验，公式如下：

$$\chi^2 = \frac{(b-c)^2}{b+c} \quad (3-14)$$

此公式适用于较大样本。当 $(b+c)<40$ 时，用以下连续性校正公式计算校正的 χ^2 值。

$$校正 \chi^2 = \frac{(|b-c|-1)^2}{b+c} \quad (3-15)$$

2）计算 OR。用以下公式计算。

$$OR = \frac{c}{b} \quad (b \neq 0) \quad (3-16)$$

3）计算 OR 的 95%CI。仍用米耶蒂宁法，即 $OR 的 95\%CI = OR^{\left(1 \pm 1.96/\sqrt{\chi^2}\right)}$，式中一般用不校正的 χ^2 值。

（3）剂量-反应关系的分析：如果暴露可以分成多个水平（如低、中、高），此时可分析暴露与

疾病的剂量-反应关系，以增加因果关系推断的依据。

1）将分级暴露资料整理归纳成行×列表（表3-5）形式。

表 3-5　病例对照研究分级资料整理表

组别	暴露分级						合计
	x_0	x_1	x_2	x_3	……	x_i	
病例组	$a_0(c)$	a_1	a_2	a_3	……	a_i	n_1
对照组	$b_0(d)$	b_1	b_2	b_3	……	b_i	n_0
合计	m_0	m_1	m_2	m_3	……	m_i	N

可见，表3-5中的a_0和b_0分别相当于表3-3中的c和d。

2）暴露与疾病的关联分析：采用行×列表χ^2检验（方法略）。

3）计算各暴露水平的OR值：通常以不暴露或最低水平的暴露为参照，其余暴露水平分别与参照组进行比较，计算各暴露水平的OR值，即$OR_i = \dfrac{a_i b_0}{b_i a_0}$。各剂量水平的OR值的95%CI可依据式（3-11）或式（3-13）计算。

4）剂量-反应关系判断：通过χ^2趋势检验（方法略）来判明OR_i与暴露水平之间是否存在剂量-反应关系。

（四）偏倚及其控制

病例对照研究的常见偏倚有选择偏倚、信息偏倚和混杂偏倚。这些偏倚应尽量通过严谨的设计和细致的分析加以识别和控制。

1. 选择偏倚　在病例对照研究中，对照组作为源人群的一个样本，如果不能反映源人群的暴露情况，就会产生选择偏倚。病例对照研究中常见的选择偏倚包括以医院为基础的病例对照研究中常见的入院率偏倚（也称伯克森偏倚）；选择存活病例，特别是病程较长的现患病例时出现的现患-新发病例偏倚（也称奈曼偏倚）；检出症候偏倚（也称暴露偏倚）等。

这类偏倚主要应该在研究设计阶段通过恰当地选择研究对象来避免选择偏倚，此还应该努力提高调查的应答率。

2. 信息偏倚　又称观察偏倚或测量偏倚，是在收集整理信息过程中由于测量暴露与结局的方法有缺陷造成的系统误差。病例对照研究中主要的信息偏倚是回忆偏倚。回忆偏倚的产生与调查距离事件发生的时间间隔长短、事件的重要性、被调查者的构成以及询问技术有关。选择新发病例作为调查对象可减少回忆偏倚的发生。若有可能获得有关暴露的历史记录（医疗记录）则可有效避免回忆偏倚。如果只能获得一部分研究对象的历史记录数据，也可用来评价研究对象回忆的准确性，继而对效应估计结果进行校正。

另外，由于测量的环境与条件不当，询问方式、暴露测量方法、采用的仪器设备或试剂不统一、不准确等均可产生调查偏倚（investigation bias）。做好调查员的培训，统一对病例和对照的提问方式和调查技术，尽可能使用量化或等级化的客观指标等，可减少调查偏倚。

3. 混杂偏倚　在设计和资料分析时，准确识别和判断混杂至关重要。常用的判断混杂的三个条件是：混杂因素必须与暴露有关，与结局有关，而且不是暴露与结局之间的中间变量。不满足这三个条件，就不可能成为混杂因素。关于混杂偏倚的控制，在研究设计阶段可以将两组研究对象限定在潜在混杂因素的较小的取值范围内，例如将人群限定在35~54岁的男性，作为控制年龄和性别混杂的方法，这样会严重限制潜在研究对象的人数，并影响研究结果的外推；也可按照潜在混杂因素进行研究对象的匹配来控制匹配因素的混杂作用。在资料分析阶段，当要控制的混杂因素较少时，可采用分层分析；当混杂因素在3个以上时，分层过多会使许多层中例数不足，造成信息的浪费，此时可以选择多元分析方法同时对多个混杂因素加以控制。采用多因素模型控制混杂时，特别需要注意避免将非混杂作用的一些中间变量当作混杂变量纳入模型中，这样易导致假阴性结果。

（五）优点和局限性

1. 优点

（1）病例对照研究可以研究一种疾病与多种暴露之间的关系，特别适合于探索性病因研究。

（2）病例对照研究尤其适用于罕见病和诱导期长的疾病，有时往往是罕见病病因研究的唯一选择，因为对罕见病开展队列研究需要的样本太大，可行性差。

（3）相对于队列研究，病例对照研究更节省人力、物力、财力和时间，并且较易于组织实施。

2. 局限性

（1）病例对照研究不适用于研究极端罕见的暴露，此时需要特殊暴露队列的队列研究。

（2）容易产生选择偏倚。

（3）如果无法获得暴露信息的历史记录，则回忆偏倚在所难免。

（4）不能直接测定疾病发病率，因此不能直接计算关联强度的指标，只能用 OR 估计 RR 的大小。

第四节　实验性研究

一、概　　述

医学科学研究的基本方法包括观察和实验两类。所谓"观察"（observation），是在没有主动干预的自然情况下认识健康和疾病自然现象的本来面目，而"实验"（experiment）则是采用一些人为方法改变自然条件，来观察条件改变对健康带来的影响。以人群为研究对象，以医院或社区等现场为"实验室"的实验性研究称为实验流行病学（experimental epidemiology）研究，或称为流行病学实验（epidemiological experiment）。实验流行病学是流行病学研究的重要方法之一，也是临床研究的重要方法。流行病学实验的设计与实施详见本书第五章。

（一）基本原理

在实验流行病学研究中，研究对象被随机分为两组或多组，分别接受不同的干预（处理或对照）措施，随访观察一段时间，然后比较各组的某种（些）结局（outcome）或效应（effect）。如果两组结局事件的发生率有差异，则说明干预措施对结局有影响，结局的差异是干预的效应。如果干预组结局事件的发生率升高，则提示干预促进了结局事件的发生；如果干预组结局事件的发生率降低，则提示干预可能预防了结局事件的发生。

（二）特点

实验流行病学研究具有以下基本特点：①属于前瞻性研究：实验流行病学必须是干预在前，效应在后；②随机分组：严格的实验流行病学研究应采用随机化方法把研究对象分配到实验组或对照组，随机化分组能保证两组均衡可比，以控制研究中的偏倚和混杂；③其暴露或称干预措施是人为给予的，不是无意识的、自然暴露的，这是与观察性研究的一个根本的不同点。

（三）分类

关于实验流行病学研究的分类，一般根据干预和分组的单位的不同分为以个体为单位的实验和以群体为单位的实验。以个体为单位的实验又依据其实验研究地点、人群和目的的不同分为临床试验和现场试验。如果一个实验不是随机分组，则称为类实验研究（quasi experimental study）。

（四）用途

实验流行病学主要用来验证因果假设，如验证病因，各种临床治疗药物或治疗方法的疗效考核，人群预防措施的效果等。

二、以个体为单位的实验

以个体为单位的实验是指抽样和干预的单位都是个体,该类实验又根据研究地点是在医院还是在社区分为临床试验和现场试验两大类。

(一)临床试验

临床试验(clinical trial)是以患者为研究对象,以个体为单位进行的试验。其目的是评价某种新药或新疗法对某种疾病的疗效和副作用。患者可包括住院和未住院的患者。评价指标有治愈率、病死率、复发率和存活率等,也可以是某些能预示结局的中间变量、生活质量,甚至经济等。临床试验可以是单组的(如单臂试验),也可以是两组或多组的;其分组可以是随机的,也可以是非随机的;但产生的证据的可信度最高的试验是随机对照的临床试验,下面主要介绍这种试验。

1. 基本原理 临床试验是将诊断为患有所研究疾病的同类患者随机分为两组:一组给予某种待评价的新药或新疗法,称为试验组;另一组给予常规治疗措施(或安慰剂),作为对照组,随访观察两组的结局。如果试验组的结局优于对照组,则说明待评价的新药或新疗法优于常规治疗措施;如果两组结局没有差别,则说明新疗法的疗效与常规治疗方法相同;如果试验组的结局差于对照组,则说明待评价的新药或新疗法比常规治疗措施还差。由于该类试验的核心是随机分组和设立对照,因此又称为随机对照试验。研究原理示意如图3-5所示。

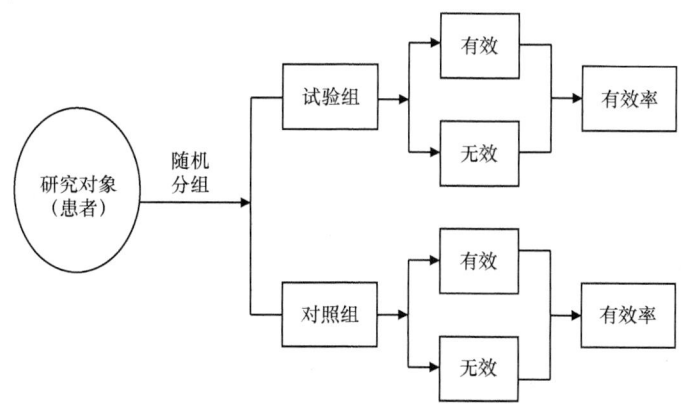

图3-5 随机对照试验研究原理示意图

2. 临床试验的特征 临床试验的特征包括:①临床试验的现场在医院。为了保证所选取的患者对患者总体有好的代表性,一个好的临床试验,最好同时选择层次和地区不同的多所医院作为研究现场,这种称为多中心临床试验。②临床试验所选择的研究对象应是研究目的所指示的目标人群的一个无偏样本。如欲考核某药物对各型高血压的疗效,则所选对象应是各型高血压患者的一个无偏样本;如仅考核该药物对重度高血压的疗效,则研究对象仅从重度高血压患者中选择。③为了排除来自患者和医生两方面的主观因素的影响,在临床试验中,盲法的应用是极为重要的。④随机化分组。⑤临床依从性是试验成败的重要因素,临床依从性不仅影响治疗效果,而且影响对干预措施效果的判断。因此,在实验设计阶段就应给予足够重视。⑥临床试验的效果评价指标主要有有效率、治愈率、病死率、n年生存率等,如为计量资料(如血压、血脂、血糖、血红蛋白等),除了仍可按照某些标准(如治愈、好转、无效)将其转换成计数资料处理外,可对两组每个对象治疗前后观察指标值的差(如血压下降多少)的均数进行比较。另外,住院时间、住院费用、生命质量及患者满意度等也常被用来作为临床试验的效果评价指标。

3. 临床试验的用途 临床试验的主要用途有:①治疗研究:包括对药物、疗法及其他医疗服务效果或不良反应的评价。在药物临床试验中,根据研究目的,可把临床试验分为优效检验、非劣效检验和等效检验。②病因研究：主要用于疾病危险因素的干预研究。

（二）现场试验

现场试验（field trial）与临床试验的原理相同，其根本区别在于现场试验的研究现场在社区，研究对象是未患所研究疾病的健康者，研究的目的主要是考核其预防效果；而临床试验的研究现场在医院，研究对象是某病的患者，研究的目的主要是考核其治疗效果。现场试验的效果评价指标主要有保护率（protective rate，PR）、效果指数（index of effectiveness，IE）及抗体阳转率等。现场试验的主要用途有：①治疗性药物的现场预防效果考核；②预防性疫苗的效果考核；③验证病因。

三、以群体为单位的实验

以群体为单位的实验是指抽样和干预的单位都是群体，其群体往往是指一个社区的全部人群，因此又称为社区试验（community trial）或称以社区为基础的公共卫生试验（community based public health trial）。

1. 基本原理 社区试验是以未发生所要研究的结局（如患所研究疾病）的人群作为研究对象，以社区为单位进行抽样、分组和干预，试验社区给予干预措施，对照社区不给干预措施，随访观察一段时间，通过比较两个社区人群研究结局的发生率，判断干预措施的效果。其基本原理如图 3-6 所示。

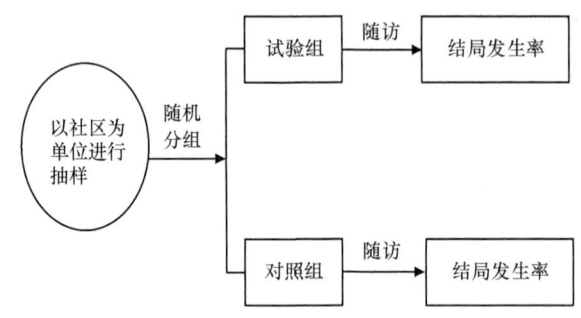

图 3-6 社区试验研究原理示意图

2. 社区试验特征 社区试验与现场试验的根本区别是，现场试验的抽样单位和接受干预措施的单位是个体，而社区试验的单位是一个社区。这里的社区是一个比较广义的概念，可以是一个村（居委会）、一个乡（街道）、一个县或一个单位，研究人群一般是抽样社区的全部人群，也可以是某一人群的某个亚群，如某学校的某班、某工厂的某车间等。由于社区试验的抽样单位比较大，其可比性可能比现场试验差，抽样误差可能更大，因此，需要较大的样本。

3. 用途 社区干预试验可用于评价某干预措施的效果、检验病因假设或评价医疗保健服务的质量和效益等。当干预措施的给予不能以个体为单位而只能以社区为单位时，适于使用该类研究。如有关媒介生物控制措施的效果考核、健康教育类干预措施的效果评价、水中加氟以预防龋齿的研究、某项医疗卫生改革措施的效果评价等。

四、偏倚及其控制

（一）导致偏倚的原因

与其他类型的流行病学研究相同，选择偏倚、信息偏倚和混杂偏倚均可存在于流行病学实验中。此外，还有一些属于实验研究特有的可能导致偏倚的原因。

1. 干扰（co-intervention） 干扰是指实验组的对象额外地接受了与实验效应一致的药物或其他治疗措施，提高了实验组的有效率，其结果是扩大了实验组和对照组之间的差异，造成假阳性。

2. 沾染（contamination） 沾染是指对照组的实验对象接受了实验组的处理措施，如果干预措施有效,则会提高对照组的有效率,使实验组和对照组之间的差异缩小,造成假阴性。

3. 退出(withdrawal) 指研究对象在随机分配后从实验组或对照组退出。这不仅会造成原定的样本量不足,使研究工作效率降低,且易产生选择偏倚。退出的原因可能有以下几种。

(1)不合格(ineligibility):即研究者发现研究对象不符合要求而将其剔除,这种不合格的判断是在随机分组后做出的,容易带有某些主观偏性,如对实验组往往观察仔细,对效果差的可能特别注意等,如此主观的选择和判断易导致选择偏倚。

(2)不依从(noncompliance):是指研究对象在随机分组后,不遵守实验设计确定的要求。实验组成员不遵守干预规程,相当于退出(drop-out)实验组,对照组成员不遵守对照规程而私下接受干预规程,相当于加入(drop-in)实验组。不依从的结果是破坏了原有分组的随机化。

(3)失访(lost to follow-up):是指研究对象因迁移或与本病无关的其他疾病死亡等而造成失访。失访也是一个非随机过程,必将破坏样本分组的随机化。当失访率超过10%时,应考虑比较两组失访率的差异及失访者和未失访者的基本特征的差异,以估计失访可能产生的偏倚。

(二)偏倚的控制

1. 严格的实验设计 要注意设计的合理性和严密性,主要包括研究对象的来源与选择方法,如将研究对象限制在一个较窄的范围内(如较窄的年龄区间)匹配等;严格的随机化分组;统一和可靠的资料收集方法,盲法测量;实验期限不宜过长,要简化干预措施等,尽量给患者方便。

2. 严格细致实验 避免沾染和退出,特别是要与研究对象保持密切联系,以便取得研究对象的支持,尽量减少失访;资料收集的方法要全程统一;收集的资料要及时检查、核对;资料收集过程需要全程监督,实时评估质量,发现问题,及时解决。

3. 资料分析阶段 主要包括:①严格资料的剔除标准和方法,资料剔除的标准在设计阶段就应有明确规定,而且要严格执行,切忌根据个人喜好判断;②如果可能的混杂因素较少,混杂变量分类不多,可通过分层分析控制这些混杂;③当比较两个率时,如果两组对象内部构成存在差别足以影响结论,可用率的标准化加以校正,即根据可能影响结果的因素的分布进行加权;④如果影响结局的因素多,关系非常复杂,多种因素之间可以互相影响,这时可借助于多元分析方法来控制混杂,分析各因素的独立效应和交互作用。

五、实验研究的优缺点

1. 主要优点

(1)按照随机化的方法,将研究对象分为实验组和对照组,能提高两组的可比性,减少了偏倚。

(2)实验为前瞻性研究,在整个实验过程中,通过随访将每个研究对象的反应和结局自始至终观察到底,实验组和对照组同步进行;同时,研究者根据实验目的,预先做好实验设计,能够对选择的研究对象、干预因素和结果的分析判断进行标准化,资料可信,因果论证强度高。

(3)可以获得一种干预与多种结局的关系。

2. 主要缺点

(1)实验研究需花费大量时间和人力,费用昂贵。

(2)研究人群数量较大,随访时间长,因此依从性不易做得很好,失访难以完全避免,影响实验效应的评价。

(3)实验研究有可能对研究的环境条件控制过度,使被研究的人群及他们所处的环境状态有别于实际的自然情况;受干预措施适用范围的约束,所选择的研究对象代表性不够,以致会不同程度地影响实验结果推论到总体。正是为了克服这类缺点,促进了真实世界研究的发展。然而,由于真实世界研究没有严格的试验条件,各类偏倚难以发现和控制,因此,真实世界研究只能作为随机对照试验研究的补充,而不能替代。

(4)实验研究容易涉及医学伦理问题,因此,有些研究(如病因实验)可能难以获得伦理委员会的批准。

思 考 题

1. 请简述临床流行病学的基本方法学框架。
2. 如何根据临床研究内容选择合适的临床研究方法?
3. 请简述描述性研究有何主要用途。
4. 请简要比较病例对照研究和队列研究的优缺点。
5. 请比较观察性研究和实验性研究的主要差别。
6. 请比较临床试验和社区试验的主要异同。

（谭红专）

第四章 病因研究

病因研究是探索疾病发生发展规律的首要任务，更是疾病预防和诊治的需求。基础医学、临床医学和预防医学都可致力于疾病病因研究，但不同学科研究病因的方法、手段、考虑问题的角度各有不同。开展病因研究需要将不同学科的知识融会贯通，临床流行病学的方法更是发挥着重要作用。在本章中，我们详细介绍了病因和危险因素的定义、病因模型，病因研究的意义和研究方法，因果关联的推导步骤，并结合实际案例运用希尔准则（Hill criteria）进行因果推断的学习。

第一节 概 述

一、病因和危险因素定义

（一）定义

不同学科由于研究的出发点不同，观察水平（微观、宏观）的不同，对病因的理解也不完全一致。有些人常常把病因理解为产生疾病的唯一必需因子，如认为冠心病的病因就是冠状动脉管壁组织硬化增生引起的细胞病变。从流行病学观点来看，发病机制的研究固然重要，但病因的概念必须更为广泛，需要从多因素病因角度考虑问题，有助于疾病防治措施的制定和实施，尤其是对病因还不是很明确的疾病。

流行病学将病因（causation of disease）定义为那些能使人群发病概率增加的因素，其中某个或多个因素不存在时，人群疾病发生频率就会下降。从中可看出，该定义具有多因素性、群体性和可预防性的特点，体现了现代流行病学对临床应用的意义。

对于复杂病因所致疾病或病因未明确的疾病，相关致病因素常被称为危险因素（risk factor）。所谓"危险因素"有可能是疾病发生的原因或条件，也可能是该疾病发生的一个环节。其含义就是与疾病发生有着明显正相关联系，但又不足以单独引起疾病的因素。它可以帮助我们从众多的内外因素中，找出那些与疾病的发生密切相关的因素。例如：在分析冠心病的病因时，常把肥胖、吸烟、运动过少、高血脂、糖尿病、高血压等均称为"危险因素"。有些危险因素（如吸烟）与多种疾病发生相关，而有些疾病则与多种危险因素相关。流行病学研究可以帮助我们测量每一危险因素导致疾病发生的相对作用大小，评估消除这些危险因素会减少疾病发生的概率。

流行病学对病因的认识在疾病防控上有着重要的意义。例如，临床和流行病学调查均发现吸烟与肺癌的发生有着密切的因果联系，那么即使还不知道肺癌的其他发病危险因素，我们也可以通过采取控烟的手段有效降低肺癌的发病率。因此，不必等待把某种疾病的所有危险因素都搞清楚后再进行防控，一旦从临床流行病学角度清楚了某种病因作用，即可针对该病因采取措施。例如，远在霍乱弧菌发现前30年，人们即采取改善饮水供应卫生设施来控制霍乱流行。

（二）分类

病因的分类方法很多，概括起来主要可从病因的作用性质和来源来分类。这样有助于我们更好地理解病因的概念，为寻找病因提供线索和思路。

1. 按病因的作用性质分类

（1）必要病因（necessary cause）：是指某种疾病的发生必须具有的某种因素，这种因素缺乏，疾病就不可能发生。但是有该因素的存在，却并不一定会导致疾病的发生。在肿瘤、心血管疾病等慢性病中很难找到完全的必要病因因素。但传染性疾病中，致微生物就是必要病因。例如，乙肝病毒为乙型病毒性肝炎（简称乙肝）发生的必要病因，没有这种病毒的感染，就不会引起乙肝的发生。但是仅仅有乙肝病毒也不一定就发生乙肝，还需要其他辅助因素，如输血、性生活接触、疫苗接种与否等的共同作用。

（2）充分病因（sufficient cause）：是指最低限度导致疾病发生的一系列条件、因素和事件。大多数的慢性病可能有多个充分病因，不同的疾病充分病因的组成因素也不同。如图4-1所示，某病有3类充分病因模式，第Ⅰ类包括A、B、C因素，第Ⅱ类包括A、B、E、F因素，第Ⅲ类包括A、C、E、G、H因素，当其中某一充分病因存在时就可导致某一个体发病，代表了不同的病因学机制。其中A因素出现在全部3个充分病因中，因此A因素是该病发生不可或缺的，即为必要病因。而其他因素也不可少，只是各自作用强度大小和交互作用模式不一致。由此可看出，充分病因强调了疾病发生过程中多种病因因素的联合作用。罗恩曼（Rothman）将此种联合作用效果中的各个因素称为组分病因（component cause），如图4-1中的B、C、E、F、G、H。单独的组分病因往往不足以引发疾病。同一因素对一种疾病来说是必要病因，而对另一种疾病则为组分病因，例如：营养不足是营养不良症的必要病因，而营养不足使机体抵抗力降低，却又是某些疾病（如结核病）发生的组分病因之一。

流行病学研究通常致力于测量疾病发生中可归因于某因素的比例，而不是片面追求存在单一的必要病因。因为很多疾病的发生难以找到必要病因，这时如果能够发现充分病因中的各个组分病因，通过有效防控同样可以大大降低该病的发生风险。

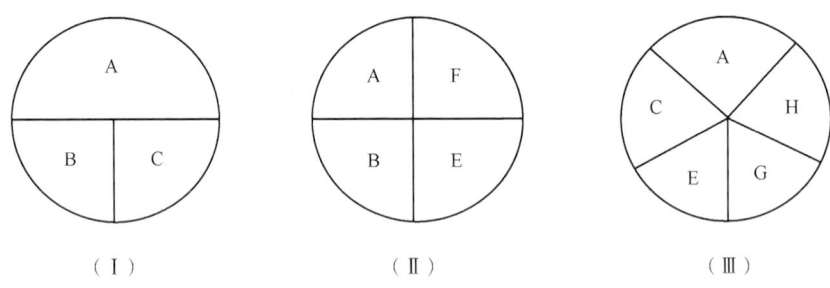

图4-1 必要病因、充分病因和组分病因的关系

2. 按病因的来源分类

（1）宿主因素（host factor）：机体的遗传、免疫和营养状况、精神心理、行为、年龄、性别、种族、婚姻等因素均与疾病发生相关。

1）遗传因素：遗传因素的直接致病作用机制主要是基因突变和染色体畸变。在大多疾病的发生过程中，除了遗传性疾病外，遗传因素都或多或少地起着一定的作用。例如：2型糖尿病（diabetes mellitus type 2，T2DM）亲属中的患病率比非糖尿病亲属高4～8倍，遗传度>60%。青少年发病的成人型糖尿病（MODY）是最常见的单基因型糖尿病，其致病基因之一是MODY2，占所有MODY病例的15%～20%，由葡萄糖激酶（GCK）基因突变引起。

2）先天因素：是指那些能够损害发育期胎儿的有害因素。母亲在怀孕期间接触环境有害因素，如药物、有机溶剂、重金属等化学品，吸烟、酗酒，感染某种致病微生物，都可能引起胎儿先天发育异常或感染。例如，孕妇妊娠早期被风疹病毒感染可能引起胎儿患先天性心脏病。

3）免疫因素：机体的免疫状态与某些疾病的发生密切相关。当免疫功能失调时，不但可以发生变态反应或反复感染，还可引起自身免疫性疾病。例如，艾滋病患者发生结核病的概率远远高于健康者。某些花粉、食物（如虾、牛乳、蛋类等）可以在某些个体引起过敏性鼻炎、支气管哮喘、荨麻疹等变态反应性疾病。人的免疫功能往往随着年龄的增加而下降，老年人的免疫识别和免疫应答水平明显低于年轻者。这可能是大多数肿瘤的发生随年龄的增长而增加的重要原因之一。

4）营养因素：包括糖、蛋白质、脂肪、各种维生素、水和无机盐（钾、钠、钙、镁、磷、氯、硫等）以及某些微量元素（铁、铜、氟、锰、硒、锌、碘等），为机体生命活动所必需，营养不足或营养过多均能成为疾病发生的原因或条件。例如，维生素 C 缺乏可引起坏血病，饮水中含氟过多可引起氟斑牙和氟骨症等。

5）心理、行为因素：人们生活在自然和社会环境中，对这些环境中产生的各类事件必然会做出形色各异的精神、心理和行为反应。长期的忧虑、悲伤、恐惧、沮丧等不良情绪和强烈的精神创伤等在某些疾病的发生发展中可能起重要的作用，如精神疾病、高血压、消化性溃疡等。吸烟、酗酒、静脉注射毒品、不健康的饮食习惯、不喜欢运动等不良行为习惯也与疾病的发生密切相关，如艾滋病病毒感染、冠心病、肥胖等。

（2）生物因素（biological factor）：包括病原微生物（细菌、病毒、真菌、立克次体、支原体、衣原体、螺旋体、放线菌）、寄生虫（原虫、蠕虫、医学昆虫）和有害动、植物（毒蛇、蝎子、麦角等）三大类。大多生物致病因素引起的疾病为感染性疾病和中毒性疾病，如经蚊虫叮咬而感染疟原虫可引起疟疾的发生。但某些慢性病（如肝癌、牙周病和冠心病等）的发生也与感染密切相关。

（3）物理因素（physical factor）：包括气象、地理、水质、大气污染、噪声、电流、电离辐射、气压等的异常均可引起疾病。例如，长期大剂量暴露于日光，可以诱发皮肤癌；核电站泄漏可致急性和慢性放射病，并使白血病等肿瘤的患病风险增加。

（4）化学因素（chemical factor）：包括无机和有机化学物质（如汞、砷、铅、苯、醇、有机氯、有机磷等）等污染均可引起人体急性、慢性中毒或肿瘤。现已表明有数千种化学物质有明显或潜在的致病作用，其中有数十种可诱发癌症，如多环芳烃类化合物等。这些化学物质常常出现在某些农药、食物添加剂、医药和化妆品等化工产品中而污染环境和危害人类健康。例如，2008 年我国发生的婴幼儿奶粉重大安全事故，由于奶粉中非法添加三聚氰胺导致婴幼儿服用后罹患肾结石，甚至发生肾衰竭和死亡。

（5）社会因素（social factor）：包括社会政治体制、经济及文化水平、医疗卫生工作、生活劳动条件、宗教信仰、人口增长与流动、风俗习惯、战争等多个方面。其中，某些因素既可促进人类的健康，减少疾病的发生；但在一定条件下也可成为疾病流行的主要危险因素。例如，居住拥挤、卫生条件差是耐药性结核杆菌传播的最大风险。需要指出的是，医疗卫生工作往往是社会因素中最为活跃的因素。

综上所述，宿主、生物、物理、化学和社会因素等对疾病的发生均起着重大作用，可以说疾病的发生是这些因素综合作用的结果。这种医学观被称为生物-心理-社会医学模式，体现在下述的流行病学三角、轮状和病因网等模型中。

（三）病因模型

人类在与疾病斗争的过程中逐渐认识到，疾病的发生不单是病原微生物作用的结果，而且与环境和宿主状况密切相关。很多慢性病并非由"活的传染物"引起，建立在细菌学理论上的科赫法则（Koch postulates）无法满足人们对病因理解的需求。因此，从 19 世纪末至今，提出了诸多病因模型，使人们对疾病发生的认识更加深入，也有力地推动了疾病的防治实践。

1. 三角模型　疾病发生的三角模型，也称为流行病学三角（epidemiologic triangle），该模型强调致病因子（agent）、宿主（host）和环境（environment）是疾病发生的三要素。三要素各占等边三角形的一个角，当三者处于相对平衡状态时，人体保持健康；一旦其中某些要素发生变化，三者失去平衡，就将导致疾病（图 4-2）。该模型有助于人们深入认识疾病发生的基本条件，是描述宿主、环境和致病因子间平衡状态的一种最简单的生态模型。例如，在洪水发生后，环境因素改变，卫生设施被破坏，粪便

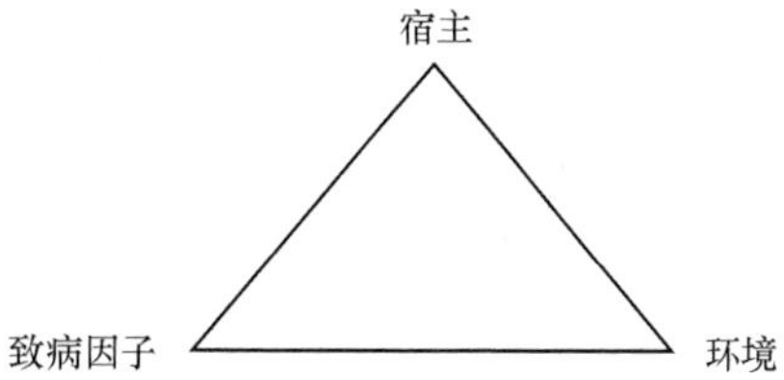

图 4-2　流行病学病因的三角模型

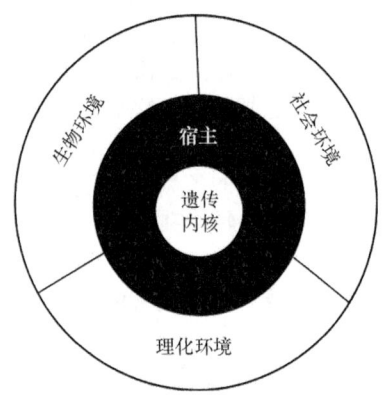

图 4-3　流行病学病因的轮状模型

中的肠道致病菌污染饮用水，宿主由于疲劳和营养不良，其抵抗力也随之发生变化，肠道传染病的发病率就会急剧增加。

2. 轮状模型　如图 4-3 所示，轮状模型（wheel model）的核心是宿主，其中的遗传物质有重要作用；外围的轮子表示环境，环境包括生物、理化和社会环境。机体生活在环境之中，而病因存在于机体和环境之中。该模型强调了环境与机体的密切关系，轮状构成的各部分具有伸缩性，其大小变化随不同疾病而异。以遗传为主的疾病，遗传内核可大些，如白化病、色盲等；与环境密切相关的疾病，外围的环境则大些，如肺尘埃沉着病、交通事故等。这种理念更接近实际，也更有利于疾病病因的探讨及防治。

3. 病因链和病因网模型

（1）病因链（chain of causation）：是指一种疾病的发生常是多种致病因素先后或同时连续作用的结果。例如，龋齿的产生首先是由于变形链球菌的作用，食物在牙齿表面形成菌斑，菌斑长期与食物中的糖发生化学反应，产生酸性物质，久而久之，牙釉质被酸破坏，形成小的龋斑，进而形成龋齿。这样就形成了一条以时间为主线的龋齿发生的病因链。

（2）病因网（web of causation）：是指一种疾病的发生和流行，可能是两条以上病因链并行作用，并彼此纵横交错，交织如网。例如，口腔卫生不良、菌斑聚集、内分泌失调并存成"网"的患者，其发生牙周病的危险性远较没有这些因素，或仅有一种者更大。

病因网模型可以提供较为完整的因果关系路径，从而有的放矢地指导疾病的有效防控。例如，目前认为，冠心病的发生是由多条病因链交织成病因网所致，这些病因链的始动因素分别是吸烟、酗酒、不健康饮食、缺乏运动等可控因素，年龄、性别、基因等不可控因素，这些因素相互交叉、相互协同，引发高血压、高血脂、高血糖、肥胖等，造成冠状动脉供血不足，最终导致冠心病的发生。如图 4-4 所示。

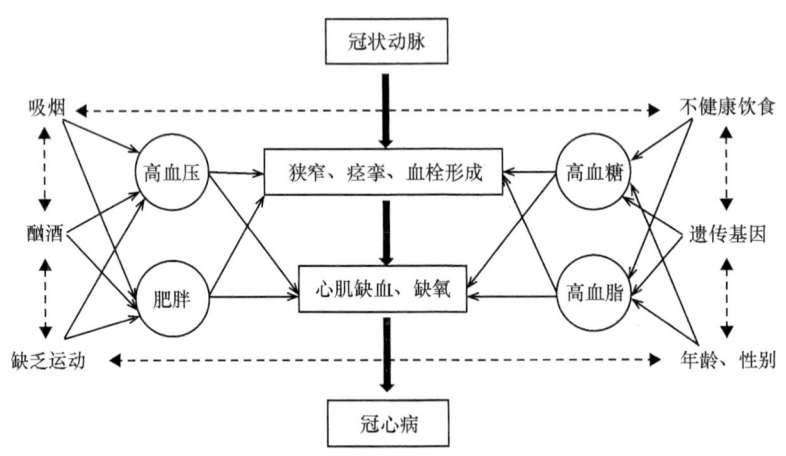

图 4-4　冠心病的病因链和病因网模型示意图

随着医学科学技术的发展，人们认识到由单因素决定疾病的发生与否的情况是很少的，绝大多数情况下，疾病的发生受多种因素的影响，传染性疾病是这样，非传染性疾病更是这样。而提出多因素病因理论的实际意义在于以下三个方面。

1）大多数疾病是由多因素导致的，如果研究仅考虑单因素，则结果必定是片面的，许多重要因素将被遗漏。例如：在肺癌的病因调查中，除吸烟因素外，还应考虑慢性感染、空气污染和遗传因素等的作用。

2）疾病的防治应以综合性措施为原则。导致疾病发生的因素既然是多方面的，那么相应的防控措施自然也应该是综合性的。例如：冠心病在防治中强调采取降低血压和血脂、禁烟、适量运动等多项综合措施方可奏效。

3）针对病因链和病因网中的某些关键和薄弱环节采取措施，就可能降低疾病发生率，尤其是在复杂病因还未完全明了的情况下更能体现出多因素病因理论对制定针对性防控措施的重要意义。例如，在尚未发现变形链球菌等危险因素的情况下，在低氟地区通过水源加氟，就能达到使儿童患龋率下降的目的。

（四）病因的作用方式

常见的病因的作用方式包括一因一病、一因多病、多因一病和多因多病四种类型。

1. 一因一病　一种因素仅引起一种疾病的发生，即一种疾病的发生只能是由一种特异性的致病因子作用所致。如结核杆菌引起肺结核，煤气中的一氧化碳（CO）引起中毒，先天酪氨酸酶缺乏导致白化病等。这是人们通常理解的病因观。但是，正如前文所述，这些疾病的单一因素只是必要病因，还需要有一系列充分病因的参与，如营养不良、居室密闭和近亲结婚等因素。因此，流行病学的病因观认为一因一果的作用方式几乎是不存在的。

2. 一因多病　指一种因素可以引起几种疾病的发生。在非传染性疾病中，常常可见多种疾病具有共同的致病因素。例如，吸烟不仅可以引起肺癌，还与慢性支气管炎、肺气肿、食管癌、冠心病等的发生发展有关。即使在传染病中，也可见同一病原微生物引起不同疾病结局，如乙肝病毒可引起急性肝炎、慢性肝炎、急性重型肝炎、肝硬化和肝癌等不同疾病谱。因此，控制该类病因可达到防治多种疾病的作用。

3. 多因一病　多种因素导致一种疾病的发生。表现为以下几种作用方式：①多种因素都可独立引起一种疾病的发生；②多种因素协同引起一种疾病的发生；③多种因素相连引起一种疾病的发生。例如，吸烟、饮食习惯不佳、不注意口腔卫生、长期慢性刺激、遗传因素及内分泌功能紊乱等是口腔癌发生的危险因素。这些因素独立存在或同时存在时致病作用会明显不同，它们之间相互作用（interaction）的方式既可能是协同（相乘、相加）作用，也可能是拮抗作用。可结合不同数学模型来明确作用的具体方式。

4. 多因多病　多种因素引起多种疾病的发生。如吸烟、饮酒、高血脂、缺乏运动、肥胖等因素是心肌梗死、脑血栓和糖尿病等多种疾病的多发因素。这些因素对多种疾病的发生来说，既可以部分相同，也可以完全相同。多病多因实际上是一因多病和多因一病的结合，更好地反映了疾病发生的本质。临床医生树立多因多病的理念对患者的诊治具有重要意义。可以使临床医生对患者健康宣教更加有的放矢，诊断手段选择和治疗用药更加精准，预后效果更加良好。

二、病因研究的意义

开展病因研究就是要探讨疾病发生的原因与条件及其作用规律，也就是说要掌握其发病机制和转归，为正确诊断、有效地预防和治疗做出合理的医学决策。其研究意义具体表现在以下几个方面。

（一）有助于疾病的诊断

在对患者的临床诊疗过程中，面对患者的实际需求，首先要回答的问题就是得的是什么病，而做出正确的疾病诊断就需要查明病因，有针对性地进行相关实验室检测和影像学检查，进行临床综合信息分析，力求先获得病因诊断。例如，一位咳痰带血的患者X线胸片显示肺门部阴影，如果该患者是一位长期重度吸烟者，那么就有理由考虑肺癌的诊断。研究病因，不但有助于正确诊断，而且也可获得早期诊断。例如，有高血脂、高血压的患者是冠心病的高危人群，定期开展体检，将有助于早期发现冠状动脉供血不足等疾病。

(二)有助于提高疾病的治疗效果

查明病因也是提高疾病治疗效果不可或缺的手段。例如，一名持续不规则发热患者，伴有乏力、纳差、盗汗、贫血、全血细胞减少，其他检查均未见异常。反复采用不同抗病毒、抗细菌和真菌治疗，症状时好时坏。随后转变思维，把寻找病因放在了首位，结合流行病学史，在骨髓涂片再次仔细检查发现了利什曼原虫，获得了"黑热病"的诊断，然后改变治疗方案，采用针对病原体的葡萄糖酸锑钠制剂治疗，最终患者痊愈出院。该例患者的黑热病症状和体征不典型，对诊治造成了极大困难。可见查明病因对提高临床治疗效果具有重要意义。

(三)有助于疾病的预后

病因不同的疾病其预后会有明显不同。研究疾病的病因对准确判断预后，改善不良转归具有重要作用。例如，急性胰腺炎的病因有多种类型，包括胆石症、大量饮酒、高脂血症、肿瘤、感染等。明确急性胰腺炎发生的具体病因，不但有助于治疗药物选择，减少重症和死亡的发生，还有利于改善预后、减少复发。

(四)有助于疾病的预防

对于疾病的预防更需要了解和明确疾病的病因，以便采取针对性的预防措施。利用病因研究结果，对社区人群进行健康教育，从而让社区人群了解疾病的病因和危险因素，提高他们对疾病病因和有效预防措施知识的认知程度，并有意识地改变自己的生活方式和行为，通过采取去除疾病病因的各项措施预防疾病的发生。提高全民的健康水平，如戒烟、控酒、体育锻炼、合理营养等病因预防措施，对防控慢性病、减少疾病负担发挥了巨大的作用。

对于某些传染性疾病，由于它们为特异性的病原生物所致病，当其病因诊断明确之后，就为特异性高、免疫力强的疫苗研制提供了可能。如天花、麻疹、脊髓灰质炎、乙型肝炎等疫苗，都是成功的病因研究对这些疾病有效预防的贡献。

(五)有助于医疗卫生决策

根据病因或危险因素采取顶层设计，对于防治疾病可取得事半功倍的效果，而有效地利用卫生资源，可为政府合理的决策提供科学依据。例如，病因研究发现经常在工作场所被动吸烟的妇女，其冠心病发病率高于工作场所没有或很少被动吸烟者。大量流行病学调查表明，丈夫吸烟可以使妻子发生肺癌的风险增加1.6～3.4倍。孕妇被动吸烟可影响胎儿的正常生长发育。基于众多吸烟危害健康的病因研究证据，自2011年1月起，我国在所有室内公共场所、室内工作场所、公共交通工具和其他可能的室外工作场所禁止吸烟。2015年10月19日，世界卫生组织、国际烟草控制政策评估项目组和中国疾病预防控制中心联合发布《中国无烟政策——效果评估及政策建议》。该报告指出，严格而全面的全国禁烟法规将保护中国13.4亿人口不受二手烟的危害。

第二节 病因研究的基本过程与方法

病因研究首先是依靠描述性研究探索疾病发生的影响因素，再运用逻辑推理提出病因假设，然后选用分析性研究方法对病因假设进行检验，最终通过实验性研究证实病因假设。具体步骤如图4-5所示。

一、发现和提出病因线索

提出假设是病因研究的起点。病因未明疾病一般是临床医师最先碰到，临床医师通过观察和分析，往往能为病因研究提供非常有价值的线索。对一种病因不明的疾病，从临床角度先归纳症候群，再对可能的疾病逐个进行鉴别诊断。通过这些步骤，多数疾病可以明确病因和诊断。有些疾病虽能

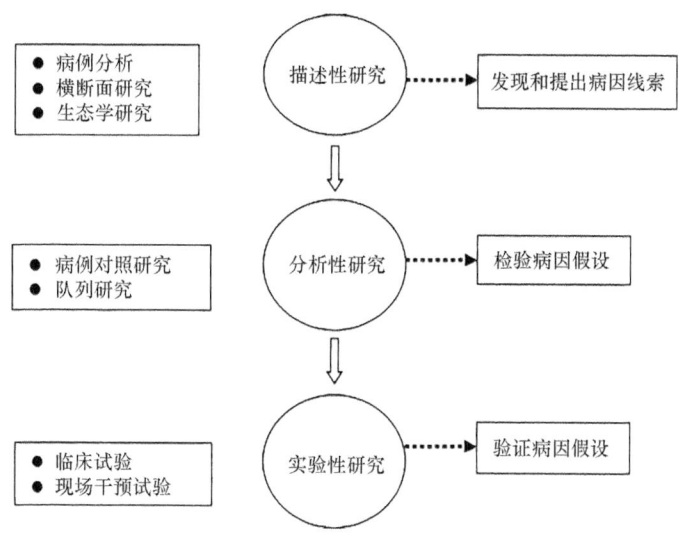

图 4-5　临床流行病学病因研究方法与步骤示意图

明确诊断，但病因不明。而少数可能是出现的新疾病。此时，临床医师需要细心观察，通过个案和系列病例报告，分析暴露特征，从中可望获得病因线索，并提出病因假设。因此，临床上的个案病例报告和系列病例分析方法常常是临床医师发现病因线索的重要途径。例如，临床医师很容易注意到肺癌患者大多是男性，如果他们还能注意到这些患者多数都吸烟，则可能提出吸烟与肺癌的因果关联假设。

横断面研究则是通过描述疾病的人群、时间和地区分布特征，比较这些分布差异的原因而提出病因线索。开展横断面研究的主要步骤包括：根据病例报告发现的病因线索进行选题、明确调查的目的和内容、设计调查表、确定调查方法、控制调查偏倚，资料整理与分析，最终提出可能的病因假设。例如，20 世纪中叶，美国儿科医生开展的横断面研究发现，不同出生体重早产儿中的晶状体后纤维增生症失明发生率明显不同，出生体重≤1000g，失明发生率为 33.3%；出生体重 1001～1500g，失明发生率为 17.8%；出生体重≥1501g 者未发生失明，而且多出现在医疗条件先进的医院和城市地区。由此这位医生提出了其病因可能与医疗护理措施有关的观点，如高浓度吸氧。

横断面研究可以按暴露与否分为暴露组和对照组，但暴露因素与所研究的疾病是在同一个时间点测量的，关联的时间先后顺序难以确定。但是，横断面研究相对经济，易于实施，有助于提出病因假设，可为后续的分析性和实验性研究提供基础。

二、检验病因假设

通过上述描述性研究提出的病因假设，需经分析性研究进一步检验这些因素与疾病之间的因果联系。分析性研究是比描述性研究更深入的一类病因研究方法。它包括病例对照研究和队列研究。

病例对照研究属于回顾性研究方法，可通过病例组和对照组危险因素暴露情况的调查，估计各研究危险因素暴露所致的患病风险。开展病例对照研究的主要步骤包括：提出病因假设、明确研究目的、制订研究计划（包括病例和对照的选择、样本量估计、偏倚控制等）、收集资料、资料整理与分析、得出结论。例如，脑卒中的发病率有逐年升高的趋势，而引起脑卒中的危险因素很多，如高血压、糖尿病等。近年来，国内外的一些研究提示睡眠时间与脑卒中可能有关，而睡眠质量是不是也是重要危险因素呢？此时如期望探讨睡眠质量与脑卒中的因果关联，就可以采用病例对照研究方法。有研究选择某地区 1 年内的新发脑卒中患者作为病例组，对照组则为健康、无神经系统相关疾病、与病例同性别、年龄相差 3 岁以内且与病例居住在同一地区者，制定研究对象的纳排标准，依据估计的研究对象睡眠质量暴露水平，计算样本量。采用国际通用的匹兹堡睡眠质量指数量表（Pittsburgh sleep quality index，PSQI）对研究对象发病前情况进行回顾性调查。根据 PSQI 分值大小区分睡眠质量好（≤7分）和睡眠质量差（>7分）。共收集病例组与对照组各783例，完成调查后，进行资料的整理和统计学分析结果显示，睡眠质量差与脑卒中的发生有关联（OR=2.3，95%CI：1.8~3.0），可能是脑卒中发生的危险因素。

队列研究是前瞻性研究，基线调查后通过若干年的随访观察，比较暴露组和非暴露组的发病或死亡率，计算相对危险度，明确危险因素暴露所致疾病发生的风险。

开展病因假设检验的步骤一般是先做病例对照研究，然后做队列研究。前者不受疾病发生频率的限制，可在短时间内得到结果，但研究设计是由"果"推"因"，因此只能确定两者间的相关性；后者研究是"因"在前，"果"在后，通过直接比较暴露组和非暴露组间的发病率，计算出相对危险度，从而能更加有效地检验病因假设。例如，英国医生多尔（Doll）和希尔（Hill）在1950年通过病例对照研究得出男性吸烟者患肺癌的危险性是不吸烟者的14倍（即OR=14），表明两者之间可能存在因果联系。然后通过队列研究又发现该人群吸烟组死于肺癌的风险是不吸烟组的13倍（即RR=13），尤其是每日吸烟量在35支以上的重度吸烟者发生肺癌风险比不吸烟者大45倍。这进一步说明了该因果联系假说的可能性。

三、验证病因假设

临床试验则是验证病因的最为可靠的手段之一，其中随机对照试验论证强度更高。它不但可以评价新疗法、新药物的效果，也是探索病因的重要方法。例如，为预防早产儿因缺氧带来的脑和智力的损伤，20世纪40年代曾对早产儿进行高浓度氧吸入治疗。随后发现婴儿出现了眼晶状体后纤维增生，导致不同程度的视力障碍甚至失明。为了证实高浓度氧与该病间的因果联系，兰曼（Lanman）等研究者采用了随机对照试验，一组早产儿继续使用高浓度氧治疗，另一组则采用低浓度氧疗或不吸氧，最终明确了高浓度氧和该病之间的因果联系。

由此可见，无论是通过描述性研究，还是分析性研究方法获得的病因假设，最终仍需回到人群和临床中去，用实验性研究方法进行验证。所用的研究方法多数是干预实验或类实验，就是通过干预减少人群中病因因素的存在，疾病的发病率或死亡率就会明显低于对照组或干预前，最终证明病因假设。例如，Doll等通过上述研究队列的连续50年的随访研究发现，分别在30岁、40岁、50岁和60岁戒烟者，期望寿命分别可延长10年、9年、6年和3年。戈德弗莱德森（Godtfredsen）等研究者通过一项近万人的31年随访研究表明，每日吸烟15支以上者减少50%的吸烟量就可以明显降低肺癌发生的风险。

应用描述性、分析性、实验性方法研究病因的步骤，是临床流行病学病因研究的三部曲。表4-1列出了常用病因研究设计的类型、特点、用途和各自的论证强度。

表4-1 常用病因研究设计和用途

分类	设计类型	特点	用途	论证强度
观察性研究	描述性研究	病例报告	无对照，不需要特别设计	寻找病因线索	弱
		横断面研究	有设计，无对照	提出病因假设	较弱
	分析性研究	病例对照研究	由果及因，按有无疾病分组	检验因果关联	中等
		队列研究	由因及果，按暴露状况分组	验证因果关联	较强
实验性研究		随机对照试验	随机化分组，人为干预	确证因果关系	强

循证医学的迅速发展，为临床病因研究提供了更加有效的手段，如多项病因研究出现不同的结论，就可以通过系统综述和meta分析进行定性和定量综合这些研究结果，得出一个平均效应值，从而提高论证强度，获得更加科学的结论。例如，不同地区不同人群中有多项关于染发剂与骨髓增生异常综合征（myelodysplastic syndrome, MDS）的因果关联研究，有的研究认为染发不是危险因素，而有的研究则认为存在因果关联。这时候就可以把这些不同研究进行meta分析，结果得出总

的 OR 值为 1.54（95%CI：1.23～1.93），提示染发的人发生 MDS 的风险是不染发的人的 1.54 倍。

需要指出的是，实验性研究（如随机对照试验）往往由于伦理和医德等问题，实际操作较为困难，所以检验和验证方法最常用的是病例对照研究和队列研究。最后应用因果推断的步骤和原则进行综合分析，判断是否存在因果关系。

第三节 因 果 推 断

病因推导是确定所观察到的关联（association）是否可能为因果联系的过程，包括排除虚假联系、应用穆勒准则（Mill canons）进行逻辑推理和病因判断标准综合分析。

一、因果关联的推断步骤

通过基础、临床和流行病学的病因研究，可以得到一些发病的危险因素，从而建立起可能的因果关联。但这些联系是否为真实的病因，就需要进一步进行科学分析和推断。

（一）排除虚假联系和间接联系

在病因推导时必须先排除虚假的联系及间接联系。虚假联系（spurious association）是指由于在研究过程中的某些人为误差或机遇，使得某因素和疾病之间表现出了统计学上的联系。研究对象选择不恰当、数据测量方法有错误、抽样误差等均会产生虚假联系。例如，在开展口服避孕药与子宫内膜癌因果关联的病例对照研究时，对照组中如果将已采用上环避孕的妇女也纳入的话，由于这些研究对象不需要服用口服避孕药，这样就会造成两者间的虚假联系。间接联系（indirect association）是指本来两事件不存在统计学上的关联，但由于两事件的发生都与另外一种因素有关，结果两事件间出现了统计学上的联系。例如，年龄长者的白发和癌症发生率均较高，如果研究白发和癌症之间的关系，很容易得到两者之间统计学上的相关联系，但这种联系是间接关联，不能说白发就是癌症的病因。

（二）判断因果关联

疾病的因果关联是指某一因素的发生频率或性质改变造成某一疾病的发生频率改变，那么该因素则为该疾病的原因，两者之间的联系即为因果关联（causal association）。在推导是否为因果联系时，必须仔细审查得到的因果关联是否有偏倚（如选择偏倚、信息偏倚、混杂偏倚等），是否由机遇形成，然后用病因推断标准进行确定。具体因果关联的推导步骤见图 4-6。

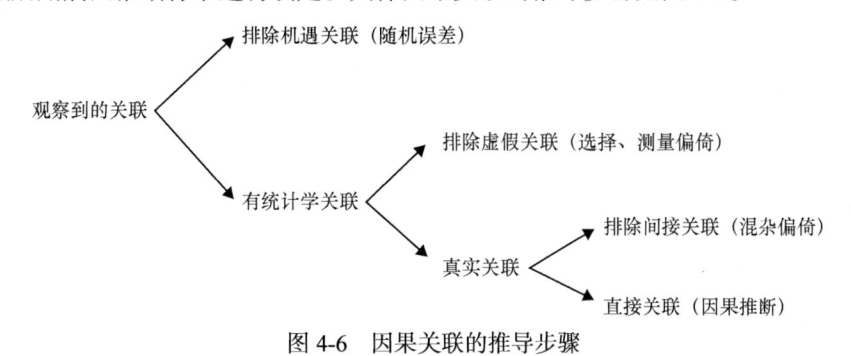

图 4-6 因果关联的推导步骤

因与果在时间上总是先后相随，在空间上总是相伴存在，所以探索因果关联时要从各个角度综合考虑。穆勒准则和希尔（Hill）病因判断标准是最为常用的因果推断方法。

二、Mill 准则

在形成病因假设的思维、分析和推理中，Mill 准则是常用的逻辑推理方式。因此常常运用在提出、检验和验证病因假设的各个阶段，特别是要综合和灵活运用这些方法。

（一）求同法

求同法（method of agreement）是指在相同事件之间寻找共同点，即根据同种疾病的不同患者的共同特点，寻找可能的病因。例如，在一起婚宴导致的食物中毒暴发调查中发现，尽管中毒者的年龄、性别、职业等不同，但所有患者均喝过冷豆浆，则该食物就可被怀疑是导致这起食物中毒的危险因素。

（二）求异法

求异法（method of difference）是指在事件发生的不同情况之间寻找线索。对群体而言，发病率高与低之间会有差异；对个体而言，发病与不发病之间会有差异。如果同一疾病的发病率在不同因素作用下差异很大，则这种因素就可能为该病的病因。例如，在上述的食物中毒暴发调查中发现，喝冰豆浆者比未喝冰豆浆者的发病率明显要高，则也说明该食物可能是导致这起食物中毒的危险因素。

（三）共变法

共变法（method of concomitant variation）是指如果某因素出现的频率或强度发生变化时，某疾病发生的频率与强度也随之变化，则该因素很可能是该病的病因。例如，在上述的食物中毒暴发调查中发现，喝冰豆浆量越大的患者发生食物中毒的风险越高，进一步说明该食物可能是导致这起食物中毒的危险因素。

（四）类推法

类推法（method of analogy）是指当一种病因未明疾病分布与另一种病因已清楚疾病的分布一致时，则可考虑这两种疾病的危险因素可能一致。例如，非洲的伯基特淋巴瘤（Burkitt lymphoma）的分布与黄热病的分布相一致，因而推测伯基特淋巴瘤可能也是一种由埃及伊蚊传播的病毒性疾病。另外发现黄热病与疟疾的地区分布也一致，随后研究又表明伯基特淋巴瘤的发生与疟原虫的感染也相关。

（五）排除法

排除法（method of exclusion）是指将获得的诸多可能的病因线索，进行逐一分析排除，从而提出最有可能的危险因素。也就是说，如果一种疾病有多种可疑的病因，而其中多种已被排除，仅余一种可能时，则此因素是该病病因的可能性就大大增加。例如，2003年新发的严重急性呼吸综合征（SARS），在已明确是一种感染性疾病的情况下，排除了细菌、支原体、衣原体、真菌等感染后，则可提出病毒作为可能病因的假设。

三、因果推断的标准

因果推断的系列标准最早是由美国学者于1964年在《吸烟与健康》报告中提出。1965年再由英国流行病学和统计学家希尔（Hill）结合上述 Mill 准则等哲学思想进行完善而形成。近年来，一些学者进一步对此标准进行了修订，但目前仍被国际上称为 Hill 准则。

> **案例**
>
> ### 膳食与糖尿病的因果关联
>
> 预防2型糖尿病（T2DM）的持续流行是当前医务工作者的主要任务之一。饮食中碳水化合物的血糖指数（glycemic index, GI）或血糖负荷（glycemic load, GL）过高可能会导致 T2DM 的发病风险增加。虽然有研究已经确定降低空腹血糖可以降低胰岛素抵抗和β细胞功能障碍的风险，但人们对降低餐后血糖是否有类似的效果仍然不够确信。因此如果建议将其作为公众健

康的指南,就需要对现有研究结果进行综合分析,推断膳食与糖尿病之间的因果关联及其关联程度。

Hill 标准就给我们提供了一个因果推断的实用工具,从中得出了 GI 和 GL 是 T2DM 发病的重要病因之一。因此可以推荐在不同食品中标明 GI 值和 GL 值,供消费者根据自身健康需求进行选择。

(一)时间顺序

时间顺序(temporality)指因与果出现的时间顺序,有因才有果,作为原因一定发生在结果之前,这在病因判断中是唯一要求必备的条件。前瞻性队列研究中,研究对象进入队列时要求不能患有所研究的疾病,然后通过随访,探索有关暴露因素与该疾病的因果关联,符合因果关联的时间顺序。实验性研究方法,如随机对照试验,也是通过采取干预措施在先,疾病的防治效果在后,也符合时间顺序。因此,该两种研究方法均是判断因果关联时间顺序的最佳设计。

在此,我们以长期高热量饮食与 T2DM 发病究竟有无因果关联为例,学习 Hill 标准的因果推断的实际应用。有多项前瞻性队列研究发现,基线时无糖尿病的研究对象,按照膳食中的 GI 和 GL 的高低分为不同暴露组,在 4~26 年的随访期间,随着 GI 或 GL 的升高,T2DM 发生率也随之增高。多项随机对照干预试验也发现,使用降低膳食 GI 或 GL 的抑制剂,可显著降低 T2DM 的发生率。由此推断高热量饮食与 T2DM 发病存在着因果关联的时间顺序。

(二)关联强度

关联强度(association strength)指暴露因素与疾病之间关联程度的大小,常用 OR 或 RR 值来描述。在排除偏倚和随机误差的情况下,关联的强度可作为判别因果关系和建立病因假设的依据,关联强度越大,存在因果关联的可能性也越大。另外,某因素与某疾病的关联强度越强,也可说明其虚假关联和间接关联的可能性越小,误判的可能性就越小,成为因果关联的可能性越大。例如,在吸烟与不同疾病发生的关联研究中发现,吸烟者发生肺癌的风险是非吸烟者的 4~12 倍,而吸烟者发生胃癌的 RR 值为 1.42~1.65,提示吸烟与肺癌的因果关联成立的可能性较吸烟与胃癌的因果关联可能性大。一般认为,在作因果关联判断时,RR>2 时关联强度可被考虑为较强。但有时弱的关联强度也可作为一种因果联系。因为按多病因学说的理论,单独暴露某一致病因子时,机体可不发病,但同时有其他一些共同致病因素存在时,则会引起机体发病。例如,研究发现高热量饮食与 T2DM 之间呈现弱相关,RR 值约为 1.20(95%CI:1.12~1.45),有限支持饮食与 T2DM 间的因果关联。造成这种情况的原因考虑主要是 T2DM 的发生还需要其他危险因素(如遗传、肥胖、吸烟、饮酒等)的协同作用。但要注意的是,呈弱关联时需要考虑偏倚作用的可能性,因果判断时要更慎重。

(三)一致性

一致性(consistency)指某因素与某疾病的关联在不同民族、不同地区、不同时间,用不同的测量工具均可获得一致性的结论。关联的一致性也可通过对多项研究的 meta 分析得出的异质性统计量 I^2 来评估,I^2 为零或差异无显著性($P>0.05$),表明这些不同研究结果之间具有一致性。例如,通过汇总来自不同国家和种族的 24 项相关研究进行 meta 分析表明,使用效度相关性>0.55 的饮食工具进行的研究中,有 80%的研究结果都指向同一个方向,即较高的 GI 与 T2DM 发生风险相关。这说明高热量饮食与 T2DM 发病存在着因果关联的一致性。

(四)特异性

特异性(specificity)指某因素只能引起某种特定的疾病,也就是说某种疾病的发生必须有某种因素的暴露才会出现。从传染病的病因研究角度来看，常可确立某病原微生物与某疾病之间的特异性因果关联。而从慢性非传染病角度来讲，大多情况下不易确立某因素与疾病间的特异性。因此，尤其是对慢性病来说，该标准的概念与流行病学多病因论有矛盾之处，需要有所扩展和反向思维。例如，年龄、种族、体重、吸烟、体育锻炼和糖尿病家族史等也是 T2DM 的危险因素，但即使排除潜在的混杂因素，也不足以解释 T2DM 发生的病因。而诸多研究发现膳食中 GI 和 GL 与 T2DM 发病的关联是独立的，并具有加成作用。因此，可认为两者存在一定的特异性。总之，当关联具有特异性时，可增强病因推断的说服力，但当不存在特异性时，并不能因此而排除因果关联的可能。

（五）剂量-反应关系

剂量-反应关系（dose-response relationship）指某因素暴露的剂量、时间与某种疾病的发生之间存在的一种阶梯曲线，即暴露剂量越大、时间越长则疾病发生的概率也越大，呈剂量效应关系，也可称之为存在生物学梯度（biological gradient）。这种现象出现的原因是生物个体之间对暴露因子的耐受性可表现出较大的差异，暴露于低剂量和（或）短时间时，仅高敏感者发病；暴露于高剂量和（或）长时间时，除上述敏感者发病外，低敏感者也发病，因而暴露于高剂量和（或）长时间组比低剂量和（或）短时间组的发病率要高。暴露与疾病之间符合这一规律则支持两者之联系为因果关联。因此，是否存在剂量-反应关系可作为支持因果关联的有力证据。例如，研究表明随着膳食中 GI 的增加，患 T2DM 的危险性也增加，GI 每增加 10 个单位，T2DM 的发病风险增加 32%，呈现明显的剂量-反应关系（图4-7）。这是高热量饮食与 T2DM 发病存在着因果关联的有力证据。

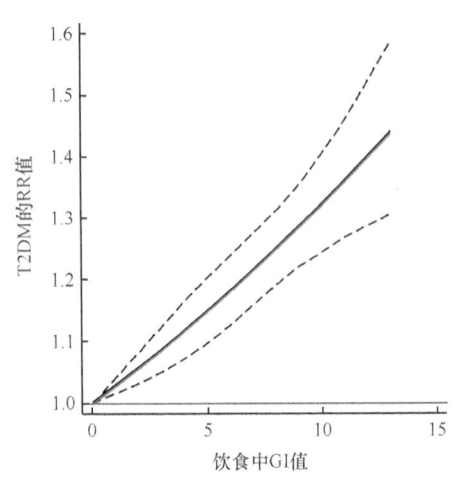

图 4-7　饮食中 GI 与 T2DM 的剂量效应关系
实线为 T2DM 的 RR 值，虚线为 95%CI

（六）生物学合理性

生物学合理性（biologic plausibility）指能从生物学发病机制上建立因果关联的合理性，即所观察到的因果关联可以用已知的生物学知识加以合理解释。一般来说，能被已知的生物医学知识解释的因果假设成立的可能性就大。但是，在当前虽不能用已有的生物医学知识解释的因果假设，不一定没有成立的可能性，也可能在未来被科学进步所证实。例如，至少有三个互补分子机制可以将高 GI 和 GL 饮食与 T2DM 的因果关系联系起来，包括糖毒性（glucotoxicity）、脂毒性（lipotoxicity）和体重毒性（ponderal toxicity），这些毒性的长期存在就可使胰岛 β 细胞处于持续激活状态，导致胰岛 β 细胞内胰岛素储存消耗，加重高血糖，反过来使 β 细胞功能更加恶化，形成糖毒性、脂毒性损伤损害胰岛 β 细胞的功能，导致 T2DM 的发生。因此，从生物学合理性角度支持了两者间存在的因果关联。

（七）连贯性

连贯性（coherence）指某因素与疾病之间的关联与该病已知的自然史和生物学原理相一致，可连接贯通。例如，T2DM 疾病进展的标志物为患者的空腹血糖和糖化血红蛋白检测，其与 GI 和 GL 暴露的水平有较好的关联性。另外，超重和肥胖者都是 T2DM 发生风险较高的人群，低 GI 或 GL 饮食则风险较低。与 T2DM 相关的冠心病和结肠直肠癌，低 GI 和 GL 饮食的人发生这两种疾病的发生风险也会降低。这些均表明高热量饮食与 T2DM 的因果关联存在着生物学上的连贯性。

（八）实验证据

实验证据（experimental evidence）指用实验方法证实去除可疑病因可引起某疾病发生频率的下降或消灭，则表明该因果关联存在终止效应（cutout effect），其作为因果关联的判定标准论证强度很高。实验证据可来自人群现场试验，也可来自临床试验或基础医学实验。例如，动物和人类的实验研究均表明，高 GI 和 GL 的饮食会导致 T2DM 的显著特征出现，而低 GI 和 GL 的饮食则相反。来自随机对照试验的结果更是强有力的因果证据。例如，随机对照试验的证据表明，服用阻止碳水化合物消化吸收的抑制剂，类似于降低膳食中的 GI 和 GL，可以防止或延迟糖耐量受损并发展为糖尿病。这有力地说明了两者之间的因果关联。但由于伦理上的问题，该类研究方案在现实中难以实施。有时某些大规模的现场试验所获的结果，即使未设立平行对照，在掌握所研究疾病自然史的条件下，也可产生有力的因果证据。例如，随着乙肝疫苗在人群中的普及接种，人群中乙肝病毒感染率已明显下降，并且有研究也发现人群中的肝癌发病率也在下降。尽管该研究由于医学伦理学的要求没有设置空白对照组，但由于因果的时间关系明确，受到偏倚的干扰较少，所以仍然是对乙肝病毒与肝癌之间因果关联判定的最强力支持。

因果关系的判断是复杂的，在上述 8 条标准中，关联的时间顺序是必须满足的；关联的强度、关联的一致性、剂量-反应关系及实验证据有非常重要的意义；其他标准可作为判断病因时的参考。通过上述基于 Hill 标准对膳食中 GI 和 GL 与 T2DM 的因果推断可看出，两者的关联几乎符合所有 8 条标准，可以认为高 GI 和 GL 饮食是 T2DM 发病的重要病因之一。

在因果关系的判断中，并不一定要求 8 条标准全部满足。但满足的条件越多，则其因果关联成立的可能性越大，误判的可能性就越小。另外，在因果关联的推论中也要认真考虑不同研究设计的科学性与合理性，以此判断各研究结果作为因果关联证据的可靠性。同时还应当掌握尽可能多的科学证据，具备所研究问题有关的其他学科知识，最终综合性地作出因果关联的结论。

第四节　病因研究的评价

为了使病因研究结论在临床上推广应用，需要对研究本身进行严格的临床流行病学和循证医学评价，分析该项病因研究的科学性和可信度，从而指导临床实践。表 4-2 所列是病因研究常用的 9 条评价原则，包括了真实性、重要性和实用性三个方面，其中第 1~5 条属于真实性的评价原则，第 6 和第 7 条为重要性的评价原则，而第 8 和第 9 条着重考虑的是实用性原则。

表 4-2　病因研究的评价原则

1. 是否采用了论证强度高的研究设计方案？
    随机对照试验、队列研究、病例对照研究、横断面研究、病例分析，其对因果关联的论证强度依次递减。
2. 研究对象是否有明确的纳排标准？各组之间除研究的暴露因素外，其他重要的方面是否均衡可比？
    暴露组和对照组采用的诊断标准、测量结果的方法需要一致。采用盲法观察可以减少测量偏倚，查阅医疗记录有助于评估回忆性偏倚。
3. 随访时间是否足够长？研究结果包含了所有随访病例吗？
    随访时间要长于暴露后致病的潜伏期。控制好失访率，报告失访原因，定量和定性分析其对结论的影响。
4. 因果关联的时间先后顺序是否正确？
    暴露在先，结果在后，正确的时间顺序是判断因果关系的必要条件。前瞻性研究更能明确时间顺序，回顾性研究可能会产生偏倚。
5. 暴露因素是否有剂量-反应关系？
    随着暴露剂量、持续时间的增加，疾病发生的危险性增加，剂量-反应关系可以帮助确立暴露因素与疾病的因果关联程度。
6. 暴露与结果联系的强度如何？
    根据 OR、RR、风险比（hazard ratio，HR）等指标的分值来判断联系强度，越大说明联系强度越高。
7. 危险度估计的精确性如何？研究的样本量合适吗？
    就是看效应指标值的 95%CI 的范围，95%CI 越窄，说明研究的精确性越高，95%CI 越宽，说明抽样误差越大，也提示研究的样本量不够。

续表

8. 文献中研究的患者是否适用于我的患者？
   具体分析临床上遇到的患者是否与文献中所研究的患者在病情、年龄、种族等方面较为一致。如果一致，结论可以外推，如果非常不一致，结论不能外推到我的患者。
9. 是否需要终止暴露？
   综合考虑该研究的论证强度，分析继续让患者暴露于该因素的危险性有多大，减少或终止暴露患者可以得到的益处和不良反应是什么。如果证据可靠，符合患者意愿和期望，应该考虑终止暴露于该危险因素。

思 考 题

1. 什么是流行病学的病因概念？
2. 简述病因研究的意义。
3. 不同病因研究设计的论证强度有何区别？为什么？
4. 举例说明 Hill 标准在病因研究工作中的作用。
5. 简述病因研究文献的评价原则。

（闫永平）

第五章　诊断试验研究

诊断试验研究是临床流行病学方法中重要的组成部分。诊断试验涉及临床采用的各种诊断手段和方法，包括实验室检查、影像学诊断和临床采集的症状和体征等。应用临床流行病学的方法对新的诊断试验进行评价，将有助于临床医师正确选择各种诊断试验，并在应用中科学地解释诊断试验的各种结果，从而提高诊断水平。

第一节　概　　述

疾病的诊断是一项重要又复杂的临床工作，它是精准治疗的前提。临床医生有必要掌握诊断试验临床价值的评价方法。

诊断试验（diagnostic test）指用于疾病或健康状况做出确切判断的一类评价方法和手段，主要包括各种实验室检查，如生化检查、血液学、细菌学、病毒学、免疫学、病理学、多组学等项目；影像学检查，如超声、计算机断层扫描（computed tomography, CT）、磁共振成像（magnetic resonance imaging, MRI）和放射性核素检查等；各种器械检查，如心电图、内镜等；以及各种临床诊断标准，如针对系统性红斑狼疮的 Jones 诊断标准、量表等。理想的诊断试验应该是准确、可靠、简便、迅速、安全、无损和低成本的。

诊断的本质是将患病与非患病区别开来。诊断试验的目的主要是用于疾病诊断，为临床决策提供决定性依据。诊断试验只能提供患某病或不患某病的概率。在获得最后的临床诊断之前，医生根据患者病情和诊断试验所提供的信息不断修正其判断，或倾向于诊断某种疾病，或者排除某种疾病。

准确理解临床流行病学对诊断试验的评价方法有助于正确认识诊断试验的概念、诊断价值，以及临床应用性，有助于对其合理利用，避免凭经验选择的盲目性和片面性。

第二节　诊断试验研究设计

诊断试验的评价内容包括试验的真实性（validity）、可靠性（reliability）和临床应用价值（clinical applicability）。其中真实性评价内容涉及研究的设计和实施。诊断试验研究设计除了准确定义待评价试验，还包括金标准确定、研究对象选择、样本量估计、盲法评价等。

一、金标准确定

金标准（gold standard）又称参考标准，指目前医学界公认的诊断某种疾病最准确、可靠的方法。常用的金标准有病理学诊断（组织活检和尸体解剖）、手术发现、特殊的影像学检查（如冠状动脉造影诊断冠心病），也可采用公认的综合临床诊断标准（如 Jones 标准等）。长期临床随访所获得的肯定诊断也可用作标准诊断。

待评价的诊断试验通过与金标准对比，来确定疾病诊断的准确性。如果金标准选择不妥，就会造成对研究对象"患病组""无病组"划分上的错误，从而影响对诊断试验的正确评价。在实际工作中应根据临床具体情况选择合适的标准诊断方法，如癌症或慢性退行性疾病筛查时，有时甚至将长期随访的结果作为金标准。需要说明的是，金标准具有相对性，任何一个金标准都只是特定时期下医学发展的产物，它具有相对稳定性，但不具有永恒性。

二、研究对象选择

诊断方法在进行临床应用时具有普遍适用性和鉴别疾病的能力,在诊断方法的评价中,选择的研究对象应能代表试验检查对象的目标人群(即受检对象总体)。最好能纳入多中心、随机或连续病例,以保证这组研究对象能代表目标临床人群,包括该病的各种临床类型,如不同病情严重程度(轻、中、重),不同病程阶段(早、中、晚),不同症状和体征(典型和不典型),有和无并发症者,还有那些确实无该病,但易与该病相混淆的其他疾病,以使试验的结果具有代表性。这样的诊断试验结果真实性较高,具有较大的科学意义和临床实用价值。但同时需要理解,诊断试验在疾病的不同状态有不同的表现,临床应用时需要谨慎。

三、样本量估计

样本量估计是在保证研究结论具有一定可靠性的前提下所确定的最小样本数,其意义是估计研究中的误差并降低研究中的抽样误差。样本量过小,诊断评价指标就可能不稳定,影响对诊断试验结果的评价。诊断试验评价性研究样本量通常根据被评价诊断试验的灵敏度和特异度分别计算研究所需的患者数和非患者数,应用总体率的样本量计算方法。样本大小估计与显著性水平 α 值、允许误差 δ、试验灵敏度、特异度有关。α 值越小,所需样本量越大,一般取 $\alpha=0.05$;δ 越大,样本量越小,一般 δ 取 0.05 或 0.1。

样本量估计公式为

$$n = u_\alpha^2 \times p \times (1-p) / \delta^2 \tag{5-1}$$

这里的 p 代表灵敏度或特异度。

例如:应用甲胎蛋白诊断肝癌,估计被评价的诊断试验灵敏度大约为 70%,特异度为 75%,容许误差 0.1,试估计评价该诊断试验所需的样本量。

设 $\alpha=0.05$,即 $u_\alpha=1.96$,$\delta=0.1$。

根据灵敏度估计肝癌组:

$$n_1 = 1.96^2 \times 0.70 \times (1-0.70) / 0.1^2 = 80.67$$

根据特异度估计非肝癌组:

$$n_2 = 1.96^2 \times 0.75 \times (1-0.75) / 0.1^2 = 72.03$$

评价该诊断试验需肝癌组人数为 81 名,非肝癌组人数为 73 名。在诊断试验评价设计中,研究对象入组时并不知道患病还是无病,但研究者大致了解这个目标人群的患病率,因此研究者还需进一步测算需要多少样本量才能最后满足在这组人中至少有 81 名肝癌和 73 名非肝癌。

四、盲法评价

在诊断试验研究和评价过程中可能会受到主观影响,因此在收集和分析诊断试验的资料时应使用盲法,其目的是保证试验结果真实可靠。盲法要求判断试验结果的人预先不知道病例被金标准划分为"患者"或"非患者"的情况,以减少人为的主观偏差,保证比较结果的真实性。在诊断试验的评价中,假设没有采用盲法,研究者可能不自觉地对患者和非患者的试验结果做出不同的判断,尤其是对主观指标。

对同一患者同时进行待评价试验和金标准得到结果是最理想的,至少要求间隔时间足够短,以保证在时间间隔内疾病状态条件相同,这对急性感染性疾病患者尤为重要。

第三节 诊断试验界值

开展诊断试验的根本目的是帮助临床医生正确判断被检查人群是否患病,所以诊断试验结果的正常与异常要有明确的界定,这个值称为界值(cut-off point),也称参考值(reference value)。在临床实践中,患病者与无病者的诊断试验结果数据常会重叠,这就需要有一个判断的标准,将其分为阳性或阴性。不同类型的诊断试验有不同的判断标准和方法。

一、诊断试验的类型

诊断试验通常可分为主观指标、客观指标和半客观指标。
（1）主观指标：根据被诊断者的主诉确定，如疼痛、焦虑等，一些诊断量表也包含其中。
（2）客观指标：用仪器客观测定的指标，如用体温、血压、生化检查、核素显像等。
（3）半客观指标：根据诊断者的主观感知来判断的指标，如肿块的质地等。

二、连续变量测量值的阳性界值确定

诊断试验的界值需要一致性，以保证其可比性。如高血压的诊断通常采用世界卫生组织规定的标准，即收缩压≥140mmHg 和（或）舒张压≥90mmHg。若在不同地区或不同时期采用的标准不一致，则诊断结果也会不同。

理想状况下的诊断试验灵敏度和特异度都很高，即患病者均阳性，无病者均阴性，这时患病者与无病者的测定值完全没有重叠的，但这种情况在临床中并不常见。由于诊断试验本身存在的缺陷以及疾病的复杂性，大多数时候患病者的结果和无病者的结果有一部分是相互重叠的，不能完全区分开。这时需要确定一个划分阳性和阴性的界值。不同的界值选择会影响诊断试验的灵敏度和特异度等指标。在实际选择诊断试验界值标准时，不能仅仅以总符合率而定，一般要遵循以下原则。

（一）高灵敏度水平诊断试验标准的确定原则

对于预后差、漏诊后果严重、有有效的治疗手段，尤其是早期治疗可获得较好治疗效果的疾病，则应该将诊断试验的阳性标准定在高灵敏度的水平，尽可能诊断出所有的患者。但这时试验的特异度降低、假阳性增多，导致需要进一步确诊的可疑病例增多，从而增加检查成本，如结核病等。

（二）高特异度水平诊断试验标准的确定原则

对于治疗效果不理想的疾病，确诊和治疗费用比较昂贵的疾病，或疾病预后不严重且现有治疗方法不理想，或将非患者误诊为患者时后果严重，对患者的心理、生理和经济造成严重影响时，应将诊断的阳性标准定在高特异度的水平，尽量排除非患者，如肺癌等。

（三）较高水平灵敏度和特异度的诊断试验标准确定原则

当假阳性和假阴性的重要性相似时，一般可以将诊断试验界值标准定在患者与非患者分布的分界线处。即应该将诊断试验标准定在灵敏度和特异度均较高的位置，或定在正确诊断指数的最大处，可利用受试者工作曲线。

三、确定诊断试验界值的基本方法

对于连续变量的诊断试验需要选择一个区分正常与异常的诊断界值。通常有正态分布法、百分位数法、受试者工作曲线法和临床判断法等，很多时候需要结合起来判断。

（一）正态分布法

当测量值为正态分布时，确定正常和异常的界限为 95% 的正常人的测量值均在此范围内。双侧常用"均数±1.96 标准差"表示其双侧正常值范围，即两端各有 2.5% 是异常的；单侧则用"均数+1.64 标准差"表示测定值太大为异常，或"均数−1.64 标准差"表示测定值太小为异常来界定。

（二）百分位数法

由于多数诊断试验测定值为偏态分布或分布不明的数据，可用百分位数制定正常和异常的界值。若双侧用 $P_{2.5} \sim P_{97.5}$，单侧则用 P_{95} 或 P_5 界定。

(三)受试者工作曲线法

根据受试者工作曲线左上方的拐点,可选取理论上最合适的界值,使试验的灵敏度和特异度达到最优,通常认为取测量值=3 为界值点比较合适。目前,受试者工作曲线法是确定诊断试验界值的常用方法,实际应用时界值的确定应与研究目的相结合。

(四)临床判断法

在临床上,一个诊断试验的测定值达到什么水平才需要治疗,常根据人群调查中是否系危险因素来判断。例如,随着人们对高血压危害的不断认识,世界卫生组织在不同时期多次对高血压的诊断标准予以修订,由原来收缩压＞160mmHg 和(或)舒张压＞95mmHg 的高血压诊断标准,到1999年参照美国预防、检测、评估与治疗高血压全国联合委员会第 6 次报告（JNC6）重新修订为：凡血压＞140/90mmHg 为高血压；2003 年 5 月与 6 月美国和欧洲先后发表了美国预防、检测、评估与治疗高血压全国联合委员会第 7 次报告（JNC7）与欧洲心脏病学会（ESC）和欧洲高血压学会（ESH）联合制定的高血压指南对其诊断标准进行了修改。这些界值标准是通过长期实践、观察疾病进展及预后等情况得出的结论。

第四节　诊断试验的评价

一、诊断试验的真实性评价

真实性是指诊断试验的结果与实际情况的符合程度,也称准确性或效度。研究诊断试验真实性,最基本的方法是将待评价的试验与诊断该病的金标准进行盲法比较,以评价其对疾病诊断的准确程度。真实性是反映诊断试验实际测量结果与真值之间的符合程度,是诊断试验研究与评价最主要的内容。

诊断试验真实性的评价指标

根据诊断试验的结果与金标准诊断建立一个四格表（表 5-1）,可出现 4 种情况：真阳性（有病组中诊断试验阳性）、假阳性（无病组中诊断试验阳性）、假阴性（有病组中诊断试验阴性）和真阴性（无病组中诊断试验阴性）。通过这个表格,可以很简单地计算出反映诊断试验真实性的诸多指标,包括灵敏度、特异度和似然比等。

表 5-1　诊断试验评价资料整理

试验结果		金标准		
		患病	无病	
	阳性	真阳性（TP）	假阳性（FP）	总阳性
	阴性	假阴性（FN）	真阴性（TN）	总阴性
		总患病数（n_1）	总无病数（n_2）	

1. 灵敏度（sensitivity，Sen）　又称敏感度、真阳性率,是实际患病且诊断试验结果阳性的概率。反映被评价的诊断试验发现患者的能力,该值越大越好。灵敏度只与患病组有关。

$$灵敏度 = \frac{TP}{TP+FN} \times 100\% \quad (5\text{-}2)$$

灵敏度标准误：

$$SE_{(Sen)} = \sqrt{\frac{Sen(1-Sen)}{n_1}} \quad (5\text{-}3)$$

其中,n_1 为上述整理表中实际有病的总病人数,即 TP+FN。

假阴性率（false negative rate，FNR），又称漏诊率，是实际患病但诊断试验结果为阴性的概率。与灵敏度为互补关系，也是反映被评价的诊断试验发现患者的能力，该值越小越好。

$$假阴性率 = \frac{FN}{TP+FN} \times 100\% = 100\% - 灵敏度 \quad (5-4)$$

2. 特异度（specificity，Spe） 又称真阴性率，是实际未患病且诊断试验结果为阴性的概率，反映鉴别无病者的能力，该值愈大愈好。特异度只与无病组有关。

$$特异度 = \frac{TN}{FP+TN} \times 100\% \quad (5-5)$$

特异度的标准误：

$$SE_{(Spe)} = \sqrt{\frac{Spe(1-Spe)}{n_2}} \quad (5-6)$$

其中，n_2 为实际总的无病人数，即 FP+TN。

假阳性率（false positive rate，FPR），又称误诊率，是实际无病而诊断试验结果阳性的概率。与特异度为互补关系，也是反映鉴别无病者的能力，该值越小越好。

$$假阳性率 = \frac{FP}{FP+TN} \times 100\% = 100\% - 特异度 \quad (5-7)$$

3. 总符合率（agreement rate） 又称一致性或准确度（accuracy），表示诊断试验中真阳性例数和真阴性例数之和占全部受检总人数的百分比，反映正确诊断患者与无病者的能力。准确度高，真实性好。

$$符合率 = \frac{TP+TN}{TP+FN+FP+TN} \times 100\% \quad (5-8)$$

4. 约登指数（Youden index，YI） 又称正确诊断指数，是一项综合性指标。该指数常用来比较不同的诊断试验。约登指数于 0～1 间变动。判断诊断试验能正确判断患病和无病的能力。

$$约登指数 = (灵敏度 + 特异度) - 1 \quad (5-9)$$

约登指数的标准误为

$$SE_{(\gamma)} = \sqrt{\frac{Sen(1-Sen)}{n_1} + \frac{Spe(1-Spe)}{n_2}} \quad (5-10)$$

其中，n_1 为患者总数，n_2 为无病者总数。

5. 似然比（likelihood ratio，LR） 在评价诊断试验时，表面上是独立地应用灵敏度评价试验在患病者中的表现和特异度在无病者中的表现，但实际上诊断试验中两者的关系相互牵制，不可截然分开。设定不同的试验界值会有不同的灵敏度和特异度。灵敏度升高，特异度下降，反之，特异度升高，灵敏度下降。因此，在评价诊断试验时仅仅描述灵敏度和特异度往往无法反映诊断试验的全貌。似然比是反映诊断试验真实性的一个指标，是反映灵敏度和特异度的复合指标，从而全面反映诊断试验的诊断价值；是诊断试验的某种结果（阳性或阴性）在患病组中出现的概率与无病组中出现的概率之比，说明患病者出现该结果的概率是无病者的多少倍。似然比非常稳定，比灵敏度和特异度更稳定，更不受患病率的影响。在四格表中，阳性似然比（positive likelihood ratio，LR+）为诊断试验阳性结果在患病组中出现的概率（真阳性率）与在无病组中出现的概率（假阳性率）之比。阴性似然比（negative likelihood ratio，LR-）为假阴性率与真阴性率之比。似然比是评价诊断试验真实性的重要综合指标，阳性似然比越大越好，它表明阳性结果的正确率高，受查对象的患病概率高。阴性似然比越小提示患病可能性越小，阴性结果正确率越高。值得注意的是，似然比的应用并不仅限于诊断试验阳性或阴性二分变量，如诊断试验是连续变量时，还可以针对某一区间进行分析，计算某个区间的似然比。如某试验结果为 <20、20～200、201～400 和 >400 四组，可以将区间（20～200）作为阳性，来计算 LR（20～200）。

$$LR+ = \frac{TP/(TP+FN)}{FP/(FP+TN)} = \frac{灵敏度}{1-特异度} \quad (5-11)$$

$$LR- = \frac{FN/(TP+FN)}{TN/(FP+TN)} = \frac{1-灵敏度}{特异度} \quad (5-12)$$

例如，肝脏硬度检测是一种超声检测方法，用于评价肝纤维化程度。常用的肝脏硬度测试方法是瞬态弹性成像。为了评价肝脏硬度值（LSM）对肝纤维化的诊断价值，我们对 800 例慢性肝病患者进行了虚拟肝脏硬度值检测，结果如表 5-2 所示，现以表 5-2 中的数据为例说明诊断试验评价中各项指标的计算。

表 5-2 应用肝脏硬度值在慢性肝病患者诊断肝纤维化的结果

		金标准		合计
		肝纤维化	非肝纤维化	
肝脏硬度值	阳性	285	90	375
	阴性	45	380	425
	合计	330	470	800

灵敏度=285/330×100%=86.36%　　特异度=380/470×100%=80.85%
假阴性率=45/330×100%=13.64%　　假阳性率=90/470×100%=19.15%
阳性似然比=(285/330)/(90/470)=4.51　　阴性似然比=(45/330)/(380/470)=0.17
符合率=(285+380)/800×100%=83.13%　　约登指数=(0.8636+0.8085)-1=0.67

似然比对疾病诊断非常有帮助，它的统计含义是使验前比提高或降低了多少。根据试验前研究对象的患病率（验前概率，pre-test probability），结合似然比，估计研究对象新的患病率，即验后概率（post-test probability）。步骤如下：

验前比（pre-test odds）=验前概率/（1-验前概率）

验后比（post-test odds）=验前比×似然比

验后概率=验后比/（1+验后比）

似然比的含义是在诊断试验中患者出现阳性或阴性结果的概率与非患者出现相应结果的概率之比，即患者出现该结果的概率是非患者的多少倍。根据试验前某疾病的患病率（验前概率）和做了某项试验后得出的似然比，应用下述公式可以得出验后概率。请注意，概率必须先化成比数（odds）后才能与似然比相乘，而相乘后得出的验后比，也要再转变为概率，即验后概率。

似然比大于 1，则表明诊断试验后疾病诊断的概率增大；小于 1，则表明诊断试验后疾病诊断减小。临床实践中若似然比>10 或<0.1，使验前概率到验后概率发生决定性的变化，基本可确定或排除诊断；似然比 1~2 或 0.5~1 对疾病诊断帮助不大。

例如，某男性患者，55 岁，体检发现肺部结节来医院进一步确诊。需要鉴别的疾病有肺部良性结节或肺恶性肿瘤。根据文献了解 55 岁男性肺癌的患病率为 48/10 万，根据公式计算验前比：

验前比=验前概率/（1-验前概率）=0.000 48/（1-0.000 48）≈0.000 48

如发现肺部结节（其似然比≈8），可计算其验后比和验后概率：

验后比=验前比×似然比=0.000 48×8=0.003 84

验后概率=验后比/（1+验后比）=0.003 84/（1+0.003 84）=0.003 825=382.5/10 万

以上结果说明当患者被发现肺部结节后，他患肺癌的概率就从 48/10 万升高到 382.5/10 万。该患者又做了肿瘤标志物检测（神经元特异性烯醇化酶/癌胚抗原/鳞状细胞癌抗原/非小细胞肺癌抗原21），结果均为阴性（其似然比≈0.18）。

验前比=验前概率/（1-验前概率）=0.003 825/（1-0.003 825）≈0.003 840

验后比=验前比×似然比=0.003 840×0.18=0.000 69
验后概率=验后比/（1+验后比）=0.000 69/（1+0.000 69）=0.000 69=69/10 万
检查肿瘤标志物均阴性后，患者患肺癌的概率又降到了 69/10 万。

6. 诊断比数比（diagnostic odds ratio，DOR） 是病例组阳性比值与对照组阳性比值之比，它是评价诊断试验准确性的综合指标，难以直接转化为临床应用。

$$DOR=ad/bc=LR+/LR- \quad (5-13)$$

式中，a 为病例组阳性人数，b 为病例组阴性人数，c 为对照组阳性人数，d 为对照组阴性人数，LR+ 为阳性似然比，LR- 为阴性似然比。

DOR 不受患病率影响，DOR 值的范围为 0～∞，DOR 越大，诊断试验的效能越好。DOR 常用于诊断试验的 meta 分析。

二、ROC 曲线下面积

ROC 曲线即受试者操作特征曲线（receiver operator characteristic curve，ROC curve）。诊断试验结果以连续分组或计量资料表达结果时，将分组或测量值按大小顺序排列，并随意设定出多个不同的临界值，从而计算出一系列的灵敏度/特异度（通常要求 5 组以上），以灵敏度为纵坐标，"1-特异度"为横坐标绘制出曲线，这个曲线就是 ROC 曲线（表 5-3、表 5-4、图 5-1）。根据表 5-3 原始数据，分别从最小数逐渐设临界值，比如第三个临界值≥3 为阳性，产生一个四格表，计算出灵敏度为 68.33%，特异度为 85.00%。ROC 曲线下面积（area under the curve，AUC）反映了诊断试验的准确性。AUC 范围在 0.5～1 之间。面积在 0.5 时，说明该诊断试验没有诊断价值，面积在 0.5～0.7 之间有较低的准确性，面积在 0.7～0.9 之间有一定的准确性，面积>0.9 则有较高的准确性。

表 5-3 诊断试验 ROC 曲线的建立（原始数据）

诊断试验测量值	患病	无病
1	10	56
2	9	12
3	20	4
4	8	5
5	13	3

表 5-4 诊断试验 ROC 曲线的建立（不同界值时灵敏度/特异度）

界值	灵敏度（%）	特异度（%）
（≥1）	100.00	0.00
（≥2）	83.33	70.00
（≥3）	68.33	85.00
（≥4）	55.00	9.25
（≥5）	33.33	95.00
（>5）	0.00	100.00

可以通过比较 AUC 的大小反映诊断试验的诊断效率，并可以比较多个诊断试验的诊断效率。ROC 曲线还被用来选取连续变量测量值最合适界值。最直接的 AUC 计算方法可根据梯形原理，即连接 ROC 曲线上相邻的两个截断点并由该两点作横坐标的垂线，与横坐标组成一个梯形，求每个梯形的面积，再将多个梯形面积求和即可估计出 AUC。截断点越多，曲线越平滑，估计的面积也越接近真实值，否则估计的面积会低于真实值。目前常用的估计 AUC 及其标准误是非参数统计学方法，AUC 面积的 95%CI 为 AUC±1.96Se。若比较两个诊断试验的优劣，则

$$Z=\frac{AUC_1-AUC_2}{Se_{(合并)}}$$

，其中两次独立的诊断试验 AUC

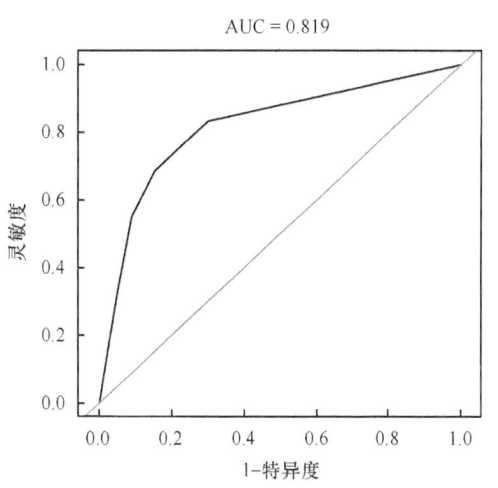

图 5-1 诊断试验 ROC 曲线建立示意图

的标准误 $Se_{(合并)} = \sqrt{Se_1^2 + Se_2^2}$，$Z$ 服从标准正态分布。非参数的计算过程中涉及很多统计内容，实际应用中借助于常用的统计软件可以简单实现，有兴趣的读者可以阅读相关参考文献。

三、诊断试验的可靠性评价

可靠性亦称重复性（repeatability）或信度（reliability），指诊断试验在完全相同条件下，进行重复试验获得结果的稳定性。在研究的测量过程中几乎都存在测量变异的可能，可来自观察者间的变异、观察者的自身变异、测量仪器、试剂的变异、采样准确性；研究对象的生物学变异（个体内及个体间）等，这些变异可同时存在，且互相叠加。诊断试验可靠性评价的设计与真实性评价不一样，评价指标主要用来评价测量变异的大小。

（一）计量资料

用标准差及变异系数（CV）来表示。变异系数=标准差/均数×100%。变异系数和标准差越小，可靠性越好。

（二）计数资料

用观察符合率与卡帕值（Kappa value）表示。观察符合率又称观察一致率，指两名观察者对同一事物的观察或同一观察者对同一事物两次观察结果一致的百分率。前者称观察者间观察符合率，后者称观察者内观察符合率。

例如：不同医生对同一患者情况有不同判断的情况在临床上非常常见。原发性肝癌有常见的两种病理学类型——肝细胞肝癌和胆管细胞癌，它们的预后和治疗选择差异较大，准确的组织学分型对临床实践至关重要。两名病理医生分别对 150 名肝癌患者的病理切片进行组织学分型诊断，结果如表 5-5 所示。

表 5-5　两名病理医生对 150 名肝癌患者的组织学分型诊断

甲医生		乙医生		合计
		肝细胞肝癌	胆管细胞癌	
	肝细胞肝癌	A（82）	B（6）	R_1（88）
	胆管细胞癌	C（8）	D（54）	R_2（62）
	合计	C_1（90）	C_2（60）	N（150）

$$观察的符合率 = (A+D)/N \times 100\%$$
$$= (82+54)/150 \times 100\%$$
$$= 90.67\%$$

卡帕（Kappa）值是判断观察者间校正机遇一致率后观察一致率指标。其含义是实际符合率与最大可能符合率之比。计算过程如下：

$$观察符合率(P_0) = \frac{A+D}{N} \times 100\% \tag{5-14}$$

$$机遇符合率(P_c) = \frac{R_1C_1/N + R_2C_2/N}{N} \times 100\% \tag{5-15}$$

$$实际符合率 = 观察符合率 - 机遇符合率 = P_0 - P_c \tag{5-16}$$

$$最大可能符合率 = 1 - 机遇符合率 = 1 - P_c \tag{5-17}$$

$$Kappa = \frac{实际符合率}{最大可能符合率} = \frac{P_0 - P_c}{1 - P_c} \tag{5-18}$$

根据这些公式，计算上例中的 Kappa 值：

$$\text{Kappa} = \frac{P_0 - P_c}{1 - P_c} = \frac{0.9067 - 0.5173}{1 - 0.5173} = 0.8067$$

Kappa 值充分考虑了机遇因素对结果一致性的影响，Kappa 值范围介于–1～1。弗莱斯（Fleiss）提出三级划分：0.75～1.00 符合很好，0.40～0.74 符合一般，0.01～0.39 缺乏符合。

四、诊断试验临床应用价值的评价

前面从诊断试验方法的本身讨论了诊断试验的真实性和可靠性，但诊断试验的最终目的在于临床应用。临床应用价值是诊断试验有关临床获益的内容，包括预测值的估计和经济学评价等。

（一）预测值

灵敏度是指患者中诊断试验阳性比例，特异度是无病人中诊断试验阴性比例，但这种方式并不符合大多数临床医生的思维习惯，因为在这个阶段临床医生不知道诊断对象是否患病。临床医生在应用诊断试验时，更希望根据试验的结果来获得诊断对象真正患病可能性的直接证据，而不是考虑灵敏度、特异度的间接证据。这样就出现了预测值的概念。预测值（predictive value, PV）是反映应用新诊断试验的检测结果来估计受试者患病或不患病可能性大小的指标。根据诊断试验结果的阳性和阴性，将预测值分为阳性预测值和阴性预测值。

1. 阳性预测值（positive predictive value, PV+） 是诊断试验结果为阳性者中真正患病者所占的比例。对于一项诊断试验来说，PV+越大，表示诊断试验阳性后对象患病的概率越高。

2. 阴性预测值（negative predictive value, PV–） 是诊断试验结果为阴性者中真正无病者的概率，PV–越大，表示诊断试验阴性后对象为无病者的概率越高。其计算公式如下：

$$\text{阳性预测值} = TP/(TP+FP) \times 100\% \tag{5-19}$$

$$\text{阴性预测值} = TN/(FN+TN) \times 100\% \tag{5-20}$$

仍以表 5-2 的结果为例。阳性预测值=285/375×100%=76.00%，阴性预测值=380/425×100%=89.41%。通过计算，临床医生可以了解，在这个目标人群中，若肝脏硬度值为阳性，诊断肝纤维化的可能性为 76.00%；若肝脏硬度值为阴性，诊断为非肝纤维化的可能性为 89.41%。

（二）影响预测值的因素

影响预测值的因素与诊断试验预测值有关的因素包括灵敏度、特异度和疾病的患病率。预测值与三者的关系如下：

$$\text{PV+} = \frac{p \times \text{Sen}}{p \times \text{Sen} + (1-p) \times (1-\text{Spe})} \tag{5-21}$$

$$\text{PV–} = \frac{(1-p) \times \text{Spe}}{p \times (1-\text{Sen}) + (1-p) \times \text{Spe}} \tag{5-22}$$

其中，p 为目标人群的患病率，Sen 为灵敏度，Spe 为特异度。

当患病率固定时，诊断试验的灵敏度越高，则阴性预测值越高，当灵敏度达到 100%时，若诊断试验结果阴性，那么可以肯定受试者无病；诊断试验的特异度越高，则阳性预测值越高，当特异度达到 100%时，若诊断试验结果阳性，那么可以肯定受试者患病。

当诊断试验的灵敏度和特异度确定后，阳性预测值和患病率成正比，阴性预测值和患病率成反比。一般说来，人群中某病的患病率越高，所诊断的病例数就越多，阳性预测值也就越高。然而，当患病率很低时，即使诊断试验的灵敏度和特异度均较高，其阳性预测值也不高。所以，将诊断试验用于人群疾病筛查时，如果患病率很低，会出现较多的假阳性，阳性预测值也会很低。

第五节 提高诊断试验效率的方法

一、选择患病率高的人群应用诊断试验

预测值的大小受诊断试验的灵敏度、特异度及目标人群患病率的影响。当诊断试验界值确定后，其灵敏度和特异度就固定了，此时的预测值主要受患病率影响。如将诊断试验用于患病率很低的人群，则阳性预测值很低，但用于高危人群，则阳性预测值可显著提高。

在实际应用中，可先选用灵敏度高、价格低的方法进行初步诊断。试验阳性人群中其患病率增高，然后再进一步用昂贵的诊断试验确诊。

二、采用联合试验

为了提高诊断试验的灵敏度与特异度，除了探索新的试验方法之外，还可以将现有几种试验结合起来，称联合试验或复合试验。这种联合在临床上很常用，但如果根据联合试验帮助诊断，则需要根据具体的临床目的。例如，联合检测血清中甲胎蛋白（α-fetoprotein，AFP）与影像学检查以诊断肝癌，已成为肝癌诊断常规。

联合试验有两种方式：①平行试验（parallel tests），亦称并联试验，同时做几个诊断试验，只要有其中一个试验阳性即可认为试验阳性，只有全部试验结果均为阴性才认为试验为阴性。该法可以提高灵敏度、降低特异度。采取平行试验，不易漏诊，阴性预测值提高，有利于排除其他诊断，但其代价是降低特异度，容易造成误诊。②系列试验（serial tests），亦称串联试验，依次做多个诊断试验，只有当所有试验皆阳性才认为试验阳性，只要任何一项诊断结果为阴性就认为试验为阴性。所以，当前一个试验出现阴性时就可终止，直接判定为阴性。选用系列试验，可以提高诊断的特异度，减少误诊。在做系列试验时，先后次序上应该考虑各个试验的临床价值、风险和价格等因素。

在做联合试验时，既要计算各单项试验的评价指标，还必须计算联合试验的相关指标。理论上，如果两个诊断试验的结果彼此完全独立，应用概率论原理可以估计联合试验后的灵敏度和特异度。但在临床实践中，能够诊断同一种疾病的多个诊断试验，彼此独立的可能性很小。

例如，肝脏硬度值联合 FIB-4 诊断肝纤维化的结果如表 5-6 所示。

表 5-6　慢性肝病患者中应用肝脏硬度值联合 FIB-4 诊断肝纤维化的结果

试验结果		金标准		
LSM	FIB-4	肝纤维化	非肝纤维化	合计
+	+	210	63	273
+	−	75	27	102
−	+	24	50	74
−	−	21	330	351

LSM 试验　灵敏度=285/330 × 100%=86.36%
　　　　　　特异度=380/470 × 100%=80.85%
FIB-4 试验　灵敏度=234/330 × 100%=70.91%
　　　　　　特异度=357/470 × 100%=75.96%
平行试验　　灵敏度=309/330 × 100%=93.64%
　　　　　　特异度=330/470 × 100%=70.21%
系列试验　　灵敏度=210/330 × 100%=63.64%
　　　　　　特异度=407/470 × 100%=86.60%

从上面的结果可以看出，不同的联合方式灵敏度和特异度的变化规律，根据不同的临床情况，

合理地选用联合方式可以提高效率。

第六节 诊断试验研究质量的评价

诊断试验准确性研究的设计及实施质量是决定诊断结果真实性的关键。每个阶段发生问题都会影响最后的结果。诊断试验证据的质量评价有专门的工具，如评价诊断试验报告质量的诊断试验准确性研究报告标准（standards for reporting of diagnostic accuracy，STARD）和评价诊断试验研究方法学质量的诊断准确性研究的质量评估（quality assessment of diagnostic accuracy studies，QUADAS）。QUADAS-2 工具资源发布在 QUADAS 官方网站（https://www.bristol.ac.uk/population-health-sciences/projects/quadas/quadas-2/）上。QUADAS-2 工具主要由 4 个部分组成：病例选择、待评价诊断试验、金标准、病例流程和进展情况。这 4 个组成部分都要进行偏倚风险评估，其中前 3 个部分也会在临床适用性方面被评估（表 5-7）。

表 5-7 QUADAS-2 工具表

	领域1：病例选择	领域2：待评价诊断试验	领域3：金标准	领域4：病例流程和进展情况
描述	①描述病例选择的方法；②描述纳入病例的情况（已进行的检查、临床特征背景等）	描述实施待检测试验及其实施的过程并对其进行解释	描述金标准及其实施的过程并对其进行说明	①描述没有诊断准确性研究的病例，没有金标准的病例；②描述诊断准确性研究和金标准试验的时间间隔，且描述中间进行过的干预情况
标志性问题（是/否/不确定）	是否纳入了连续或随机的病例？ 是否避免病例对照此类研究设计？ 研究是否避免了不合理的排除？	待评价试验的结果判读是否是在不知晓金标准试验结果的情况下进行的？ 若设定了阈值，是否为预先确定的？	金标准能否正确区分目标疾病状态？ 金标准结果判读是否使用了盲法？	待评价试验和金标准之间是否有合理的时间间隔？ 所有的病例是否只接受了一个金标准？ 所有的病例是否接受的是同样的金标准？ 所有病例是否都被纳入研究分析中？
偏倚风险（高/低/不清楚）	病例选择的偏倚风险评价	待评价试验的偏倚风险评价	金标准的偏倚风险评价	病例流程和进展情况偏倚风险评价
临床适用性（高/低/不清楚）	纳入病例的实际临床运用评估	待评价试验的实施和解释与评价问题的匹配情况评价	金标准的适用性评价	

在诊断试验评价时，还需要关注容易出现的几个诊断试验特有偏倚，包括病情检查偏倚、疾病谱偏倚、参考试验偏倚、缺乏无患者群试验结果的信息造成的偏倚等。

一、病情检查偏倚

病情检查偏倚（work-up bias）指研究时只对诊断试验出现阳性结果者才进一步用金标准方法加以确诊，试验结果阴性者通常不再做进一步检查就简单地认定无病，造成假阴性资料的缺乏。而评价诊断试验准确性的研究需要获得表 5-1 中的 4 个数据，缺乏假阴性资料导致无法全面评价诊断试验。

这种偏倚在癌症诊断试验中非常普遍，如应用甲胎蛋白检测诊断肝癌，甲胎蛋白阴性者常会被认为无癌，但实际上原发性肝癌中甲胎蛋白灵敏度只有 60% 左右，这样很大一部分假阴性的患者无法获得诊断，也无法估计灵敏度、特异度等诊断指标。

二、疾病谱偏倚

诊断试验研究对象要求能很好地代表目标临床人群，包括该病的各种临床类型，如不同病情严重程度、不同病程阶段、有和无并发症者，还有那些临床实践中常需要鉴别诊断的其他疾病等。有些诊断试验的研究对象选择比较典型的患者，甚至使用病例对照的设计为明确的健康者与诊断明确的患者比较，因为没有纳入与该病混淆的其他疾病，亦即没有纳入检验结果呈"灰色带"的患者，从而高估该诊断试验的各项参数。这种试验的研究对象不能代表试验应用的目标人群情况，产生疾病谱偏倚（spectrum bias）。

三、参考试验偏倚

参考试验偏倚（reference test bias）是指诊断试验的金标准不妥造成的偏倚。由于金标准本身不够准确而导致错分（misclassification），即将部分的患病者判为无病者，而将部分无病者判为患病者，将会影响诊断试验评价的准确性。任何一个金标准都是相对的，医学不断进步，人们对疾病的认识也越来越精准。金标准应理解为在特定历史条件下医学发展的产物，其过去可能是金标准，但现在不一定是。因此，认真选择金标准是提高诊断试验研究与评价质量的关键。若被评价的诊断试验要比金标准更灵敏，则待评价的诊断试验的阳性病例在"金标准"下就成了假阳性。相对于原金标准试验，被评价的诊断试验总是无法超过原金标准。这时需要研究者慎重解读结果，若有生物学证据表明被评价的诊断试验可能会更优越，应考虑采用一个更复杂更准确的金标准。

四、缺乏无患者群试验结果的信息造成的偏倚

如果诊断试验的评价只在病例组中进行，缺乏非患者群试验结果的信息，就会造成这种偏倚。例如，评价磁共振成像诊断腰背痛患者病因诊断的价值，如只在腰背痛的患者中进行评价，可以发现许多患者有腰椎间盘脱出，故常用此结论来解释腰背痛的原因。但如果在无症状的志愿者中进行磁共振成像检查，结果会发现有一定比例的无症状者也有腰椎间盘脱出，说明前者结论存在偏倚。

思 考 题

1. 什么是诊断试验研究？
2. 简述诊断试验研究的意义。
3. 诊断试验研究的真实性评价指标有哪些？
4. 举例说明诊断试验研究实施过程中可能产生的偏倚。
5. 如何提高诊断试验的效率？

（张博恒）

第六章 治疗性研究

治疗性研究是临床流行病学的重要组成部分。随着新技术、新方法的进步，各类新的治疗方法不断出现，临床医生如何结合实际情况正确、科学地选择治疗方法、评价治疗措施效果，是临床医生的重要任务。本章主要介绍了治疗性研究的常见类型、治疗性研究的设计与实施、治疗性研究的真实性与重要性评价、影响研究质量的常见因素等。通过对本章内容的学习，便于理解和掌握常见治疗性研究的研究设计、统计分析和正确评价。

第一节 概 述

一、概 念

治疗性研究与评价是指在临床实践中以人为研究对象，应用医学科研的理论和方法，通过科学严谨的设计和精确的测量对所研究或选择治疗的效果进行客观的评价，以达到提高治愈率，降低病残率及病死率，提高生存质量，改善人体健康的目的。

随着医疗技术的不断提升和医疗设备的不断发展，对疾病的认知和治疗不断深入，在面临各种疾病的交叉性、复杂性和协同性时，如何正确判断疾病的治疗和转归，在特定的病程阶段针对性地采取干预措施并取得疗效显得尤为重要，以期最终达到以下目的：治愈；缓解症状，有效降低并发症、复发、死亡发生率；维持机体功能或减缓其衰退；维持或提高生活质量。

二、类 型

根据研究设计类型，治疗性研究通常分为实验性研究和非实验性研究。

（一）实验性研究

1. 随机对照试验（randomized controlled trial，RCT） 通过随机分组、平行对照、实施盲法，可有效减少混杂或偏倚对结果准确性的影响，是治疗性研究中可靠性最高、证据性最强的研究设计。

2. 交叉设计试验（cross-over design trial） 在临床中，某些病程较长、短期内病情稳定的疾病，因患者数量不足、研究周期较短，较难适用于随机对照试验设计的平行对照，为兼顾设计的随机、对照、盲法和消除个体内在环境差异，通常会采用交叉设计。

3. 析因设计试验（factorial design trial） 是一种多因素的交叉分组的试验设计，通过组合试验中所包含的各类因素，形成不同的试验条件并分别进行两次或两次以上的独立重复试验。不仅可以检验每个处理因素各水平间的差异，而且还可以检验各处理因素间的交互作用。

除了上述几种常用的实验性研究设计类型，根据随机化方法，还可以分为个体随机对照试验和整群随机对照试验；根据是否同时开展干预分为阶梯设计试验、推迟起点设计试验；以及近年来新兴的伞式试验、篮式试验、平台试验等。

上述实验性研究根据参加单位数量，又分为单中心临床试验和多中心临床试验。多中心临床试验的特点是收集病例快、病例多，因此完成临床试验需要的时间较短；试验规模往往较大、研究范围较广、样本的代表性好，结论外推性较强。但由于参加的单位多、人员多，故不易进行质量控制和标准化，需要的研究经费也很多。

(二)非实验性研究

实验性研究尤其是 RCT 虽然是临床治疗性研究首选的方案,具体的设计方法也有很多种,但并非唯一。例如,对某种疾病进行两种或多种疗法/药物试验时,有时患者要主动选择。有些患者,如老人、儿童、孕妇很多情况下也无法作为 RCT 的纳入对象。鉴于尊重患者的选择权利和医德的原则,在某些特殊的医疗环境下或真实的临床环境中,可以设计非试验性的研究方案,同样可以达到研究目的,如队列研究和病例对照研究等。以常见的队列研究为例,在治疗性队列研究设计中,将符合纳入标准的患者自愿选择的某一治疗措施,分别纳入相应的队列,以接受相应的治疗,最后进行队列间的疗效分析与评价。例如,符合同一诊断标准的若干肺癌患者(病理诊断与临床分期均一致),均接受了手术治疗。术后,有的患者愿意接受化学疗法及放射疗法;另一些患者考虑放化疗不良反应大,或不适于接受放化疗者,他们或许选用中药且不愿意接受其他任何治疗,在这种情况下,研究者拟研究肺癌术后放化疗的疗效以及对远期预后的影响,可采用队列研究的设计,其中一个队列为术后接受放化疗者,另一个队列进行同步观察,追踪两个队列的病死率及生存率,借以评价肺癌术后接受放化疗的患者是否优于对照队列。

> **案例**
>
> **国际上第一个随机双盲对照临床试验**
>
> 1948 年英国医学总会进行了第一个随机对照试验,以确定链霉素治疗肺结核的效果。该试验对 107 例急性进展性双侧肺结核新发病例进行了研究。符合入选标准的患者,55 人被随机分入治疗组,52 人被分入对照组。治疗组接受链霉素治疗和卧床休息,对照组只卧床休息。随机分组的方法是基于随机数字表产生随机分组序列,并通过密闭信封的应用,使得医生和患者无法预先得知随机分组的方案。当患者符合入选标准的时候,随机分组中心将通过医生随机拿给患者一个信封,打开信封,信封中的卡片将决定患者分配到治疗组或对照组。治疗组患者每天接受每隔 6 小时一次共计 2g 的链霉素注射治疗,未发现由于毒副作用需要终止治疗的患者。6 个月后,结果发现,7%的治疗组患者和 27%的对照组患者死亡。试验结果证明:链霉素治疗结核病有效。
>
> 这项研究被视为第一个随机双盲对照临床试验,成为现代随机对照试验的奠基石。

第二节 治疗性研究的设计与实施

由于随机对照试验是治疗性研究中可靠性、证据性最强的研究设计,因此本节重点介绍随机对照试验的设计与实施,其他类型简要介绍。

一、随机对照试验的设计与实施

1. 确定研究目的 研究目的通常分为以下情况:一是提高临床治疗效果,以期增加治愈率,降低伤残、死亡等不良结局发生率;二是降低并发症发生率和原发病复发率,改善预后;三是缓解症状,提高生存质量。不同的预期目的在试验方案的选择和研究实施方面各有不同。

> **知识点**
>
> **随机对照试验的分期**
>
> 在进行临床流行病学疗效研究的药物中,很大一部分是新药。新药的临床试验可分为四期。Ⅰ期临床试验是在人体进行新药试验的起始期,包括药物耐受性试验与药代动力学研究。Ⅱ期临床试验通常是剂量探索研究,要对新药的有效、安全剂量范围,及其适应证人群进行详细考察,对药物的治疗作用和安全性进行初步的评价。通过随机对照试验对新药的安全有效性做出

评价。Ⅲ期临床试验为扩大临床试验,在多个研究中心、全国范围或全球范围内进行临床确证研究,在较大范围内确认新药在临床拟用给药方案下的疗效和安全性。Ⅳ期临床试验是在新药投入市场后进行的,为上市后临床试验或称上市后药物监察,目的是对已在临床广泛应用的新药进行监察,着重于新药的安全性。

2. 确定受试者 根据研究的目的确定研究对象。首先要确定受试者的来源,包括地区、医疗机构等。其次要明确所研究疾病的诊断依据(或标准),通常采用由有关学科国际性、全国性或地区性学会制定的诊断标准,尽可能采用病理结果、血液检测结果、影像学检查等客观指标。在此基础上,制定纳入标准和排除标准,以确保受试者的相对均质性。

3. 确定干预措施 根据所试验药物的药理学特征,制定符合要求和规定的给药方式和给药时间,避免因错误设置对受试者机体产生不良影响。

4. 随机分组和分配隐匿 将受试者按严格正规的随机化方法分为试验组和对照组,原则上可以使试验组和对照组的研究对象除了研究因素以外的各因素,如年龄、性别、病情轻重和其他一些未知因素在两组间均衡分布。

随机分组指所有的受试者具有相同的概率被分配到试验组或对照组,分组不受到医生、受试者或其他因素的影响。常用的随机分组方法包括简单随机、区组随机、分层随机等。

(1)简单随机:利用随机数字表,事先规定试验组和对照组的数码,按受试者出现顺序分配到各组。例如,开展 A 药(试验组)与 B 药(对照组)的随机对照试验,可先按照随机数字表中的单数为试验组,双数为对照组,根据随机数字表顺序,将受试者随机分到 A 或 B 组。需要注意的是,当样本量较小时,可能存在两组样本数不均衡的情况。

(2)区组随机:考虑到简单随机可能存在组间样本量不均衡的情况,为了达到各组受试者数量相等,可采用区组随机化方法。它的原理是事先规定好一定大小的区组,区组内试验组和对照组的受试者数量相同。根据受试者进入研究的顺序进行区组随机。例如,以 200 例患者随机分配到 A 药(试验组)与 B 药(对照组)的随机对照试验,区组长度为 4,则进入每个区组的受试者有 2 例分配至 A 药组,有 2 例分配至 B 药组。进入区组的排列顺序,可以有 6 种排列组合方式(AABB、ABBA、ABAB、BBAA、BAAB、BABA),随机排列这 6 种区组组合方式,将这 200 例受试者随机分组到 50 个区组中。

(3)分层随机:在开展随机对照试验中,可能存在已知对结果有影响的重要因素,若试验组和对照组该因素比例不一致,则可能会影响研究结果。因此,需事先根据这一重要因素进行分层,在每个层内进行随机分组,达到将影响结果的这一重要因素在试验组和对照组分布比例一致的目的,从而降低其对结果的影响。如已知病情会影响 A 药的干预效果,则应按照病情轻重分层,在病情较轻的受试者和病情较重的受试者中分别进行随机分层。需注意,分层因素不宜太多,通常设置 2~3 个。

随机分组完成后,若负责入组的医生知道了随机分组结果,则可能会对其选择受试者产生偏倚。为更好地控制这种选择偏倚,随机分组完成后,应采用分配隐匿,即参与研究的所有人员,包括受试者、临床医生、研究人员等均不知道随机化分组的顺序,进而才能保证符合纳排标准的受试者进入试验组或对照组的机会相等,最大程度地控制偏倚。可以将随机分组结果放入不透光信封,或采用中央随机系统等。

5. 对照组的类型 随机对照试验中对照组的种类包括阳性对照、安慰剂对照、空白对照等。阳性对照指临床上采用已知的有效药物或疗法作为试验措施,也叫有效对照。安慰剂对照,通常为外观与试验措施相同或相似,但不含有效成分。安慰剂虽对人体无害,但亦无疗效。空白对照指对照组未加以任何干预措施。

在开展随机对照试验时,当临床已有标准或有效干预措施,不能为了突出试验措施疗效而选择安慰剂对照或空白对照,要结合研究实际情况科学选择对照类型。

6. 确定临床结局和观察时间　根据研究目的,明确试验的主要临床结局,如治愈、好转、复发、死亡等,同时明确试验观察起始及终止时间。

根据不同的研究目的,临床结局主要包括生物学指标结局、生活质量结局和卫生经济学结局等。其中生物学指标结局,如生存死亡、复发、转归、疾病严重程度等,与研究对象健康状况紧密相关,是临床实践关注的核心,常用于临床主要结局。近年来,随着对心理健康和社会功能的关注,以生活质量作为临床结局的研究也逐渐受到关注。在临床结局变量选择上,应结合研究目标和研究的可行性进行,尽可能选择客观、合理的结局,对于整个临床研究的质量至关重要。

7. 估计样本量　根据研究设计类型选择正确的样本量测算公式。根据既往研究结果或前期预实验结果提供恰当的参数。计算样本量的方法及类型主要包括两组率的比较、两组均数的比较、优效性试验、等效性试验、非劣效性试验等。以常用的两样本率差异性比较为例介绍样本量测算步骤。

假设某科室拟开展一项随机对照试验,比较新疗法甲术式相对于常规对照乙术式对于某疾病治疗有效率的效果。α 取 0.05,β 取 0.20,两组样本量比例为 1∶1。常规对照组乙术式治疗有效率为 60%,结合文献数据和该科室前期临床经验,预计新疗法甲术式治疗有效率约为 75%。在样本量测算软件 PASS 操作步骤为(以 PASS15.0 为例),选择 Proportions 模块,然后依次选择 Two Independent Proportions→Test(Inequality)→Tests for Two Proportions,代入上述参数,计算过程和结果见图 6-1 和图 6-2。

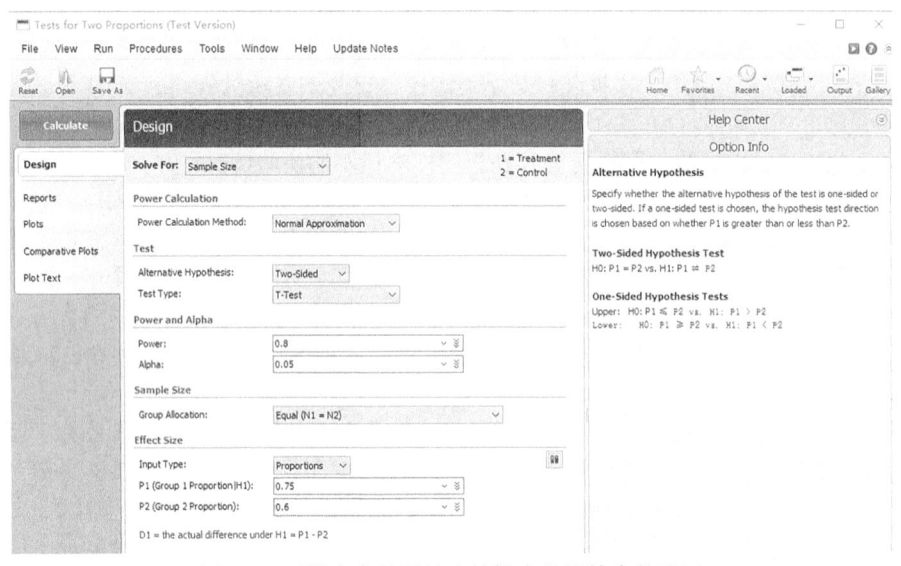

图 6-1　两样本率差异性比较样本量测算参数设置

8. 盲法　受试者、临床医生和科研人员在提前知晓设计内容和干预措施时,会对干预效应产生主观倾向性判断,从而降低治疗效果的可信度。为避免此类偏倚产生,在研究设计时应采用盲法原则。相较于单盲法和非盲法,双盲法可以避免有关测量性偏倚,研究结果更真实可靠,如受试者和临床医生无法设盲(如手术治疗),则应对观察、收集和评估治疗结果的研究人员设盲以降低偏倚干扰。

(1)非盲试验:也称为开放试验,研究人员和受试者都知道干预分组。在试验中出现意外变化容易判断原因,并可决定是否终止试验,但研究人员和受试者易产生偏性,另外分配在对照组的患者往往对治疗丧失信心而容易中途退出临床试验。

(2)单盲试验(single blind trial):仅研究者知道每个受试者的用药方案,可以避免来自受试者主观因素的偏倚,但仍未能防止来自研究者方面的影响。

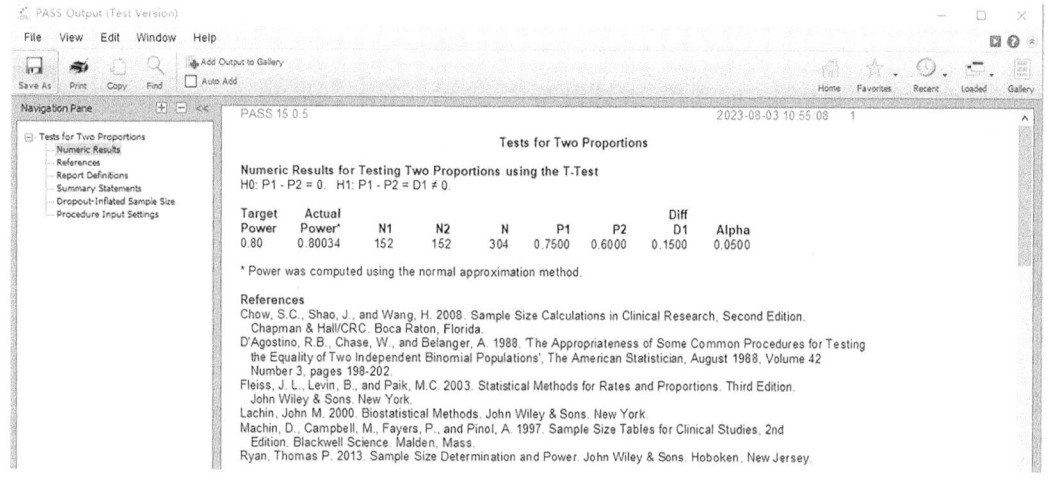

图 6-2 两样本率差异性比较样本量测算计算结果

（3）双盲试验（double blind trial）：研究者和受试者都不知道具体分组和用药方案，可避免来自受试者与研究者的偏倚。

（4）三盲试验（triple blind trial）：研究者、受试者及研究报告撰写者均不知道受试者的分组和用药方案，仅研究者委托的人员掌握着密码编号，直至试验结束、结果统计分析完毕，三盲法的效果与双盲法类似，且可避免研究者或论文撰写者在统计分析结果时可能出现的倾向性，使结果与分析结论更客观。

知识点

盲法设置的必要性

在临床试验实施过程中，研究对象的症状、体征等信息通常通过询问、观察等方法获得。若受试者知晓其分组，可能会产生安慰剂效应、霍桑效应等非干预措施造成的影响。同样，对于研究者，若知晓分组，可能会影响其数据采集时的方法。因此，在临床试验中，为了减少这些因素对结果真实性的影响，应尽可能采用盲法。

实施盲法时，应制定完整的管理与监督机制，防止分组信息泄露，说明防止泄密的措施。同时为了保证试验的安全性，还要制定揭盲的规定。盲法的正确实施是保证随机对照试验结果真实性的重要措施。

---

9. 数据分析 在原始资料完整、准确的基础上，对获得的原始记录包括病历、观察表、临床化验及各种功能检查结果要进行核查并建立数据库以用于统计分析。

（1）指标选择：任何药物或治疗措施用以治疗患者，其所呈现的治疗效应，包括疗效及药物不良反应，都要选用某种测量的方法和指标加以量度，其客观的数据将作为判断治疗效果的依据。指标选择的原则包括：①灵敏度，所选指标应能监测治疗效果并将其量化；②特异度，所选指标应能准确监测目标值；③经济性，在兼顾灵敏度和特异度的同时，应选择经济适用及可行性良好的测试方法和指标；④远期性，对于某种慢性病治疗措施的效果，除了测试和评价近期效应外，更重要的还应追踪观察远期效果；⑤指向性，所选指标应根据治疗试验的目的而定；⑥精准性，所选指标应少而精，以减少因数量增多而可能导致的误差。

常用指标包括：①有效率。指经过治疗后治愈或好转的人数占全体接受治疗人数的百分比，在判定疗效时，常用显效、有效（缓解）、无效、加重等几个等级指标。在计算有效率时，显效和有效均按有效计算。各个等级指标标准及内容随疾病而异，一般按国际、全国或地区所制定的判断标准。没有标准者，则自行制定客观可行的标准。标准一经制定，则对该次试验的所有患者都用统一的标准判定。②病死率。某病患者中死于该病患者所占的百分比。适用于病程短、病死率较高的疾病。③复发率。疾病临床痊愈后经过一定时间复发的患者占全部痊愈者的百分比。④生存率。指从病程某时点起,存活到某时点的患者在全体患者中所占的百分比,适用于病死率较高的慢性疾病。疗效判断中,通常以疗程结束为起点,观察3年或5年生存率。⑤总生存期。指从研究观察开始,一直到出现死亡的生存时间,该指标的获取需要较为周密的随访。⑥无进展生存期。患者从研究观察开始,一直到出现疾病进展的时间。可用于支持药物上市的终点指标,比生存期出现的时间更早,反映了疾病的进展。⑦生活质量。反映患者整体健康状况,通常采用量表进行测量,如健康调查量表36(SF-36)、欧洲五维生存质量量表(EQ-5D)等。

（2）统计学方法：治疗性研究资料中最常见的是计数资料、计量资料和等级资料。计数资料主要是试验组与对照组的各种百分率,如有效率、治愈率、病死率等,常用的显著性检验方法为卡方检验。计量资料是测量所得的记录,如身高、体重、血压、各项血液生化指标的定量测定数值及体液内微量物质或药物测定数值等。计量资料需先计算出均数±标准差,然后进行显著性检验,常用的显著性检验方法包括 t 检验（小样本）、F 检验（多因素方差分析）、非参数检验等。等级资料是将某一指标划分为若干等级,常用的显著性检验方法为非参数检验等。

此外,统计分析中应注意：①多组间的比较,如治疗性研究本身有两组以上的结果比较,必须先作多组间差异的显著性分析,只有多组间差异存在显著性时,才能作多组间的两两比较。②配对与非配对的比较,治疗性研究设计中,试验组和对照组的研究对象,有的是配对的,有的是非配对的。由于两种设计的原理不同,因此,分析处理的方法也不同,两者不可混淆。③单侧检验或双侧检验,如肯定干预措施治疗效果较前好,则用单侧检验法；如无法肯定则采用双侧检验法。如果对照组采用的是阳性对照药物,则需要进行等效性检验,此时用单侧检验即可。④治疗效果的多元分析任何治疗效果的产生,除了治疗措施本身的效力之外,还与患者的生理及病理状态以及诸多环境因素有关,如年龄、营养状态、病情药量、疗程、并发症等。它们与治疗反应几乎都有关系。为明确治疗措施和其他因素对疾病的影响,应在单因素分析的基础上,选择具有显著意义的有关变量作多元分析,进一步评价疗效。在临床治疗性研究资料的分析中主要应包括：详细列出主要的和次要的数据分析方法,详细列出各个亚组的分析方法；在分析中如何处理缺失的数据,如何解释结果的意义,详细比较进入试验组和对照组患者的基线特征；失访、退出和脱落病例的情况；试验结果的有效性和安全性；等等。不要夸大研究结论,尤其是对亚组分析更是如此,不管结果如何,都要如实地报告。

（3）统计分析策略：在资料整理和分析时,会发现一些不符合纳排标准者、一次干预措施也没有接受者、不依从研究分组者等。且由于研究设计者通常对干预组观察较仔细,干预组的这种情况更为多见。此外,疗效差者通常更容易发生不依从、脱落等情况,导致留在研究里的受试者通常为疗效较好者,进而由此高估干预效果。因此,在资料整理时需要结合受试者的依从性进行分组分析,分组情况见表6-1。

表6-1 随机对照试验受试者分组

实际情况	干预组		对照组	
	完成干预治疗	未完成干预治疗或改为对照治疗	完成对照治疗	未完成对照治疗或改为干预治疗
分组	①	②	③	④

通常根据受试者的依从性,将研究对象分组4组,并按下列策略进行分析。

意向性治疗（intention-to-treat, ITT）分析：比较①组+②组与③组+④组,即不管是否完成制定干预或对照治疗方案,对所有纳入随机分配的受试者,均按最初随机分组结果进行分析。考虑到部分疗效较差或未完成干预治疗者也按照干预组进行分析,ITT分析通常会低估干预的疗效。

符合方案（per-protocol, PP）分析：仅比较按随机化分组完成诊疗方案的①组和③组,而不分析②组和④组。PP分析反映了试验药物的生物效应，但由于去掉了不依从者，可能会高估疗效。

> **案例**
> **ITT与PP分析**
> ROCKET-AF研究比较了利伐沙班与华法林治疗非瓣膜性心房颤动的差异。在这项双盲试验中，将非瓣膜性心房颤动患者随机分组，分别接受利伐沙班（每日剂量20 mg）或剂量调整华法林治疗。结果显示：ITT分析显示，利伐沙班组269例患者出现主要终点（2.1%/100人年），华法林组306例患者出现主要终点（2.4%/100人年），HR为0.88（95% CI：0.74~1.03）；PP分析显示，利伐沙班组188例患者出现主要终点（1.7%/100人年）和华法林组241例患者出现主要终点（2.2%/100人年），HR为0.79（95% CI：0.66~0.96）。
> 本研究案例显示，ITT分析通常会低估疗效，而PP分析通常会高估疗效。研究结果中应如实报告两种结果。若ITT与PP分析两种结果一致，则更能确定研究结论；若两种结果不一致，则下结论需要谨慎。

二、随机对照试验设计实例

对男性吸烟者进行短暂面对面和后续电话随访干预，评价此干预措施对戒烟的效果。现介绍如下。

1. 研究设计 随机对照试验。

2. 受试对象选择

（1）纳入标准：18岁及以上；在过去1个月内每天吸烟10支或以上；目前无戒烟意愿；同意参与随访并提供电话号码；签署知情同意书，包括研究目的、评估和数据收集的信息。

（2）排除标准：在过去1个月内每天吸烟不到10支；因特殊疾病不建议快速戒烟；严重耳聋或无法理解和完成问卷调查；怀孕或哺乳期。

3. 试验方法 两组都接受1次面对面干预和5次电话随访干预，每次干预时间相同（约1分钟），不提供戒烟药物。

运动和饮食建议对照组（EDA控制组）。第一次面对面干预结束后，在随后的1周以及第1、3、6和12个月进行电话随访干预，干预内容为建议规律锻炼和健康膳食，不涉及戒烟。

吸烟减量干预组（SRI干预组）。第一次面对面干预结束后，在随后的1周以及第1、3、6和12个月进行电话随访干预，在运动和饮食建议基础上，根据参与者的吸烟状态（减量、维持、增量）给予戒烟干预建议。

4. 结果定义 主要结果是在12个月的随访中参与者自我报告的6个月长期戒烟率。次要结果是在其他随访中的长期戒烟率，以及在每次随访中的吸烟率（与基线相比至少减少50%）。在12个月的随访中，自我报告的参与者通过一氧化碳水平测量以进行生化验证。

5. 估计样本量 假设SRI组在12个月随访时的6个月持续戒烟率为15%，而对照组为5%。为了检测10%的差异，假设$\alpha=0.05$（双边），POWER=0.80（POWER为检验效能），每组需要138名参与者。考虑到12个月的失访率为20%，每组需要166个样本量。

6. 随机化分组 该项目委托统计师使用计算机生成了用于小组分配的随机数字，另一名没有参与准备随机序列的研究助理打开了一个连续编号的不透明密封信封，里面有一张卡片，表明干预或控制，并相应地随机分配给参与者。

7. 盲法 鉴于干预措施性质，无法对医生或参与者实施盲法。为了尽量减少研究人员操作不一致及可能造成的偏倚，进行电话随访的研究人员没有被告知试验的目的。

8. 结果 按照ITT分析策略，按照最初随机分组对研究对象进行分析，其主要结果如表6-2所示，可以看出在没有戒烟意愿的中国男性吸烟者中，简短戒烟干预可增加其持续戒烟率。

表 6-2　戒烟干预效果

项目	SRI 干预组	EDA 控制组
12个月随访时的6个月持续戒烟率（%）	19（15.7）	10（7.8）

三、其他治疗性研究的设计与实施

1. 交叉试验的设计与实施　对于某些患者来源不足、研究周期较长的研究，可采用交叉试验设计。相对于随机对照试验的设计与实施，交叉试验的设计与实施有下列特点。

（1）研究设计：一般分为两个阶段，在前一个阶段中，将受试者随机分到试验组和对照组，按照研究方案开展各自的干预，在指定随访期结束后记录结局。经过一定的洗脱期后，在后一阶段，试验组与对照组的受试者进行对调，即前一阶段试验组的受试者在后一阶段进入对照组，前一阶段对照组的受试者在后一阶段进入试验组，按照研究方案开展各自的干预，在指定随访期结束后记录结局。

（2）洗脱期：为了尽可能避免前一阶段的干预措施对后一阶段结果产生影响，交叉试验设计在前一阶段完成后，需要等待一定的时间，一般需要等到前一阶段的药物或处理因素在受试者体内消失或不再起作用，受试者恢复到交叉试验开始前的状态，这个处于两个阶段间的等待时间称为洗脱期。不同干预措施的洗脱期长短不一，应结合所采用的药物半衰期等综合考虑进行设置。

（3）样本量：相对于随机对照试验，交叉试验由于每个受试者均接受了两种处理，研究效能更高，所需样本量更小。

（4）统计分析：考虑到可能存在阶段效应、滞后效应以及阶段滞后效应交互作用等，交叉试验的统计分析较为复杂。

2. 队列研究用于疗效评价的设计与实施　在某些医疗情境下，考虑到患者意愿、医学伦理等，可以采用非实验类研究设计开展疗效评价。比较常用的是队列研究。相对于前面详细阐述的随机对照试验，队列研究的设计与实施有下列特点：

（1）研究对象：相对于随机对照试验，队列研究的研究对象通常来自临床医疗实践，其纳排标准较为宽松，更接近实际情况。因此，队列研究可以是回顾性或前瞻性（或兼而有之）采集就诊患者的信息。

（2）分组：队列研究通常是根据患者实际意愿进行分组的，即研究者未干预患者和医生的决策。

（3）统计分析：因为队列研究未按随机分组，所以在拟评价的干预组和对照组，可能存在影响结果的混杂因素分布不均衡的现象。在统计分析中，主要是采用多元分析、倾向性评分匹配等方法控制混杂因素。

第三节　治疗性研究的评价

一、真　实　性

1. 保证数据的真实性　审核全部参加研究的受试者的数据和结果是否完整，随访时间是否符合目标疾病的病程转归。如果部分受试者的数据因失访等原因缺失，需在研究报告中注明。一般情况下，丢失数据不应超过 10%。对于治疗性研究提供的证据，要注意两组的病例数、主要结果中的全部相关指标及其数据是否完整。应注意对重要试验指标所列出的数据是否存在主观的取舍或丢失等情况，全面记录入组患者的各种效应及发生事件，并按其接受设计治疗方案的总体效果进行分析评价，有利于体现真实性。如在结果分析时人为剔除不依从或效应不良者会对研究结果的真实性产生影响，此时应采用意向治疗分析，不论受试者的依从性如何，结果数据分析时应包含所有进入随机分组的患者，同时结果的统计分析仍按入组时的组别进行。

2. 确保组间的可比性　在临床治疗性研究的真实性评价中，应重点关注纳入患者的年龄、病情、病程等影响预后和疗效的重要基线特点，确保干预组和对照组间具有可比性。通常严格的随机化分组可保证组间可比性，且样本越大，出现小样本偏差的可能性越小。即使组间基线特征不相同或不相似，仍可通过亚组比较进行校正分析，如果未经校正和经过校正的分析所得出的结论相同，则研究结果可信。非实验类研究设计，因为没有随机分组，干预组与对照组间可比性较差，需在统计分析阶段加以处理。

3. 接受干预措施的一致性　在临床治疗中，为了使治疗更有效和更安全，通常会增加其他治疗性药物，称为"合并治疗"（co-intervention）。这种合并治疗可能对目标干预措施的效应产生影响，在试验组中发生的正负效应，会对应扩大干预措施的治疗效果或副作用。因此，在分析与评价疗效真实性时，一定要考虑试验措施以外的组间的其他治疗性措施存在与否及其组间是否一致，否则会影响组间的可比性及试验证据的真实性。

二、重要性

1. 治疗效果的有效性　临床治疗性研究的结果除应有统计学意义以外，更重要的是具有临床实践意义。通常采用下列指标来评价有效性。

（1）危险度绝对值：包括相对危险度、比值比等。

（2）相对危险度减少（relative risk reduction，RRR）：与对照组相比，治疗组不良结果事件减少的百分比。

（3）需治疗人数（number needed to treat，NNT）：为防止1次事件所需要治疗的患者数。这一指标对评价治疗措施有十分重要的意义。NNT越小，防止发生1例临床事件花费的经费越少，临床价值就越大。

（4）伤害所需患者数（number needed to harm，NNH）：临床上不能仅根据RRR的结果来判断治疗效果，要结合未治疗患者发生不良结果事件的危险性大小来判断。如果RRR不变，那么未治疗患者发生不良结果事件的危险性越大，则患者从该治疗中的得益越大，为防止一次事件所需治疗的患者数越少。

2. 治疗效果的精确性　治疗效果的精确性就是可信度，常用95%CI表示。95%CI越小，则可信度就越高，反之则越低。95%CI的范围大小实际上是由样本量的大小来决定的，样本量越大，95% CI 范围就越窄。

三、适用性

1. 干预措施是否可用于治疗患者　根据已有研究的受试者纳排标准判断是否可用于相同标准的临床患者。如完全相同，则可采用该研究的有益的干预措施；如不符合该研究的纳排标准，则需要进一步甄别；如入选标准与临床患者略有不同，如年龄、病情、病程、并发症等情况，需临床医生根据临床患者具体情况判断是否可采用此干预措施。

如拟给予干预措施的临床患者符合临床试验中某一亚组患者的特点，在将亚组分析的研究结果用于此患者之前必须进行严格判断。因为这种效应有可能是由于机遇产生的，尤其在分层数较多时，这种可能性更大，如果亚组中的治疗效果很明显或分层数较少时，那么该结果由机遇引起的可能性就很小，研究结果可靠性较高。亚组有益结果应用于临床患者应符合以下四点要求：首先是具有生物学和临床意义，其次是研究中的组间差异是否具有统计学意义，再次是该亚组结果是否在其他研究中已被证实，最后明确亚组数量不能过多。

2. 干预措施是否可用于临床实践　采用任何最佳治疗性证据时，均要考虑可行性。

（1）技术上的可行性：即使研究结果显示干预措施效果佳、可靠度高，仍应考虑该干预措施在诸多医疗机构实践的可能性，应充分考虑医疗机构软硬件水平和应诊临床医师的诊疗水平。

（2）患者耐受的可行性：应充分考虑患者年龄、病情、病程、共病、并发症等诸多实际情况，以确定患者机体功能是否可耐受此干预措施。

（3）经济上的可行性：新药或新的治疗措施，通常医疗费用较高，应充分考虑患者家庭经济情况，是否有能力承担拟采用新药或新治疗措施的费用。

3. 干预措施的效果和副作用　在对患者施行一种新的治疗方法时，应考虑其对患者的利与弊，只有能给患者带来重要的临床收益时，才考虑给予患者该项治疗。在考虑治疗措施利和弊时，NNT和NNH是较好的衡量指标。对于同一种疾病、同一种结果的不同干预措施，NNT有助于对治疗措施抉择出临床决策。在判断利弊的程度时，可应用NNT与NNH之比表示治疗的利弊比。在具体落实到每个患者时，应综合考虑各方面因素，兼顾干预措施效果和患者实际情况。

四、影响研究质量的因素

1. 随机误差　也称为机遇。机遇因素在治疗性研究中不可能消除，只能在研究设计中，通过限制统计学错误的容许水平，将机遇因素的影响控制在容许的范围之内，使假阳性及假阴性率减到可容许的最低程度。

2. 偏倚

（1）选择偏倚：选择偏倚在治疗性研究中的出现，往往是研究者从被研究的目标人群中，人为地按其所愿，去选择自己感兴趣的研究对象进行治疗性研究；或者对被选择的研究对象人为地主观分组。因此，其研究的结果自然不能反映出真实性与代表性，从而使研究结果缺乏临床价值。

（2）测量偏倚：指在资料的观察、测量及收集过程中，在信息准确性方面受到人为偏倚因素的影响而歪曲了研究的真实性。控制的方法包括盲法测试、标准化方法以及测试一致率等。

（3）霍桑效应（Hawthorne effect）：是指在研究过程中，研究者对自己感兴趣的研究对象较对照者往往更为关照和仔细；而被关照的患者对研究人员又极可能报以过分的热情，更多地向医生报告好的结果，这种人为夸大客观效果的现象，称为"霍桑效应"。控制霍桑效应最好的方法是严格实施盲法。

（4）向均数回归（regression to the mean）：有些测试指标如血压或某些生化指标在初试时有些患者可以在异常水平，然而，在未干预或无效治疗的条件下复试，可能有些回复到正常水平。这种现象表明两次测试值（高或低）都在向着均值的上或下波动，这或许属生理性波动，而非干预的结果，但这种情况可造成治疗有效的假象。克服的方法是对同一个体的有关测试指标在相同条件下、不同时间内进行多次测定，取均值以排除其干扰。

（5）干扰（co-intervention）：当采用干预性研究设计进行疗效评价时，如果试验组除接受研究措施以外，单独接受了有类似效果的附加措施治疗，称为干扰。干扰会扩大试验组和对照组间的疗效差异，甚至会得出假阳性的结果。

（6）沾染（contamination）：当采用干预性研究设计进行疗效评价时，如果对照组接受了试验组特有的治疗措施或有类似效果的治疗措施，称为沾染。沾染会使试验组和对照组间的疗效差异缩小，甚至得出假阴性的结果。

3. 依从性　依从性（compliance）是指患者忠实执行医嘱的程度。全面、认真地执行医嘱，按规定的药物剂量和疗程接受治疗，称为依从性好；反之则称为依从性不好（低）或不依从（non-compliance）。

在治疗试验时，某治疗药物疗效很好，但医嘱得不到执行，如有的患者拒绝服药，或不按规定服用，其试验结果显然不真实，有时导致试验失败。例如，有人曾进行某药对轻型高血压治疗试验，结果血压下降不明显，但进一步分析发现，治疗组319例患者中，未坚持治疗或未治疗者高达270例，不依从者占84.6%。显然，依从性低是影响疗效评价的重要原因之一。

依从性不好的原因包括：简单地遗忘、误解药物使用方法、不能耐受药物的副作用、讨厌服药或费用不足等。治疗时间长（如几个月）或治疗方案复杂对依从性也有较大的影响。

在临床实践中，要求全部患者100%地依从，常常是不容易办到的，患者可因种种心理、经济和社会因素影响，忘记服药、中断治疗；也可因病情变化，需要调整治疗。在设计时，应当充分考虑到依从性的影响,并制定提高依从性的措施。在实施过程中,要对依从性进行核查估计,发现不依从时要采取补救措施。在结果分析中对不依从情况做出相应的交代,对依从程度做分析,估计其对研究结果的影响,以保证结论的准确性。

解决依从性问题最主要的方法是使患者充分理解研究目的、要求及参加这项研究的意义,使患者在理解的基础上给予合作。此外,在增强研究人员的责任感、改善服务态度和方法的基础上,还必须同时加强研究的管理,从客观上减少不依从的可能性。提高依从性可采取以下措施:①改进治疗方案,提高效力。治疗方案应力求简单、有效、副作用小、疗程短、费用低。当然,完美的治疗方案较少,但我们在制订方案时,要尽可能方便患者,可接受性强,便于推广。②减少检测次数,避免损伤性检查。③选择依从性好的患者做研究对象,例如,住院患者比门诊患者依从性好。如果选择门诊患者做观察对象,需要制定切实可行促使定期随访的措施。④改善医疗服务质量,促使患者依从。例如,对患者要做好宣传教育,关心患者健康;专家亲自诊病,有助于提高患者的信心;以优良的服务态度和优质的服务水平促使患者依从;为了方便患者,必要时进行家访、送医、送药上门,减少失访。⑤对负担医疗费用有困难者,可酌情减免,避免因经济原因不坚持治疗。

思 考 题

1. 请简述随机对照试验盲法的方法与目的。
2. 请简述 ITT 分析与 PP 分析的方法与意义。
3. 请简述治疗性研究的常见偏倚及控制方法。
4. 请简述提高依从性的常见措施。

(刘 淼)

第七章 预后研究

本章主要介绍了预后研究的概述、治疗性研究的设计与实施、治疗性研究的评价等。通过对本章内容的学习，便于理解和掌握常见预后研究的研究设计、统计分析和评价。

第一节 概　　述

当人们生病的时候，通常会有很多有关疾病将给他们带来何种影响的问题。例如，我所患的疾病危险吗？我会死去吗？会造成多大的疼痛？我目前的情况还能持续多久？疾病会痊愈吗？即使是在没有干预措施可以选择的情况下，大多数患者及其家属也希望知道疾病的预期结局是什么。

一、预　　后

（一）概念

预后（prognosis）是指在发病后对疾病的病程进行预测。本章将对预后相关研究方法进行综述。其本意在于让读者更好地理解一项有难度但不可或缺的任务——尽可能准确地预测患者未来的病情。

医生和患者不仅希望知道疾病的一般病程，还希望进一步将这些信息尽可能地应用于各种具体情况。例如，长期来说卵巢癌通常都是致死的，但患者的生存时间会从几个月到几年不等。患者都希望知道自己的生存情况将是如何。

（二）疾病自然史与临床病程

疾病自然史是在不给任何治疗或干预措施的情况下，疾病从发生、发展到结局的整个过程。疾病的自然史包括以下四个时期。

（1）生物学发病期：指病原体或致病因素作用于机体引起有关脏器的生物学反应，发生复杂病理生理学改变的时期。此时很难用一般临床检查方法发现疾病。

（2）亚临床期：指从疾病开始到出现临床症状或体征的时期。该时期病理学改变或功能改变已逐渐加重，但患者没有不良症状或体征，自觉"健康"。此时用高灵敏度的检查方法可以发现疾病已经存在。

（3）临床期：指机体出现形态上的改变或功能障碍，临床上出现不良症状或异常体征和实验室检查异常的时期。

（4）结局：指疾病经历了上述过程，发展到终末结局的时期，如痊愈、伤残或死亡等。

不同类型疾病的自然史差异很大，有的较短，如急性传染病或感染性疾病，而慢性非传染性疾病的自然史则一般较长。研究疾病的自然史是认识疾病的基础，有助于疾病早期诊断和预防，对于预后研究和评价治疗效果有着重要意义。

临床病程是指疾病的临床期，即从疾病首次发生症状、体征到最后结局所经历的全过程。其概念与疾病的自然史不同，相比疾病自然史，临床病程仅包括其中的临床期。疾病自然史无医疗干预措施，而临床病程往往伴有医疗干预措施。因此，病程可以因为受到医疗干预而发生改变，从而使预后发生改变。

二、预后研究

(一) 概念

预后研究是关于疾病各种结局发生概率及影响因素的研究,有助于了解疾病的发展趋势和后果,从而帮助临床医生做出相应的治疗决策,采取主动措施来争取较好的疾病结局以及从预后研究中正确评定某治疗措施的效果。

(二) 预后研究基本要素

1. 患者样本 从特定的总体中进行抽样,其目的在于确保研究结果尽可能具有外推性。有时可以对一个大的区域中所有的新发疾病患者进行预后研究。在一些国家,全国性的病历系统使得开展基于总体人群的预后研究成为可能。

> **案例**
> 来自荷兰的科研人员研究了1型糖尿病妇女发生妊娠并发症的风险。该样本包括了荷兰所有323名患1型糖尿病、在1年内怀孕,并在全国118家医院中接受了治疗的妇女。这些妇女的怀孕大多数是有计划的,在怀孕期间,大多数妇女的血糖得到很好的控制。然而,这些孕妇的新生儿并发症发生率远高于一般人群,其中80%患有一种或多种并发症,分娩的新生儿中先天性畸形和巨大儿的发生率比一般人群高3~12倍。该研究提示,仅控制血糖不足以预防1型糖尿病妇女的妊娠并发症。

即使没有全国医疗记录,基于大型人群的研究也是可能的。在美国,人体器官共享网络收集了所有移植患者的数据。美国国家癌症研究所(National Cancer Institute, NCI)监测与流行病学最终结果数据库(The Surveillance, Epidemiology, and End Results, SEER)收集了美国几大地区所有新发癌症患者的发病率和生存数据,这些地区的人口占美国人口的28%。

但大多数预后研究,特别是对罕见病的研究,主要针对的是某一个地区的患者。对于这些研究来说,提供足够的信息供其他患者判断研究结果是否可被使用于自身非常重要。这些信息包括研究对象的特征(如年龄、疾病严重程度、合并症)、研究的场景(如基层医疗机构、社区、医院),以及抽样方法(如随机抽样还是方便抽样)。通常情况下,这些信息足以说明研究的外推性,例如,某一社区的获得性肺炎或某家医院的血栓性静脉炎的预后研究等。

2. 零点时间(zero time) 预后研究中的研究对象应从疾病过程中一个共同的时间点开始观察,如症状出现、诊断或开始治疗的时间点,这一时间点称为零点时间。如果对队列中不同患者从病程的不同时间点开始观察,则对其预后的描述缺乏准确性,康复、复发、死亡等结局事件的发生时间将难以解释或具有误导性。术语"起始队列"就是用来描述一组同时处于疾病初期的患者。

癌症预后通常在随访开始时根据患者的临床分期(扩散程度)分别描述。即使队列中每个患者的病程不变,零点时间的不同也会系统性导致每个阶段的预后不同。这种影响已经被证实存在于肿瘤的临床分期。更高的分期反映更容易进展的癌症阶段,以达到针对性治疗的目的。当能够比旧的分期方法更好地检测到癌症扩散的新技术出现时,肿瘤分期迁移就发生了。在新技术的帮助下,过去被划分为较低分期的患者重新被划分为更高分期。这使得无论治疗是否真的更有效,或者这些患者整体预后真的更好,每个分期的预后看起来都将比分期迁移之前有明显的改善。分期迁移又被称为"威尔·罗杰斯现象"(Will Rogers phenomenon),这位幽默大师在20世纪30年代经济萧条期间谈到美国的地理迁移时说道:"当俄克拉何马州的人离开俄克拉何马州搬到加州时,他们提高了这两个州的平均智力水平。"

> **案例**
>
> 正电子发射体层成像（positron emission tomography，PET）扫描是一种对肿瘤转移灵敏度较高的检查手段，常用于非小细胞肺癌分期。研究者比较了 PET 扫描使用前后肿瘤的分期情况，发现在使用 PET 扫描后，肿瘤Ⅲ期（肿瘤扩散至胸部以内）患者的数量减少了 5.4%，而肿瘤Ⅳ期（远端转移）患者则增加了 8.4%。采用 PET 扫描进行肿瘤分期与肿瘤Ⅱ、Ⅳ期患者更好的预后生存有关，但与早期肿瘤患者生存预后无关。因此，笔者认为，应用 PET 扫描进行肿瘤转移分期至少对肺癌、Ⅳ期患者的生存有明显的改善。

3. 随访　预后研究必须对患者随访足够长的时间，以保证观察到绝大多数重要临床结局事件的发生。否则，研究观察到的事件发生率将远远低于真实的发生率。随访期限的长短取决于疾病本身。对于手术部位感染的研究，随访应持续数周；而对于轻度认知功能障碍患者的痴呆发病及其并发症的研究，随访应至少持续数年。

4. 疾病结局　疾病预后的描述应涵盖对患者有重要意义的所有临床表现，这意味着不仅包括死亡和发病，还有疼痛、痛苦、丧失自理能力和无法进行日常活动等方面。5D 指标是用于概括重要临床结局的一个简单的方法，包括死亡（death）、疾病（disease）、不适（discomfort）、致残（disability）及不满意（dissatisfaction）。

在努力做到科学化的过程中，医生们倾向于重视可以更加精确地或是通过某项技术进行检测来获得的结局指标，有时甚至忽略了临床相关性。患者不能直接感受到的治疗本身并不是临床上有用的结局，如肿瘤缩小、血生化指标正常、心脏射血分数提高，或者血清学指标改变等。只有在明确了临床结局与这些生物过程存在关联时，才可以用它们代替临床结局。因此，如果肺炎患者已经退热、精力恢复、咳嗽减少，那么胸片表现出短暂持续性异常就可不必过分担忧。

以患者为中心的临床结局评分标准现已应用于临床研究。表 7-1 中列出了一种肿瘤治疗研究中使用的生活质量的简单评分标准。对于活动状态、健康相关生活质量、疼痛等与患者健康密切相关的其他方面的研究也有相应的评分标准。

表 7-1　美国东部肿瘤协作组（ECOG）关于生活质量的简单评分标准

行为状态评分	定义
0	无症状
1	有症状，可进行自主活动
2	有症状，一天中卧床时间少于 50%
3	有症状，一天中卧床时间超过 50%
4	完全卧床
5	死亡

资料来源：经批准改编自 Oken MM, Creech RH, Tormey DC, et al. 1982. Toxicity and response criteria of the Eastern Cooperative Oncology Group. Am J Clin Oncol, 5: 649-655.

（三）预后因素与危险因素研究

预后研究与传统的探讨危险因素研究相似，将有特定疾病的患者集合在一起，对他们进行随访，并测量临床结局，确定与疾病结局相关的患者特征，称为预后因素。但预后因素与危险因素研究代表了疾病谱的不同部分，危险因素研究关注的是发病前到发病，预后研究研究的是疾病到结局。对有或没有不良预后结局的患者进行的病例对照研究也可以估计与各种预后因素相关的相对风险，但它们无法提供有关预后结局的率的信息。两种研究的主要区别如下：

1. 研究对象不同　风险因素研究研究对象通常为健康人群，而预后研究的研究对象主要是患者。
2. 结局指标不同　在研究危险因素时，通常将疾病发生视为结局事件。预后研究主要关注疾病的不良后果，包括痊愈、好转、生存、迁移、复发、恶化、伤残、并发症、死亡及生存质量变化等。

3. 发生率不一样 危险因素研究的结局通常为低概率事件。不同疾病的年发病率为千分之一至十万分之一或更低。因此，即使对非常敏感的医生来说，暴露与结局的关系也难以在日常临床实践中观察到。相对而言，预后研究所关注的是比较常见的临床事件。例如，约每100名急性心肌梗死患者中会有数名在院内发生死亡。

4. 因素本身存在不同 许多可升高风险的因素不一定是预后不良因素。通常对于某种疾病，这两类因素存在较大不同。例如，许多确定的心血管事件相关风险因素（高血压、吸烟、血脂异常、糖尿病、家族史等）与首次发生心肌梗死后院内死亡存在反向关联。

临床医生通常能够根据个人经验对短期预后做出比较准确的评估。但是，没有研究的支持，他们可能难以对长期预后以及对多个相关复杂的预后因子进行评估。

第二节 预后研究设计与实施

一、主要研究方法及区别

根据不同的研究内容与研究目的，预后研究可以采用多种研究方法，主要研究方法包括以下几类。

（1）队列研究：队列研究是将研究对象按是否暴露于某可疑因素或暴露程度进行分组，随访观察预后结局并比较不同组间预后结局的差异，从而判定暴露因素与预后结局之间的关联性。

（2）病例对照研究：病例对照研究是选择具有某种疾病某种预后结局的患者作为病例组，不具有该预后结局的患者作为对照组，调查他们过去与所研究疾病预后有关的某些因素的暴露情况，通过比较各组暴露情况的差异，判定暴露因素与疾病预后间的关联情况。

（3）临床试验：临床试验的基本原理是将确诊有研究疾病的患者随机分为试验组与对照组，给予不同的临床治疗措施，随访比较各组患者的预后结局，从而对不同临床治疗措施的效果进行评价。

（4）病例系列（case series）：病例系列是对少数病例（最多几十例）的病程描述，病例报告则描述更少数的病例，一般不超过10个。病例通常来自诊所或转诊中心，通过前瞻性随访以描述其之后病程，并回顾病史以描述早期病程。

这类报告主要描述新定义综合征或罕见疾病的相关经验，对认识疾病具有重大意义。在关于预后的章节中介绍病例系列是因为这些病例可以被看作一个队列进行研究，尽管该队列不具有可比性。

例如，急诊科医生收治被北美洲响尾蛇咬伤的患者，相对来说这种咬伤在任何地方都不常见，很难通过大规模的队列研究了解这种咬伤的临床进程，因此医生必须主要依赖病例系列进行研究。一个典型例子是对10年间所有在加州一家儿童医院接受治疗的22名响尾蛇咬伤儿童患者的临床进程进行描述。其中19名儿童患者的确发生了蛇毒中毒（并非所有被毒蛇咬伤的人都会发生蛇毒中毒，2%~50%的病例属于无毒咬击），因此采用抗蛇毒血清对其进行积极治疗；另外3名儿童患者由于需要清除软组织碎片或减轻组织压力而接受了手术治疗。抗蛇毒素无严重副反应，所有患者出院时均无功能性损伤。

如果没有足够多的证据指导救治，治疗响尾蛇咬伤儿童的医生会很依赖于这类病例系列报告，但这并不意味着该病例系列提供了完整可靠的蛇咬伤治疗经验。在该地区所有被蛇咬伤的儿童中，一些在咬伤后恢复较好，没有被送至转诊中心；还有一些病情比较严重的患者被送往就近医院治疗，甚至有患者在到达医院之前就已经死亡。换句话说，该病例系列并没有描述从蛇咬伤开始时所有儿童患者的临床进程，而是选择了刚好来到特定医院接受治疗的患者作为样本。实际上，病例系列描述的是流行性病例的临床进程，他们不一定是该病的代表性样本，所以说病例系列是"虚假的"队列。

二、以队列研究为例的研究步骤

图 7-1 为预后队列研究的基本设计。在最佳情况下，预后研究是针对一个确定的临床或地理人群，从疾病过程中的一个特定时间点开始观察，对所有患者进行足够时间的随访，并测量重要临床结局。

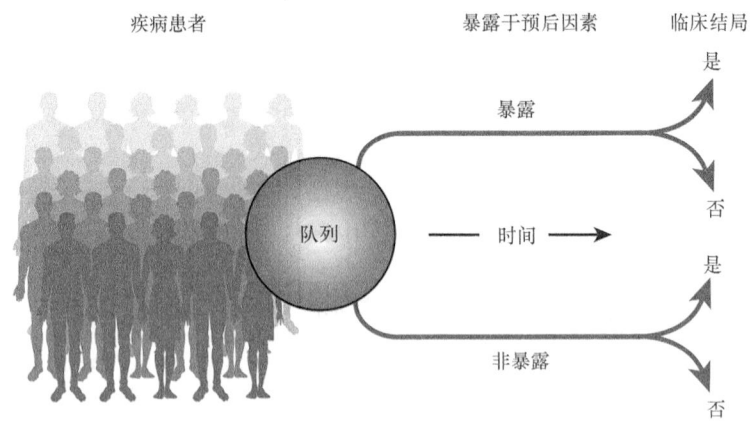

图 7-1 预后队列研究步骤

研究生存最直接的方法是将一组所感兴趣的处于同一病程阶段（如症状出现、诊断、治疗开始）的患者集合在一起，对他们进行观察，直到所有人都出现或不再出现临床结局。

三、数据收集设计：简化及更多信息

1. 单一的比率　以单一的比率概括疾病的病程十分方便，即在一定时间范围内经历特定事件的人群所占的比例。表 7-2 列出了一些达到这一目的的不同种类的比率。这些比率与发生率具有相同的构成：随时间推移，事件发生率在某一组患者逐步上升。

表 7-2　描述预后的常用指标

指标	定义
5 年生存率	从患者病程的某个时间点开始计算，存活 5 年的患者所占的百分比
病死率	死于某病的患者占该病患者的百分比
特定病因死亡率	每 10 000 人中死于某种特定疾病的患者数量
反应率	干预后表现出改善迹象的患者所占的百分比
缓解率	疾病进入无法检测阶段的患者所占的百分比
复发率	经过恢复期后重新患同种疾病的患者所占的百分比

通过单一的率概括预后比较简洁，且容易记忆，便于交流，但缺点是传达的信息量相对较少。相似的总比率可能会掩盖预后的巨大差异。

2. 队列的生存　图 7-2 中分别显示了 4 种情况下患者的 5 年生存率。对每一种情况来说，大约 10% 的患者可活 5 年。然而，其他对患者非常重要的临床进程则存在较大差异。夹层动脉瘤患者的早期存活状况非常不好，但如果患者能够在前几个月存活下来，他们的死亡风险就比较不容易受到已患动脉瘤的影响[图 7-2（a）]。局部浸润性非小细胞肺癌患者在确诊后 5 年内死亡率相对稳定[图 7-2（b）]。肌萎缩侧索硬化（一种慢性进行性瘫痪）和呼吸困难不会立即威胁到患者的生命，但多年后随着神经功能进行性下降，在没有仪器辅助的情况下无法呼吸就会导致死亡[图 7-2（c）]。图 7-2（d）是一个基准，一般人群只有在 100 岁时，其 5 年生存率才能与上述三种疾病具有可比性。

(a) 夹层动脉瘤　　(b) 肺癌

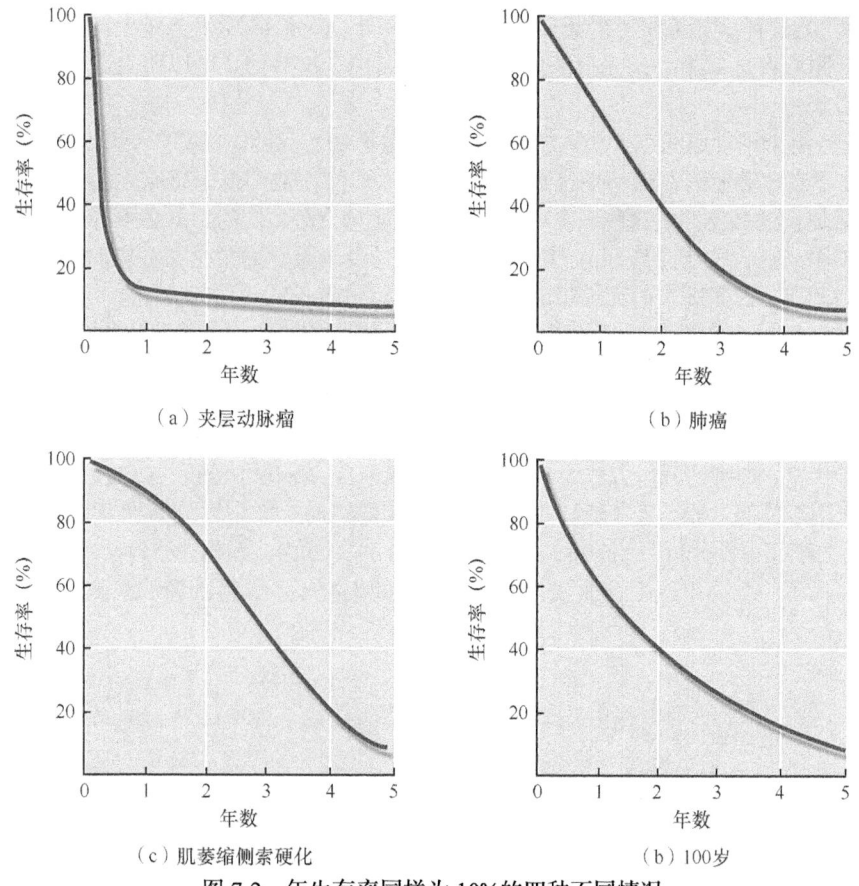

(c) 肌萎缩侧索硬化　　(b) 100岁

图 7-2　年生存率同样为 10% 的四种不同情况

在解释预后时,最好了解具有特定情况的患者在任何时间点经历某种结局的可能性。以总体率表示的预后则不包含这些信息。但是,通过上述图片则可以显示出疾病过程中任何一点发生某事件的平均时间,这里的事件是指只能发生一次的二分类临床结局。下面的讨论描述了从生存角度描述结果的一般方法,但该方法也适用于相反的(死亡时间)及任何其他结局事件,如癌症复发、感染治愈、症状消失或关节炎缓解。

图 7-3(a)显示了一个能代表患者临床进程的小型队列,其生存与时间的关系图显示了队列中

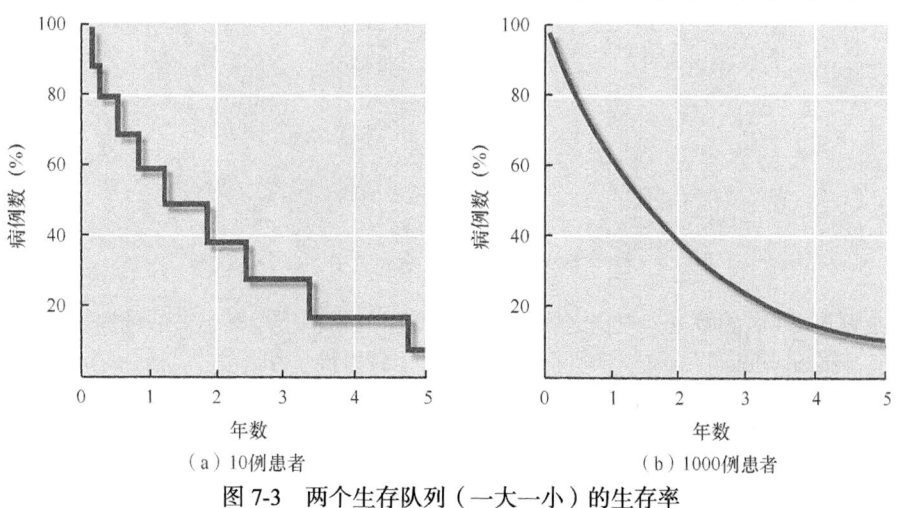

(a) 10例患者　　(b) 1000例患者

图 7-3　两个生存队列(一大一小)的生存率

10例患者死亡的过程。如果研究的病例数增加，每一步变化的间隔就会减小，当研究的病例数非常大时，这个图形将近似为一条光滑的曲线[图7-3（b）]。这些信息可以用来逐年甚至逐周预测相似患者的预后。

不幸的是，由于种种原因，以这种方式获取信息是不切实际的。一些患者可能会因为其他疾病、搬迁、对研究不满意等原因在随访期结束前退出研究。即使在他们退出研究之前已经花费了相当大的精力来收集他们的数据，但这些患者必须被排除在队列之外。同时，也必须等到所有队列成员在随访中到达某个点后，才能计算存活到那个点的概率。由于患者通常是在一段时间内参加研究，在这期间任何时间点，首先进入研究的患者都会有一个相对较长的随访，而后进入研究的患者只有相对短暂的随访。最后一个进入研究的患者必须完成计划随访期限，才能获得当年的生存信息。

四、数据的分析设计

1. 生存分析 为了有效利用队列中每个患者的所有可用的数据，生存分析被用来评估队列随时间变化的生存状况。通常的分析方法为卡普兰-迈耶（Kaplan-Meier）分析，以其创始人的名字命名。生存分析可应用于任何二分类且在随访期间仅发生一次的结局（如发生冠状动脉事件或癌症复发的时间）的分析。"时间-事件分析"（time-to-event analysis）这一术语，在描述事件而不是生存更为常用。

图7-4展示了一个简单的生存曲线，纵轴为估计的生存概率，横轴为从观测开始的时间（零点时间）。

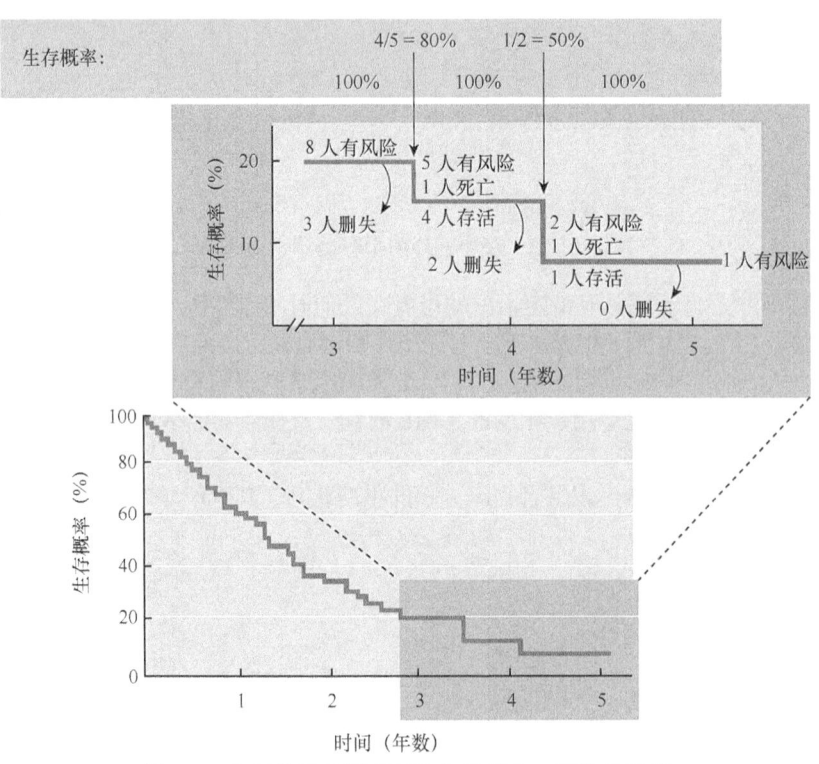

图7-4 生存曲线的例子以及曲线其中一部分的细节

生存到任何时间点的概率是根据之前每个时间间隔的累积生存概率来估计的。时间间隔可以尽可能小，在Kaplan-Meier分析中，时间间隔是指每个新事件（如死亡）与前一个事件之间的时间间隔（无论长短）。在大多数情况下，没有人死亡，则生存概率为1。当出现一个患者死亡时，这一刻的生存概率计算为存活的患者人数与当时处于死亡危险的人数的比率。已经死亡、退出或尚未随访的患者没有死亡风险，因此，不能用于估计当时的生存概率。生存概率在没有人死亡的时间段内不会改变，所以只有在有人死亡的时候才会重新计算。尽管在任何给定区间内的概率都不是非常准确，因为要么没有发生任何事情，要么在一个大队列中只有一个事件发生，但在每个时间点上总生存概率（之前所有概率的乘积）是非常准确的。当患者在任何时间点从研究中失访时，则被称为删失数据（censored data），从那时起不再计算在分母中。

图7-4中生存曲线的部分曲线（零点时间后3~5年）详细给出了用于生存估计的数据：处于危险期的患者、度过危险期的患者（删失），以及在每个时间点发生结局事件的患者。

基本生存曲线的变化增加了曲线传递的信息量，比如知道在不同时间点处于危险期的患者数量，对了解机会因素对观察率的影响有一定作用，尤其是在随访末期。纵轴可以显示有结局事件发生的患者所占比例，无法显示没有结局事件发生的患者所占比例；由此产生的曲线将向上向右变化。随着时间的推移，正在接受观察的患者越来越少，导致生存估计的精密度逐渐下降，可以用不同时间点的置信区间表示精密度。有时会将图标纳入生存曲线中代表每次出现的删失患者。

2. 生存曲线的解释 解释生存曲线时需要注意以下几个要点。

首先，纵轴代表队列中人群的生存概率估计值，而不是对队列中所有人群进行随访后得到的累积生存概率。

其次，对于一组给定的数值，生存曲线上的点是队列人群生存概率的最好估计值。然而，正如所有的样本观察研究一样，估计值的精密度取决于估计所基于的患者数量。我们可以十分确信曲线左侧的生存概率估计值是可靠的，因为在随访早期存在风险的患者数目比较大。但在曲线右侧特别是尾部，生存概率估计所基于的患者数量由于死亡、失访和随访后期纳入新的研究对象数目相对减少，以至于可随访到规定时间长度的患者越来越少。因此，基于随访末期数据估计的生存概率是不准确的，且可能受到患者数目的严重影响。

例如，图7-4中只有1例患者在第五年接受观察，如果这一例患者刚好死亡，生存概率就会从8%降至0%。显然，这样解读数据太过片面。因此，采用生存曲线尾部数据估计生存概率必须谨慎。

最后，许多生存曲线从形状来看，可能得出结局事件在随访早期的发生频率高于随访后期曲线趋于平缓时的结论。这种观点是错误的。随着时间的推移，计算生存率所基于的患者数量越来越少，导致生存率不变的情况下，曲线也逐渐趋于平缓。

与任一估计方法一样，Kaplan-Meier分析对事件发生时间的估计基于假设。假设删失数据与预后结果无关，虽然从某种程度上来说这是错误的，生存分析可能导致队列人群生存估计偏差。如果存在超过一种结局事件发生这种竞争性危险，以及结局事件之间不相互独立，比如一种结局事件的发生会改变另一种结局事件发生的可能性，那么Kaplan-Meier分析就可能不够准确。例如，由于发生化疗相关感染而退出的癌症患者死于该种癌症的概率不同于普通癌症患者。当存在竞争性风险时，则应采用其他方法估计累积生存概率。

3. 确定预后因素 通常来说，许多研究不仅会对同一组患者进行简单的预后相关描述，还会比较具有不同特征的患者之间预后的差异，即确定影响预后的因素。将多条生存曲线放在同一张图上，每条生存曲线代表患者的一种预后因素，这样就可直接从视觉上（包括从统计学意义上）进行比较。

一种预后因素相对于另一因素的影响可以通过时间-事件分析计算风险比（hazard ratios）（类似于危险比或相对风险度）得出。同时，生存曲线可以在考虑与预后相关的其他因素影响后获得一个变量的独立效应。

> **案例**
>
> 胃癌患者与许多其他癌症患者一样，在确诊后几年内存活的概率不尽相同，其预后取决于所患肿瘤的特征，包括分期（肿瘤的深度从局限于病变器官表面至侵犯邻近器官）、位置（靠近食管）和累及的淋巴结数量等。有研究根据胃癌上述三种特征将患者分为七组进行预后分析（图7-5），在为期5年的随访后发现，情况最好的一组中几乎90%的患者存活，而情况最差的一组中存活的患者比例不到10%。该研究得到的结果有助于医生和患者预测结局事件的发生，这比简单得到"总的来说，30%的胃癌患者可以存活5年"的结论可获得更多的信息量。

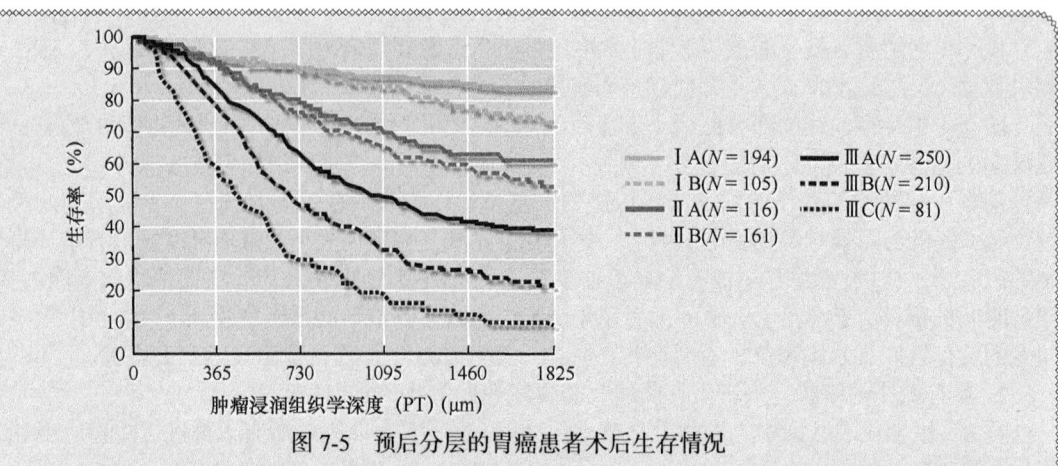

图 7-5 预后分层的胃癌患者术后生存情况

注：重绘图已得到 Sano T，Coit DG，Kim HH 等作者的许可。Sano T，Coit DG，Kim HH, et al. 2017. Proposal of a new stage grouping of gastric cancer for TNM classification：International Gastric Cancer Association staging project. Gastric Cancer, 20（2）：217-225

4. 临床预测规则　同时考虑多个变量相比只考虑一个变量可提供更精确的预后预测。临床预测规则根据病史、体格检查和简单的实验室检查所确定的一组患者临床特征估计结局事件（预后结局或诊断结局）发生的可能性。之所以称为"规则"，是因为它们常常与进一步诊断评估或治疗的建议联系在一起。临床预测规则还有其他叫法，如决策规则、预测模型、风险评分。为使预测规则在临床诊疗环境中具有可行性，其制定需要根据患者常规治疗和评分过程中产生的可靠数据，这些数据是预测的基础，并已简化。预测模型或规则通常在未来某个固定时间点确定结局事件的发生率，其效能通常通过判别度、校正度和再分类来评估，这在第五章中已讨论过。

案例

肝硬化晚期可迅速导致死亡。终末期肝病模型（model for end-stage liver disease，MELD）是一个预测肝硬化患者 90 天内死亡率的评分系统，美国自 2002 年开始就已使用这套系统指导在候选名单上的哪些患者应该优先接受肝移植。原始评分使用与肝功能和死亡率有关的三个实验室指标：凝血酶原时间国际标准化比率、肌酐、胆红素。后续分析显示纳入钠含量指标可提高预测准确性，且可更好地进行判定和校正。值得注意的是，那些在原始模型中得到低 MELD 评分的已经死亡的患者在考虑低钠水平的模型中得到较高评分。2016 年，该模型更新纳入钠含量指标。表 7-3 显示了更新后模型预测的死亡率。死亡率从评分 15 分开始急剧增加，通常到达这个阈值时，如果有可供移植的供体器官，肝硬化患者就会被列为肝移植候选者。更新后评分模型的可用性通过后续队列研究进行了评估。等待肝移植的患者死亡率指标得到了改善，特别是那些存在低钠的患者，他们按之前的标准是被认为不符合肝移植条件的患者。

表 7-3　使用终末期肝病模型评分计算预后

□肌酐（mg/dL）
□胆红素（mg/dL）
□凝血酶原时间国际标准化比率（INR）
□钠含量
根据以下公式计算评分：
MELD（i）=0.957×ln（肌酐）+0.378×ln（胆红素）+1.120×ln（凝血酶原时间国际标准化比率）+0.643
如果原始 MELD 评分高于 11 分，按照以下公式再次计算：
MELD=MELD（i）+1.32×（137−钠含量）−[0.033−MELD（i）×（137−钠含量）]

续表

MELD	90天内死亡率（%）预测
<15	1
15~20	4
21~22	7
23~26	13
27~31	27
32~40	81

临床预测规则应该基于一种诊疗环境制定，然后在另一种环境下通过不同的患者、医生和常规诊疗操作等进行验证，确保预测不仅仅在原有环境中可行，而且在大部分环境中均具有可行性，因为预测在原有环境中可行不能排除是由于原有环境具有某些特定的特征。用于制定预测规则的数据称为训练集（training set），用于评估预测规则准确性的数据称为测试集（test set），其目的是验证预测规则。

上述案例中将患者根据不同预后分为不同组别的过程称为预后分层（prognostic stratification）。其中，肝硬化是疾病，死亡率是结局事件。这个概念类似于危险分层，即患者根据发生某种疾病的风险不同被分到不同的层。

第三节 预后研究的评价

一、常见的偏倚

预后研究中常见的偏倚包括抽样偏倚、零点偏倚、迁移性偏倚、测量偏倚、"无差异"错误分类偏倚（non-differential misclassification）以及缺失数据偏倚等。

1. 抽样偏倚 当研究患者所代表的患者总体不同时，就会出现抽样偏倚。这项研究中的患者能够代表患者总体吗？答案取决于使用该研究结果医生不同的视角。在对不同组的预后进行比较时，即使不考虑相关暴露因素，抽样产生的组在预后方面也存在系统差异，这会带来偏倚。以贝尔面瘫为例，老年患者的预后更差，可能是因为他们是有潜在疱疹病毒感染的人群，而不是因为他们的年龄。

案例

贝尔面瘫是一种病因不明的急性单侧的面部神经麻痹，表现为面部神经支配区域的无力。虽然有些病例与单纯性疱疹、糖尿病、妊娠和各种其他病症有关，但病因通常是未知的。其临床进程是什么样的呢？丹麦的研究人员对1701例贝尔面瘫患者进行每月1次的随访，直到面部功能恢复或随访满1年。85%的患者可在3周内最大程度恢复，其余15%的患者在3~5个月内最大程度恢复。到那时，71%的患者已经完全康复，剩余未完全康复的患者中，有12%的患者轻度功能损失，13%的患者中度功能损失，4%的患者重度功能损失。患者恢复程度与更小的年龄、更轻的初始面瘫和更早的恢复有关。

2. 失访偏倚 通常情况下，最初队列中的一些成员会随着时间的推移而退出研究（这是患者必须得到保证的权利，是人群研究伦理的一部分）。如果中途退出是随机发生的，那么中途退出的患者的特征与未退出的患者相似，就不产生偏倚。然而，在队列研究中被比较的两组无论退出的人数是否相似，失访患者的特征与留在研究中患者的特征通常情况下都是不相同的。失访往往与预后有关，例如，症状好转或恶化的患者更有可能退出研究，那些需要治疗其他疾病的患者也可能因研究相关随访带来的负担而退出研究,这将会歪曲该研究的主要结果。如果该研究的目的还包括确定预后因素(例如,比较老年患者和年轻患者的恢复情况),也可能因老年患者更易退出而产生偏倚。

3. 测量偏倚　在对不同组别患者的预后进行比较时,如果其中一组患者更易接受到系统的检测,则测量偏倚会对结果产生影响。这种情况在有些结局(如死亡、严重心血管疾病和主要癌症)中的影响尤为明显,以至于不太可能被忽视。但是对于不那么明确的结局,包括特定的死亡原因、亚临床疾病、副作用或残疾,可能会因为对结局进行探索或分类的方法不同而产生测量偏倚。

测量偏倚可以通过以下三种方法进行最小化:①同等地检查所有队列研究对象的结局事件;②如果对不同组别预后进行比较,确保研究人员不知道每个患者属于哪个组;③为判断是否发生了一个结局事件建立详细的规则,并严格遵循这些规则。为了帮助读者理解给定研究中这些偏倚的程度,通常的做法是在研究报告中附上一个流程图,描述研究对象的数量是如何随着研究的进行而变化的,以及为什么。这也有助于在采样和随访后比较研究内外患者的特征。

4. "无差异"错误分类偏倚　到目前为止,我们一直在讨论,当一项研究的结果在如何对暴露或疾病群体进行分类方面存在系统差异时,它会如何产生偏差。但如果错误分类是"无差异"的,也会产生偏倚,也就是说,在被比较的另一组别中也会发生类似的情况。在这种情况下,我们倾向于偏倚不对结果产生影响。

> **案例**
> 　　当仅仅通过询问人们是否吸烟来评估是否吸烟时,与黄金标准(如唾液中是否含有香烟产品)相比,存在严重的分类错误。然而,在一项吸烟与冠心病的队列研究中,对吸烟的错误分类在患有或未患冠心病的人群中没有区别,因为在评估暴露程度时结局尚不清楚。即使如此,当吸烟者和非吸烟者之间存在冠心病发病率的实际差异,并且吸烟被错误地分类,那么测量的差异就会减小,更有可能产生"零"效应。在极端的情况下,如果对吸烟状况的分类完全是随机的,那么吸烟与冠心病之间可能不存在关联。

二、研 究 评 价

分析与评价预后研究,有利于帮助决策者掌握有关疾病预后结局事件的准确证据,指导医生在面对患者的实际问题时,应用有关影响预后的证据,进行改善患者预后的循证医疗决策,及对有关疾病进行预后判断。预后研究证据的质量取决于科学的研究设计与方法,在分析与评价时,需要从真实性、重要性和适用性三个角度进行评价。

(一)研究结果的真实性

(1)病例是否具有代表性,是否处于病程的相同阶段,通常是病程较早的阶段?

研究对象应有准确的定义及纳排标准,能够代表患病人群;预后研究的研究起始点最好在疾病早期,至少应在相同病程期。

(2)对研究对象的随访时间是否够长,随访是否完全?

对每一例患者都应进行全程随访,观察疾病发展过程,计算发生的各种结局,并分析失访的原因。

(3)是否使用客观指标对结局进行判断,或结果测试的标准是否采用了盲法?

应使用明确、客观的指标判断预后结局;对于需要通过一定的临床分析才能判断的疾病结局,以及难以判断的疾病结局,需要使用盲法,由不知情的其他医生判断结局。

(4)如果亚组的预后不同,该结论是否可靠?

预后研究结束时,按年龄、性别及其他因素分组,分别计算各组的生存率等指标,比较各组间差别,分析各项预后因素对预后结局的影响;并根据资料的分布特征选用正确的统计学方法进行分析，对于重要的预后因素进行校正。

（二）研究结果的重要性

（1）预后的结果能否合理表达全时效应？

研究者应对整个病程的预后结局进行报告，而非某一时点的结局。

（2）预后估计的精确度如何？

对预后结局概率的95%CI进行报告，区间越窄，可信度越高，若95%CI不包含1，表示研究结果具有统计学意义。

（三）研究结果的适用性

文献中的研究对象和我们实际临床所遇到的病例是否相似，作者是否将研究对象的情况介绍清楚；研究结果是否有助于对临床治疗做出决策和有助于对患者及其亲属进行解释。

此外，牛津大学循证医学中心（Centre for Evidence-Based Medicine）提出了一套证据评价体系，其中包括对预后研究的评价（表7-4）。

表7-4 预后研究的证据等级

推荐强度	证据级别	研究类型
Ⅰ级	Ⅰa	前瞻性初始队列研究的系统综述（具有同质性）
	Ⅰb	随访率≥80%的前瞻性初始队列研究
	Ⅰc	全或无病例系列
Ⅱ级	Ⅱa	回顾性队列研究或随机对照试验中的空白对照组的系统综述（具有同质性）
	Ⅱb	回顾性队列研究，随机对照试验中的空白对照组
	Ⅱc	结局性研究
Ⅲ级	Ⅲa	—
	Ⅲb	—
Ⅳ级	Ⅳ	系列病例观察（包括低质量的预后队列研究）
Ⅴ级	Ⅴ	专家意见或基础研究证据

该评价方法将证据水平分为5级，即Ⅰ（Ⅰa、Ⅰb、Ⅰc）、Ⅱ（Ⅱa、Ⅱb、Ⅱc）、Ⅲ（Ⅲa、Ⅲb）、Ⅳ和Ⅴ级。而牛津大学循证医学中心的推荐建议又分为A、B、C、D4级：A级为证据极有效（证据等级为1级），推荐；B级为证据有效（证据等级为2级和3级），可推荐，可能会在将来出现更高质量的新证据后而改变；C级为证据在一定条件下有效（证据等级为4级），应谨慎应用研究结果；D级为证据的有效性具有局限性（证据等级为5级），只在较窄的范围内有效。

思 考 题

1. 请简述预后研究的主要分析方法。
2. 请简述预后研究的主要偏倚类型。
3. 请简述预后研究的主要评价方法。

（江　宇　曲翌敏　袁金秋）

第八章 临床研究问题的构建

构建一个好的临床研究问题是临床流行病学的基石,其目的是服务于临床研究,为临床实践提供指导,从而推动医学发展与进步,提高人民身心健康水平。本章概述了临床研究问题的特点和重要性,详细介绍了其来源、类型、构建原则和构建方法,并以一个具体的临床研究为例,阐述了构建一个好的临床研究问题的详细步骤,最后总结归纳了构建临床研究问题应当避免的误区。

第一节 概 述

一、临床研究问题

临床研究(clinical study)是以疾病的诊断、治疗、预后、病因和预防为主要研究内容,以患者为主要研究对象,以医疗服务机构为主要研究现场,由多学科人员共同参与组织实施的科学研究活动。临床研究问题(clinical study question)是指临床工作中遇到的尚未解决的问题,是通过研究找到规律后才能解决的问题,是临床研究的基础。

(一)从临床问题到临床研究问题

临床医师在临床实践中经常会遇到许多需要解决的实际问题,如针对某个患者应选择哪项检查才能较准确地诊断或排除某种疾病?应选择哪种治疗方法用于该患者的治疗?实际上,临床医师对患者的诊治过程就是一个不断提出问题、寻找最佳的解决方法,直至最后解决临床问题的过程。而临床研究问题常常来源于临床实践中所遇到的问题,通过临床研究来回答问题,寻找最佳的临床证据,最终达到指导临床实践的目标。

构建一个恰当的科学问题是开展科学研究的第一步,这对临床研究也同样重要。临床医师是构建临床研究问题的主力,临床实践中每天都会产生许多新的临床问题,但这些问题必须通过进一步的分析总结才能转化为临床研究问题。一个好的临床研究问题是后续选择合理的研究方法进行临床研究的前提和基础,那些尚未解决的问题和不断产生的新问题是临床医学发展的动力。以复杂冠心病的临床治疗为例,复杂冠心病(包括冠状动脉多支病变和左主干病变)患者病变复杂、合并症多,血运重建是其主要治疗方式。目前常见的血运重建方式有经皮冠状动脉介入治疗和冠状动脉旁路移植术。两种技术不断进展,适应证不断更新,但如何为有复杂冠心病患者选择最佳血运重建策略尚缺乏共识。在进一步查阅资料和分析思考后,研究者将这个临床问题凝练成临床研究问题,于是一个有临床意义和研究价值的问题被提出:"复杂冠心病血运重建最佳临床决策如何制定。"临床工作中遇到的实践问题需经过进一步的分析、归纳与总结才能凝练成一个恰当的临床研究问题,从而进一步提出研究计划并加以实施,最后通过临床研究回答这个临床问题,为临床实践提供证据。

(二)临床研究问题的特点

临床研究主要涉及疾病的病因、诊断、治疗、预后和预防,并以患者为主要研究对象,其不同于基础医学的实验研究,也有异于预防医学的群体研究,因此构建出的临床研究问题应具有以下特点。

1. 以患者为中心 临床研究的对象是患者,患者是有关疾病的"载体"。临床研究问题来源于临床需要解决的问题，而临床研究问题构建的最终目的也是解决患者最关心、最迫切的疾病问题。因此，临床研究问题的构建应以患者为中心，并着眼于解决实际的临床问题。

2. 干预措施要安全有效　疾病治疗的临床实践是构建临床研究问题的常见来源，一个恰当的疾病治疗性临床研究问题构建后需进行临床试验加以回答，而任何临床试验的治疗药物或治疗措施，一定要有科学依据证明其安全性和有效性，之后进行立题研究。例如，为了对比新的治疗措施或药物的疗效，需要设立对照组，而对照组的治疗措施也要保证患者的安全性。

3. 服务于临床研究，最终指导临床实践　在日常临床实践中，临床问题贯穿疾病发生、发展的整个过程，既是临床研究的起点，又是临床实践的终点。无论是医生还是患者，无时无刻不在面对许多疾病病因、诊断、治疗、预后和预防等多方面的问题，在相应的临床证据缺乏或科学性不足时，从临床需要出发提出问题，将临床问题转化成为临床研究问题，选择适宜的方法开展临床研究，获得真实可靠的证据以解决临床研究问题，最终用于指导临床实践。

4. 遵循医学伦理的要求　科学要以人为本，医学进步以科学研究为基础，最终目的是实现全人类身心健康，临床研究问题构建后需通过进一步的临床研究来解决。按照世界医学协会（World Medical Association，WMA）制定的《赫尔辛基宣言》要求，以人体为研究对象的临床研究，其所使用的试验药品或采取的措施必须具有充分的科学依据证实其安全、有效，无损于患者的利益。对于参与临床研究的患者，要明确告知研究的目的和意义、研究的程序和期限，参加研究后可能带来的益处、风险和不适；坚持自愿的原则，尊重患者的人格；在研究开始前须签署知情同意书，研究进程中患者有随时退出的权利。因此，在构建临床研究问题时要高度重视医学伦理问题，在正式立题研究前须向有关机构的伦理委员会提交审查申请，审查通过后才可进行研究，且在研究进行过程中也要接受伦理委员会的审查和监督。

5. 不断发展，与时俱进　随着医学的进步和社会的发展，同样的临床研究问题在不同时代其目标和要求不同，解决的方法也可能不同。在当今面对"以患者为中心"更加人性化的临床实践要求下，如何更好地把握问题、分析问题和解决问题十分重要。临床研究问题应聚焦领域发展前沿，跟踪专业研究进展，不断与时俱进；要深入系统地总结以往实践经验并开拓新的实践方法，加深对人类的生命和疾病现象及其发生、发展规律的认识；不断发展医学新理论、开拓研究新领域，攻克技术新难关；不断寻求维护人类健康和防治疾病的最佳途径和方法，提高医疗技术和医疗质量，满足人民对医疗水平日益增长的需要。

二、临床研究问题构建的重要性、具备条件

（一）临床研究问题构建的重要性

1. 开展临床研究的第一步　临床医师在日常临床实践中，每天都要接诊患者、治疗各种各样的疾病，医师应善于观察患者，发现并提出问题，特别是那些凭借临床经验和现有知识无法解决的问题。只有提出问题后，临床医师才能带着问题去寻找可能相关的证据，当证据缺乏或收集到的证据科学性不足时，临床医师可以将这个临床问题转化成为临床研究问题，从而进一步提出研究计划并加以实施，通过临床研究回答这个临床研究问题，为临床实践提供证据，最终解决实际临床问题并使患者获益。因此，构建一个好的临床研究问题是开展临床研究的起点，如果问题构建得不恰当，将直接影响后续临床研究的实施。

2. 医学发展与进步的需要　医学的发展与进步离不开问题的发现与解决。如果没有发现问题或者发现问题后不经过思考、分析和总结，就难以构建出恰当的临床研究问题并开展临床研究加以解决，医学就难以发展和进步，患者也不能得到最佳的诊断和治疗。在临床实践中，如果临床医师不能提出有意义的临床研究问题，不对自己的临床知识加以更新，仅凭既往经验，患者就难以得到最佳的诊断和治疗；作为研究者，如果临床医师对临床实践不进行思考和总结，临床医学也难以取得进步。医学知识处于不断更新中，对于某一临床研究问题的答案也会随着医学的发展而改变，临

床医师只有在临床实践中不断学习和更新知识，对临床问题的认识才能逐渐接近真实。临床医学作为一门实践科学，临床医师只有在临床实践中不断地提出临床研究问题并通过临床研究回答所提出的问题，才能促进临床医学不断发展进步。

3. 医学所赋予的任务，人民身心健康的需要　临床医学是为了解决与人民罹患疾病相关的重要临床问题的学科，因此在临床实践中必须抓住患者关键的、待解决的临床问题。随着"健康中国"战略的推进，人民对健康的关注度越来越高。哪些医疗措施是真正有效的？这些措施对哪些患者安全有效？临床医师应聚焦影响人民身心健康的临床问题，首先需要构建恰当的临床研究问题，开展临床研究，进而选择最佳证据回答和解决所面临的临床问题。

总之，构建临床研究问题是开展临床研究的起点，是临床医师自身知识水平提升的内在要求和社会与时代赋予临床医师的使命，是临床医学发展与进步的源泉，对提高人民身心健康水平具有重要意义。

（二）构建临床研究问题应具备的条件

1. 临床责任心和积极性　临床研究问题应围绕患者最关切的临床问题。要找准并构建患者最为关切的临床研究问题就需要对患者有高度责任感和同情心，能够设身处地以患者为中心思考问题，这样才能在与患者的交流中仔细观察、认真思考，从而发现重要的临床研究问题，真正帮助患者解决问题。

2. 丰富的基础医学、临床医学等专业知识和流行病学等方法学知识　人体内各个系统相关疾病的发生发展都有其客观规律，如果不了解疾病的病因、发病机制和临床表现，不熟悉各种诊断试验和辅助检查的特性和适应证，不了解各种药物的治疗机制、药理作用和可能发生的不良反应，那么在接诊一个具体的患者时就难以提出恰当的临床研究问题。此外，临床医师在临床实践中只有充分应用流行病学知识，从个体扩大到群体，利用对比和概率的思想来思考所遇到的临床问题，才能更好地构建临床研究问题。因此，具备系统扎实的基础医学、临床医学和流行病学等知识是构建临床研究问题的重要基础。

3. 具有一定的人文、社会、心理和经济学知识　许多疾病的发生与心理、精神因素密切相关，同时患者对疾病的认识和心理状态会影响疾病的发展和预后。临床医师不仅要了解患者对疾病的认识、期望和忧虑，也要了解患者的社会经济状况和家庭负担等，只有这样才能够找出患者迫切需要解决的临床问题。也就是说只有具备一定的人文科学、社会、心理和经济学知识，才能与各种患者顺利沟通，交流思想，以发现患者所关心和需解决的问题，最终构建良好的临床研究问题。

4. 具备扎实的临床基本技能　在临床实践中具备扎实的临床基本技能，包括如何接触患者、采集病史、全面的体格检查以及对诊断方法选择和鉴别的能力，更有助于构建恰当的临床研究问题。临床医师在临床实践中必须明确患者的病史、认真详细地进行体格检查、掌握相关的辅助检查结果，在此前提下才可能找出患者最迫切需要解决的临床问题。

5. 临床综合分析和判断能力　运用已掌握的医学理论知识和临床经验，结合患者的临床资料进行综合分析、逻辑推理，并掌握现有的临床研究进展，从错综复杂的线索中去伪存真、去粗取精，找出临床实践中的主要矛盾并加以解决。只有具备良好的临床综合分析和判断能力，才能准确把握和构建恰当的临床研究问题。

上述五点是发现和构建临床研究问题中十分重要、缺一不可的条件，缺少任何一点都可能不利于发现和构建恰当的临床研究问题。

三、应用流行病学观点构建临床研究问题

（一）从个体水平上升到群体水平

临床医学以个体患者为研究对象，而流行病学则以群体为研究对象。虽然两者的研究重点不同，

但关系非常密切，因为对群体的健康状况和疾病的研究，是建立在个体病例研究的基础上。当今的医学模式已经由生物医学模式转变为生物-心理-社会医学模式，随着医学模式的转变，人们的健康观也发生了相应转变，对于健康的要求也逐步提高，流行病学群体的观念在临床研究中更是占有重要地位，临床研究已经由医院内的个体患者诊治扩大到患病群体诊治乃至社区人群的疾病防治，突破了传统的临床医学局限于医院内的不足，使医院患病群体与社区人群的疾病防治相结合，从而对疾病的早期发现与防治以及对疾病发生、发展和转归规律的认识更加全面与深入。因此，构建临床研究问题应注重从群体角度出发，这对临床医学的发展有重要意义和价值。

（二）从概率论的角度出发

在构建临床研究问题时，应注重从概率论的角度出发。临床研究关注的是患者群体，要关注临床事件的概率变化，而不仅仅是绝对数的改变。如临床实践中要通过分析治疗措施或药物的疗效和不良反应的发生率，从而发现和提出临床研究问题。因此，充分应用概率论的思想将有助于构建恰当的临床研究问题，也有助于后续临床研究的开展。

（三）运用对比的思想

在构建临床研究问题时，应充分运用对比的思想。只有通过对比分析，才能从中发现疾病病因、诊断和治疗的问题。如对比分析发现高血压患者冠心病发病率高于血压正常者，从而提出"高血压是冠心病发病的危险因素"这一临床研究问题。因此，在构建临床研究问题时对比的思想应始终贯穿其中。

（四）预防为主的观念

随着人民群众对健康需求的提高，对于某种影响健康的疾病不仅要"治"，更要"防"，要着眼于疾病的预防以更好地保护人民健康。因此，在构建临床研究问题时，不仅要关注疾病治疗，更要关注疾病的预防，建立预防为主的观念，在此基础上进一步开展临床研究，最终为疾病的早期诊断、有效防治以及改善预后、提高患者的生存质量等方面提供真实可靠的科学证据。

（五）始终贯彻发展的思想

医学是不断发展的一门科学，应以长远和发展的目光看待和构建临床研究问题。一个临床问题的答案不是永恒不变的，随着医学的发展与进步，新的研究结果常常可能推翻、改进或完善以前的结论，从而使我们对一个临床研究问题的认识不断得到升华和更加接近真实，不能认为已学到的知识和已有的临床经验足以回答和解决所有的临床问题，应与时俱进，以发展的思想来构建临床研究问题。

第二节 临床研究问题的来源、类型和构建原则

一、临床研究问题的来源和类型

在临床实践过程中，医生与患者都会在病因、诊断、防治和预后等方面面临许多需要解决的临床问题。为构建恰当的临床研究问题，研究者需要在临床实践中观察、思考、分析和总结，充分研习文献和临床指南，进而归纳出恰当的频率描述类、病因类、诊断类、治疗类、预后类或预防类临床研究问题。

（一）临床研究问题的来源

1. 来源于临床实践 对于临床医师而言，临床研究问题多来源于临床实践，可分为以下三种情况。

第一，来源于病因、诊断、治疗、预后和预防等临床实践本身（表8-1）。

表 8-1　临床实践常见来源

来源	内容
病因	怎样识别疾病的原因
诊断	怎样选择诊断试验，以便确定或排除某种诊断
治疗	怎样为患者选择利大于弊且物有所值的治疗方法
预后	怎样估计患者可能的病程和预测可能发生的并发症或结局
预防	怎样通过识别和纠正危险因素来减少疾病的发生以及怎样通过筛查达到早期诊断疾病的目的

第二，除来源于临床实践本身外，许多临床研究问题可直接或间接来自临床实践的客体，即患者和亚健康群体。马克思主义哲学的观点认为"实践活动是以改造客观世界为目的、主体与客体之间通过一定的中介发生相互作用的过程"。对于临床实践而言，临床实践活动是主要以诊疗疾病为目的、临床医师与患者和亚健康群体之间通过诊疗发生相互作用的过程。在临床实践过程中，临床医师常常会遇到患者提出的各种问题："我患的是什么病？"（关于诊断的问题）；"我为什么会这样？"（关于病因的问题）；"我还能活多久？"（关于预后的问题）；"某药对我有好处吗？"（关于治疗的问题）；"定期筛查有什么用？"（关于预防的问题）；等等。这些来自临床实践的客体即患者和亚健康群体的问题也是临床研究问题的重要来源。

第三，还可以来源于临床医师在临床实践中的自我提高。随着临床实践的积累，随之而来的需要解决的临床问题也越来越多，越来越复杂。仅凭借在医学院校学到的理论知识和现有的临床经验并不足以回答和解决所有遇到的临床问题。如何保持知识更新，提高临床及其相关技能，进行更好和更有效的临床实践，是临床医师自我发展的需要，也是临床医师需要在临床实践中不断发现和提出临床研究问题的重要来源。

2. 来源于文献　临床研究问题也可来源于已有研究结果的提示，主要有以下两种情况。

第一，前期研究特别是系统综述和 meta 分析的结果可以提示我们当前研究得出的结论以及研究质量的情况。例如，一项针对中医药治疗急性心肌梗死临床研究文献的系统综述表明，绝大多数文献报道的结论为中药治疗具有良好的效果，但由于证据等级还比较低（仅有一篇高质量的有关随机对照试验的文章），一定程度上影响了中医药治疗急性心肌梗死的临床应用，尚待开展一系列高质量的随机对照试验加以证明。在此基础上，研究者提出"中医药治疗急性心肌梗死效果"这一临床研究问题，并开展临床研究，采用随机对照试验的方法比较中西医两种方法对急性心肌梗死的治疗效果。

第二，在具备充分的专业背景知识的前提下，从已有研究中通过逆向思维或发散性思维发现新的临床研究问题。逆向思维也称求异思维，它是对司空见惯的似乎已成定论的事物或观点反过来思考的一种思维方式。这种思维方式已被人们自觉或不自觉地灵活运用于临床研究工作中。典型的例子就是青霉素的发现，英国科学家亚历山大·弗莱明（Alexander Fleming）在科研过程中偶然发现了霉菌污染现象，他打破常规思维束缚，从而发现了能够抵抗细菌感染的青霉素，挽救了无数人的生命。

> **案例**
>
> **青霉素的发现**
>
> 1928 年，英国科学家亚历山大·弗莱明偶然发现金黄色葡萄球菌培养皿受到霉菌的污染后，周围的金黄色葡萄球菌菌落被明显溶解。通常情况下，研究者会想方设法控制霉菌的污染，而弗莱明则逆向思考为什么霉菌会导致金黄色葡萄球菌的死亡，并提出"霉菌的某种分泌物能抑制金黄色葡萄球菌生长"的科学研究问题，随后他对此展开研究证实了上述推断，并将其分泌的抑菌物质称为青霉素，并因此与其他两位科学家共同获得了 1945 年诺贝尔生理学或

医学奖。

正是弗莱明这种突破常规、抓住偶然的逆向思维，使人类找到了第一种具有强大杀菌作用的抗生素——青霉素。这一发现提示我们在临床研究中，对临床发现进行逆向思维，可能得到出乎意料的结果。

3. 来源于临床实践指南 国内外临床实践指南和专家共识也为临床医师提供了研究方向和可选课题，主要有以下两种情况。

第一，随着临床实践指南的数量逐年增加，针对同一问题，不同的指南推荐的解决方案不同。例如，对于乳腺癌影像筛查的起始年龄，不同的指南争议较大。欧美国家有指南建议乳腺 X 线筛查的起始年龄可推迟到 50 岁，也有指南建议将 40 岁作为乳腺癌筛查的起始年龄。随着我国人民乳腺癌发病特征的变化和防癌意识的逐渐增强，中国的一些乳腺癌筛查指南陆续发表，但有部分指南直接沿用了欧美指南，忽略了中国女性乳腺癌的发病特点。因此，可针对不同指南中"乳腺癌筛查的起始年龄"这一有争议的内容，构建临床研究问题，开展临床研究，为制定适合我国人群的乳腺癌筛查起始年龄提供依据。

第二，指南中的研究空白。研究空白指在某一个主题或领域，尚未被探索，或正在探索阶段，有进一步研究余地的问题。指南的研究空白通常是指由于现有支持推荐意见的证据缺乏或质量低下，建议未来需要开展进一步研究。例如，《慢性乙型肝炎防治指南（2022 年版）》中在"尚待研究和解决的临床问题"部分，报告了已上市药物的有效性、安全性和成本-效益比等研究空白，为未来临床研究指明了方向。

临床研究问题的来源有多个途径，除上述途径外，临床研究问题还可能来源于企业研发新产品和社会需求等。不同的临床研究问题来源各有优缺点，在临床研究实践中均可使用，研究者可以依据需求和实际情况来通过某个或某些途径发现临床研究问题。

（二）临床研究问题的类型

在临床实践过程中，无论是医学生还是临床医师，由于其经验、阅历不同，即使面对同一个患者，其发现和提出的临床问题也会不尽相同。临床研究问题常涉及频率描述、病因、诊断、治疗、预后和预防等临床实践的各个方面。因此，临床研究问题可归纳为以下类别。

1. 频率描述类研究问题 临床研究中通过描述疾病在不同时间、不同地区、不同人群中的频率及其分布特征，以了解疾病的流行特征，为形成病因假设提供线索。常用的疾病频率测量指标有发病率、患病率、死亡率、病死率及生存率等。例如，临床医师想要了解心血管疾病对我国人群健康的危害，就可以提出如"我国心血管总人群、男性和女性、城市和农村死亡率与早死概率及其变化趋势"等临床研究问题，并开展相关临床研究，以为制定我国心血管疾病防治策略提供依据。

2. 病因类研究问题 正确地认识病因是进行疾病诊断、治疗、预后和预防的基础，对疾病的病因探索是医学研究的重要领域，是重要的临床研究问题类型。例如，饮食中过量盐摄入已经被证明与高血压的发生风险增加有关。临床医师可以从各个角度提出如"高盐摄入引起高血压的发病机制有哪些"、"有无遗传因素"、"在高盐摄入引起高血压发病中吸烟起到什么作用"等的一系列病因类临床研究问题，开展相关临床研究，为高血压的治疗、预后和预防提供重要的基础。

3. 诊断类研究问题 正确诊断是治疗疾病的前提。确切的早期诊断才能使患者及时得到正确治疗，从而达到治疗疾病、阻止或延缓疾病的发生发展的目的。因此，在诊断技术飞速发展的今天，临床医师既需要对新诊断方法进行真实性、可靠性和收益的评估，又需要从众多诊断方法中做出选择，以正确诊断疾病。例如，乳腺疾病数字化新影像技术包括 MRI、热层析、超声造影以及乳腺钼靶等，不同的影像技术各有优势，如何合理应用这些影像技术是乳腺疾病影像学诊断领域中需要深入研究的诊断类研究问题。

4. 治疗类研究问题　疾病的治疗方法常常可能有多种，包括药物治疗、手术治疗、放射治疗及化学治疗等。这些方法各有利弊，这时就出现如何选择治疗方法的问题。例如，对恶性肿瘤患者采取手术治疗、化学治疗、介入性治疗还是放射治疗，需要从治疗方法的适用性、病情的严重程度，以及患者的身体状况和经济状况等方面构建治疗方法选择的临床研究问题，从而制定出最佳的治疗决策。又如，研究表明幽门螺杆菌感染是胃部疾病及其复发的重要诱因，积极治疗根除幽门螺杆菌十分重要，然而目前仍没有统一的治疗方案。有研究者提出了"幽门螺杆菌感染者用铋剂四联方案还是三联方案治疗效果更好"这个临床研究问题，可通过选择幽门螺杆菌感染者，随机分组后分别进行四联和三联方案的治疗干预，评估不同治疗方案的疗效和安全性，为幽门螺杆菌感染者临床治疗方案的制定提供依据。

5. 预后类研究问题　疾病预后是对疾病各种结局（痊愈、复发、恶化、伤残、并发症或死亡等）的概率预测，通过预后研究，可以了解疾病自然史和病程，并发现影响疾病预后的因素，为改善患者预后、评价治疗措施效果和制定临床决策提供证据。例如，肝移植是目前终末期肝病的最佳治疗方式。临床医师在日常工作中发现肝癌肝移植患者的总生存率显著低于良性肝病肝移植患者，因此提出"哪些因素会影响肝癌肝移植患者预后"的临床研究问题，并对肝癌肝移植患者进行预后及其影响因素的研究，探讨肿瘤大小、侵犯血管程度、病理分级等对患者预后的影响，为肝癌肝移植标准制定和预后预测提供了科学依据。

6. 预防类研究问题　临床实践过程中常常需要对高危人群进行致病危险因素评估和干预，以减少疾病的发生，降低疾病的发病率，实现一级预防；对无症状"患者"进行筛检，可实现早发现、早诊断、早治疗，实现二级预防；对患者进行早期干预，可阻止或延缓疾病的发生发展，最大限度地减少疾病造成的危害，提高患者生活质量并延长寿命，实现三级预防。因此，如何对致病危险因素进行干预和效果评估，如何进行疾病的早发现、早诊断和早治疗，以及如何采取措施阻止或延缓疾病的发生发展，都是临床医师需要考虑的预防类研究问题。

7. 患者所关心的问题　在临床诊疗过程中，临床医师也应关注患者基于自身价值观、意愿和具体情况提出的临床问题。例如，同一疾病不同年龄段的患者所关心的问题可能是不同的。例如，对于乳腺癌的治疗，不同年龄段妇女关心的治疗结局可能不同。年龄较大的妇女可能更关心的是癌症的治疗、复发和转移；年龄较小的妇女可能还关心治疗对美观、生育功能的影响；有阳性家族史的妇女更关心的则可能是该病是否有遗传性。因此，应针对不同患者的相应的情况提出不同的临床研究问题。

二、临床研究问题的构建原则

临床实践中可能会产生大量的临床研究问题，但这些问题必须通过进一步思考和分析才能转化为一个清晰完整且恰当的临床研究问题。在构建临床研究问题的过程中，临床医师需要充分掌握临床研究问题的构建原则。

（一）重要性

1. 选择重大疾病和高危人群　临床医师构建临床研究问题时，应该选择恶性肿瘤、心脑血管疾病、重大传染病等疾病负担重、对社会稳定影响大和波及地域范围广的重点防治疾病进行研究。另外，不同的人群对致病因素有不同的暴露风险，并且暴露后具有不同的易感性和抵抗力。相较于普通人群，暴露风险高、易感性高和抵抗力低下的高危人群发生疾病的风险可能更高、病情可能更为严重或预后可能更差，对其进行干预产生的成效可能更为显著。因此，构建临床研究问题时应首选高危人群作为研究对象。例如，吸烟者是肺癌发病的高危人群，在开展肺癌相关临床研究时可以考虑把吸烟者作为研究对象来构建临床研究问题。

2. 需要进一步明确研究问题的重点和焦点　临床医师构建临床研究问题时，要具体和明确地提出期望解决的问题及其重点和焦点。从临床研究的角度出发，研究的重点应当是目前迫切需要解决的临床问题。例如，有关艾滋病防治的研究，其研究重点是探究艾滋病的有效防治措施和预后改善方法。任何一个具体的研究要想一揽子地去研究和解决全部问题，往往是不现实的。因此，一定要根据防病治病的现实需要性并结合自己的技术力量和经济支持等，选择某一个关键问题去构建临床研究问题并开展研究。

（二）创新性

临床医师构建临床研究问题时，要有自主创新性，有新的见解和新的特色。研究问题应当是目前尚无相关研究或现有研究结果存在不确定性、尚未完全解决的问题等。研究问题力求居于该领域的研究前沿并具有领先水平或者在过去研究的基础上有所突破和改进，否则就会造成人力、物力和财力的损失和浪费。

（三）科学性

临床医师构建临床研究问题时，要有科学性，以科学思想为指导，以事实为依据。以科学思想为指导，意味着不能和已经经过实践检验的科学原理相违背，只有这样才能使所构建的临床研究问题具有理论基础。以一定的事实为依据，研究客观存在的现象，这样才能使所构建的临床研究问题具有实践基础。

（四）可行性

临床医师构建临床研究问题时，要考虑可行性，充分考虑研究对象、研究措施、技术条件、经费和伦理等方面的可行性。

1. 研究对象的可行性　在构建临床研究问题时，要根据实际情况充分考虑研究对象的来源和数量。如果一个地区或单位在规定期间内有足够的研究对象来参与研究，则该研究可行，否则需要考虑组织具有相同或相似水平的地区、单位进行多中心协作，以满足该研究样本量的需求。

另外，要充分考虑研究对象的可接受性和依从性。临床研究主要是以患者为研究对象，因此，在构建临床研究问题时，要注意考虑社会习俗、文化背景以及宗教信仰等因素可接受性和患者的依从性，否则可能影响临床研究的开展。

2. 研究措施的可行性　临床研究问题涉及的试验干预措施或药物等应力求简单、经济、安全、容易操作和易于接受。反映干预措施效果的指标应在保证准确可靠的前提下选用灵敏度和特异度高的指标，做到少而精。

3. 技术条件、团队和经费的可行性　一个临床研究的顺利实施离不开相应的仪器设备、实验室条件和一支具备科研设计、实施和观察、资料收集、统计分析及研究总体指导和管理等技术力量的专业队伍，构建临床研究问题时需充分考虑团队力量和技术条件的可行性，否则可能无法开展临床研究和解决所提出的临床研究问题。同时，临床研究问题构建时临床医师需要考虑经费的来源与保障，过高或过低的经费预算均不利于临床研究的开展和所提出临床研究问题的解决。

4. 伦理可行性　任何临床研究务必要符合伦理学的原则，遵守国际公认的《赫尔辛基宣言》。按照国际惯例，临床研究需要获得有关机构的伦理委员会的审查批准方可开展研究，因此，构建临床研究问题时需充分考虑伦理可行性，严格遵守医学伦理原则。

（五）效能性

临床医师构建临床研究问题时，应该结合广大人民群众对有效防治疾病和健康促进的需求，将有限的资源投入到最需要解决的临床问题上，以充分体现临床研究的效能性。

（六）应用流行病学的观点

临床医师构建临床研究问题时，应充分掌握和应用流行病学的观点。临床研究问题构建时，不仅应关注个体的疾病和健康，更需要着眼于一个国家或地区中人群的疾病和健康（群体的思想）；

不仅需要关注疾病的诊治，更需要关注疾病的预防，特别是一级预防（预防的思想）；同时，应将设置对照、对比分析（对比的思想）和频率指标（概率论的思想）应用于临床研究问题的构建中；最后，医学是不断发展的一门科学，应从长远和发展的目光构建临床研究问题（发展的思想）。

第三节　临床研究问题构建的方法与步骤

一、临床研究问题的发现与提出

亚里士多德曾经说过："思维是从疑问和惊奇开始的。"问题是研究的出发点，没有问题就不会有分析、解决问题的思想、方法和认识。临床医师在临床实践中经常会遇到许多需要解决的实际问题，例如：怎样为患者选择利大于弊并物有所值的治疗方法？怎样通过识别和纠正危险因素来减少疾病的发生及通过筛查早期发现和诊断疾病？构建一个恰当的科学问题是开展科学研究的第一步，对临床研究有着十分重要的作用。

在本章第二节中我们讲到，临床研究问题的来源主要包括三类：临床实践、文献和临床实践指南。在本节中我们将以一个完整的案例"2007~2008年在印度尼西亚开展的一项随机、多中心的青蒿素联合疗法治疗疟疾的临床研究"贯穿始终，详细阐述临床研究问题构建的方法和步骤。

（一）临床研究问题的发现

1. 疟疾在全球的流行情况和疾病负担　疟疾自古以来就是一种具有全球影响的衰竭性疾病，至今仍是传播最广泛和最具破坏性的传染病之一。长期以来，疟疾的病因被错误地归咎于"恶劣的空气"，直到19世纪末查尔斯·路易士·阿冯斯·拉韦朗（Charles Louis Alphonese Laveran）和罗纳德·罗斯（Ronald Ross）两位科学家发现疟原虫是导致疟疾的罪魁祸首，按蚊是疟疾的传播媒介。目前，疟疾仍是全球重大的公共卫生问题，世界约40%的人口生活在疟疾流行区域。据统计，2021年全球新发疟疾病例约为2.47亿，死亡约62万例，在全球产生了巨大的疾病负担。

2. 青蒿素及其衍生物被世界卫生组织推荐为抗疟一线药物　20世纪70年代，我国科学家屠呦呦所在的中国中医科学院中药研究所研究团队筛选了2000余个中草药方，整理出640种抗疟药方集，通过检测380多个中草药提取物，最终从黄花蒿中分离出抗疟活性成分——青蒿素。为了保证患者的用药安全，屠呦呦及其他两位课题组成员不顾自身安危亲自试服该提取物，证明这种药物的安全性。随后在1992年屠呦呦研究团队又开发了双氢青蒿素（dihydroartemisinin，DHA），其至今仍然是最具药理学活性的青蒿素衍生物之一。在之后的10年里，屠呦呦研究团队与全国其他研究所合作，进一步开展了一系列药物开发的基础工作，包括确定青蒿素的立体结构，并开发更多的青蒿素衍生物。自发现以来，青蒿素及其衍生物已成为最重要和最有效的抗疟药物，对恶性疟原虫极为有效，可以有效降低疟疾患者的死亡率。青蒿素是传统中医药送给世界的礼物，屠呦呦也凭借"中药和中西药结合研究提出了青蒿素和双氢青蒿素的疗法"获得2015年诺贝尔生理学或医学奖，这是中国科学家首次凭借在中国本土进行的科学研究而获得科学类诺贝尔奖，是中国医学界迄今为止获得的最高奖项，是中医药成果获得的最高奖项。自20世纪80年代以来，青蒿素及其衍生物在中国成功治愈了成千上万的疟疾患者，2020年中国实现消除疟疾目标，2021年6月30日世界卫生组织宣布中国获得无疟疾认证。

> **案例**
>
> **屠呦呦：青蒿素是中医药献给世界的礼物**
>
> 我国科学家屠呦呦多年潜心从事中医药相关研究，从640余种中药方中筛选并成功提取出了青蒿素，随后又为测试青蒿素的安全性以身试药。这种勇于钻研、甘于奉献的精神值得我们学习。钟情科学、向医而行，对祖国医药科学的向往与探索，是屠呦呦始终如一的人生选择。只有拥有坚忍的毅力，能够克服暴风雨般的挫折和困难，才能够取得最后的成功。

> 青蒿素目前仍然是人类治愈疟疾的唯一选择。以青蒿素类药物为基础的联合疗法，至今仍是世界卫生组织推荐的疟疾治疗方法，挽救了全球数百万人的生命，对实现全球消灭疟疾的目标意义重大，因此享有"东方神药"的美誉。中国医药学是一个伟大宝库，青蒿素正是其中的瑰宝，对促进人类健康发挥了重要作用。

自 2007 年以来，世界卫生组织将青蒿素联合疗法（artemisinin-based combination therapy，ACT）作为治疗疟疾的一线疗法。《世界疟疾报告 2022》显示，以青蒿素为基础的联合疗法依然是治疗恶性疟的最有效方法。ACT 中青蒿素衍生物因半衰期较短、不易产生耐药性，是理想的伴侣药物，可以与另一种半衰期较长的抗疟疾药物联合使用，消灭疟原虫。

3. 亟待开发新的 ACT 药物控制印度尼西亚疟疾流行　世界卫生组织估计，2006 年印度尼西亚新发疟疾病例约为 250 万例，造成了巨大的疾病负担。为了控制疟疾，其中一项关键的干预措施是为疟疾患者提供以青蒿素为基础的抗疟药物联合疗法。一项临床研究对当时该国疟疾常规疗法的利弊加以分析显示：非固定剂量青蒿琥酯-阿莫地喹（artesunate-amodiaquine，AA）疗法依从性较差；蒿甲醚-苯芴醇（artemether-lumefantrine，AL）疗法价格昂贵；固定剂量双氢青蒿素哌喹（dihydroartemisinin-piperaquine，DHP）疗法是在耐多药地区治疗无并发症疟疾的最佳联合疗法。其中，DHP 疗法在巴布亚省作为疟疾的一线治疗方法，虽然安全有效，但因其在印度尼西亚其他地区的不良事件发生情况未知，所以，现行疗法均不适合作为该国治疗疟疾的推行方案，亟待开发一种适合印度尼西亚的疗效好、依从性高、价格低廉并且较为安全的 ACT 药物。

（二）临床研究问题的提出

青蒿素-萘醌（artemisinin-naphthoquine，ASNQ）疗法是一种新的固定剂量的 ACT，磷酸萘酚喹（naphthoquine phosphate）是中国人民解放军军事科学院军事医学研究院于 20 世纪 80 年代末合成的一种抗疟疾药物。现有的药理学数据表明，磷酸萘酚喹对疟原虫的红细胞期有效，其半衰期比常见抗疟药物氯喹和甲氟喹更长，并且已被证明对恶性疟原虫有效。在一项对中国成人受试者的研究中，一剂固定剂量的 ASNQ 疗法治疗无并发症疟疾，在第 28 天时对恶性疟原虫的治愈率为 98%，在第 56 天时对间日疟原虫的治愈率为 90%，且价格低廉，因此对于印度尼西亚而言，磷酸萘酚喹可能是一种理想的青蒿素配伍药物。

印度尼西亚开展一项随机、多中心的临床研究，旨在解决疟疾治疗方面的临床问题。该项研究可提出的问题包括目前可以采用什么方案治疗印度尼西亚的成年无并发症疟疾患者？单剂量 ASNQ 疗法有效性如何？有什么不良反应？治疗对患者预后影响如何？患者对这种疗法的依从性和可接受性如何等。在这一过程中，可以将提出的临床研究问题归纳为："对印度尼西亚成年无并发症疟疾患者采用单剂量 ASNQ 疗法相比固定剂量 DHP 疗法是否可以达到同样的疗效和安全性？"

二、临床研究问题的构建、评估与确立

（一）临床研究问题的构建

发现和提出临床研究问题后，在构建具体的临床研究问题时，多采用国际上常用的 PICO 格式。P 指特定的研究对象（participants），I 指干预（intervention），C 指对照组或另一种可用于比较的干预措施（comparison or control），O 为结局（outcomes）。针对上述具体临床研究问题的 PICO 四部分构建如下：

1. 特定的研究对象　研究对象为成年无并发症的疟疾患者，临床表现为急性、症状性、无并发症的恶性疟/间日疟。研究对象均符合一定的纳入和排除标准，并且在研究前均签署知情同意书。

2. 干预 受试者随机分为单剂量 ASNQ 治疗组和固定剂量 DHP 治疗组后，分别接受单剂量 ASNQ 疗法和固定剂量 DHP 疗法进行治疗。

（1）单剂量 ASNQ 疗法（干预组）：随机分配到单剂量 ASNQ 治疗组的受试者给予 4 片 ASNQ（每片含有 250 mg 青蒿素和 100 mg 萘喹）。

（2）固定剂量 DHP 疗法（对照组）：随机分配到固定剂量 DHP 治疗组的受试者给予 3 片（体重≤60 kg）或 4 片（体重>60 kg）DHP（每片含有 40 mg 双氢青蒿素和 320 mg 哌喹）。

3. 对照 随机分组为单剂量 ASNQ 治疗组和固定剂量 DHP 治疗组，比较两种疗法的疗效和安全性。

4. 结果/结局 结局变量为两种疗法的有效性和安全性。

（1）有效性：相比固定剂量 DHP 治疗组，单剂量 ASNQ 疗法有效性如何？其中有效性定义为治疗后 28 天和 42 天时患者未发生聚合酶链式反应（polymerase chain reaction，PCR）证实的寄生虫血症或寄生虫病。

（2）安全性：不良事件（adverse event，AE）发生率和严重不良事件（serious adverse event，SAE）发生率。

总之，要构建一个良好的临床研究问题，需要具备系统扎实的研究基础和技能，从流行病学的观点出发，善于观察和思考，学会从患者的角度考虑问题，这样才能够提出并构建出良好的临床研究问题。

（二）临床研究问题的评估

临床研究的目的在于探索人类疾病发生、发展和转归的规律，提高对疾病的诊断和防治水平，从而消除或减轻疾病对人体的损害，改善预后，提高人类的健康水平。但是危害人类健康的疾病众多，产生的疾病负担程度各异，且疾病诊断水平和防治措施效果不尽相同，导致构建的临床研究问题具有复杂性。因此，如何正确评估和确立恰当的临床研究问题，十分具有挑战性。目前较为常见的评价临床研究问题的标准是 FINER 标准，结合 FINER 标准对上述构建的临床研究问题进行评价。

1. F（feasible）：可行性 这里要考虑该研究所构建的临床研究问题是否是具体的、可以回答的，同时解决该问题需要的研究人员、技术条件、经费等是否充分。

在上述案例中，由于印度尼西亚疟疾的疾病负担较大，政府为解决这个危害人民健康的重大问题，开展了一项疟疾联合治疗药物的Ⅲ期、随机、多中心的临床试验研究，比较单剂量 ASNQ 与固定剂量 DHP 对无并发症恶性疟原虫、间日疟原虫或混合恶性疟原虫疟疾的疗效和安全性。该研究共招募了 401 名受试者，样本量充足。具备充足的研究人员、技术和经费支持，研究可行性好。

2. I（interesting）：有趣性 一个好的临床研究问题需要符合研究者的科学兴趣，而且后续的研究结果应当能够惠及较多的患者群体，最终带来一定的经济和社会效益。

在本节案例中，该项研究的目的是通过比较两种疟疾联合治疗药物对无并发症疟疾的疗效和安全性，来寻求一种实用且廉价的 ACT 药物，以提高疟疾患者依从性，最终达到印度尼西亚 2030 年消除疟疾的目的。该研究问题针对印度尼西亚疟疾这一重大疾病的治疗，事关政府和人民切身利益。

3. N（novel）：创新性 一个好的研究问题往往具有良好的创新性。通过开展研究解决该研究问题，可以提供一个新的发现，确证、驳斥或拓展既往的研究结论，或者更新某种健康和疾病观念、临床实践或研究方法。

在本节案例中，临床研究问题的创新性在于单剂量 ASNQ 疗法无并发症疟疾在印度尼西亚人群中的有效性和安全性是未知的，研究结果将提供一个新的发现。

4. E（ethical）：伦理 临床研究问题务必要保障患者的安全和权益，以尊重患者的人权和人格为最高伦理标准。其伦理学基本原则包括不伤害、有利、尊重和公正。任何临床研究问题的立题都应通过伦理学审查批准方可实施。

在临床研究中，研究对象一般具有双重身份，既是患者，又是受试者。本节案例中临床研究问题涉及的受试者是罹患无并发症疟疾的成年人，其接受的诊疗方案中固定剂量 DHP 疗法是公认的无并发症疟疾治疗方法之一，而单剂量 ASNQ 疗法在印度尼西亚是一种新的治疗方案，需要通过临床研究验证其有效性和安全性。本研究问题中治疗措施对研究对象不造成伤害；受试者参与该项研究可以获得治疗效果而从中受益；在研究开始时签署知情同意书也体现了对研究对象的知情权、选择权等的尊重；并且本研究中随机分组方式也体现出"分配公正"的原则。该研究经印度尼西亚食品和药物管理局批准，以及印度尼西亚卫生部国家卫生研究与发展研究所伦理委员会书面批准，符合伦理学标准。

5. R（relevant）：关联性　与现有知识、临床策略和将来研究的关联性。一般而言，构建临床研究问题的首要目的是能够提升医疗服务的质量，从而改善医疗工作，这种改善一般体现在通过对不同疗效的治疗方案进行比较，从而寻求更佳的治疗方案。好的临床研究可能会对科学知识、临床实践或卫生政策产生影响，也可能会影响该领域未来的研究方向。

本节案例中，与固定剂量 DHP 联合治疗相比，如果简单实用且廉价的单剂量 ASNQ 疗法治疗疟疾效果和安全性更好，则更有助于该项疗法在印度尼西亚的推广，并且改变现有疟疾治疗方案。

基于以上 FINER 标准对本案例提出的"对印度尼西亚成年无并发症疟疾患者采用单剂量 ASNQ 疗法相比固定剂量 DHP 疗法是否可以达到同样的疗效和安全性？"这一临床研究问题进行评价后得出了肯定的结论，认为该问题是一个恰当的临床研究问题。只有当上述标准都满足时，构建出的临床研究问题才是切实可行、具有价值的研究问题。在这个基础上才能够确立问题，并且进一步完善研究方案。

（三）临床研究问题的确立

上述临床研究问题的构建和评估，使研究问题所涉及的范围、层次和必要因素变得更加具体和明确。本节案例中构建出的临床研究问题可以确立为："在印度尼西亚，与固定剂量 DHP 疗法相比，单剂量 ASNQ 疗法治疗无并发症疟疾的有效性和安全性如何？"

经过这一节的学习，可以看出临床研究问题的构建看似容易，但要做到"知行合一"，通过构建恰当的临床研究问题，将临床医学和流行病学知识运用到解决临床问题中去，仍然有很多需要探讨的地方。临床研究问题构建的质量是决定研究能否顺利开展及开展后价值如何的关键所在，如何构建一个恰当的临床研究问题，是需要不断学习、实践与总结的。

第四节　临床研究问题构建过程中的常见问题

一、未能充分应用流行病学观点

临床医师在日常临床实践中，会接诊和治疗各种各样的患者，应当善于观察，能够凭借专业知识发现现有证据的"缺口"，同时依据一线诊治过程中发现的规律，提出有效的诊断和治疗研究问题。然而，目前在构建临床研究问题时，常常会出现未能充分应用或忽视患者的群体性及对比、概率论等流行病学思想，未能从流行病学的观点出发构建临床研究问题。

与临床医学以个体为研究对象不同，流行病学以个体为基础，进而扩大到相应的群体中，即从医院个体患者的诊治扩大到患病群体诊治乃至社区人群的防治。临床医师在临床实践过程中面对的是患者个体，对个体患者实施的往往是基于证据的个体化诊疗。但是在构建临床研究问题时，不能只从临床医学注重个体和疾病治疗的角度出发，而忽略其流行病学的特点。只有从流行病学的观点出发，从个体水平上升到群体水平，充分利用概率论和对比的思想，关注临床事件的概率变化，并对比其差异，才能更好地发现有关疾病病因、诊断、治疗、预后和预防等方面的临床研究问题。只有兼顾疾病的"防"与"治"，才能更好地构建恰当的临床研究问题，最终达到预防和控制疾病的目的。

二、未能对文献进行全面的综述和评价

(一) 未对相关研究文献进行全面归纳

大多数临床研究问题都来自临床实践中遇到的问题或阅读相关文献延伸出的想法。在把临床问题或想法转变为临床研究问题的过程中，首先需要假设感兴趣的问题已有研究，需要对之前发表的相关文献进行仔细且全面的检索、归纳和综述。在对文献进行归纳和综述的过程中，可能会发现所研究问题的变体，例如，研究者使用不同的人群、不同的技术或全新的概念方法等，但文献收集过程中应该假设核心临床研究问题在某种形式下可能已经解决了，进而找出关于该研究问题已知或尚未知的内容。同时在分析归纳文献信息时注意利用文献的讨论部分，文献作者往往会在讨论部分对后续研究方向进行展望，这对构建新的临床研究问题有很大的帮助。

(二) 未能批判性地评估既往研究内容

在利用现代科学的检索手段和方法，尽可能全面地收集到有关现有临床研究问题的文献后，采用临床流行病学和循证医学的原则和方法分析原始文献，同时利用系统综述/meta分析等进一步探讨，通过严格的质量评价和科学分析，借鉴有充分科学依据、真实性较高的文献，抛弃有偏倚的、缺乏科学依据的文献，有助于选择更合适的研究切入点，促进临床研究问题的构建。

在仔细阅读相关的高质量文献时，应当加入自己的思考和评价，深入分析并评估文献中观点的优劣，寻找文献研究中可以改进的地方。为了达到这一目的，可以将文献按照研究性质、实验设计、研究条件、方法要素等进行分组，组建一个研究团队，选择分组归纳后的文献进行阅读并制作笔记，按照文献与研究问题的关联度、重要性等方面对相关文献进行批判性分析，提出其优点和缺点，切忌视野狭窄、主观片面、结论武断。对既往研究内容进行批判性的评估有助于临床研究问题的构建，使产生错误的可能性最小化。此外，还需注意批判性分析文献的目的是尽可能突出本临床研究问题相比既往研究问题的优势。

三、发现和归纳问题的能力不足

临床研究的根本目的是解决临床实践中存在的问题，如临床研究证据缺乏、实际操作与现有文献产生矛盾，或研究结果可以使现有方案得到改进等，因此发现临床研究问题非常重要。临床医师应善于在临床实践中对患者进行观察，培养发现问题的能力，及时发现问题并提出问题，同时也要带着问题去寻找相关证据，时刻关注新的发现，并能够结合现有临床问题时刻进行思考，从中发现有意义的临床研究问题。

当确定临床研究问题后，需要进一步明确研究重点和焦点，根据自身的基础、工作条件、技术力量等，及时将问题进行归纳。一个临床研究应该只提出一个主要研究问题，而不能在研究的过程中思路发散，导致多个研究问题的形成。主要研究问题为研究者设定了正确的研究方向，包括研究对象、干预措施和主要的研究结局，通常也决定了研究的样本量、可行性和预算等；次要研究问题的目的是对主要研究结果进行解释，可以用来做亚组分析或者评估不太重要的结局，在临床研究中可以设计一些次要研究问题，但是次要问题绝不应该对主要问题产生影响。所以，分清主要研究问题和次要研究问题，选择主要临床研究问题去研究，而不是同时研究多个临床研究问题，否则会增加临床研究的难度，也达不到预期的目的。临床研究者在日常工作中要有意识地培养自身的归纳能力，不能因为想要回答的临床问题太多而模糊主要问题，要及时将遇到的问题进行归纳和整理，确定并集中解决一个主要的临床研究问题。

四、研究问题的范围不够恰当

恰当地确定临床研究问题的范围对研究人员来说十分重要，临床研究中常常容易出现以下两种情况。

(一)提出的临床研究问题范围过大

范围较大的研究问题往往可以提供更多的信息,外推性更好。然而,一个范围过大的研究问题可能会花费过大,令人难以负担。因此,一般的临床研究问题通常需要尽量缩小范围,不仅要去除不必要的部分,还要具体确定目标人群、特定的干预措施、可与干预措施相比较的替代治疗或程序、可测量的主要结果,以及研究的时间框架等。

此外,范围太大的问题可能对患者的诊治没有帮助。例如,"化疗可以提高癌症患者的生存率吗?"这一问题范围太大,一方面不清楚是哪一种化学治疗和哪一种癌症,不能够为特定类型肿瘤患者提供临床治疗的指导;另一方面可能会导致纳入研究对象的异质性增大,从而使分析难度增加,结果难以解释。

(二)提出的临床研究问题范围过小

范围太小的问题可能会由于能获得的资料过少而容易出现偶然因素的作用,使假阳性和假阴性出现的可能性增加,从而导致结果不可靠。此外还会由于纳入研究对象同质性较高而导致研究结果外推性降低的问题。

临床研究人员在构建临床研究问题时,应当从资源、研究条件、可行性、临床应用价值、结果的科学性等多方面综合考虑,选择范围恰当的问题进行研究,不但可以获得预期的结果,还能节省人力、物力、财力和时间等。

五、对解决研究问题所需开展的临床研究的设计和可行性等考虑不足

研究人员在构建临床问题阶段可能更多考虑的是问题构建得恰当与否,而对解决问题所需开展的临床研究考虑不足。例如,未考虑到后续研究过程中诸如临床试验的类型和阶段、预算、研究地点、研究对象、研究人员和设施的资源限制以及时间安排等具体情况,这样即使问题构建成功,后续也可能由于脱离实际情况而导致研究无法顺利进行。在构建临床研究问题阶段就要充分考虑未来开展研究可能面临的具体情况,要结合将来实际开展研究的具体情况来构建临床研究问题。

此外,在构建临床研究问题时,经费来源与保障也是需要考虑的重要方面,其中研究经费、仪器设备、试剂耗材、劳务报酬、学术交流等必需费用须提前做好规划和细化,以确保后续课题的顺利开展。

总之,要构建出一个好的临床研究问题,需要同时具备扎实的基础医学、临床医学和预防医学等方面的专业知识和技能,需要深入临床实践,跟踪本专业研究进展,善于观察、思考和综合分析,从患者角度考虑问题,掌握构建良好问题的方法,学会从群体和个体、宏观和微观的角度去发现、提出和构建恰当的临床研究问题。

思 考 题

1. 请简述临床研究问题的特点和应具备的条件。
2. 请简述临床研究问题的构建原则。
3. 请举例说明临床研究问题构建的方法和步骤。
4. 请举例说明临床研究问题构建时可能出现的问题。

(冯永亮)

第九章 临床研究的方法学选择

经过科学设计的临床研究方法是临床研究顺利开展的重要保障。在研究设计阶段选择正确的临床研究方法，是临床科研工作者必备的基本能力。临床研究方法的选择取决于研究目的，并与研究设计类型、研究所具备的主客观条件密切相关。其中任一方面未考虑或未考虑周全，都可能会造成临床研究方法选择错误，进而无法得出可靠结论，甚至导致研究失败。本章将介绍临床研究方法的重要性，从临床研究方法选择的基本原则入手，简要梳理常用临床研究方法的原理及优缺点，并在此基础上进行比较，同时辅以研究实例来进一步学习和理解。

第一节 临床研究方法的重要性

"工欲善其事，必先利其器。""器"，工具、方法也。"利器"是"善事"的先决条件。中国古代思想家孔子中肯地指出了"方法"的重要性。科学技术发展的历史已经表明，研究方法的变革和突破促进了科学技术的飞跃发展，医学科学的发展史也验证了同样的规律。医学的发展史在一定程度上也可以说是方法学的发展史。

临床的研究对象是人。人不但具有生物属性，还存在明显的生物个体间差异，更重要的是人具有社会属性，且人的心理活动、精神状态、文化水平、社会经济地位、生活习惯行为、居住环境、职业、种族等因素均可能在不同程度上影响临床研究结论。这些因素构成了临床研究的复杂性与特殊性，增加了临床研究的难度。如何有效地识别和控制这些因素，同时又不违背临床研究的伦理道德规范，是临床研究方法有别于其他自然科学研究方法的特有命题。科学的研究方法在临床研究中显得尤为重要。临床研究方法的完善和发展经历了相当长的进程。1747年，英国学者林德（Lind）进行了一项同期对照研究，证实了橘子和柠檬治疗坏血病的价值，开辟了临床试验的先河。19世纪，盲法和安慰剂开始应用于药物的临床疗效评价和疾病自然历程的判断。20世纪30年代，随机分组的方法首次应用于临床试验。20世纪50年代，Hill及多位学者先后发表了有关临床试验的论文，并于1962年出版了专著《临床与预防医学统计学方法》（*Statistical Methods in Clinical and Preventive Medicine*），该著作被视为临床试验发展史上的重要里程碑。

20世纪30年代以来，流行病学方法与临床医学逐步结合，诞生了临床流行病学，它作为临床医学研究的方法学发挥了重要作用。近几十年来，临床医学研究上的重大成就，无不与正确的临床研究方法应用息息相关，例如，新生儿先天畸形与孕妇风疹病毒感染、肺癌与吸烟、少女阴道腺癌与孕妇服用己烯雌酚等病因研究，海豹肢畸形与反应停、晶状体后纤维增生症与未成熟儿超量供氧等医源性疾病的研究，人类免疫缺陷病毒的发现、SARS病原体的确定，冠状动脉硬化性心脏病早期搭桥手术的治疗性评价，阿司匹林对预防心肌梗死复发、卒中复发的评价等。这些成功的临床研究均已载入医学发展的史册。

临床研究方法学对临床医学发展的作用毋庸置疑。然而，相当数量的临床工作者未能充分重视科学方法学在医学发展中的作用，以至于许多研究缺乏良好、周密的设计和严格的实施，缺少合理的数理统计和严谨的逻辑推论，极大地影响了研究结论的可靠性和真实性。部分临床研究即使经历了相当长的研究过程，花费了大量的人力与物力，仍然悬而未决。时至今日，这种情况也仍然存在。这些状况的改变有赖于广大的临床工作者在掌握本学科的理论、技能的同时，重视临床研究方法学在临床实践和科学研究中的应用。

第二节 临床研究方法选择的基本原则

选择临床研究方法，需根据研究目的，同时结合研究方法的特点、优缺点，以及考虑研究所需的时间、资金和人力等方面综合决定。无论选择哪一种研究方法，都应注意避免可能存在的偏倚等因素的影响。

一、明确研究目的

明确研究目的是制订临床研究计划的核心和指导思想。为保证临床研究的顺利开展，临床工作者应选择有价值的、亟待解决的临床问题，将临床问题凝练成科学问题，并根据拟解决的科学问题，明确研究目的。临床研究内容较为广泛，为保证研究效力，一项临床研究一般只回答一个核心临床问题，是验证疾病病因？还是评价治疗或者预防措施的效果？还是评价疾病的预后情况？即根据研究目的，是病因研究、诊断试验研究、治疗性研究，还是预后研究。病因研究常用于评价及量化暴露与疾病发生发展的关系；诊断试验研究常用于评估诊断方法的准确性、可行性、成本-效益等；治疗性研究主要是评估干预措施（如药物、外科手术）的疗效和安全性；预后研究则有助于了解患者进行治疗后可能发生的情况。

阐明疾病发生和流行的原因是防治疾病和促进健康的重要前提。病因研究（etiological study）用于探索疾病的病因，是临床研究的重要组成部分。通过描述性研究（如横断面研究），了解疾病或健康状态以及影响因素在人群中的分布状况；并根据分布特征发现某一（或某些）因素与疾病之间的关联，在此基础上，结合医学知识进行分析推理，提出病因假设。此外，临床资料，如诊疗记录、临床观察、死亡登记、病理资料、检验报告等，也是病因假设的信息来源。分析性研究（如病例对照研究、队列研究）及实验性研究（如 RCT）则对病因假设予以检验及验证。在实际的临床研究工作中，往往先通过开展病例对照研究和队列研究检验病因假设，经初步验证后，必要或可行时，再进行实验性研究。

准确诊断疾病是临床上进行有效治疗的前提。在临床实践中，任何有助于疾病诊断或鉴别诊断的方法均可视为诊断试验，如病史、临床症状、体征、体格检查、实验室检查、影像学检查、病理活检等。随着医学的发展，各种诊断试验层出不穷，但不同诊断试验的适用范围、诊断准确性、成本-效益、依从性等均须经过科学评价。一方面，了解诊断试验的特征、属性及适用范围，对于临床医生合理选择诊断试验和准确解释结果非常重要。另一方面，寻找更为准确的新的诊断方法，也是诊断试验研究的一个重要目的。诊断试验研究不仅有助于诊断或排除某种疾病、筛检无症状的患者，还可评估新的诊断方法的准确性、可行性、成本-效益等，以确定新的诊断方法是否具有临床应用价值。

来自体外的医学研究成果，在未经临床治疗性研究证实之前，不允许直接用于临床患者的治疗。治疗性研究是指在临床实践中以患者作为研究对象，应用临床科研理论和方法，主要针对处于亚临床疾病期至临床疾病期，治愈或死亡相关的问题，通过科学严谨的设计和精确的研究实施，提高治愈率，降低病残率和病死率，提高生存质量，改善人体健康，是临床医学研究中最为活跃和实用的部分。然而，治疗性研究不仅费用昂贵、耗费时间长，且有可能将研究对象暴露于危险因素。因此，在选择研究问题时，应尽量选择符合伦理原则、对研究对象无伤害的成熟问题进行研究。例如，证实干预措施（如药物、外科手术）的疗效和安全性、新药的研制和开发、某一新药或新的治疗措施与标准疗法的比较等。

预后研究是指对疾病发展过程中各种可能出现的结局的概率预测及其影响因素的研究。结局发生的概率估计通常用治愈率、复发率、5 年生存率等指标衡量；对疾病预后因素的研究，则常采用多因素回归模型进行研究。预后研究可以帮助临床医生回答如"某疾病治疗后复发的可能性""患某病后的存活期""可能出现的并发症"等问题。研究和评价疾病预后的目的包括以下几方面：①研究疾病对健康的危害性；②探索影响疾病预后的重要因素；③探索影响疾病预后的生物标志物；

④研究改善疾病预后的措施。

二、确定研究类型

不同的研究类型适用于不同的研究目的，论证强度也不同。临床工作者需要根据研究目的选择适当的研究设计类型。临床研究方法多种多样，各有所长、特点不一、互相补充。在研究设计阶段确定合适的研究类型有助于达到预期的研究目的。

（一）病因研究

病因研究是循序渐进的过程，针对一个病因不明的疾病，从病因未知到病因明确，需经过一系列研究。常采用描述性研究提出病因假设，分析性研究检验或验证病因假设，实验性研究证实病因假设。常见的几种病因研究设计类型的特点简述如下。

1. 描述性研究 提出病因假设是病因研究的起点。通过研究疾病的三间分布，根据疾病在人群中的分布特征提出病因线索。临床的病例报告和病例系列分析亦属于描述性研究的范畴，是临床医生提出病因假设的重要途径。

（1）病例报告：从医学的角度针对临床上一些罕见疾病或未曾出现过的新病种进行详细描述。病例报告为进一步研究病因与危险因素提供线索，是临床医学和流行病学一个重要连接点。许多疾病都是通过病例报告被发现的。病例报告所需时间短，耗费较少的人力、物力就能对临床问题进行研究，并可迅速提出有关线索与假设。病例报告虽能详细描述病例的诊疗经过，但由于病例是高度选择的研究对象，极易产生偏倚。

（2）病例系列分析：指对一系列或一组相同疾病现有（或新出现）的临床资料进行归纳、分析并得出结论，是临床研究中应用广泛的一种方法。在病例系列分析中调查病例的活动，形成病因假设，并可进一步为分析性研究的设计和实施提供线索。病例系列分析研究容易实施，常是许多临床分析性研究和试验性研究的基础，但由于该设计仅是描述性研究，缺乏严密设计和规范对照，论证能力较弱，研究结果可靠性较差，研究结论难以外推。

（3）横断面研究：按照事先设计的要求在某人群中收集特定时间内疾病的流行病学资料，以描述疾病的分布及观察某些因素与疾病之间的关联，进而提出病因假设。横断面研究收集到的流行病学相关信息是在限定时间和范围内的发病、患病、感染、死亡或暴露状况等，均属于现存情况。因此，一般情况下，横断面研究不能明确揭示疾病与暴露因素的时间顺序，且不能判定因果关系，但可为进一步的研究提供线索。

2. 分析性研究 描述性研究提出的病因假设，须经分析性研究进行验证。常用的分析性研究包括病例对照研究和队列研究。验证的步骤一般是先进行病例对照研究，再进行队列研究。

（1）病例对照研究：主要用于探索疾病病因，检验在临床及各种基础研究中形成的病因假设，是分析性研究中最常用的一种方法。它选定患有研究疾病的病例组和不患此病的对照组，在两组研究对象中采用相同的方法，回顾调查对象既往对某些因素是否暴露及其暴露程度，然后比较两组的暴露情况，从中找出暴露因素与某病是否存在关联及关联大小。病例对照研究按照由果到因的时间顺序进行，属于回顾性研究，特别适用于罕见病（或事件）的原因探索，并可用于调查多个暴露与疾病（或事件）的联系，具有省时、省力、省钱的特点。然而，"由果到因"的研究设计无法直接估计某因素与疾病的因果联系，且难以避免回忆偏倚的影响。

（2）队列研究：主要用于研究某种暴露及其不同的暴露水平与发病之间的关联性。队列研究是将研究对象分为暴露于某因素与未暴露于某因素的两组人群或不同暴露水平的几个亚组人群，追踪观察各组的结局，计算和比较组间发病率或死亡率的差异，从而判定暴露与发病有无因果关联及关联大小的一种观察性研究方法。它按照"由因到果"的时间顺序进行，能直接获得暴露组和对照组的发病率或死亡率，其检验病因假设的能力强于病例对照研究。但队列研究需花费大量的人力、物力、财力，耗时较长，不适用于罕见病的病因研究。

（3）其他衍生类型：20世纪70年代国外的生物统计学家、流行病学家开始提出一些病例对照研究和队列研究的衍生设计类型。目前，已发展形成的有巢式病例对照研究、病例-队列研究、病例-病例研究等。这些方法偏倚小、花费少、效率高，研究结果在论证暴露与疾病的因果关系上与传统的队列研究几乎没有差别，在某些特殊研究中尤其适用，甚至传统的流行病学方法都无法替代。

1）巢式病例对照研究（nested case-control study）：是将传统的病例对照研究和队列研究相结合的一种新的研究方法。研究实施之初确定合适的人群作为研究队列，并对其进行随访，将预定观察期限内所有新发生的研究疾病病例作为病例组，再根据病例发病时间，在研究队列的非病例中随机匹配对照，组成对照组，进行病例对照研究。

2）病例对照研究（case-control study）：是将队列研究设计和病例对照研究设计相互交叉，融合两者的优点后形成的一种研究方法。将队列中所有随访的病例作为病例组，在整个队列中采用随机或分层随机抽样的办法，选取一定比例的样本作为对照组，比较分析两组资料以探索影响疾病发生的因素。

病例-队列研究与巢式病例对照研究显著的差别有：①前者采用随机抽样，在研究开始即抽取全队列的一个样本作为对照组，后者采用危险集抽样，即在每个病例发病时，按一定的条件在未发病的人群中随机匹配几个队列成员作为对照。②前者操作方便，适合于研究结果为多结局的队列研究，巢式病例对照研究的优势在于有成熟的统计学方法可用，适于研究单一结局的队列研究。

3）病例-病例研究（case-case study）：又名单纯病例研究、无对照研究。病例-病例研究探讨不同于临床类型或具有某方面标志的病例与无标志的病例与危险因素之间的关系和相互作用。研究对象均为患病病例，不另外设未患病的对照组，直接比较患病的两个亚组，并按病例对照研究的设计处理。此种设计适用于研究两组病因的差异部分，但其相同或类似的危险因素将被掩盖或低估。

3. 实验性研究 随机对照试验是科学性较强的前瞻性研究。拟研究的可能致病因素，若对人体尚无确切的危险性证据，可用于病因研究。该试验的基本设计是选择合格的研究对象，并将其随机分配到试验组或对照组。试验组的对象施以或去除试验性病因或措施。两组对象按相同的观察衡量指标、同步、同期进行观察研究，分别计算该病发病率及其相对危险度，以评价其病因学的因果关系。随机对照试验遵循严格的诊断、纳入和排除标准，完全遵循实验性研究中的随机、对照、重复、盲法的基本原则。盲法的使用可以最大限度地减少信息偏倚的影响，提高结果的真实性。但试验对象的高度选择性使得结果的外推受到限制，且在病因研究中，考虑到医学伦理问题，随机对照试验仅适用于动物实验和干预试验，以间接说明致病因素的致病作用。

（二）诊断试验研究

诊断试验研究可采用前瞻性研究设计，如队列研究；也可采用横断面研究设计，以及回顾性研究设计，如病例对照研究。

1. 前瞻性研究设计 前瞻性研究是指预先制定纳排标准，招募研究对象，对研究对象进行持续的追踪观察，比较不同暴露因素的研究对象的结局差异。如果采用前瞻性研究设计的诊断试验，研究者首先从疑似患有某研究疾病的人群中选择一定的样本量，再分别对受试者运用诊断试验方法和金标准进行检测，以获得受试者的诊断试验结果和金标准结果，从而评价诊断试验在临床上的实际应用价值。由于前瞻性研究需要研究者对研究对象进行长期的随访观察，因此不适用于患病率低的疾病。

2. 横断面研究设计 横断面研究是通过对特定时点（或期间）和特定范围内人群中的疾病或健康状态和有关因素的分布状况的资料收集、描述，从而为进一步的研究提供病因线索。在横断面研究设计的诊断试验中，研究者首先从疑似患有某研究疾病的人群中随机选取一定样本量的研究对象，即纳入受试者时，研究者并不清楚其患病状态，随后分别采用诊断试验方法和金标准检测受试者并得到相应的结果。与前瞻性研究设计相同，横断面研究设计也不适用于患病率较低疾病的诊断试验。

3. 回顾性研究设计　以病例对照研究设计为例，病例组和对照组的受试者来自两个不同的总体。病例组的受试者来自已被金标准确诊患有所研究疾病的人群，对照组来自从未患有所研究疾病的人群，然后比较两组使用诊断试验方法诊断后的结果。需要强调的是，由于病例组和对照组分别来自不同的总体，因此其样本的患病率不能代表所研究疾病的实际情况。运用病例对照研究设计评价诊断试验的优点在于简便、快捷，所需人力、物力、财力较少，同时也易于操作实施，尤其适用于患病率较低的疾病。但是，回顾性研究设计往往需要借助既往资料，其数据质量不受研究者控制，易产生偏倚。

值得注意的是，在诊断方法的评价研究中应提倡前瞻性研究，因为回顾性研究存在较多不可控因素，如数据的不完整和不准确、时间跨度导致的技术手段的变化（如影像设备的换代）、不同厂家不同批号（型号）的设备或试剂、检测的质量控制缺失或标准不一等。上述因素使得回顾性研究的评价方法更为复杂，且结论的可靠性远不如前瞻性研究。

（三）治疗性研究

按照是否进行人为干预，治疗性研究方法通常分为实验性研究和观察性研究。从研究质量方面考虑，通常选择实验性研究，主要包括 RCT 以及一些 RCT 特例，如析因设计试验、交叉设计（cross-over design，COD）试验、基于单个患者的随机对照试验（number of one randomized controlled trial）等。从临床实用性方面考虑，还可采用观察性研究，如队列研究、病例对照研究等，不同设计方法适用于不同的研究目的。下面主要介绍实验性研究方法。

1. 随机对照试验　随机对照试验是治疗性研究的最佳研究设计类型。研究者将来自同一总体的研究人群随机分为试验组和对照组，分别接受相应的试验（干预）措施，在一致的条件或环境中随访并比较两组人群的健康状况有无差别及差别大小，使用客观的效应指标判断干预措施效果。随机对照试验属于新治疗措施实施前的研究，具有能够最大程度地避免临床试验设计及实施中可能出现的各种偏倚、平衡混杂因素、提高统计学检验效能等诸多优点，被公认为是评价干预措施的金标准。选择随机对照试验来开展治疗性研究需要具备以下基本条件。

1）新药和疗法的实施要具有充分的科学根据，并且符合伦理学要求和规范。在进行人体试验之前，必须提供足够的临床前研究证据，如文献研究结果、实验室研究数据（细胞实验、动物实验）等，且必须保证在对研究对象不造成损害的情况下进行试验。

2）研究要有明确的治疗目标，如临床治愈与根治，预防复发或并发症，缓解症状、维持功能及改善生活质量等。

3）要筛选最新、最有效的药物或措施。在选择干预措施进行治疗性研究时，除了要有科学根据以及确保干预措施的安全性外，还要及时了解研究的最新动向，选择最新有效的药物或者措施进行研究，确保研究具有时效性。

4）要确定反映最佳疗效的终点指标，如某些疾病治疗后不同阶段的生存率或死亡率、某些生化指标水平的变化等。

2. 随机对照试验的一些特例

（1）析因设计试验：一项析因设计试验通常回答两个或更多的问题，可检验各因素各水平间的差异，以及各因素间的交互作用。对于影响因素较多的研究，相较于传统的随机对照试验，采用析因设计试验更为合适。在治疗性研究中采用析因设计试验可以更好地关注各因素不同水平的效应大小，以及各因素间的交互作用。通过比较各种组合，找出最佳组合。但析因设计试验也存在一些局限性，如研究对象必须适用于各种干预等，这会影响招募和依从性。最简单的析因设计为 2×2 析因设计，即两个处理因素的两个水平进行组合形成四个处理组，将研究对象随机分配至其中一个处理组进行研究。例如，研究不同疗法（A 疗法、B 疗法）与不同应激水平（高水平、低水平）对治疗效果的影响，通过疗法和应激水平的不同组合，可以得到析因设计的 4 种处理方法，即 A 疗法+高水平、A 疗法+低水平、B 疗法+高水平、B 疗法+低水平。

（2）交叉对照试验：交叉对照试验是指在同一个体进行自身对照试验，或在不同个体中进行组间交叉对照试验，是将自身对照设计和平行对照设计综合应用的一种方法。交叉对照试验在避免个体差异的同时，还可以避免试验先后顺序对研究结果的影响，提高了研究结果的可信性。但使用交叉对照试验进行治疗性研究时，要注意避免延滞效应，即每个试验阶段完成后，要有足够长的洗脱期以消除前一阶段试验药物对研究者的影响，避免影响交叉对照试验的可信度。交叉对照试验常用于临床上尚无特效治疗方法、病程进展缓慢、受试者数量有限、结局对干预措施反应迅速且可逆的疾病的疗效评价；不适用于病程进展迅速或有自愈倾向的疾病。选择交叉对照试验来开展治疗性研究有以下几点要求：①试验组与对照组间的个体差异在合理的范围内。②能控制个体差异以及时间因素对疗效造成的影响。③由于每个受试者接受所有的处理效应，要避免受试者的失访。最简单的交叉设计为2×2交叉设计，即将研究对象随机分配至两个组，第一顺序组先进行A疗法，后进行B疗法；第二顺序组同时期先进行B疗法，后进行A疗法。

（3）基于单个患者的随机对照试验：基于单个患者的随机对照试验是以罹患慢性疾病的单个个体为研究对象，进行的一种多轮、多阶段的随机对照试验，以确定多种治疗措施中的有效疗法，从而避免服用多种药物，减少浪费以及避免误服无效甚至有害药物。该方法将所有"有效"的药物与安慰剂配对，以每对药物为一个单位，采用随机分配的方式决定每对药物的使用顺序，对于每对药物，同样以随机分配的方式决定试验药物和安慰剂的使用顺序。根据药物疗效发生和达到稳定所需的时间来决定药物的观察期，所有试验药物的观察期应保持一致。为了更好地评价试验结果，该方法通常采用双盲法。基于单个患者的随机对照试验适用于治疗性研究，尤其是慢性复发性疾病，如偏头痛、心绞痛、支气管哮喘等，同样也适用于药物筛选，探讨何种药物对患者有效。

（四）预后研究

预后研究包括预后因素的研究和预后效果的评价。许多临床上常用的疾病危险因素研究的设计方案，如描述性研究（随访研究）、分析性研究（病例对照研究、队列研究）、随机对照试验等，均可用于疾病的预后研究。

1. 随访研究 通过对某时期内特定患者进行一段时间的随访，观察其生存率、死亡率、复发率、致残率等各种预后指标，分析患者的人口学特征、既往史、临床特征、实验室检查等因素对预后的影响。

2. 病例对照研究 根据研究对象的患病状态进行分组，分为病例组和对照组，如可以将有死亡、恶化、并发症等特征的患者作为病例组，而将无此类特征的患者作为对照组，然后比较两组患者过去所接受的治疗措施及人口学特征等方面的差异，从而找出影响不同预后措施的因素。

3. 队列研究 将符合研究标准的某种疾病患者，按所接受干预措施的不同而分为"暴露组"和"非暴露组"，对两个队列随访一定时间后，比较两组预后结局的差异，以评价两种干预措施的预后情况。

4. 随机对照试验 通过随机化分配，把符合纳入标准的患者随机分为试验组与对照组，尽可能使非试验因素在组间保持平衡，然后实施不同的治疗措施，在相同条件下观察两组的生存及死亡情况，采用客观的指标对试验结果进行测量和评价，比较不同治疗方法的预后效果。

理论上，预后研究的最佳临床研究方法是RCT，但其可行性有限，故预后研究中最常用的研究方法是队列研究，包括回顾性队列研究和前瞻性队列研究，以后者为佳。研究方法不同，研究结果可能相差很大。预后研究若采用队列研究，需要注意以下事项：①预后研究的随访工作十分重要，应尽可能对所有研究对象进行随访。患者失访会造成疾病预后信息的丢失，影响预后结果的可靠性，因此失访率越低越好。一般失访率超过10%应引起注意，若超过20%，则对研究结果的影响较大。可通过加强对患者及其家属宣传、强调随访的重要性、建立健全的随访管理制度等措施减少失访。②随访期限视疾病病程而定，原则上要有足够长的随访期，以便能观察到疾病的所有结局，包括一些罕见的不良反应等。③合理安排随访间隔时间，以便能观察到各种变化情况。随访间隔时间不同，结论也可能不同。一般病程短的疾病,随访间隔时间可短一些,而对于病程长的疾病,随访间隔时间可以适当延长。④对于随访过程中的各种结局,要有明确的定义和诊断标准。

常用临床研究方法的比较见表9-1。

表9-1 常用临床研究方法的比较

研究方法	特点	优点	局限性	可行性	因果关联论证强度
病例报告病例系列分析	无对照	低成本;可用于评价罕见病,确定罕见事件;对罕见病可得出不同治疗方案相对益处的合理结论	缺乏比较组,难以得出明确结论;存在选择偏倚	+++	±
横断面研究	无对照	提供暴露和结局的简况;帮助提出假设;可迅速实施	难以确定因果关系;难以控制混杂因素	+++	+
病例对照研究	果→因按有无疾病分组	可有效研究罕见结局和潜在相关暴露;可快速开展,成本一般较低	暴露评估数据的质量可能存在差异;比队列研究更易出现偏倚;不能直接获得发病率或时间趋势信息	+++	++
队列研究	因→果按有无暴露分组	确定时序关系;可评价一系列结局;可评价罕见暴露	无法研究罕见病;费时费力;容易产生失访偏倚	++	+++
随机对照试验	随机化分组有对照人为干预	可确定因果关系;可减少混杂和偏倚;可确定疗效;可明确哪种治疗方法更优	效度可能仅限于研究人群,与实际状况的相关性有限;高成本可能导致设计样本量不足;对于紧急情况和特定状况(如罕见病)不切实际	−	++++

三、评估研究条件

临床常用的研究设计方法包括病例报告、病例系列研究、横断面研究、病例对照研究、队列研究和随机对照试验研究等。按照因果论证的证据等级强度从强到弱来排序,分别是随机对照试验、队列研究、病例对照研究、横断面研究、病例系列研究、病例报告。在开展临床研究时,研究者倾向选择证据等级最高的设计,但设计方案常受到研究资料获取难易程度、研究时间、项目资助程度等影响无法达到完全科学。因此,在选择具体的研究设计方法时,需严格评估研究条件(即研究可行性)。以表9-2为例,简述针对不同临床问题与研究条件,如何选择合适的临床研究方法,设计和开展高质量临床研究。

病例报告可用于探讨早期胃癌患者根除幽门螺杆菌后临床特点的改变,或探讨反复根除幽门螺杆菌失败患者的成功治疗方案。

横断面研究可用于探索"某地区或某人群幽门螺杆菌的感染状况及胃癌的患病情况",但若要探究"感染幽门螺杆菌是否与胃癌的发生发展相关",则有多种流行病学研究方法可供选择,可采用病例对照研究、队列研究或随机对照试验。

若采用病例对照研究,研究者将该地区确诊为胃癌的患者作为病例组,未患胃癌且具有可比性的一组人群作为对照组。采用临床检测或者复查病史、回顾病史的方法收集研究对象既往幽门螺杆菌的感染情况。将收集的资料整理与分析,进一步计算统计指标,如果病例组和对照组之间的幽门螺杆菌感染率的差异具有统计学意义,则提示感染幽门螺杆菌与罹患胃癌存在关联。

若采用队列研究,在确定符合纳入标准的研究对象后,前瞻性追踪幽门螺杆菌感染组和非感染组,对其进行长期随访,收集研究对象是否发生结局事件及观察时间等资料。以发生胃癌为结局事件,如果两组的胃癌发生率有差异,且差异具有统计学意义,则提示感染幽门螺杆菌与胃癌之间可能存在因果关系。

除此之外，还可以进行随机对照试验探究幽门螺杆菌感染对胃癌的影响。选择无症状的幽门螺杆菌感染者为研究对象，将其随机分配为实验组和对照组，实验组给予药物根治治疗，对照组给予安慰剂，对研究对象进行长期随访，比较随访期间胃癌的发生率。若实验组胃癌发生率低于对照组，且差异有统计学意义，既表明根治幽门螺杆菌对预防胃癌有保护作用，也说明感染幽门螺杆菌会导致胃癌的发生（表9-2）。

表9-2 幽门螺杆菌与胃癌之间的关系研究方法比较

	可满足的研究目的	论证强度	资源消耗
病例报告	早期胃癌患者根除幽门螺杆菌后临床特点的改变，根除幽门螺杆菌反复失败患者的成功治疗方案	±	/
横断面研究	某地区或某人群幽门螺杆菌的感染状况及胃癌的患病情况	+	/
病例对照研究		++	少
队列研究	感染幽门螺杆菌是否与胃癌的发生发展相关	+++	↓
随机对照试验		++++	多

可见，不同的流行病学研究方法既可以回答不同的临床研究问题，也可以不同程度地回答相同问题，如"幽门螺杆菌感染是否影响胃癌的发生"，然而，它们的结果可信度存在差异，并且所消耗的人力、物力、财力等资源也各不相同。针对同一研究问题有多种研究方法可供选择时，研究者需综合考虑研究的可行性，并重点考虑以下因素：研究对象的适宜性和依从性、干预试验措施或药物的合理性、充足的研究时间和周期、实验室设施的可靠性和质量，以及研究经费的充足性等。

要保证研究课题的成功开展，必须选择科学、可行的设计方法，并把科学性放在第一位。如开展治疗性研究时，首选RCT。RCT能够避免若干已知或未知的偏倚因素的干扰，使得研究结论真实可靠。针对少见病或罕见病的研究，则需要采用回顾性方法，如病例对照研究或回顾性队列研究，因为前瞻性研究需要较长时间才能收集到所需的样本量。当条件有限，试验确实难以执行时，从可行性的角度，可选择其他设计方法，如队列研究、非随机对照试验等，设置可以采用无对照的"全或无"原则设计，如对重症肝炎治疗以降低病死率的临床试验。

总之，临床研究方法的选择，必须建立在科学性和可行性的基础之上，并考虑研究课题本身的性质和特点，即需要从研究目的、研究类型、研究条件等多方面综合考虑，选择合适的临床研究方法，同时在条件允许的情况下，尽量选择论证强度较高的研究设计类型以保证研究结果和结论真实可靠。

第三节 临床研究方法的具体运用

一、病因研究实例

1959~1961年，西欧地区特别是联邦德国与英国的新生儿短肢畸形案例明显增加，引起了一次先天性畸形的暴发，病例多达万例，并遗留数千名残疾儿童。后经流行病学调查和动物实验证实先天性畸形暴发原因为孕妇在妊娠4~8周服用反应停（沙利度胺）。以"反应停致短肢畸形事件"系列临床研究为例，简述针对不同研究阶段、不同临床问题，如何选择合适的临床病因研究方法，设计和开展高质量研究。

（一）描述性研究

1. 病例报告和病例系列分析 1960年，有专家在卡塞尔召开的一次德国小儿科会议上报道了1959年发现的两例新生儿短肢畸形病例，主要表现为肢体的长骨缺损，手足直接与躯干相连，与海豹的阔鳍一般,因此也称"海豹儿"。随后,英国和德国相继发表相关的系列病例报告。通过分析病例发现,一些孕妇在早孕阶段因妊娠反应均服用过反应停,这些病例报告为短肢畸形的病因研究提供了线索。

2. 横断面研究

(1)发病特点:未出现家庭聚集性发病的现象,因此可以排除遗传导致畸形的可能性。

(2)时间分布:1959~1961年,一些西欧国家的短肢畸形病例数逐年增加,反应停的销量在1959年开始直线上升,1960年底至1961年初病例数达高峰,1962年下半年以后出生的婴儿很少发生这种畸形,短肢畸形发生数与反应停的销售量在时间分布上有密切关系,两个高峰期时间的间隔正好等于一个妊娠期。

(3)人群分布:男性和女性胎儿皆可罹患,双卵性双胞胎常同时受害,因此与性别无关,与双卵的个体差异无关。综上,针对婴儿短肢畸形的研究线索集中于母亲的妊娠期暴露。

(二)分析性研究

1. 病例对照研究 前期流行病学调查提示,孕期服用反应停与新生儿海豹肢畸形的发生存在关联。为了证实其因果关系魏克尔(Weicker)以短肢畸形婴儿为病例组,同时期出生的无畸形婴儿作对照,回顾性调查这些婴儿的母亲是否在妊娠期服用过反应停及其他可能有关的因素,调查分析结果显示,妊娠期服用和未服用反应停母亲生下畸形儿的比值比为93.5,即服用过反应停药物的母亲生育海豹肢畸形儿的危险性是未服过母亲的93.5倍($P<0.001$),进一步提示反应停是海豹肢畸形发生的重要危险因素。

2. 队列研究 在反应停与海豹肢畸形关系的研究中,迈克布莱德(McBridge)调查了24名妊娠0~8周服用反应停的孕妇(服药组孕妇是在不知道该药有害的情况下服用的),并以21 485名妊娠早期未服用过反应停的孕妇为对照。两组均在医务人员观察下进行生产。结果显示,妊娠期服用过反应停和未服用过反应停的孕妇生育患肢体缺陷儿童的相对危险度为175,即妊娠期服用过反应停的孕妇生育患肢体缺陷儿童的可能性是未服用过药物的孕妇生育缺陷儿童的175倍,进一步确定反应停是海豹肢畸形的主要病因。

(三)实验性研究

1961年第四季度,德国政府下令禁止出售反应停,随后短肢畸形婴儿出生率也下降了,从而进一步强化了反应停与短肢畸形的因果关系。

多项研究从不同角度证实服用反应停与后代畸形之间符合前因后果的时间顺序,具备很大的关联强度,多次研究皆显现一致结果,确认因果关联毫无疑问。

二、诊断试验研究实例

以"羊水乙酰胆碱酯酶作为妊娠早期神经管缺陷的可能诊断方法"为例简述诊断试验研究的主要内容。

(一)研究设计概述

羊水甲胎蛋白(α-fetoprotein,AFP)测定是广泛用于诊断胎儿开放性神经管缺陷(neural tube defect,NTD)的常规方法。NTD的患病胎儿,如无脑畸形和开放性脊柱裂胎儿,其胎血中的AFP可从暴露的神经组织和脉络丛渗入羊水,使得羊水AFP高于正常值10倍以上。然而,羊水AFP测定对胎儿NTD诊断属于非特异性诊断,存在假阳性情况,其假阳性率为0.1%~0.5%。

乙酰胆碱酯酶(acetylcholinesterase,AChE)是来源于大脑或脊髓组织的一种特异性酶。研究者提出羊水AChE可能是诊断NTD的一种有效指标,以降低用AFP诊断NTD的假阳性率。研究者对77例孕妇的羊水AFP进行测定,采用AChE的定量及定性试验对已知妊娠结果的77例羊水样本进行回顾性分析。

（二）研究结果分析

下面仅显示研究的主要结果，有关此研究详细的统计分析结果请查阅文献。

在 77 例孕妇中，共有 17 例孕妇所育胎儿为 NTD 患儿，60 例孕妇所育胎儿为非 NTD 患儿。其中，羊水 AFP 诊断正确的一共有 72 例妊娠，包括 56 例真阴性结果（非 NTD，AFP 阴性）与 16 例真阳性结果（NTD，AFP 阳性），而经羊水 AChE 定量试验诊断正确的一共有 74 例妊娠，包括 17 例 AChE 活性水平升高的 NTD 妊娠与 57 例 AChE 活性水平未升高的非 NTD 妊娠。与之相对的，AFP 诊断错误的一共有 5 例妊娠，包括 4 例假阳性结果（非 NTD，AFP 阳性）与 1 例假阴性结果（NTD，AFP 阴性），而经羊水 AChE 定量试验诊断错误的仅有 3 例妊娠（非 NTD，AChE 活性水平升高），具体情况见表 9-3。以上研究结果提示，羊水中 AChE 活性水平的升高与胎儿开放性 NTD 显著相关，与羊水 AFP 测定相比，羊水 AChE 可能是诊断开放性 NTD 的更有效指标。

表 9-3　77 例孕妇羊水样本的 AChE 和 AFP 结果

羊水 AChE (U/ml)	羊水 AFP				
	真阴性	真阳性		假阳性	假阴性
		无脑畸形	开放性脊柱裂		开放性脊柱裂
≥4.5	2	8	8	1	1
<4.5	54	0	0	3	0
合计	56	8	8	4	1

注：经卡方检验，NTD 组和无 NTD 组的羊水 AChE 存在显著性差异（$P<0.001$）。

三、治疗性研究实例

以"吉非替尼或化疗治疗表皮生长因子受体（epidermal growth factor receptor，EGFR）突变的非小细胞肺癌"为例简述治疗性研究的主要内容。

（一）研究设计概述

吉非替尼是一种治疗非小细胞肺癌的新型小分子靶向药物，临床研究证明其疗效与 EGFR 突变相关。与传统化疗药物相比，吉非替尼在 EGFR 突变型晚期非小细胞肺癌的治疗效果如何尚不清楚。本研究采用 RCT，评估吉非替尼与传统化疗药物相比，在 EGFR 突变型晚期非小细胞肺癌中的疗效和安全性。

研究者随机分配 230 例 EGFR 突变型晚期非小细胞肺癌患者至吉非替尼组（试验组）及标准化疗组（对照组），研究对象此前未接受过吉非替尼或卡铂-紫杉醇治疗。研究主要结局为无进展生存期；次要结局包括总生存期、反应率和毒性作用。

本研究采用 Kaplan-Meier 分析绘制生存曲线图，对数秩（log-rank）检验比较生存曲线的差别，运用 Cox 比例风险模型分析试验组和对照组的无进展生存期、总生存期；卡方检验比较两组研究对象对药物的反应率；威尔科克森（Wilcoxon）秩和检验比较两组药物的毒性作用。

（二）研究结果分析

下面仅显示研究的主要结果，有关此研究详细的统计分析结果请查阅文献。

与标准化疗方案相比，一线吉非替尼治疗可以增加 EGFR 突变型晚期非小细胞肺癌患者的无进展生存期（图 9-1、表 9-4）。

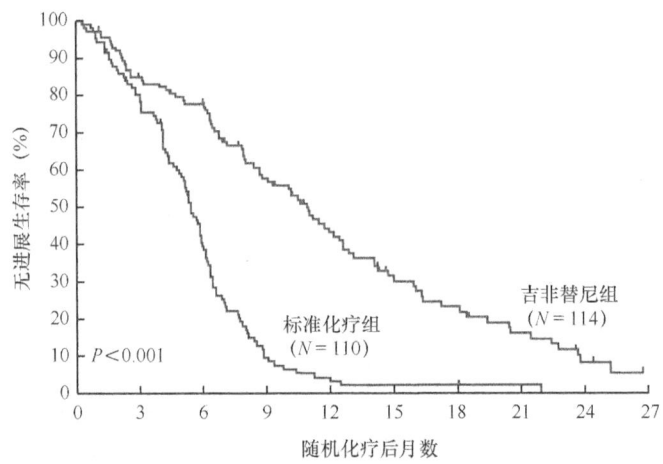

图 9-1 吉非替尼组与标准化疗组的无进展生存曲线对比

表 9-4 吉非替尼组与标准化疗组人群对治疗的反应

项目	吉非替尼组（N=114）	标准化疗组（N=110）
完全有反应	5（4.4）	0
部分有反应	79（69.3）	35（30.7）
完全或部分有反应	84（73.7）	35（30.7）
病情稳定	18（15.8）	56（49.1）
病情进展	11（9.6）	16（14.0）
无法评估的反应	1（0.9）	7（6.1）

注：经 Fisher 确切概率法检验，两组间的所有反应均有显著性差异（$P<0.001$）。

四、预后研究实例

以"非心脏手术患者术后高敏肌钙蛋白水平与术后心肌损伤及 30 天内死亡率的关系"为例简述预后研究方法的主要内容。

（一）研究设计概述

研究显示 45 岁以上接受非心脏手术的患者术后 30 天内死亡率在 1% 以上。非心脏手术后心肌损伤（myocardial injury after noncardiac surgery，MINS）指在手术期间或术后 30 天内发生的由缺血引起的心肌损伤。全球多家医院已将高敏肌钙蛋白（high-sensitivity troponin T，hsTnT）作为 MINS 的诊断标准，但围手术期间 hsTnT 与非心脏手术的患者术后 30 天内死亡率之间的关系目前尚不清楚。本研究旨在评估非心脏手术的患者围手术期高敏心肌肌钙蛋白与术后 30 天内死亡率的关系，以及确定基于 hsTnT 的 MINS 的潜在诊断标准。前瞻性队列来自非心脏手术患者血管事件队列评估（vascular events in noncardiac surgery patients cohort evaluation，VISION）研究中的 21 000 多名接受非心脏手术的患者，收集所有纳入患者术后 1、2、3 天血液标本并进行 hsTnT 检测，其中 40.4% 的患者同时拥有术前血液标本。主要结局指标是患者术后 30 天内死亡率。

以术后 30 天内死亡率为因变量，活动性癌症、一般外科手术、术后 hsTnT 峰值等作为自变量，构建 Cox 比例风险模型进行分析，并按患者是否出现心肌缺血指征进行亚组分析。

（二）研究结果分析

下面仅显示研究的主要结果（表 9-5），有关此研究详细的统计分析请查阅相关文献。

研究发现，接受非心脏手术的患者中，术后前 3 天 hsTnT 峰值与 30 天内死亡率显著相关。无缺血特征患者的术后 hsTnT 升高亦与 30 天内死亡率相关（P 值均小于 0.001）。

表 9-5 接受非心脏手术后患者 hsTnT 峰值与 30 天内死亡率的关系

项目	hsTnT (ng/L)					
	<5	5~14	14~20	20~65	65~1000	≥1000
患者数, N(%)	5318 (24.4)	8750 (40.1)	2530 (11.6)	4049 (18.6)	1118 (5.1)	54 (0.2)
死亡数, N(%)	6 (0.1)	40 (0.5)	29 (1.1)	123 (3.0)	102 (9.1)	16 (29.6)
调整 HR (95%CI)	1	3.73 (1.58~8.82)	9.11 (3.76~22.09)	23.63 (10.32~54.09)	70.34 (30.60~161.71)	227.01 (87.35~589.92)
P 值		0.003	<0.001	<0.001	<0.001	<0.001

思 考 题

1. 请简述临床研究方法选择的基本原则。
2. 请简述各临床研究方法的特点。
3. 请说明开展治疗性研究的常用研究方法。

(李志浩)

第十章 临床研究注册与伦理

注册登记的临床研究可以在很大程度上保证研究结果的可追溯性、公开性和透明性，并降低偏倚风险；临床研究应符合医学伦理原则，在进行注册登记时也须提交伦理审查批件及编号。目前，关于临床试验的注册登记及医学伦理审查已经引起了广大研究者的重视。本章将简要介绍如何申请临床研究注册、注册需要注意的问题、临床研究中需要遵循的伦理学原则及医学伦理审查与知情同意，希望对临床研究有所帮助。

第一节 临床研究注册

一、概述

随着临床医学研究的逐步扩展，越来越多的患者、医务人员及临床研究者参与到临床研究中。其中试验性临床研究由于其前瞻性、干预性和结果的不可预知性等特点，引起了相关参与者的极大兴趣。那么什么是临床试验？根据 WHO 的定义，临床试验（clinical trial）是指将一种或多种健康相关干预措施加于受试者或人群以评估其效果的研究。采用随机对照设计的临床试验也被称为干预性研究。健康相关干预包括用于改变生物医学或健康相关结果的任何干预（如药物、外科手术、设备、行为治疗、饮食干预和护理过程的改变）。

鉴于临床研究的研究对象是患者及患病群体，且具有试验性研究特点，为最大程度保证临床试验的透明度，降低选择性结局报告的偏倚和发表偏倚，满足患者了解关于病因研究以及治疗依据的需求，找到参与临床研究的机会，提高临床医生、研究人员、患者和公众对类似或相同试验的认识，以避免研究人员和资助机构不必要的重复，促进研究人员之间更有效合作，满足医学伦理学要求，所有在人体中或对取自人体的标本进行的研究，包括各种干预措施的疗效和安全性的有对照或无对照试验（如随机对照试验、病例对照研究、队列研究及非对照研究）、预后研究、病因研究以及包括各种诊断技术、试剂、设备的诊断试验，均须注册并公告。《赫尔辛基宣言》规定，在招募第一个受试者之前，每一项临床试验都必须在一个公开可访问的数据库中注册。注册登记成为迈向试验透明和传播卫生研究成果的第一步。国际医学期刊编辑委员会（International Committee of Medical Journal Editors，ICMJE）要求医学期刊不再发表未经注册的临床试验。

什么是临床试验注册？WHO 将临床试验注册定义为在一个由符合 WHO 标准的注册机构管理的可公开访问的网站上，发布一套国际认可的关于临床试验的设计、实施和管理的详细信息。通过临床试验注册，可确保追踪到所有试验的结果，通过深入了解试验的过程和结果，有助于降低偏倚风险。为满足能够搜索并获得清晰和有用信息的迫切需求，2005 年第五十八届世界卫生大会通过了 WHA58.22 号决议，呼吁全球科学界、国际伙伴、私营部门、民间社会和其他相关利益攸关方"建立一个自愿平台来连接临床试验注册登记，以确保对临床试验的唯一识别，加强患者、家属、研究群体和其他人对信息的读取"，这就是国际临床试验注册平台（International Clinical Trials Registry Platform，ICTRP）。ICTRP 是一个使所有涉及人的临床试验信息被公众获取的全球性平台，在 ICTRP 检索入口，可通过全球通用识别码（Universal Trial Number，UTN）检索全部已在 WHO 一级注册中心注册的临床试验，帮助患者选择可以参与的临床试验及研究者查找以前和现在的研究，帮助卫生政策制定者作出更好的决策。

根据 WHO 对临床试验注册的定义，所有的临床试验均应在纳入第一例参试者前进行注册，在人体上或对取自人体的标本开展的前瞻性及回顾性临床研究也需要进行注册登记,并跟踪和报告试验结果。注册登记需要提供的信息包括:临床试验方案,医院伦理委员会批准(批准号),研究机构和人员资质,签署患者知情同意书。纯粹的观察性研究(不由研究者决定是否进行医学干预的研究)目前尚无统一要求,但有需要注册的趋势。

二、临床研究注册申请步骤

WHO 的 ICTRP 不是一个临床试验注册登记处,如果想要注册一项临床试验,可以向 WHO 注册网中的任何一个一级注册中心或国际医学期刊编辑委员会批准的注册中心申请提交资料进行注册。

(一)国际临床试验注册平台一级注册机构

目前,WHO 认定的国际临床试验注册平台一级注册机构共 17 个,具体如下。

(1)澳大利亚-新西兰临床试验注册中心(Australian New Zealand Clinical Trials Registry,ANZCTR)。

(2)巴西临床试验注册中心(Brazilian Registry of Clinical Trials,ReBEC)。

(3)中国临床试验注册中心(Chinese Clinical Trial Registry,ChiCTR)。

(4)韩国临床研究信息服务中心[Clinical Research Information Service(CRIS),Republic of Korea]。

(5)印度临床试验注册中心(Clinical Trials Registry-India,CTRI)。

(6)古巴临床试验公共登记处(Cuban Public Registry of Clinical Trials,RPCEC)。

(7)欧洲临床试验注册中心(EU Clinical Trials Register,EU-CTR)。

(8)德国临床试验注册中心(Deutsches Register Klinischer Studien,DRKS)。

(9)伊朗临床试验注册中心(Iranian Registry of Clinical Trials,IRCT)。

(10)英国国际标准随机对照试验号注册中心(International Standard Randomised Controlled Trial Number Registry,ISRCTN)。

(11)日本临床试验注册中心(Japan Registry of Clinical Trials,JRCT)。

(12)黎巴嫩临床试验注册中心(Lebanese Clinical Trials Registry,LBCTR)。

(13)泰国临床试验注册中心(Thai Clinical Trials Registry,TCTR)。

(14)荷兰临床试验注册中心(The Netherlands National Trial Register,NTR)。

(15)非洲联盟临床试验注册中心(Pan African Clinical Trial Registry,PACTR)。

(16)秘鲁临床试验注册中心(Peruvian Clinical Trial Registry,REPEC)。

(17)斯里兰卡临床试验注册中心(Sri Lanka Clinical Trials Registry,SLCTR)。

其中,中国临床试验注册中心是由四川大学华西医院吴泰相教授和李幼平教授团队于 2005 年建立,2007 年由卫生部指定代表我国参加世界卫生组织国际临床试验注册平台的国家临床试验注册中心,并于同年被认证为世界卫生组织国际临床试验注册平台的一级注册机构,属于营利的学术机构。中国临床试验注册中心的注册程序和内容完全符合世界卫生组织国际临床试验注册平台和国际医学期刊编辑委员会的标准。中国临床试验注册中心接受在中国和全世界实施的临床试验注册,并将注册试验信息提交世界卫生组织国际临床试验注册平台供全球共享。香港中文大学临床试验注册中心和中国中医科学院针灸注册中心/中医药临床试验注册中心是中国临床试验注册中心的二级机构。所有在中国实施的临床试验均需采用中、英文双语注册,包括我国台湾地区和香港特别行政区、澳门特别行政区。其中,来自香港特别行政区的研究者如果使用中文确有困难,可在中文栏内填入英文。中国以外的其他国家和地区均使用英文注册。在上传完整的中、英文注册资料后 5 个工作日之内可获得注册号,获得注册号后 1 周内(特殊情况除外)可在世界卫生组织国际临床试验注册平台检索入口检索到已注册试验。

（二）申请注册程序

下面以中国临床试验注册中心为例，简述申请注册程序（图10-1）。

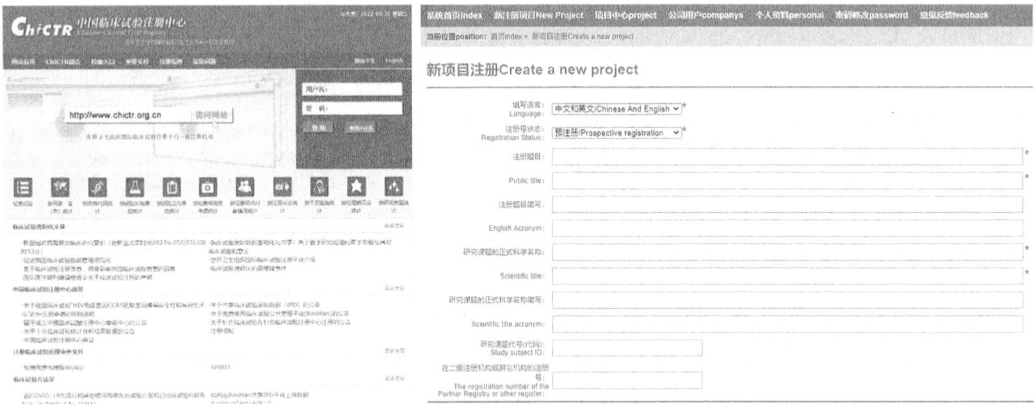

图10-1　中国临床试验注册平台部分截图

（1）全部注册程序均为在线申报。

（2）首先在中国临床试验注册中心网站上建立申请者账户，将相关信息录入个人信息注册表后即完成"注册"；在ChiCTR首页"用户登录"区输入用户名和密码，进入用户页面。

（3）点击"注册新项目"，语言选择项中选择"中、英文"注册；标注有红色"*"号的栏目为必填项，完成后点击"提交"；如一次填不完注册表内容，需选择"未填完"，并点击"保存"。

（4）所有内容填完后选择"待审核"和"保存"，然后点击"提交"。

（5）在完成审核前，申请表内容均可修改。

（6）所有申请注册的试验均需提交伦理审查批件复印件、研究计划书全文和受试者知情同意书（鉴于部分项目在申请立项和资助时要先填报中国临床试验注册中心的注册号，也可先期获得注册，并于项目标书提交后补充提交研究计划书、知情同意书等材料）。

（7）如资料合格，审核完成后，自提交注册表之日起2周内获得注册号；在获得注册号后第二周即可在世界卫生组织国际临床试验注册平台检索到已注册试验。

国际临床试验注册平台除了世界卫生组织国际临床试验注册平台的一级注册机构外，还有很多注册机构，其中最具国际影响力、应用最为广泛的是美国临床试验数据库（ClinicalTrials.gov）。截至2022年5月，该数据库收录了来自美国50个州和全世界220个国家的私人和公共资助的临床研究共416 733项。美国国立卫生研究院和美国食品药品监督管理局（Food and Drug Administration，FDA）共同开发了该网站，并于2000年2月向公众开放，由美国国家医学图书馆（National Library of Medicine，NLM）负责维护。

三、申请临床研究注册需要注意的问题

（1）世界卫生组织于2015年8月发布支持临床试验数据共享的声明，国际医学期刊编辑委员会于2016年1月20日发布了要求在可查询的公共平台公开临床试验原始数据的政策。申请注册的临床试验结果数据应上传至注册机构共享，做到试验过程的透明化，并提高临床试验的管理水平和质量。

（2）根据《赫尔辛基宣言》，任何临床试验必须在征募第一例参试者之前在公共注册机构注册，也就是要求预注册，但是考虑到国内仍有很多研究是在征募第一例参试者后才申请注册（即补注册），目前中国临床试验注册中心仍然接受补注册，凡申请补注册者，必须通过临床试验数据库公共管理平台ResMan提供该研究的原始数据，并让公众可通过公共数据库查询，以保证其真实性，只有通过提供原始数据并通过审核的试验才予以补注册。

（3）在美国临床试验数据库注册，每个单位申请一个账号，通常不可以自己去申请，除非你所在单位此前在美国临床试验数据库没有进行过任何试验注册申请。

（4）所有申请注册的试验均须提交伦理审查批件及编号、研究计划书全文和受试者知情同意书。

（5）需要指出的是，虽然国际医学期刊编辑委员会要求临床试验必须注册后才能在医学期刊上发表，但是临床试验注册不是为了发表文章，而是研究者应尽的伦理责任和义务。因此，无论是预注册还是补注册，均不确保研究文章的发表。

第二节 临床研究与医学伦理

一、概 述

1964 年在芬兰赫尔辛基召开的第十八届世界医学大会上宣读并被大会采纳的"涉及人体试验的医学研究的伦理准则"被称为《赫尔辛基宣言》，该宣言指出，医学的进步是以研究为基础的，这些研究必然包含了涉及人类受试者的研究。涉及人类受试者的医学研究，基本目的是了解疾病的起因、发展和影响，并改进预防、诊断和治疗干预措施（方法、操作和治疗）。即使是当前最佳的干预措施也必须通过研究，不断对其安全性、效果、效率、可及性和质量进行评估。但是，医学研究应符合伦理标准，必须能促进并确保尊重所有人类受试者，并保护他们的健康和权利。该宣言对临床研究中涉及的伦理问题进行了详细的说明，并提出临床研究应该通过专门委员会进行伦理审查，批准后方可实施；受试者必须在充分知情并基于自愿同意签字之后，才能参加临床研究。参与医学研究的医生有责任保护受试者的生命、健康、尊严、平等、自主决定权、隐私和个人信息。保护受试者的责任必须由医生或其他卫生保健专业人员承担，绝不能由受试者本人承担。在开展涉及人类受试者的研究时，还必须考虑本国伦理、法律、法规所制定的规范和标准，以及适用的国际规范和标准。

二、临床研究中需要遵循的伦理学原则

（一）不伤害

不伤害指临床研究应尽量避免或减轻可能给受试者造成的伤害。如需要获取血标本的研究要尽量减少取血量，或利用临床检验后剩余的准备废弃的血标本。

（二）有利

有利指临床研究应该对受试者的健康有益。如糖尿病患者参加新的降糖药的临床试验，免费获得试验药物和降血糖的治疗效果，使参加该临床试验的糖尿病患者受益。在评价临床研究项目时，应该有足够的科学依据来明确是否对受试者有益。

（三）尊重

尊重指临床研究的设计和实施应该充分尊重受试者的知情权、选择权、隐私权等各种权利，并在研究过程中落实。

（四）公正

公正指临床研究应坚持公正原则，做到"分配公正""回报公正""程序公正"。分配公正指临床研究成果的分配应该在项目设计阶段就要考虑参研各方的利益和负担，使之得到公平的分配，并在获得成果后落实。回报公正即要求临床研究的实际获益单位在获得临床研究成果及经济利益时，要"投桃报李"，将一部分获益反馈受试者或社会，尤其是国外医药公司在中国进行的临床研究，其获益如何回馈中国的受试者和中国患者的问题需要重点落实。程序公正要求所建立的有关制

度和程序适用于所有人，同时考虑到年龄、性别、经济状况和种族问题，不能制定双重标准。

三、医学伦理审查与知情同意

《赫尔辛基宣言》指出，受试者的权益和安全是临床试验考虑的首要因素，并高于对科学和社会获益的考虑。伦理委员会与知情同意书是保障受试者权益的主要措施。伦理委员会在进行医学伦理审查时，对涉及人的生物医学研究不仅应认真考虑研究目的，防控研究风险，约束研究行为，而且要加强医患沟通，遵守医学伦理原则，在保障受试者权益的前提下，努力促进医学发展。

（一）伦理委员会及医学伦理审查和管理

伦理委员会（ethics committee，EC）是一个由医学专业人员、法律专家及非医务人员组成的独立组织，其职责为核查临床研究方案及附件是否符合伦理，并为之提供公众保证，确保受试者的安全、健康等权益受到保护。伦理委员会通常设立在开展临床研究的机构（如医院），承担该机构临床研究项目的伦理审查工作。伦理委员会成员至少应由5人组成（或更多，但必须是奇数），其组成成员至少应包括医学专业人员、法律专家及非医务人员，必须有不同性别的成员。伦理委员会应制定章程、工作流程、管理文件，设置日常工作机构和人员（可以兼职），定期或不定期组织项目审查、人员培训等活动。伦理委员会承担临床研究申请前的伦理审查工作，承担临床研究项目实施前的伦理审查工作，承担临床研究项目执行过程中的伦理审查工作。伦理委员会有权对不符合伦理的临床研究项目做出不予批准申请基金或临床实施的决定，有权要求对不符合伦理的临床研究项目进行修改，以保证项目符合伦理管理的要求。

临床研究项目标书完成后，研究者应将标书送交研究者所在单位伦理委员会审查。伦理委员会审查标书，确认其项目符合伦理原则，出具同意项目上报基金会申报基金的批件。伦理委员会批件作为附件随同标书上报基金会，作为基金会对标书进行形式审查的重要内容。包括伦理在内的形式审查合格后，标书才能进入实质性审查阶段。临床研究项目获得基金会资助，研究者完成实施方案设计后，应将实施方案连同知情同意书等材料上报研究者所在单位伦理委员会审查，批准后才能实施临床研究。

（二）受试者知情同意及签字

受试者知情同意（informed consent）是伦理管理的重要组成部分。知情同意包括"知情"和"同意"两部分。"知情"是指受试者在参加临床研究前，研究者应该通过口头告知和书面告知方式使受试者了解临床研究项目的来源、目的、意义，受试者参加临床研究可能的获益和风险，以及发生不良反应/不良事件时的处理方法和可能的后果。"知情"部分应以受试者能够理解和接受的方式全面介绍临床研究的情况，使受试者对临床研究有完整的认识，并在了解临床研究各方面情况，尤其是临床研究可能的获益和对自己健康产生的不利影响后，决定是否参加临床研究。可以依据伦理委员会提供的模板中的提示撰写知情同意书，以保证知情部分的内容全面完整。"同意"是受试者在充分知情和认真考虑的前提下，自愿同意参加临床研究，并在知情同意书上签字的过程。

同意签字部分包括受试者和研究者关于知情活动的声明、受试者和研究者姓名的正楷和亲笔签名、受试者和研究者的联系电话等。知情同意书是一个整体，最好印在一张纸上，或在每页的脚注中提示共有几页，以形成一个完整的文件。对于未成年人、没有独立意识和认知的受试者（如昏迷患者、精神障碍患者等），则可以由监护人代做知情同意并签字，"同意"部分应设计相应的声明和签字同意的空格。

一般伦理委员会会提供知情同意书的模板，但由于不同研究采用的研究方法、研究对象、干预手段及研究内容不同，因此，知情同意书各部分的内容也可能有所变化，研究者可以根据自己的研究内容、特点进行相应调整，有所侧重，但对模板中提到的主要内容尽量不要有遗漏。通常知情同意书包括以下几部分。

1. 研究背景。

2. 研究目的。

3. 研究内容和步骤　至少包括：研究中受试者将参与的时间和期限；入选标准/排除标准；分组情况；受试者可能分配至各组的概率；主要的干预（研究）手段及主要过程（特别是有创的干预手段）；相关替代治疗方案。

4. 研究中需要的配合　如果涉及标本，应明确标本的类型：明确是采集标本还是利用以往保存的标本（如果是采集的，是为了研究单独采集的，还是利用医疗检查等同时采集的）；标本（以血液为例）：请写明采血的时间点、每次采血量、采血用于的检查项目和检测结果是否告知、检测费用由谁承担（结果告知和检测费用由项目组支付，可以写到受益中）等。对于剩余标本的处理，可继续使用于其他的科学研究；如以后不使用，本项目组会按照废弃标本的规定进行处理。除此之外，还需明确随访的方式、随访的时间点、随访需要受试者配合的内容等。

5. 参加研究可能的风险、不适及处理方法　若研究为非干预、观察性研究，参加此项研究不会给您带来任何常规医疗以外的风险。若研究为干预性研究，写清与本研究有关的不良反应及可能的风险，不良反应发生及可能风险发生后的处理方法、相关的治疗费用由谁承担等内容。

6. 参加研究可能的受益与补偿

（1）研究对受试者本人的受益：提供免费的相关检查、检测费用（写明具体的检测、检查项目）；提供免费检查、检测项目的相关结果；其他情况；若本人没有直接受益，请注明：您可能不会从本研究中直接获益。

（2）研究对社会群体的受益：研究结果可能对今后更多患者的诊断与治疗及推动医疗发展具有重要意义。

（3）补偿：如随访的交通费、出现不良反应后给予的补偿、其他情况。

7. 自愿参加/退出研究　参加本研究以自愿为原则。您可以拒绝参加或随时退出研究，您不会因此而受到歧视、不公正对待或报复，您的医疗待遇与权益不会受到任何影响。

8. 个人信息的保密　在研究期间收集到的所有信息都将是保密的，并由研究者保管。研究人员、伦理委员会成员及相关管理部门在法律允许的范围内，有权审阅您的信息记录。在任何有关本项目的研究报告和出版物中，您的个人信息不会被独立公开。

9. 联系方式　您可以在任何时间提出有关本项研究的任何问题。您可以与您的医生取得联系，联系人：×××，联系电话：××××××××××。如果您对参加项目有任何的不满，请联系伦理委员会（联系电话：××××××××××）。

10. 同意声明

（1）我已认真阅读了上述有关本研究的介绍，并且有机会就此研究与医生讨论及提出问题。我提出的所有问题都得到了满意的答复。

（2）我知道参加研究是自愿的，我确认已有充足的时间对此进行考虑，并且明白：①我已了解参加该试验可能发生的潜在风险及风险发生后的治疗；②我已了解本试验的相关替代治疗方案；③我可以随时向医生咨询更多的信息；④我可以随时退出研究，而不受到歧视和报复，医疗待遇与权益不会受到影响；最后，我决定同意参加本项研究，并愿意按研究方案要求与医生配合完成本研究。

受试者签字：　　　　　　　日期：　　　　　　　电话：
授权委托人签字：　　　　　日期：　　　　　　　电话：
（如有未成年或限制性行为能力受试者参加，还应由监护人签字）
监护人签字：　　　　　　　日期：　　　　　　　电话：

11. 告知者声明　我已向该受试者充分解释和说明了本项研究的目的、操作过程以及受试者参加该项目可能存在的风险和收益，并满意地回答了受试者的所有有关问题。

研究者签名：　　　　　　　日期：　　　　　　　电话：

在临床研究的伦理实践中，有时可以免除知情同意和签字。如回顾性临床研究通过查阅病例资料进行研究，此时患者已经找不到了，无法做到知情，也无法获得同意和签字，在这种情况下临床研究项目应该向伦理委员会上报，同时申请免除知情同意签字。伦理委员会可以依据实际情况做出是否同意临床研究项目免除知情同意签字的决定，并出具伦理审查批件。这样做一方面规范了临床研究项目的伦理管理，另一方面便于研究者操作，发表论文时有伦理委员会批件，以便通过论文提交的流程。免除知情同意签字是在特殊情况下的特殊做法，在提出申请前研究者需要做相关的文献复习，必要时可以准备类似的案例，供伦理委员会审查讨论时参考。

思 考 题

1. 为什么要进行临床研究注册？
2. 进行临床研究注册时需要注意的问题有哪些？
3. 进行临床研究注册时如何选择注册平台？
4. 临床研究中需要遵循的伦理学原则有哪些？
5. 如何确保受试者是自愿参加临床研究的？

（周　波）

第十一章 临床研究数据收集、管理和质量控制

临床研究资料的收集和整理是临床研究实施阶段的主要工作内容，具有多、杂、烦琐的特点，但也有规律可循。本章将向读者系统介绍临床研究实施方案设计中与资料收集有关的内容。临床研究资料划分方式有很多，主要是从"一手数据"和"二手数据"的角度划分的。设计病例报告表（case report form，CRF）和搭建数据库是临床研究实施方案设计和资料收集过程中的关键环节，读者可在全章的基础上，以这两个思路为切入点，梳理繁杂、琐碎的细节，从总体上把握这部分工作的方向和重点。

第一节 概 述

临床资料的收集和整理是临床研究的一个至关重要的过程，只有了解这一过程中各环节的内容以及各环节之间的关系，才能做好临床研究的设计和实施工作。

一、临床研究数据收集形式

首先，临床资料可大体分为两大类：研究者为开展特定的原始研究而专门收集的一手数据：需要研究者制定CRF进行信息收集，并评估信度和效度，有条件的可开发电子化采集平台；基于既有电子数据库的二手数据：该类临床资料大多来自非科研目的而产生的数据，研究者需要根据研究目的和数据库情况进行整理，评估数据对科研问题的适用性和相关性等。

随着近几年真实世界研究的推广，2021年发布的《用于产生真实世界证据的真实世界数据指导原则（试行）》进一步将临床研究数据按照其来源分为以下几类。

1. 医院信息系统（hospital information system，HIS）数据 包含结构化和非结构化的数字化或非数字化的患者记录，包括患者的人口学特征、临床特征、诊断、治疗、实验室检查及临床结局等信息，通常存储于医疗卫生机构的信息系统中，涵盖信息较多，在真实世界研究中应用较广。

2. 医保支付数据 主要来源有两类，一类是政府、医疗机构建立的基本医疗保险体系，另一类是商业健康保险数据库，医保数据多用于开展卫生技术评价和药物经济学研究。

3. 登记研究数据 是通过有组织的系统，利用观察性研究的方法搜集临床和其他来源的数据。根据研究定义的人群特点，主要包括医疗产品登记研究、疾病登记研究和健康服务登记研究三类，我国的登记研究主要包含前两类。该类数据的优势在于以特定患者为研究人群，准确性高，结构化强。

4. 药品安全性主动监测数据 主要用于开展药物安全性研究及药物流行病学研究。

5. 自然人群队列数据 具有统一标准、信息化共享、时间跨度长和样本量较大的特点，可帮助构建常见疾病风险模型，为药物研发目标人群的精准定位提供支持。

6. 组学数据 主要包括基因组、表观遗传、转录组、蛋白质组和代谢组等数据，是精准医学的重要支撑。

7. 死亡登记数据 包含死亡医学证明书中的所有信息，记录详细的死亡原因和死亡时间，可作为人群非死亡原因死亡率、重大疾病临床结局的数据来源。

8. 患者报告结局数据 一种来自患者自身测量与评价疾病结局的资料，包括症状、生理、心

理、医疗服务满意度等信息。

9. 来自移动设备的个体健康监测数据 智能手机或可穿戴设备等实时采集的个体生理体征指标，常产生于普通人群的自我健康管理、医疗机构对慢性病患者的监测、医疗保险公司对参保人群健康状况评估等。

10. 其他特定功能数据 公共卫生监测数据、患者随访数据、患者用药数据等。

临床研究是临床资料收集、整理、储存、分析和评价的过程，该过程具有线性递进、多阶段、多环节的特点，如图 11-1 所示，临床研究的起点是研究对象，研究者要利用各种技术手段，从研究对象处获取临床资料，然后将临床资料转移到 CRF，再转移到数据库中，为后期统计分析和评价工作做好准备。信息收集过程应该是一条稳定的"流水线"，实施方案中的许多措施都是为了保证"流水线"上流动的临床资料可以顺畅地流动并稳定不变。

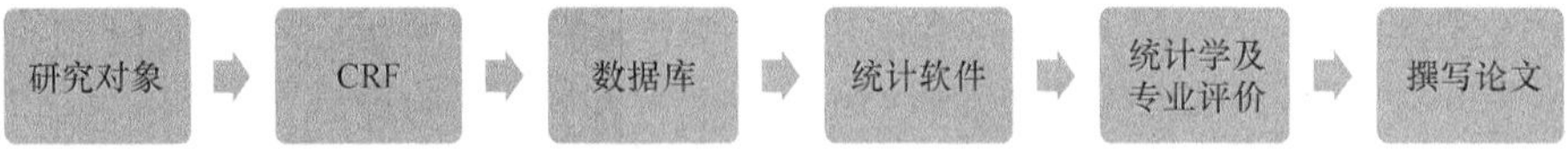

研究对象 ➡ CRF ➡ 数据库 ➡ 统计软件 ➡ 统计学及专业评价 ➡ 撰写论文

图 11-1 临床研究的资料收集和处理过程

二、临床研究数据整理过程

对于收集到的大量临床数据，研究者需按照研究目的进行整理。为保障后续统计分析和研究结果的可靠性，数据管理过程应制订详细计划并严格执行。数据整理过程应遵循完整性、时效性、准确性和真实性的原则。按前文所述，临床资料可分为一手数据和二手数据，下文对两类临床数据的整理分别进行阐述。

（一）一手数据

一手数据通常由研究者根据研究目的制定的 CRF 收集而来。CRF 的设计与研究目的和实际操作密切相关，需要从多方面综合考虑，必须保证收集的是临床试验方案所规定的且满足统计分析需求的数据。数据应包括临床研究所需的各种临床信息，并形成指标体系，这是保证临床研究实现预期目标的基础。CRF 的形式与功能应形成一个整体，设计时还要考虑临床操作的需要。

完成合格的 CRF 设计标志着临床研究实施方案的设计取得了重要进展，即病例入选和临床信息收集系统已经正常运行。完成 CRF 的数量和质量可以作为评价临床研究组织实施进展的考核指标。

数据管理的工作流程应包含数据采集/管理系统建立（如 CRF 及数据库的设计）、数据接收与录入、数据核查与质疑、医学编码、外部数据管理、数据审核、数据库锁定、数据导出及传输、数据及数据管理文件的归档等过程。数据库建立是临床资料整理和储存的关键环节，虽然有成熟的方法和技术，但非常烦琐，工作量大，要事先做好方案设计，按要求循序渐进，保证录入数据的数量和质量，为后期的数据分析做好准备。

（二）二手数据

二手数据的利用主要是研究者在现有的医疗机构信息系统、报告系统、监测系统等数据库中，按照研究目的提取所需的数据资料并整理成便于统计分析格式的过程。该类数据的管理较为重要的一点是在传输和提取等过程中确保数据的可靠性和一致性。当数据在研究者之间传递时，应制定数据传输协议，描述数据类别、数据提供者、数据格式、传输方式、传输频率等协议内容，并明确对数据进行质控的措施，如传输测试、一致性核查等。

目前，各研究中心数据的原始记录更多是以电子方式直接录入的，如电子健康记录、电子实验室报告、电子患者报告结局、数字化影像报告等。电子医疗记录（electronic medical record，EMR）有助于数据的及时、准确、完整采集，实现远程监察，实时审阅数据，避免某些不必要的数据重复录入，减少数据转录错误。如果将电子源数据作为生成递交数据的直接来源，申办者应列出在临床试验中应用的与电子源数据相关的计算机化系统，数据安全防护措施、去隐私化措施及质控流程，系统访问权限控制，以及电子数据在软件和（或）硬件系统中的传输流程。电子源数据应满足可溯源性、易读性、同步性、原始性、准确性的质量要求及监管的文档保存要求，以便核查。

三、将临床研究与临床常规相结合

（一）将收集资料方案嵌入临床常规

收集临床资料通常在临床科室进行，与临床工作相似，但又与临床工作之间存在一定的差异。临床研究对资料真实性、同质性和完整性的要求高于临床工作。在研究方案的设计和实施时需要充分利用临床工作的已有条件，将符合条件的资料准确、完整、不遗漏地纳入进去。对于达不到研究质量要求的指标，要采取适当措施及时补救，以满足后续研究需要。对于临床工作中没有的指标，须投入力量加以收集。

将临床资料收集过程嵌入日常的临床工作中，充分利用现有临床工作条件，一方面可以降低研究工作的难度和成本，提高可行性，另一方面还可以保证医疗工作的质量和安全，是必须遵循的原则。医生熟悉临床研究和临床工作两方面情况，可以在两者之间寻找共同点，以及化解矛盾的途径和方法，找到合适的平衡点，使实施方案既能满足临床研究的需要，又能在临床上实施。

（二）将临床常规工作嵌入临床研究

值得研究者注意的是，临床常规工作中产生的某些资料，如疾病登记、医疗产品登记信息等，针对性好，准确性高，结构化强，能够极大地推动临床研究的进行和发展。临床工作者应在常规工作中保持临床研究的思路，以保证临床研究数据质量、获得高质量临床研究结果作为促进临床工作质量的目的和抓手，使临床常规工作、临床数据收集、临床研究这三者有机结合，相互促进，共同成长。

第二节 临床研究数据质量评估

收集临床资料的目的是为研究提供必要的数据支撑。研究工作要收集哪些临床资料，在什么时间收集，是研究者需要回答的问题，其本质是构建一个观察和测量的指标体系。

一、因果关系与指标体系

临床研究通常是在研究目的和工作假说的基础上构建一个因果关系模型，指标体系的设计可以从因果关系模型切入。例如，在队列研究中探究服用钠-葡萄糖协同转运蛋白抑制剂导致 2 型糖尿病患者发生尿路感染的风险，其中"因"是服用该药物，"果"是尿路感染。指标体系中与"因"有关的指标体系应该包括：①服用钠-葡萄糖协同转运蛋白抑制剂；②其他可能导致尿路感染的因素，与"果"有关的指标是尿路感染发生的事件数，暴露组选择服用钠-葡萄糖协同转运蛋白抑制剂的 2 型糖尿病患者，对照组是未服用的 2 型糖尿病患者。构建指标体系时要考虑因果关系的先后顺序，如服用药物存在在先，尿路感染发生在后。除了与"因"和"果"有关的指标外，临床研究还要包括基础资料，如研究对象的年龄、性别、病史、家族史等。指标体系构建是对临床研究不断深化认识的过程，在设计中要认真考虑各方面的需求和各种可能性，将指标体系设计完善。

二、变量清单与评估

研究者构建的指标体系，与数据库设计、临床资料收集、数据库建立、统计分析等许多环节有关。为了保证各环节工作的一致性，有必要将指标体系用表格的形式固定下来，在所有相关工作中依照表格执行，这个表格就是变量清单。变量清单中通常列出每个变量的变量名（数据库中使用的变量名称，通常用 26 个英文字母和 10 个阿拉伯数字组合而成）、中文名称、类型、编码规则、数据格式等内容。表 11-1 展示了变量清单的形式和内容，供读者参考借鉴。

表 11-1 变量清单示意表

变量名	中文名称	类型	编码规则	数据格式
Sex	性别	二分变量	男=1，女=2	#
Birthyr	出生年	连续变量	实际出生年	####
Duration	病程	连续变量	单位：年	##
Weight	体重	连续变量	单位：千克	###
FPG	空腹血糖	连续变量	单位：mmol/L	##
HbA1c	糖化血红蛋白	连续变量	单位：%	#
Hypertension	高血压	二分变量	有=1，无=2	#
CVD	心血管疾病	二分变量	有=1，无=2	#

对一手数据来说，变量清单中变量的数量、内容、顺序及要求应该与 CRF 的制定息息相关，变量清单在 CRF 设计过程中需要不断调整并始终保持一致，研究者可考虑用软件（如 Word 或 Excel）建立变量清单，以便于工作和管理。对二手数据来说，研究者则可根据可及数据的基本情况制订变量清单，并根据现有数据库中的数据结构来调整变量清单中的变量类型及编码规则等信息。

三、指标体系优化

首先需要明确的是，临床研究的指标体系并不是越复杂越好。指标体系复杂就意味着相应的临床资料繁多，虽然这为后期数据分析提供了更多的机会，但同时也带来了收集资料的巨大工作量和实际操作难度，有时甚至会影响数据收集的质量。因此，指标体系设计要经过"由简单到复杂，再由复杂到简单"的过程。初始时，研究者可采用堆积指标的方法，将所有能想到的指标全部罗列出来，以免遗漏。下一步对所有指标进行筛选，筛选指标时要根据研究目的和可行性，谨慎考虑每个指标在临床研究中的定位，评估每个指标在临床研究中是否有价值，是否有必要保留。筛选评价指标是一个反复修正的过程，直到完善。在指标体系优化后，整体评价该指标体系能否满足临床研究需要，能否回答研究者提出的科学问题。

第三节 服务于科研的原始研究的 CRF

前文提到，临床研究中的一手数据来自研究者制定 CRF 并专门收集的资料。CRF 是临床研究中收集资料的工具，也是临床研究实施方案设计的关键环节之一。

一、定位与功能

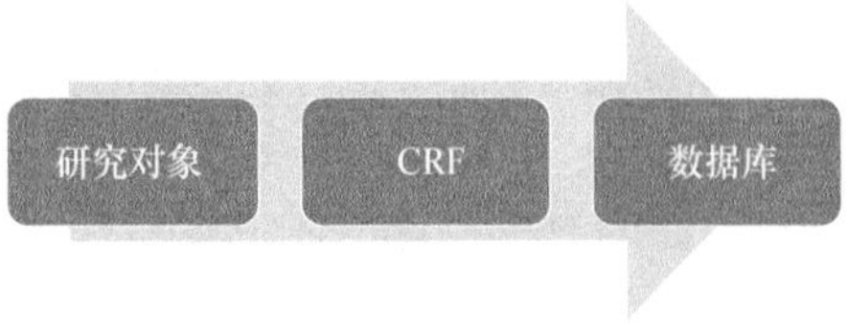

CRF 是收集临床资料的重要工具，其主要功能是：①将研究对象的临床资料记录在 CRF 中，暂存为临床资料；②对临床资料进行赋值处理，便于数据录入和统计分析；③将临床资料录入数据库（图 11-2）。

图 11-2 CRF 的定位与功能

临床研究中 CRF 多以纸张为介质，原因是这种介质与临床工作记录临床信息的介质相同，医生可以在不改变工作习惯的前提下直接填写 CRF，能有效避免增加临床医师的工作负担。随着医院信息化平台的建设和推广使用，目前电子病历成为临床常规，电子病历报告表（electronic case report form，eCRF）未来将可能代替纸质 CRF，成为收集临床资料的主要工具。

二、内容设计

CRF 设计的核心内容是指标。一类指标由研究者通过观察、询问或测量获得，另一类指标由临床医技科室用特殊的实验室测量手段获得（如影像学指标、生化指标等）。下面以观察指标为例，说明 CRF 在设计时应注意哪些问题，以及处理和解决这些问题的方法和技巧。

1. 观察指标　是 CRF 设计的核心，其设计要保证资料的同质性，同时要注意可操作性，以保证获得真实的信息。

（1）提问的设计：CRF 中观察指标经常以提问的形式出现，常见两种类型：封闭式提问和开放式提问。

封闭式提问是 CRF 中最常用的提问形式，是在一个明确的范围内询问观察对象某个问题，回答有固定的选择，CRF 中的选择项目涵盖了各种可能。例如：性别　男=1，女=2。

封闭式提问的优点是简单明了，研究对象只要按照实际情况选择即可。这类资料用统计学方法很容易处理，可以获得大量统计分析结果，便于研究者分析评价和撰写论文，是目前临床研究资料类型的主流。

开放式提问的特点是在一个范围内提出问题，研究对象可以在该范围内按照实际情况和自己的理解回答提问。开放式提问的反馈信息是自由的，可以完全覆盖在提问范围内出现的各种回答，避免因提问设计考虑不周导致的遗漏。例如，"在临床试验期间如果发生不良反应或不良事件，请详细记录如下"。在这个提问后面可以留出一块空间，供填写使用。

提问方式是研究者设计提问时需要注意的重要问题。如询问受试者是否有失眠，可以采用以下三种提问方式：

你失眠吗？　是=1，否=2
你不失眠吧？　是=1，否=2
你有无失眠的情况？　有=1，无=2

这三种提问虽然是同一个问题，但提问的方式不同。前两种提问具有诱导性，隐含提问者希望知道受试者有失眠或没有失眠。在医生给患者治疗后用这样的方式询问，患者往往是顺着医生的提问回答，很容易出现偏差。在统计学上，这种由于提问方式诱导造成的临床资料偏差被称为系统误差，可能导致研究得出错误的结论，是影响临床研究真实性的重要环节。正确的做法是用中性的方式提问，即第三种方式，方可得到真实的资料。

提问的设计应简单明了，一次只提一个问题。例如：

你是否有心肌梗死或脑血管梗死的病史？　有=1，无=2
你是否吸烟、饮酒？　是=1，否=2

以上两个案例的缺陷是同时询问了两方面的问题，如果其中一个是阳性，一个是阴性，受试者无法回答，研究者也无法得到真实的资料。正确的做法是将这样的提问简化，每个提问只问其中一方面的问题。

提问应明确并便于回答，最好能落实到一个具体的维度。例如，你平常有多大的运动量？这个问题很容易理解，但很难回答，如果将这个提问具体到运动的某一个维度，如运动的时间就容易回答了。例如，你通常每周运动几个小时？

（2）变量赋值：为了便于后期统计分析，CRF 在收集临床资料后需要对临床资料进行"翻译"，即将具体的临床信息转换成数字，这个过程称为变量赋值。在以上的案例中，男=1、女=2、有=1、无=2、是=1、否=2 等都是变量赋值的具体做法。在这些案例中，赋值有意回避了"0"，原因是在某些数据库中，表示阴性结果的"0"与没有信息的空格（数据缺失）无法区分，造成赋值后的信息有多种解释的可能。为了避免这种情况，通常用"2"表示没有、否定等，尽量避免使用"0"。

（3）单项选择与多项选择：临床资料赋值后将输入数据库，输入数据库的变量必须用单选择方式赋值。如果用多选择方式赋值，会造成数据无法录入数据库。例如：

脑梗死部位：

脑干=1　　小脑=2　　脑叶=3　　内囊=4　　丘脑=5　　半卵圆中心=6

该变量设计在填写 CRF 时没有困难，任何情况都可以选择填写，但将变量赋值转入数据库时会出现问题。当只有一个部位发生脑梗死时，赋值可以直接输入数据库中对应于"脑梗死部位"的变量中，但如果有 2 个或 2 个以上部位发生脑梗死，则赋值无法输入数据库，原因是上述变量赋值采用了多项选择方式，不符合数据库对变量赋值的要求。对于这种情况，通常将多项选择赋值的变量拆分为多个单选择赋值的变量，例如：

脑梗死部位：

脑干　　是=1，　　否=2

小脑　　是=1，　　否=2

脑叶　　是=1，　　否=2

内囊　　是=1，　　否=2

丘脑　　是=1，　　否=2

半卵圆中心　是=1，　　否=2

（4）视觉模拟评分法（visual analogue scale，VAS）：临床研究中经常使用。VAS 主要用于研究对象主观感受、认知等方面信息的收集，如疼痛、情绪、满意程度等。VAS 测量的具体做法是，在 CRF 上画一条长 10cm 的横线，左侧起点为 0，右侧终点为 10，研究对象根据提问和自己的感受或认知，在横线上画一个记号，表示自己在 0 和 10 之间程度的选择。判读结果是测量起点到记号的距离，用 cm 记录，精确到 0.1cm。

（5）量表：许多临床研究使用量表进行测量，选用量表时要注意以下问题。首先要选用学术界公认的量表，最好是本领域已经广泛应用的量表；其次要选用经过规范研制或规范引进的中文版量表，量表的研制或引进有文献基础；最后选用的中文版量表应该经过测试，信度和效度较高，符合临床研究需要。

2. 标题　CRF 标题设计原则上应该与研究目标和收集临床资料的范围一致。例如，"阿卡波糖片治疗 2 型糖尿病的随机对照试验——病例报告表"，可以明确该研究的对象是 2 型糖尿病患者，研究的疾病是 2 型糖尿病，研究的干预措施是阿卡波糖片，研究的方法是随机对照试验，表格的类型是 CRF。这是从学术研究的角度严谨地设计和规范 CRF 的标题。在实际工作中，某些临床研究的 CRF 标题不宜写得过于明确，主要是考虑研究工作有一定的敏感性，为避免引起研究对象反感，采用模糊化的处理方式。例如，在优生优育门诊调查未婚怀孕女性的性生活危险因素，CRF 标题可以设计为"女青年生殖健康状况调查问卷"。

3. 导语　有些 CRF 需要研究对象自行填写，在 CRF 正式填写内容前需要写一段话，说明临床研究的来源、意义，告知研究对象需要配合做哪些工作、如何做，并承诺个人隐私保密等。以上述"女青年生殖健康状况调查问卷"为例，其导语是：

女士：

您好！

为了改善我们医疗服务机构的服务质量，我们需要了解年轻女性的生殖健康状况，以保护您和其他女性朋友的健康和未来，避免由于不安全性行为带来的不良健康影响，希望您能配合我们的工作，逐项填写问卷内容，您的答案将给我们以极大的帮助。您的名字不会记录在此问卷中，对您的回答也将会保密，谢谢您的合作。

在这个案例中，由于调查的问题非常敏感，故采用匿名的方式填表，不需要知道研究对象的名字，在导语中说明这一点，打消研究对象的顾虑，这样就比较容易获得研究对象的配合。撰写导语要从研究对象角度考虑，给予亲切、可接受的感觉，并充分考虑研究对象的利益，包括知情权、选择权、隐私权等。

4. 填表说明　规范的 CRF 在正式填写内容前通常有一个填表说明，告知填写者如何填写 CRF，在填写过程中要注意哪些事情，如对填写错误的规范处理方法等。

5. 编号 CRF 的编号简称"ID"，是临床研究中识别研究对象的唯一标识。出于保护研究对象个人隐私的需要，以及姓名等个人识别标识可能存在重复等原因，临床研究需要依据具体情况设计识别个体的编号系统，以便在研究过程中管理临床资料，避免出现临床资料"张冠李戴"的情况。CRF 中 ID 的位置通常出现在首页和正式页的左上角或右上角，用固定位数的数字最佳。

6. 签字及时间 在 CRF 的多处设计了签字及时间，针对不同的工作要求完成签字。签字及时间通常放在 CRF 的最后一页，目的是明确每一部分工作的责、权、利，便于以后还原临床研究的操作过程，出现问题时便于查找原因。

7. 版本号 CRF 在设计过程中会产生不同的版本，需要用版本号进行管理。在研究实施方案设计、申请伦理委员会审查和项目实施过程中，CRF 版本号是非常重要的管理内容，可以避免研究中错误使用旧版本，保证临床研究正常进行。版本号通常在 CRF 的页眉或页脚注明，有时还注明版本的定稿时间。

8. 负责人 审核声明 CRF 最后一页通常是负责人审核声明，需要项目负责人（或分中心负责人）签字，目的是要求项目负责人（或分中心负责人）承担审核数据的责任，在 CRF 完成后认真审核，并签字确认。一旦 CRF 出现问题，签字人要承担责任。

三、格 式

CRF 的格式设计是否合理与 CRF 能否顺利完成收集临床资料的任务密切相关。

（一）版面

CRF 版面设计的第一步是确定纸张大小，多数情况下 CRF 选用 A4 纸。确定纸张后还要明确页边距大小，同时要考虑 CRF 的使用和装订需求，以固定版面设计。

（二）正文格式

在设计 CRF 时最好首先确定格式，包括正文使用几号字、中英文的字体样式、行间距、字间距等，以避免后期因正文格式变动而引起的重复性工作。

（三）首页

为了满足伦理管理中保护研究对象个人隐私的要求，CRF 设计时可以考虑增设一个专门的首页，用以记录研究对象的个人信息，如姓名、性别、出生日期、身份证号、电话等。这一页通常在填写 CRF 完成后立即撕下来，另行保管，以达到保护隐私的目的。

（四）页眉和页脚

CRF 的名称、版本号、定稿时间、设计单位、页码甚至 ID 都可以放在页眉或页脚位置。这一设计的特点是，CRF 的每一页都有页眉和页脚，其中页码会逐页递增，其他信息则在每一页上保持一致，这样的设计便于使用和管理。

四、设 计 流 程

CRF 设计要经过"简单—复杂—简单"的过程。在这一过程中，研究者需不断加深对临床研究项目重点、难点、关键环节的认识，全面考虑研究的任务和需要，避免遗漏重要的观察指标和观察时点，完善优化指标体系。在这一过程中还要考虑操作的可行性，使 CRF 能够在临床研究平台上发挥作用。

（一）设计草稿

1. 选择合适的工作软件 CRF 设计通常选用 Word 作为编写软件。

2. 设定 CRF 版面和格式　依据格式设计的要求，在 Word 软件上确定 CRF 的版面和格式，形成固定的模板。

3. 填入观察指标　依据事先拟定的变量清单，按照 CRF 的格式填入观察指标。要注意格式统一，变量编码规则统一。观察指标的先后顺序应按某一特定的原则设计，如临床工作习惯、收集临床资料的流程等，使收集临床资料的过程有效便捷。

（二）阅读草稿，收集修改意见

CRF 草稿完成后，可以从专业和形式上对草稿进行核对修改。

1. 专业审查　可以从临床研究目标任务入手，评价 CRF 的指标体系是否完善，是否遗漏了观察指标或观察时点，能否支撑研究项目实现预期目标。可以从可行性角度入手，评价每个指标的信息收集和填写是否可行，能否真实、准确地反映研究对象的真实情况。

2. 形式审查　研究者在编写完成 CRF 后，可以从不同角度对 CRF 的形式进行审查。例如，从格式统一的角度看一遍全文，可以发现前、后格式不一致的地方；从错别字和标点符号的角度核对全文，寻找并纠正错误。

3. 角色转换　研究者自己编写 CRF，自己对 CRF 进行审查，往往查不出问题，原因是研究者有思维定势。解决这一问题的方法是研究者角色转换，即研究者假定自己是患者，回答问题时会怎样想、怎样说，有哪些可能的选择，有哪些情况超出了选项范围而无法回答或填写。

4. 他人评审　CRF 是解决研究者思维定势的另一种方法，是在 CRF 草稿的修改过程中找不同的人参与评审，发现问题，提供改进建议。参与评审的人可以是同行、外行、非医学专业人员、患者等。

（三）形成初稿

研究者在综合整理修改意见后，着手对 CRF 进行修改，最终形成 CRF 初稿。CRF 初稿形成后，确定版本号，锁定该版本 CRF 不再作任何改动，作为设计 CRF 的一个阶段性工作成果。

（四）预实验

CRF 草稿是"纸上谈兵"的产物，能否按研究者设计要求填写，能否达到预期效果，需要实践验证。对于经验不多的研究者，对于在新领域开展的临床研究，往往要通过预实验评估 CRF 设计是否合理，还需要作哪些改进，研究者需从个案分析入手，探讨出现问题的原因，分析个案背后是否有共性问题，审视 CRF 草稿需要作哪些修改，然后深入到每个技术细节进行修改，使 CRF 趋于完善。使最终定稿的 CRF 既符合研究工作的科学性要求，又有较好的可行性。预实验可以做一轮或多轮，目标是形成一个研究者比较满意且能够在现有临床条件下实施，满足临床研究需要的 CRF。

（五）定稿

预实验完成后修改完善 CRF，形成最终稿。可以通过适当的形式（如组织课题组研讨会），确认 CRF 最终稿合理、可行，给予版本号，锁定 CRF 最终稿。

第四节　建立服务于科研的原始研究的电子数据收集系统

临床研究的特点是样本量大，临床资料多。大量临床资料需要事先按一定的规则存储起来，才有可能在后期统计分析时被有效地利用。如今应用最多的为电子数据收集系统（electronic data capture system，EDC），即研究者通过计算机等电子技术主动收集所需的一手临床数据，或各医疗卫生机构在日常临床工作中累积所得的电子医疗数据库，电子数据在后续的统计分析中较为便捷，同时也对数据库的建立过程提出了更高的要求。

一、定位与功能

从图 11-1 中可见，数据库位于 CRF 和统计软件之间，是一个存储数据的仓库。数据库与外界交流界面的设计要满足两方面要求，一方面要保证 CRF 中的数据可以顺利地进入数据库，另一方面要保证数据顺利地转移到各种类型的统计分析软件中，供统计分析使用。在数据库内部，还要设计质量控制、数据管理等工作流程，以保证数据库的质量。

二、软　件

软件是建立数据库的基础，选择合适的软件可以为数据库的设计使用提供各种便利。不论是研究者还是医疗机构的日常数据记录，选择软件时通常需考虑以下问题：①可以提供设计数据库录入界面功能；②在数据录入过程中完成部分质量控制任务，如数据的逻辑核查和纠错；③提供二次录入数据的核对功能，便于对录入的数据进行核查；④合并数据的功能；⑤转换数据库格式（如 SAS、SPSS、Stata 等），以便研究者使用各种统计分析软件分析数据。

目前研究者常使用 EpiData 软件建立数据库。该软件是一款免费且开源的软件，专为流行病学研究而开发的数据库软件，可以提供以上对数据库提出的所需求的服务，能够满足绝大多数临床研究的需求。对于某些有特殊要求的临床研究，数据库软件还可以考虑使用 Access 以及商业专业软件等。近年来也浮现了一批新兴的电子化数据支撑平台，如 REDCap 可以方便快捷地建立无纸化的临床研究数据采集平台，且具有痕迹追踪功能，实时记录每次操作的用户、时间及内容等信息。至于医疗卫生机构的电子医疗数据库则往往应用医院信息管理系统，如医院信息系统等，包含患者的基本信息、临床诊疗及实验室检查结果等。

三、录入界面设计

以 EpiData 软件为例，数据库录入界面可以由研究者自行设计，包括指标的变量名、中文名称、度量衡单位、编码规则等信息的显示，并依据 CRF 和变量清单设置录入变量的数据形式和录入界面。数据库录入界面的设计最好与 CRF 一致，以提高录入工作效率，降低错误发生率。

四、数据录入和质量控制

数据录入工作由录入员承担，将 CRF 中的数据通过计算机键盘录入数据库。数据录入应使用事先设计好的固定的录入界面，不能改动，否则会造成数据库结构变化，给后期工作带来一系列麻烦。

数据录入由人工完成，而人工录入过程出现错误是不可避免的。因此，发现并纠正差错，将差错的概率控制在低水平，不影响研究结论，是数据录入过程中质量控制的要求。目前已有多种方法可以发现并减少差错。可以用逻辑限制、逻辑核查的方法发现不符合逻辑的数据，如性别的编码通常是"男=1，女=2"，如果数据库中出现了 3，显然是差错，可以采取合适的技术措施发现并纠正这类差错。

数据二次录入核对是最常用的方法，其原理是每个人在录入数据的过程中都会发生差错，但不同的人差错是不同的，同样一个数据在两个人分别录入时发生相同差错的概率极低。人们利用这一规律设计了数据二次录入核查的质量控制方法，即安排 2 名录入员分别录入同一 CRF，然后用软件核对两个数据库中的数据是否一致，将不一致的数据全部挑选出来。这些不一致的数据中肯定有差错，通过核对可以发现问题所在，并及时纠正。

五、数据库管理

数据量大是临床资料数据库的基本特征，在质量控制过程中如果数据库在不断变化，必然要不断核查数据库中的数据，即使过去核查过，也不能保证现在这些数据是正确的。因此，在建立数据库的过程中往往采用分块处理的方法，将数据库切成一定的大小，分别录入核查，完成一个锁定一个，最后再将这些小数据库合并成一个总的数据库。将数据库分块，组织录入核查，再将数据库合并,是数据库管理的重要工作,需要预先设计好方案,并安排专人负责。

数据库管理的另一项任务是数据库导出,将最终锁定的数据库转换为某个统计软件格式的数据库,以便在统计软件中对数据库中的数据进行分析。数据管理员应熟悉数据库选用的软件,正确进行数据库的导出操作,保证导出的数据与原数据库中的数据一致。

原始研究中研究者收集到的一手数据,可以在 EpiData 等软件中完成整理和导出工作,对数据库中的数据还需进一步核查,数据核查后所产生的质疑记录表应以电子或纸质文档的形式发送给研究者。研究者对疑问做出书面回答后,将已签字的质疑记录表复印件返回到数据管理部门。数据管理员检查返回的质疑记录表后,根据质疑记录表对数据进行修改。质疑记录表中未被解决的质疑将以新的质疑记录表形式再次发出。质疑记录表的发送和返回过程将重复进行,直至数据疑问全部被解释清楚,数据库被清理干净。

基于既有数据库的二手数据,则需要研究者在管理工作中更加谨慎。为满足临床研究的需求,研究者收集的二手数据可能是来自单家或多家机构的,获取的数据通常是呈区块化的。例如,来自单家机构的数据可能是存在数据关系的多个数据文件。基于它们之间的数据关系,文件之间是可以相互链接的,每个数据文件与其他文件的关联能够通过一些唯一的数字编码进行识别。例如,居民唯一身份识别码可用来关联居民档案和患者登记资料档案、医疗档案、住院档案或药事档案。在这类数据管理中,首先应严格保证链接编码的正确性、完整性,明晰区块数据之间的对应关系,并建立核查机制,确保数据的准确性。当数据来自多家机构时,研究者还需警惕不同机构所采用的数据编码标准是否一致。

六、进　展

随着计算机网络的普及应用和网络数据库技术的进步,以及临床信息化改造进程逐步深入,临床研究数据库的构建形式和相应的软件正在发生变化,大致有两条技术路线。第一条技术路线是与临床信息化改造结合,将临床信息库转变为临床研究数据库。其优点是直接利用临床信息库中的资料进行研究,只要从临床信息库中提取相关资料,形成临床研究数据库即可。第二条技术路线是使用临床研究网络数据库。通过各个参研中心上传病例资料形成临床研究网络数据库。临床研究网络数据库软件不仅具有临床资料的上传、存储、整理等功能,还增加了许多研究实施过程中所需要的管理功能,如及时通知研究者随访患者等。国内外已有一批临床研究网络数据库,如 Oracle-clinical InForm、RedCap、Medidata Rave、Open-clinical 等,但这些软件多需要软件工程师提供技术支持,需要定制软件,周期长、花费大,目前仅在大型临床研究中使用。

第五节　组织实施

规范的前瞻性临床研究需要许多研究人员共同参与,研究工作的组织实施比较复杂,主研者要花费许多时间精力做组织工作。按照相应的标准和指导原则组织实施临床研究可以达到事半功倍的效果,各步骤需建立并遵循相应的标准操作规程(standard operating procedure,SOP),应涵盖数据收集、数据管理、统计分析等各个环节的详细要求。下文对 SOP 中几个要点进行阐述。

一、充分利用临床工作平台上的资源

临床研究的病例和临床资料收集工作需要在临床常规工作平台上进行,保证研究工作顺利进行的最好做法是使研究工作与临床工作尽可能保持一致,这样既可以减少研究工作对临床常规工作的干扰,保证工作质量和医疗安全,同时使研究项目运行的成本降至最低,参加临床研究的工作人员接受度更高,负担更小。因此,临床研究实施方案设计得好不好,项目组织实施得好不好,关键是看是否将临床研究工作顺利地嵌入临床常规工作平台,是否充分利用了临床常规平台提供的各种软、硬件资源,是否考虑到工作人员操作的可行性和患者参加临床研究的方便性。

当研究者希望使用既有医疗数据库完成临床研究时,在确保既有数据库满足研究所需的前提

下，应与数据库所属机构进行申请和信息互通，协调既有数据库与研究目的的适用性，申请获取能满足研究目的的最佳数据集，并协调数据共享方法、患者隐私信息模糊方法，以及数据使用权限等信息。另外，研究者还需为二手数据在获取、整理、传递、管理等环节制定严格的质量控制措施，以保证数据的真实性和完整度。

二、可行性与科学性

临床研究设计的要求是科学、可行，项目实施的要求是可行、科学，两者的要求相似但顺序颠倒，原因是项目实施更关心实施方案能否落实，能否按计划完成收集病例和收集临床资料的任务，解决可行性问题。在实施方案设计时已经反复考虑了项目实施的可行性问题，但毕竟是纸上谈兵，离现实有一段距离。在项目实施过程中，经常出现研究者事先没有想到的问题，可行性就成为在项目执行过程中重点解决的问题。要解决问题必然要突破原来的研究实施方案，如果原方案中没有，可以用"打补丁"的办法解决；如果原方案不合理，则需要调整，调整的目的在于改进可行性，调整应尽量减少对科学性的影响。处理这类问题通常要考虑多种解决方案，同时比较可行性和科学性，找出一个既可行、又能基本满足临床研究的科学性要求的方案。研究者要在可行性和科学性之间寻找平衡点。

三、代表性、完整性和同质性

项目组织实施中与科学性相关的主要问题是研究对象和临床资料的代表性、完整性和同质性。研究对象的代表性是临床研究科学性的基础，入选标准和排除标准设计是否合理、执行是否到位，决定了研究对象的代表性是否良好。不同类型临床研究对研究对象完整性的要求不同，队列研究、横断面研究对研究对象的完整性要求很高，要求尽可能纳入所有符合条件的研究对象，失访率要低于20%，争取控制在5%以内。提高研究对象依从性，降低失访率是这些研究项目实施中的重点和难点；病例对照研究、随机对照试验在这方面的要求相对低一些，只要找到合适的研究对象即可。所有临床研究对研究对象的同质性要求都很高，主要依靠纳入标准和排除标准对研究对象进行选择，以提高同质性。同时必须按要求入选研究对象，避免在项目执行过程中的失误导致研究对象同质性下降。

保证临床资料代表性和同质性的方法主要是明确指标的名称、定义/标准、测量仪器/试剂/方法、质量控制措施等，在项目实施过程中按要求执行。临床资料不完整（数据缺失）是收集资料过程中的常见现象，影响临床资料的完整性，对临床研究的质量影响很大，要尽量减少，争取做到数据完整。

四、分工协作

临床研究是一项由许多人员共同参与的科学研究活动，参与人员包括项目负责人（principal investigator，PI）或分中心项目负责人（co-principal investigator，coPI）、医生、研究生、护士、技术员、监察员等，人员之间的分工协作非常重要。分工协作的基础是明确每项工作的范围和内容，使每位参加研究工作的人员知道自己要做什么，做到什么程度，与哪些人交接等。

PI或coPI的主要任务是组织项目实施，具体的工作应该尽量减少，以便有精力把握全局，关注研究项目的进展情况和工作质量，处理临时性问题等。具体工作交给相应工作人员承担，通过分工协作形成一个保证质量和效率的临床研究项目实施体系。

五、依从性

临床研究的质量与研究对象和研究者的依从性密切相关。研究对象能否按要求按时服药、按时复诊，研究者能否按实施计划做好每一项工作，决定了研究项目能否获得真实、可靠、完整的资料和实现预期目标。改善研究对象依从性的主要方法是提供服务和便利，优化研究流程。研究者有能力为研究对象提供各种医疗服务，尤其是咨询服务，这是改善研究对象依从性最有效的手段。因为这一部分是研究对象迫切需要,同时又不容易获得的服务,可以达到引导研究对象按计划参与临床研究、按要求服药复诊的效果。为研究对象提供服务需要研究者投入时间和精力,需要有牺牲精神,是对研究者的考验。研究者做好各项工作是依从实施方案的表现,但在研究过程中真正做好很不容易,一般都需要加强培训和管理实现。

六、阶段性考核指标

临床研究的组织实施要设定预期目标,可以将 CRF 和数据库作为预期目标,考察临床研究组织实施的质量和进度。

CRF 完成的质量和数量可以反映临床研究平台建立和运行的情况,既可以反映研究者和研究团队的工作情况,还可以反映研究对象的依从性和研究者的依从性。CRF 完成的质量和数量可以横向比较,研究者之间、研究中心之间都可以比较,以此激励每一位研究者的工作积极性,激励每个中心的研究者团结协作,可以促进临床研究工作。

数据库质量和数量反映研究过程中收集资料的工作到了什么阶段,还有多少工作要做。主研究者和管理者可以用数据库的质量和数量评价临床研究的实施情况,掌握研究的进度。

七、资料收集的注意事项

1. 研究对象的纳入和排除 在医学科研领域,大多数以人为研究对象,这包括对某一器官系统、解剖结构或生理生化机制的研究,以及对某种疾病的病理、诊断、治疗、预防或预后等方面的研究。例如,要考核某种手术方式的优劣,就应根据统一的、公认的诊断标准选择诊断明确的病例,同时根据研究的目的和具体条件,制定纳入和排除标准。

2. 抽样 对于某些常见病或多发病进行研究时,由于总体病例数可能很大,对所有病例进行收集和研究既不必要也不切实际。这时应根据研究目的,从特定的总体中(特定时间、区域内)抽取具有代表性的一部分作为研究对象。这样在达到研究目的的同时既能降低成本,也可提高质量和研究效率。抽样要采取特定的抽样方法,并根据研究目的和研究类型估算样本量。

3. 对照资料的选择 临床绝大多数研究都离不开对照,对照可以消除非研究因素的干扰。例如,患者的一般情况、病情轻重、病程长短、治疗措施以及手术操作等都可能会影响疾病转归,只有设立对照才能考查研究因素是否有效果。因此,对照资料的收集除研究因素外,要注意其他各个方面与实验组要均衡,具有可比性。

4. 统计学方法确定先于资料收集 应根据统计学处理分析方法的需要来收集资料,这在科研设计时就应确定。如果不事先确定统计学方法,就有可能在资料收集好之后却因仍找不到合适的统计学方法而影响整个研究进程。例如,有些临床工作者往往收集好病例、标本或其他观察数据后才选择统计学方法,这可能会因为资料不全或不完全适用而找不到合适的统计学方法,结果只能勉强应用某一方法,得出不理想的结果。所以,统计学方法确定先于资料收集,才能有的放矢。

第六节 管理和质量控制

质量是临床研究的生命,只有高质量的临床研究才能给临床工作和临床研究提供正确的信息,进而指导、改进工作,因此质量控制是临床研究中重要的工作内容之一,在方案设计阶段和项目实施阶段,研究者在质量控制方面需要做大量工作。

一、基本要求

临床研究是有计划的科研活动,实施前应设计完整的实施方案,包括质量控制。临床研究的质量控制可以通过评估项目实施是否严格按照临床研究方案和标准规范进行操作,检查所有指南和质量标准是否得以执行,从而及时发现各种纰漏和错误问题,实现保证临床数据的真实可靠性、数据可溯源的目标。其执行要遵循 2020 年 4 月 23 日印发的《药物临床试验质量管理规范》中伦理和科学的管理原则。

质量控制的基本要求是研究人员按实施方案执行，在这一要求背后有几方面的考虑。首先，实施方案设计时已充分考虑到各种可能影响质量的因素和环节，制定了相应的措施，执行实施方案可以保证这些措施落实，达到质量控制的目的。其次，参加临床研究的人员素质参差不齐，要求所有参研人员对实施方案的每一个细节设计的原理、方法、技巧等都能掌握是不现实的，也没有必要。要求研究人员按实施方案执行是成本最低、速度最快，直接达到质量控制效果的方法。最后，按实施方案执行的要求非常简单，很容易理解，可操作性强，有利于方案执行。

二、人员培训

临床资料的同质性是保证临床研究质量的基础。临床资料收集过程有研究人员参与，操作是否规范直接影响临床资料的同质性。在项目实施前，通常需要对研究人员进行培训，做到不同研究人员之间的操作相似，有同质性，获得的临床资料有内在可比性。

做好培训，特别是启动会培训，是保证执行过程质量的第一步。作为项目启动的标志，也是研究者团队的首次磨合，应让所有参与人员熟悉方案及流程，同时加强项目参与人员的《药物临床试验质量管理规范》培训和学习，使研究者掌握项目的基本框架，各司其职，保证临床研究的规范、公正、顺利进行。培训内容应包括研究方案、试验相关操作的 SOP 和 CRF 表的填写、职责分工、不良事件报告处理、标本的保存与运输等。

人员培训一方面在技术层面解决操作的不规范问题、操作技巧的掌握问题；另一方面在思想层面解决认识问题，强调按实施方案执行，形成"按实施方案执行是最高水平临床研究"的思想。人员培训的效果可以通过一致性来评价，通常两名研究人员之间的一致性评价可以用 Kappa 值，要求在 0.7 以上；多名研究人员之间的一致性评价可以用组内相关系数（intra-class correlation coefficient，ICC）值，要求在 0.7 以上。

三、文件化管理

用文件规范和记录临床研究实施过程是质量控制的有效措施，称为文件化管理。在质量控制过程中，文件化管理的实施涉及设计和使用两类文件，即 SOP 和过程记录文件，以实现质量控制的目标。

1. SOP 的任务是在临床研究的全流程中规范研究者的行为，在临床研究实施过程中使用的各种 SOP 都是保证质量的措施，是质量控制的重要内容。此外，临床研究中某些关键环节还需要设计专门解决质量控制问题的 SOP，如数据核查流程等。质量控制专用 SOP 在临床研究中应该是呈体系性的，即从临床资料收集到统计分析完成全过程中的所有 SOP，应形成质量控制的 SOP 链，实现全程质量控制。

2. 过程记录文件的功能是记录研究者的详细工作过程。过程记录文件在临床研究中为数据回溯提供了载体，保证了研究数据的真实性、可靠性。在质量控制工作中，需要设计使用与质量控制专用 SOP 对应的过程记录文件，形成质量控制过程记录文件链，支持全程质量控制。

文件化管理是实施质量控制的重要技术手段，能保留全流程的质量控制标准及每个环节的细节，不仅便于研究者核查与质疑（即内部质量控制），也便于相关部门对临床研究的检查（即外部质量控制）。

四、内部质量控制

质量控制工作可以在研究项目组内组织实施，针对每个环节可能出现的质量问题，设计研究者自查、研究者之间互查、专职或兼职研究者核查等制度，配合相应的 SOP 及过程记录文件，实现项目组内部质量控制。尤其对于无法提供外部检查和稽查的临床研究来说，机构内部的质量控制显得尤为重要。研究者应按照质控计划，定期进行内部自查、外部监督，质控时点可先密后疏，重点落实首例及半数入组病例的质控，以期及早发现问题并及时纠正，防微杜渐，以保证每个环节、每个数据都是准确、可靠的。

五、外部质量控制

对于多中心、由药厂或医疗器械公司发起的临床研究，通常需要在内部质量控制的基础上另外设计一个外部质量控制体系，由外部独立的机构或个人对临床研究项目的质量进行核查，从事外部质量控制的专业人员称为监察员。外部质量控制体系和文件的设计通常由项目组与外部质量控制监察机构协商，由其中一方为主设计，共同确认，按方案执行。外部质量控制体系运行的成本较高，可以依据临床研究的需要和可能性，选择部分核查病例或全部病例进行全部核查、部分资料核查或全部资料核查。临床研究结束时，外部质量控制监察机构要出具临床研究检查报告，说明核查工作情况和结果。

电子化的临床数据采集平台也为外部质量控制提供了便捷，前文提到 REDCap 的痕迹追踪功能可以方便研究者及监管部门进行核查。但由于数据量较大，临床研究的质控工作仍然面临着工作量大、人工依赖性强、难以全面发现数据问题等局限，为赋能临床研究的质量控制，开心生活科技（Happy Life Technology，HLT）提出了数字质控解决方案。在获得授权的前提下，通过深度分析临床试验源数据，配合轻量化算法服务，利用 AI 技术对试验数据进行全面核查、精准溯源、量化评估，不仅操作便捷且安全，还能显著提高试验数据管理效率。HLT 提出的数字质控解决方案填补了行业空白，目前已在多家医疗机构投入使用，并赢得了一致认可。

思 考 题

1. 简述在真实世界研究中临床数据的常见来源。
2. 简述 CRF 的设计原则、流程、方法和工具。
3. 说明 SOP 的设计原则及要点。
4. 列举临床研究资料的质量控制要求。

（孙　凤）

第十二章 临床研究数据分析与结果解释

本章以分析前瞻性研究数据为重点，探讨临床流行病学资料分析的基本目的、原理、原则、方法与结果解释。临床研究的数据来源主要包括特定临床流行病学研究和临床常规收集两种。我们首先以典型的临床流行病学研究数据为出发点，再发散至常规收集数据补充说明，便于同学们理解和掌握常见临床研究数据分析和结论解释的相关问题。

第一节 概 述

一、临床研究数据及其分析总则

临床流行病学数据包括狭义和广义两种。前者是任何来自有组织的特定的临床流行病学研究收集的资料，主要强调"有组织""特定研究"，如某项试验纳入的人群数据；后者则不局限于一个特定的用途，广泛涵盖不同研究目的的临床流行病学研究资料，较前者范围更广，针对性更弱，如某一科室所有患者的信息。

临床流行病学数据分析以探索病因、确立诊断标准、评估治疗效果、监测不良反应、预测预后等关键临床问题为出发点。通过对常规临床数据和特定研究数据的定性、定量分析进行综合，旨在达成特定的研究目标，并以所得结论为指导，指引实践应用的研究方法。在本书中，我们将此过程简称为数据分析。

数据分析不以统计学理论方法的创新为研究意义，它更偏向将统计学作为工具去答复现有的且亟待解决的临床问题。流行病学数据分析遵循的最高原则："一个对正确问题的近似的答案远远好于一个对错误问题的精确的答案。"因此，在数据分析的过程中，最重要的是提出一个准确且有价值的问题。

数据分析过程中明确研究目的也至关重要。尽管得到显著性结果是大多数统计学应用的目的，但是在临床流行病学数据研究中，选择合适的统计指标，对其进行评估以明确临床治疗是否影响疾病发生发展才是数据分析的最终目的。其中，临床流行病学数据分析的前提和目的见框12-1。

> **框12-1 临床流行病学数据分析的前提和目的**
> 前提须有明确的研究问题：
> 目的1 估计相关统计指标，如相对危险度和灵敏度
> 目的2 估计对应统计指标的置信区间
> 目的3 成功控制可能的混杂因子
> 目的4 清楚对应的剂量-反应关系
> 目的5 分析可能存在的效应修饰因子
> 目的6 分析可能的相关偏倚

二、临床研究数据中的变量和分类

临床研究数据中的变量所属类别、影响效用、特征属性的认定在临床流行病学中非常重要，识别数据变量是数据分析过程中的基础性工作。典型的流行病学研究以暴露因素、结局指标、混杂因素、

效应修饰因素四种变量为主要变量，以患者非核心信息、可重复性数据信息、抽样信息等为辅助变量。例如，在吸烟与肺癌关系的队列研究中，吸烟是暴露因素，肺癌是结局指标，年龄、性别和肺癌的其他危险因素是潜在的混杂因素，同时也是潜在的效应修饰因素，这些主要变量对数据分析起着更重要的作用。

因果关系（cause and effect relationship）是临床流行病学主要的研究对象之一，如病因与疾病、治疗与疗效、药物与不良反应等。其中因与果是两个不可分离且相互依存的变量，也称为自变量（independent variable）和因变量（dependent variable）。自变量和因变量之间相互依存，但并非双向影响的关系，而是链条式单向影响的关系。而且一个因素也可以同时拥有两个身份属性，这常常是由它所处的中间位置决定的。例如，食盐过多可能导致高血压，高血压又可能导致心脑血管疾病事件，这两个研究对高血压的定位完全不同，因此身份属性也不同，前者为果，后者为因。

鉴于医学不同于其他学科，因变量（结局变量）往往以二分变量为主流的表示方法，如死亡或生存、发病或未发病、病情好转或恶化等。即便试验取得的初始数据是连续变量（continuous variable），但为了研究方便，大多时候也都将其转换为等级变量（ordinal variable）或二分变量进行研究。这是因为二分变量更有助于临床医生和患者解释及了解病情现状，如直观的患病和健康的诊断结果、好转和恶化的治疗效果等。另外，有的分析方式只允许分类变量或等级变量的出现。例如，logistic 回归的因变量局限在二分类变量或等级变量。因此，目前的临床流行病学研究大多以二分变量为基础。

三、特定临床流行病学研究数据分析内容

临床流行病学分析主要包括队列研究、病例对照研究、随机对照试验和现况研究等。

队列研究：主要内容包括：①描绘研究对象的数量变动；②变量分类和数据整合；③描绘和比较组间基线特征异同；④评估结局事件的发生率；⑤评估效应的大小；⑥评估效应的置信区间；⑦控制混杂。

病例对照研究：与队列研究主要的差别在于难以评估结局事件的出现率及难以测量与发生率相关效应大小的指标，如无法计算相对危险度和率差，只能估计比值比。

随机对照试验：通过将参与者随机分配到不同组别，试验可以尽可能地确保两组在开始时具有相似的基线特征，从而减小混杂因素的影响。因此，此类试验较少在数据分析的过程中控制混杂因素的影响。

现况研究：是在某个时间点或者很短的时间段内，探究研究对象性质的调查研究，如 2002 年中国居民营养与健康状况调查。其调查的主要方向是：一是分析疾病、健康和服务的发展现状，进而推断出一种疾病对大众而言的重要性以及其对医疗服务的需求程度；二是立足于现况给予的已知条件，研究疾病的危险因素和目前治疗方案的优缺点。

四、常规临床研究数据分析内容

上述流行病学研究数据的分析原理原则和方式方法对常规临床研究数据也有指导作用，即使常规数据分析存在超出惯有分析目的、设计原理、研究内容和方式方法的问题，如研究问题模糊、设计框架混乱、观察时间等其他变量控制不到位、混杂因素数据不足等。

面对具体数据时，如何发现此类情况，并对它们可能引起的偏倚进行分析和估计，将是本章第三节"常规临床研究数据的分析"讨论的主要内容。

第二节 临床流行病学研究数据的分析

一、数据预处理

在真实世界中，数据通常是不完整且极易受到噪声侵扰的。数据经常来自多个异种数据源，低

质量的数据也会导致低质量的挖掘结果。在临床流行病学研究中同样存在这种问题，纳入研究的对象可能会因为各种问题在研究开始后退出或失访、相关信息记录不全或错误，影响最终研究结果的代表性和真实性。

数据预处理是解决上述数据问题的可靠方法，一般分为两个主要部分，即数据清洗和数据集成。

（一）数据清洗

数据清洗（data cleaning）是指通过对原始数据进行删除、填充、替换、去重等操作，实现去除异常值、纠正错误、补充缺失数据的目的。在进行数据清洗之前，可通过描述性统计分析来了解数据的基本情况和数据质量。

1. 缺失值处理
（1）删除含有缺失值的特征
样本删除：适合缺失值数量较小，并且是随机出现的，删除它们对整体数据影响不大的情况。
变量删除：缺失值如果占了95%以上，可以直接删去这个变量。
（2）补全缺失值
1）统计法。对于数值型的数据，正态分布使用均值、偏态数据使用中位数等方法补足；对于分类型的数据，使用类别众数最多的值补足。
2）插补法。随机法：从总体中随机抽取某个样本代替缺失样本；最近法：寻找与该样本最接近的样本，使用其该属性数值来补全。
3）高维映射。将属性映射到高维空间，采用独热（one-hot）编码技术。将包含 K 个离散取值范围的属性值扩展为 $K+1$ 个属性值，若该属性值缺失，则扩展后的第 $K+1$ 个属性值设为1。
4）模型法。可以用回归分析、贝叶斯方法或决策树归纳等推理工具来确定缺失值。例如，利用数据集中其他数据的属性构造一棵判定树，来预测缺失值的值。

2. 异常值处理 判断异常值的方法有以下两种。
（1）箱式图（图12-1）：Q_1 为下四分位数，Q_3 为上四分位数，上四分位数与下四分位数的差称为四分位数间距（inter-quartile range，IQR）。

$$IQR = Q_3 - Q_1$$

当一个数值大于 $Q_3+1.5IQR$ 或者小于 $Q_1-1.5IQR$ 时，被称为异常值。其优点是直观；缺点是数据量大时速度慢。
（2）标准差：如果数据服从正态分布，在 3σ 原则下，异常值为一组测定值中与平均值的偏差超过3倍标准差的值。

$$P(\mu-1\sigma \leqslant X \leqslant \mu+1\sigma) \approx 0.682$$
$$P(\mu-2\sigma \leqslant X \leqslant \mu+2\sigma) \approx 0.954$$
$$P(\mu-3\sigma \leqslant X \leqslant \mu+3\sigma) \approx 0.997$$

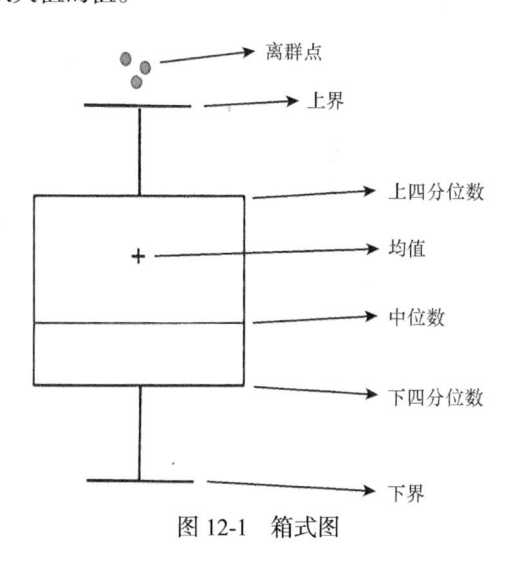

图12-1 箱式图

处理异常值的方法：
1）删除异常值——明显看出是异常且数量较少则可以直接删除。
2）平均值替代——损失信息小，简单高效。
3）视为缺失值——可以按照处理缺失值的方法来处理。
4）回归——可使用线性回归和多重线性回归来对数据进行平滑处理，其中所有值都符合某一函数。
5）不处理——如果算法对异常值不敏感则可以不处理，但如果算法对异常值敏感，则最好不要用，如基于距离计算的一些算法，包括 k 均值聚类（k-means）、k 近邻分类（k-neareast neighbour）等。

（二）数据集成

数据集成（data integration）是一个数据整合的过程，即通过综合各数据源，将拥有不同结构、不同属性的数据整合归纳在一起。由于不同的数据源定义属性时命名规则不同，存入的数据格式、单位也会存在差异。即使两个值代表的意义相同，也不代表存入数据库中的值就是相同的。因此，数据入库前需要进行集成，以保证数据的质量。

二、对变量进行分类和整理

在进行数据分析以前，研究者必须根据研究的目的和设计，按照变量在分析中的用途，将研究收集的所有变量进行归类，即分成暴露因素、结局指标、混杂因素、效应修饰因素和其他变量。需要注意的是，该分类是由分析关注的具体因果关系所决定的。

为了分析、报告和应用资料的方便，常常需要进行变量间的转换。例如，在内容有限的基线资料表里，常需要将连续变量转换成等级变量；分层分析时需将自变量转换成2~5组的等级变量；logistic分析时一般需将因变量转换成二分变量；控制混杂时一般会把一个连续变量的混杂因素转换成3~5级的等级变量；多元回归分析时，因变量可采用等级变量以避免连续变量偏态分布所造成的误差。

在整理变量时必须谨慎，因为连续变量的分级方法有很多，分析者完全可以通过改变分级方法来人为操控结果。为避免上述情况，可以采取以下措施：①多数既往同类研究的分级方法；②一般的通用的分级方法（如年龄可按国际通用的婴儿、幼儿、青少年、青年、中年、老年等标准来分级）；③将研究人群分成每组人数均等的3~5组。

三、描述基线资料

描述基线资料是对研究对象有关的代表性和混杂因素的信息进行陈述和比较。其目的有二：一是交代研究对象的特征，提供其代表人群的资料，使读者可以据此判断结果的外推人群和外推性；二是评估暴露和非暴露组之间混杂因素的可比性，检查存在混杂的可能性。基线报告的变量不仅仅包括潜在的混杂因素，还应包括暴露变量以及描述研究对象特征的代表性变量。在总体描述的基础上，一般还会对暴露和非暴露组分别描述并进行组间比较。在描述和比较时，应同时报告点估计及其置信区间。

四、估计结局事件发生率

为了叙述方便，我们将所有不同结局事件（如死亡）的发生率都称为发病率。发病率由三个因素决定：观察时间、可能发病的总人数和实际发病人数。一般情况下，发病率的分子是在一定时间内发病的总人数，但不同研究使用的分母可能不同。分析者应根据研究对象观察时间的一致性和结局发生的频率，决定发病率分母的计算方法。一般来讲，当结局事件发生率比较低，且每个人观察时间的长短基本一致时，可用研究开始时该组的人数为分母计算发病率，这样估计的发病率称为累积发病率（cumulative incidencerate）。如关于心血管病的队列研究，多采用累积发病率。当每个研究对象的观察时间相差较大时，可用人时数（如人年数）作分母计算发病率，即发病密度。

五、估计效应的大小

效应是暴露或治疗对结局作用的大小，多用暴露组和非暴露组（或治疗组与对照组）之间结局事件发生率的差别来表示，其指标称为效应指标（measure of effect）。最常用的是基于二分类结局的各种相对和绝对指标，见表12-1。在计算效应大小时，一般将暴露组或治疗组的发病率用作分子或被减数，非暴露组或对照组作为分母或减数。另外，效应指标的临床意义还取决于结局事件的性质，因为对同一个指标的解释，有益事件与不良事件的临床意义刚好相反。在没有明确指出时，本章的讨论假设结局指标是不良事件。下面将根据表12-1的数据，阐述各种效应指标的计算和解释。

（一）相对危险度

相对危险度（relative risk，RR）又称危险度比（risk ratio）或率比（rate ratio），均以 RR 表示。设 I_1 为暴露组或治疗组的发病率，I_0 为非暴露组或对照组的发病率，$RR=I_1/I_0$，测量的是暴露与疾病关联的相对强度，或病因对疾病危险作用的相对大小，或治疗对结局事件作用的相对大小。假设结局为不良事件。在病因研究里，RR>1 时，表示暴露增加疾病的危险，是疾病的危险因素；RR<1 时，表示暴露可降低疾病的危险，是疾病的保护因素；如 RR=1，表示暴露与疾病无关联。

（二）归因危险度

归因危险度（attributable risk，AR）又称危险度差值（risk difference，RD）和特异危险度。临床试验里，常把 AR 称为绝对危险降低度（absolute risk reduction，ARR）。$AR=I_1-I_0$。假设结局为不良事件。在病因研究里，率差是暴露组与非暴露组发病率差别的绝对值，即暴露者单纯由于暴露而改变的该事件发生频率的绝对值。

（三）归因危险度百分比

归因危险度百分比（attributable risk percent，AR%）$AR\%=(I_1-I_0)/I_1$，当结局为发病或不良结局时，AR%是暴露组可归因于暴露因素的发病人数占暴露组全部发病人数的百分比。

表 12-1 临床流行病学效应指标估计公式

比较组	结局发生情况			累积发病率
	发病人数	未发病人数	总人数	
暴露组或治疗组	a	c	n_1	$I_1=a/n_1$
非暴露组或对照组	b	d	n_0	$I_0=b/n_0$

效应测量指标	
相对指标	绝对指标
1.相对危险度（$RR=I_1/I_0$）	5. 率差（$AR=I_1-I_0$）
2.归因危险度百分比[$ARP=(I_1-I_0)/I_1$]	6. 需治疗人数（NNT=1/AR）
3.相对危险降低度[$RRR=(I_1-I_0)/I_0$]	7. 人群归因危险度（$PAR=I_p-I_0$）
4.比值比 $OR=I_1(1-I_0)/I_0(1-I_1)$	
8.人群归因危险度百分比（$PARP=P_e(RR-1)/[P_e(RR-1)+1]$）	

注：I_1 为暴露值发病率，I_0 为非暴露值发病率，I_p 为全人群发病率，P_e 为人群中有某种暴露者的比例

（四）比值比

队列研究和临床试验的数据多可以估计相对危险度，但一般病例对照研究的数据只能估计比值比（odds ratio，OR）。当结局事件发生率比较低时（如低于 10%），比值比的大小和临床意义基本与 RR 相同，可将比值比当作近似的 RR 来解释和应用。必要时，也可以直接使用累积发病率计算比值比。如表 12-1 所示，I_1 为暴露组发病率，I_0 为非暴露组发病率，则暴露组发病的比值为 $I_1/(1-I_1)$，非暴露组发病的比值为 $I_0/(1-I_0)$，那么两组的 OR 为

$$OR = \frac{I_1/(1-I_1)}{I_0/(1-I_0)} = \frac{I_1(1-I_0)}{I_0(1-I_1)} = \frac{a \times d}{b \times c}$$

（五）需治疗人数

需治疗人数（number needed to treat，NNT）是 AR 的倒数，即 NNT=1/AR，多用于描述关于治疗效果的大小，意思是为了避免或预防 1 例不良事件或获得 1 例有益事件需要治疗的患者总数。

另外，公共卫生领域常用的指标还包括人群归因危险度和人群归因危险度百分比，它们是一对在概念上类似归因危险度和归因危险度百分比的指标，但是人群归因危险度和人群归因危险度百分比中所指的人群是一般人群，包含暴露者和非暴露者，而归因危险度和归因危险度百分比里的人群都是暴露者，因此后者又可称为暴露者归因危险度和暴露者归因危险度百分比，以示区别。

（六）人群归因危险度

人群归因危险度（population attributable risk，PAR）指人群里由于部分成员暴露于某一危险因素而增加的发病危险的绝对值。设 I_p 为该人群有关疾病的总发病率，I_0 为研究中显示的非暴露组的发病率，则 PAR=I_p–I_0。

（七）人群归因危险度百分比

人群归因危险度百分比（population attributable risk percentage，PARP）指 PAR 占总人群全部发病（或死亡）的百分比。PARP=[(I_p–I_0)/I_p]×100%。当人群发病率未知时，可利用现有研究已知的相对危险度和全人群中危险因素的暴露比例（P_e）来推算人群归因危险度百分比：PARP=P_e(RR–1)/[P_e(RR–1)+1]。

PAR 和 PARP 均可用来估计某暴露因素在整个人群中引起的疾病负担，说明该暴露因素在整个人群卫生问题中的重要性，常用于卫生政策及公共卫生方面的决策。它们的大小取决于人群中暴露的流行率和暴露效应大小两个方面。若目标人群中暴露的比例很低，即使暴露因素在暴露者中造成的危险性很高，人群中实际发病者也不会很多。

举例说明：假如某关注吸烟和肺癌关系的队列研究，纳入无肺癌的吸烟者 10 000 人，无肺癌的非吸烟者 20 000 人，平均随访观察 10 年，不同研究对象观察时间的差别不超过 3 个月，10 年内吸烟者中新发现肺癌 50 例，非吸烟组 20 例。吸烟对肺癌发病的作用的大小可计算如下：吸烟组 10 年累积发病率为 I_1=50/10 000=0.005

非吸烟组 10 年累积发病率为 I_0=20/20 000=0.001
RR=I_1/I_0=0.005/0.001=5.00
AR=I_1–I_0=0.005–0.001=0.004
ARP=(I_1–I_0)/I_1=(0.005–0.001)/0.005=0.004/0.005=80%
OR=I_1(1–I_0)/I_0(1–I_1)=0.005×(1–0.001)/[0.001×(1–0.005)]=5.02
NNH=1/0.004=250

设一般人群吸烟者的比例为 50%，该人群的总发病率为 0.003，那么该人群的归因危险度 PAR=I_p–I_0=0.003–0.001=0.002，该人群的归因危险度百分比 PARP=P_e(RR–1)/[P_e(RR–1)+1]=[0.50(5.00–1)]/[0.50(5.00–1)+1]=2/3=66.7%。

六、识别和控制混杂

（一）控制混杂的原理

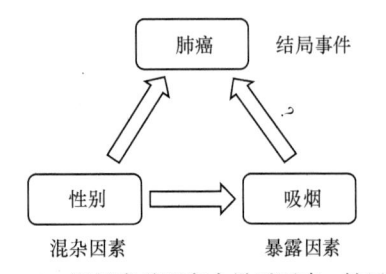

图 12-2 流行病学研究中暴露因素、结局事件和混杂因素的关系

混杂（confounding）是一种由于暴露因素对某疾病的作用与其他病因对同一疾病的作用在同一个研究里交织在一起所引起的在暴露效应估计上的误差。混杂会造成暴露与结局关系上的偏倚，混杂因素需同时具备以下三个条件（图 12-2）：①是疾病确定的病因或危险因素，即图 12-2 里性别必须是肺癌的真正病因或危险因素；②不是暴露和疾病病因通路上的中间因素，如性别不可能是吸烟和肺癌之间的中间因素；③在目前的研究中与暴露因素有关，如男性吸烟比例高于女性。在研究吸烟与肺癌关系的研究

中，如果性别是混杂因素，性别将会扭曲吸烟与肺癌的关系，低估或高估吸烟对肺癌危险的作用。在研究过程中，对混杂的控制是必要的，需控制的混杂因素必须首先符合前两个条件，控制的原理是切断第三个条件。判断前两个条件需基于最佳外部来源的证据。切断第三个条件可以通过在研究设计阶段上采用随机分组、限制和匹配等方法；在数据分析阶段采取直接标化法、分层分析和多元回归等方法实现。

（二）识别和控制混杂的方法

（1）随机分组（random allocation）：使临床试验中各组之间所有可能的已知和未知的混杂因素得到均衡和可比，从而切断了混杂因素成立的第三个条件，是所有控制混杂的方法中最简单有效的方法。但是，随机分组只能用于干预性研究，不能用于病因研究。

（2）限制与匹配：在研究男性吸烟者与肺癌的关系时，限制（restriction）控制混杂原则在于吸烟组和非吸烟组都是男性，性别可比。匹配控制混杂原则是在暴露组和非暴露组中均纳入相同比例的男性和女性，消除性别可能引起的混杂。在观察性研究中，两者都可以有效地控制混杂，但是由于操作上的复杂性，以及由此增加的费用和信息的损失，限制和匹配都不是队列研究（尤其是大型的、需要控制很多混杂因素的研究）用来控制混杂的可行方法。另外，匹配和限制后将不能再分析匹配和限制的因素与结局的关系，尤其在早期探索研究中，两者均会降低研究的效率。因此，绝大多数队列研究和病例对照研究只能在数据分析阶段依靠统计学方法控制混杂。其中直接标化法、分层分析和回归分析是可以同时用于识别和控制混杂的定量方法，如框12-2所示。

> **框12-2 观察性研究分析阶段控制混杂**
> - 直接标化法（direct standardization）
> - 分层分析（stratified analysis）
> - 多元回归分析（multiple regression analysis）

（3）直接标化法（direct standardization）：是在数据分析阶段研究者"迫使"暴露组和非暴露组拥有同样的混杂因素水平，形成人为的组间可比性，然后在混杂因素分布相同的情况下比较两组的发病情况。现以1962年瑞典和巴拿马死亡率比较为例，说明直接标化法的原理和方法。众所周知，北欧的瑞典是一个发达国家，其居民享有较长的平均寿命，而中美洲的巴拿马是一个欠发达国家，生活水平、医疗标准和平均寿命均低于瑞典。然而，表12-2显示，1962年瑞典人口的年总死亡率为0.98%，高于巴拿马的0.72%，两国的粗死亡率之比（即相对危险度）为1.36，表明瑞典生活环境是死亡的一个危险因素，这显然是一个错误的结论。比较两国人口的年龄组死亡率发现，瑞典的0~29岁和30~59岁年龄组死亡率低于巴拿马，只有60岁以上年龄组死亡率高于巴拿马。然而，瑞典60岁以上人群比例是巴拿马的3.4倍。这表明瑞典总死亡率高于巴拿马可能因年龄分布不同（瑞典平均年龄高）而导致混杂偏倚。

现假设两国人口的年龄分布（即每个年龄组人数的百分比）是一致的，并"迫使"这个"新的人口"分别"经历"两国的实际年龄组死亡率，然后估计和比较两个国家标化后的总死亡率，这样就控制了年龄造成的混杂。这就是直接标化法的原理。

在上述的直接标化法里，标化的标准是年龄分布。在本例中，有两个方便的标准可以使用：瑞典人口的年龄构成（表12-2中的标准1）和巴拿马人口的年龄构成（表12-2中的标准2）。标化只需要一个标准。假如我们采用瑞典人口年龄分布作为标准计算标化死亡率，瑞典的总死亡率则不变（0.98%），而巴拿马按照瑞典人口构成估算的标化死亡率为1.14%，标化死亡率的相对危险度RR=98/114=0.86。若用巴拿马人口的年龄分布作为标准，巴拿马的总死亡率则不变（0.72%），而瑞典的标化死亡率为0.41%，相对危险度为0.57。两种标化死亡率比都表明瑞典总死亡率低于巴拿马，在排除了年龄构成这一混杂后，得出准确且符合事实的结论。

表 12-2　1962 年瑞典和巴拿马粗死亡率和标化死亡率的比较

分类		年龄（岁）			合计
		0～29	30～59	≥60	
死亡率（1/万）	瑞典	11	36	475	98
	巴拿马	53	52	416	72
可用的年龄标准（%）	标准 1：瑞典人口年龄分布	0.42	0.41	0.17	1.00
	标准 2：巴拿马人口年龄分布	0.69	0.26	0.05	1.00
标化死亡率（1/万）	采用标准 1：巴拿马的死亡率	[22+21+71]*			114
	采用标准 2：瑞典的死亡率	[8+9+24]*			41

*：中括号中的数字是该组实际死亡率与标准年龄构成之积，如 22≈53×0.42，相当于该国家死亡人数在不同年龄组的相对比例，不是年龄组的死亡率。

本例分析中粗率的相对危险度（RR=1.36）为含有年龄混杂的效应估计，标化死亡率的相对危险度（RR=0.86）是消除了混杂作用后的准确的效应估计。若两者相同，则说明年龄没有在比较两国总死亡率中引起混杂；若两者不同，则说明年龄引入了混杂，两者差别的大小反映了混杂作用的大小。在混杂存在与否的问题上，标化法是可靠的，但是在估计混杂大小的问题上，使用不同的标准经常会得出不同的结论。

另外，标化法还有间接标化法（indirect standardization）。在比较两个组时，间接标化法和直接标化法在本质上（即按照混杂因素的分布标化）没有任何区别，但是在比较三组或更多组别时，间接标化法相当于使用"游动"标准的直接标化法，因此是不合理的，一般情况下应避免使用。

（三）分层分析

分层分析是根据混杂因素的特征，将研究对象划分成几个小的"独立研究"，一个独立研究就是一个层，然后分别估计每个独立研究中暴露对结局事件的作用。例如，在研究吸烟和肺癌的队列研究中，吸烟组与非吸烟组的性别比例不同且已知性别是肺癌的危险因素，因此可以按照性别将研究对象划分成男、女两个独立的层。

在每一个层内，吸烟和肺癌的关系不再受性别的影响，因此在层内控制了性别可能引起的混杂，每个层内的效应估计是准确的、无（性别）混杂的。如果每层效应的大小是一致的，可以用加权平均的方法计算出各层加权平均的总效应，总效应消除了性别的混杂，因此是无（性别）混杂的准确的估计。最后，将分层的总效应与无分层时的粗总效应进行比较，如两者无区别，说明粗效应没有性别的混杂；如两者有区别，说明粗效应有性别的混杂，应弃之，最后使用加权平均的总效应作为无偏倚的效应估计。

由此可见，分层分析的中心问题是各层别之间效应值的一致性。首先是对一致性的判断，其次是不一致时对各层异质结果的处理。造成层间差异不一致性的可能解释有两种：一是仅仅由于随机误差造成，二是由随机误差和真实差异造成。处理层间差异通常使用一致性检验（homogeneity test），又称异质性检验（heterogeneity test）。如果异质性检验显示差异有统计学显著性（$P \leq 0.05$），说明是第二种情况，提示可能存在交互作用。反之，说明是第一种情况，提示层间差异可能完全是由随机误差造成的，各层的真实效应是一样的，完全可以用一个总效应概括各层的效应，这个总效应就是前面提到的加权平均总效应，或称调整总效应。框 12-3 总结了分层分析的步骤。

> 框 12-3　分层分析的步骤
> 1. 确定暴露、结局和混杂（或效应修饰）变量。
> 2. 计算暴露对结局作用的粗效应值（如粗 RR）。

3. 按照混杂因素把研究对象分成两层或多层（即多分组）。
4. 计算各层暴露对结局作用的层效应值（如层RR）。
5. 用异质性检验判断组间效应值的一致性。
6. 如果异质性检验无显著性，计算加权平均的调整效应值。
7. 比较粗效应值和调整效应值，若两者有别，说明存在混杂。
8. 调整效应值是无（该因素）混杂偏倚的总效应值。
9. 如果异质性检验有显著性，提示可能存在交互作用。
10. 总结和报告层效应与效应修饰因素的关系。

现用表 12-3 中一个队列研究的数据，说明如何使用分层分析来识别和控制混杂作用。该研究的暴露因素是口服避孕药，结局指标是冠心病，混杂因素是年龄。该分析按照年龄将研究对象分为两组，两组口服避孕药和冠心病关联的相对危险度都是 2.8，粗相对危险度为 2.2。由于组间 RR 没有区别，调整相对危险度还是 2.8。粗 RR 和调整 RR 存在差别，说明存在年龄的混杂。无混杂的效应估计是 2.8。

表 12-3　分层分析：口服避孕药、年龄和冠心病关系的病例对照研究

分类	年龄<40岁避孕药使用史 有	年龄<40岁避孕药使用史 无	年龄40~44岁避孕药使用史 有	年龄40~44岁避孕药使用史 无	合计避孕药使用史 有	合计避孕药使用史 无
病例组	21	26	18	88	39	114
对照组	17	59	7	95	24	154
OR	2.8		2.8		2.2	

（四）多元回归分析

多元回归分析（multiple regression analysis）是利用多元回归模型进行流行病学数据分析。多元回归分析的优点是便于估计主效应、分析交互作用和剂量-反应关系，还可同时控制多个混杂因素，统计效率高。流行病学数据分析最常用的回归模型之一是 logistic 回归模型。

如何在回归分析中识别混杂的存在？混杂是一种偏倚，造成主效应（principal effect）（即暴露因素对结局事件的作用）估计的误差。回归方程可以同时控制方程内大部分因素的混杂作用，因此得到的主效应是一个无（这些因素）混杂的效应估计。由此，判断某因素是否可能引起混杂的一种方法是，将该因素从包含所有潜在混杂因素的回归方程中剔除，然后重新估计主效应的大小，如果主效应的大小发生了改变，说明该因素是混杂因子，应在最后分析时纳入回归方程，控制其混杂作用；否则，该因素不是混杂因素，无须进行控制。但是这样无法排除使用不同的变量剔除顺序时结论不同的可能性。

现以一个虚拟的队列研究的多元分析说明。该研究的目的是评估吸烟对高血压危险的作用，样本量为 1967，吸烟者 559 人，年龄均在 15 岁以上，平均年龄为 44.3 岁（SD=15.6），男性 941 人，高血压事件 452 人。吸烟和高血压间粗比值比为 1.07（95%CI：0.85~1.34）。

logistic 回归分析中高血压为因变量，吸烟、性别和年龄为自变量，年龄分为每组人数相同的四组，吸烟、性别和年龄的参照组分别为非吸烟者、女性和最低年龄组。吸烟对高血压的作用为主效应。SPSS 软件 logistic 回归分析结果（表12-4）显示，控制了年龄和性别后，吸烟对高血压作用的调整比值比为 0.650，95%CI：0.480~0.897。调整比值比与粗比值比有差异，且方向相反，说明粗效应估计存在由年龄和性别造成的混杂。

表 12-4　吸烟和高血压关系的 Logistic 多元回归分析 SPSS 结果（虚拟资料）

	分类	B	SE	Wald	df	Sig.	Exp（B）	95%CI for Lower	95%CI for Upper
Step 1	Smoking（1）	−0.432	0.154	7.814	1	0.005	0.650	0.480	0.879
	Agegp			227.871	3	0.000			
	Agegp（1）	1.281	0.268	22.853	1	0.000	3.599	2.129	6.084
	Agegp（2）	2.301	0.253	82.652	1	0.000	9.982	6.079	16.392
	Agegp（3）	3.055	0.246	153.832	1	0.000	21.215	13.092	34.379
	Sex（1）	0.572	0.141	16.341	1	0.000	1.772	1.343	2.338
	Constant	−3.375	0.240	198.345	1	0.000	0.034		

注：因变量为高血压，最左侧第 1 列的信息为纳入回归方程的变量，吸烟为暴露变量，年龄和性别为混杂因素。B=对应变量的回归系数，即比值比的对数值；SE=B 的标准误；Wald 检验的卡方值用于检验回归系数 β 的显著性；df=B 的自由度；Sig.=B 显著性检验的 P 值；Exp（B）=B 的反对数值，即比值比；95%CI for Lower=比值比 95%CI 的下限；95%CI for Upper=比值比 95%CI 的上限。

七、识别和测量剂量-反应关系

随暴露强度增加而暴露效应增加的现象称为剂量-反应关系（dose-response relationship）。剂量-反应关系的存在是对暴露和结局因果关系真实性更强的支持，可用于疾病（如高血脂和高血压）诊断切点的确定。如表 12-5 的虚拟资料所示，肺癌的发病危险随着每天吸烟支数的增加而增加，说明吸烟量与肺癌危险存在剂量-反应关系。在剂量-反应关系中，分层是以暴露的剂量进行的。对剂量-反应关系的进一步分析包括对此关系的显著性检验、形态描述和模拟。若存在明显的直线关系时，可采用相关分析或线性回归模型。

表 12-5　吸烟的数量与肺癌的剂量-反应关系（虚拟资料）

每日吸烟量（支）	0	1~9	10~19	20~29	30~39	≥40	合计
RR	1.0	5.0	8.5	10.2	13.5	15.7	9.8

八、RCT 结局分析

（一）RCT 基本原则

随机对照试验（randomized controlled trial，RCT）是临床试验的主要类型。RCT 应遵循以下 4 项基本原则。

1. 对照原则　RCT 研究必须设立对照，目的是排除非研究因素的干扰。

2. 随机化原则　随机化包括随机抽样和随机分组。临床试验中很难做到随机抽样。因此，临床试验中的随机化主要是随机分组，即样本中的每个研究对象有同等的机会被分配到试验组或对照组，从而保证两组的可比性或均衡性。

3. 盲法原则　在从事临床试验研究工作的过程中，由于研究对象和研究者的主观心理因素影响，在临床观察、资料收集或分析阶段容易出现选择偏倚和信息偏倚。为避免这种偏倚，在设计和实施时可采用盲法，研究者或研究对象预先不知道干预措施的分配，从而使研究结果更加可靠、真实。

4. 重复原则　指在相同的条件下重复试验的过程。为了确保临床试验的可重复性，要求试验必须有一定的样本量，且符合相关统计学要求。

（二）RCT 评价指标

RCT 资料收集后首先要对资料进行仔细核对，然后按照统计分析计划进行统计分析，并给出统计分析报告。统计分析包括统计描述、统计推断和临床与公共卫生意义的判断。常用的指标：有效率、治愈率、病死率、不良事件发生率、生存率等。此外，评价指标还有相对危险降低度、绝对危险降低和需要治疗人数等。

1. 有效率（effective rate）

$$有效率 = \frac{治疗有效例数}{治疗的总例数} \times 100\%$$

2. 治愈率（cure rate）

$$治愈率 = \frac{治愈例数}{治疗总人数} \times 100\%$$

3. 病死率（case fatality rate）

$$病死率 = \frac{一定期间内因某病死亡人数}{同期患某病的人数} \times 100\%$$

4. 不良事件发生率（adverse event incidence rate）

$$不良事件发生率 = \frac{发生不良事件病例数}{可供评价不良事件的总病例数} \times 100\%$$

5. 生存率（survival rate）

$$n 年生存率 = \frac{随访满 n 年尚存活的病例数}{开始随访的病例数} \times 100\%$$

6. 相对危险降低度（relative risk reduction，RRR）

$$RRR = \frac{对照组事件发生率 - 试验组事件发生率}{对照组事件发生率}$$

7. 绝对危险降低度（absolute risk reduction，ARR）

$$ARR = 对照组事件发生率 - 试验组事件发生率$$

8. 需治疗人数（number needed to treat，NNT）

$$NNT = \frac{1}{ARR}$$

在评价治疗或预防疾病措施效果的试验研究中，NNT表示在特定时间内，为防止1例某种不良结局或获得1例某种有利结局，需要用某种干预方法处理的人数，NNT值越小越好。例如，有一项关于给予高血压治疗，降低心脑血管病发生率的随机对照临床试验，ARR为25%。那么，NNT=1/ARR=1/25%=4，即降低高血压，每治疗4例患者，可防止1例心脑血管病发生。

案例

1948年英国医学总会进行的链霉素治疗肺结核的试验

公认的第一个随机对照试验是1948年英国医学总会进行的链霉素治疗肺结核的试验，其主要目的是确定链霉素治疗肺结核的效果。

该试验对107例急性进展性双侧肺结核新发病例进行了研究。符合入选标准的患者，55人被随机分入治疗组，52人被分入对照组。治疗组患者接受链霉素治疗和卧床休息，对照组只卧床休息。随机分组的方法是基于随机数字表产生随机分组序列，并通过密闭信封的应用，使得医生和患者无法预先得知随机分组方案。信封上只有医院名称和一个编号。当患者符合入选标准的时候，随机分组中心将通过医生随机拿给患者一个信封，打开信封，信封中的卡片将决定患者分配到治疗组或对照组，这一信息将同时反馈到随机分组中心登记备案。试验开始前，治疗组患者不知道将接受的是特殊治疗，对照组病例也不知道他们在住院期间将会是一个特殊研究的对照组患者。治疗组病例每天接受一日4次（每隔6小时一次）共计2g的链霉素注射治疗，未发现由于毒副作用需要中止治疗的病例。

6个月后,结果发现,对照组的病死率为25%(13/52),而治疗组的病死率为7%(4/55),证明了链霉素对肺结核的治疗效果。

第三节 常规临床研究数据的分析

常规临床流行病学数据主要指那些出于非特殊研究目的、常规地在人群中收集的有关健康、疾病和临床服务的资料,如医院常规收集的患者资料、疾病预防控制中心对传染病发病情况的常规登记、健康体检的数据、医保报销的数据等。另外,有些是一次性的非常规收集的数据,还有一些是来自特定的流行病学研究(如队列研究)的数据,当分析目的不是回答原始研究的问题,而是利用这些数据探索新的非原始研究问题时,此类数据在设计特征和局限性方面更接近常规收集的数据,因此本章把它们统称为常规数据。

与特定流行病学研究数据分析比较,常规数据分析的特殊性在于以下几个方面。

(1)结果分析部分与一般流行病学研究的数据并无不同,区别的重点在于对研究问题的设定和对分析结果真实性的评估。

(2)分析是围绕收集数据原始目的之外的研究问题进行的,可研究的问题取决于资料的内容和性质,因此应选择那些现有资料可以比较准确回答的问题。

(3)数据的时间可能不理想,存在多种偏倚,结果真实性较差或不确定。

下面将以医院常规收集的患者资料为例,说明常规数据分析的目的、方法、步骤和注意事项。医院常规收集资料的优点是种类多、数量大,尤其是短期可治愈的严重疾病,短期可解决的问题,追踪完整的罕见疾病的病因、发展、诊断、治疗和转归的信息十分珍贵,如产科疾病、重型急性肺炎、骨折、断肢再植等。缺点是总体不明、选择性高、代表性差、资料不完整、测量不一致以及混杂因素信息可能缺乏。

一、常规数据的特征

常规数据分析是利用为其他目的收集的数据来回答一些新的问题,由于常规数据不是为了某特定的研究问题收集的,又不可能用来回答所有可能的问题,因此利用常规数据之前,应首先了解数据的特征,确定利用现有资料可能回答的问题。数据的时间特征和含有的变量特征是确定研究问题的基础。

(一)数据的时间框架和分类

时间框架指数据的时间特征,主要可分为有随访的数据和无随访的数据。随访就是在一个时间段内对同一批人的所有成员进行随访和检查,收集此期间新的结局事件的发生情况。有随访的数据可形成队列数据,即类似队列研究的数据。无随访的数据属于现况数据,即所有的数据都是在一个时间点上(或一个很短的时间段内)收集,经常是以某个事件为标志的时间点,如入院日期、诊断日期、治疗开始日期、研究开始日期等。

(二)变量的特征和分类

按照临床问题中变量的类型可以将常规数据中的变量分为治疗措施、诊断结果、病因和危险因素、预后因素、结局以及与服务相关的因素(如药价、医疗保险等)。只有在数据中具有相关变量信息的情况下,才有可能研究有关的问题。一般来讲,现况数据里往往没有可用作结局的数据。

二、形成研究问题

根据数据的时间和变量特征,可以初步缩小可研究的范围。如前所述,可能的研究范围不外乎病因、预后、诊断、疗效、不良作用和服务现状等。下一步需要做的是，分析具体的变量和它们之间的关系，进一步确定对哪些变量进行单独的总结以及对哪些变量间的关系进行探索具有重要的理论和实践意义。在一组数据里，可能的变量和探索的关系有很多，对研究者最大的挑战不是如何进行分析，而是形成各种可能的研究问题以及对其重要性的评估。评估一个问题的重要性需要的不是流行病学知识，也不是统计学知识，而是在某一个领域的专业知识，即使是顶尖的流行病学专家，也不可能知道所有临床领域的研究热点。

三、估计相应的指标

根据研究目的以及最佳的研究设计，就能够确定需要估计的指标。现况研究中，只需要估计有关变量的平均数和百分数。若是评估治疗效果，主要是估计治疗对结局作用的大小；若是评估诊断的准确性，主要是估计灵敏度和特异度。必要时，可以根据基线资料里其他因素的信息，进而确定是否可以进行其他必要的分析，如控制混杂和分析交互作用。

然而，与特定研究的数据分析不同的是，常规数据分析首先需要确定研究问题，最后需要对研究框架和偏倚进行分析（详见框12-4）。常规数据在人群的选择、变量测量和混杂控制方面都可能存在问题，需要全面评估，以力求结果的真实性。

框 12-4　常规临床数据分析的步骤

1. 分析数据的时间框架和变量的特征。
2. 提出可探索的问题，确定最终研究的问题。
3. 与最佳研究设计比较，检查数据的"研究设计"缺陷。
4. 估计必要的指标及其置信区间，进行其他必要的分析。
5. 分析数据中可能存在的偏倚。
（1）选择偏倚。
（2）信息偏倚。
（3）混杂偏倚。
6. 综合设计缺陷、偏倚、混杂和结果，对研究问题作出结论。

四、估计数据中的偏倚

临床流行病学研究中的偏倚分为三类：选择偏倚、信息偏倚和混杂偏倚。选择偏倚是由于征募、入选和随访患者的程序和方法不当引起的偏倚；信息偏倚是由于收集变量信息的方法不准确引起的偏倚；混杂偏倚是由于比较组间在其他影响结果的因素上的不可比而造成的偏倚。框12-5列举了利用常规数据进行研究时应检查的关于偏倚的常见问题。

框 12-5　利用常规数据进行研究时应用的有关偏倚

1. 设计框架
（1）是否具有病因（或治疗）、结局和混杂因素的信息？
（2）结局的测量是否在病因或治疗发生后的一段时间内发生？
2. 选择偏倚
（1）数据代表的总体人群是否清晰？
（2）数据中的人群是否可以代表总体人群？
（3）入选的个体是否都具备主要变量的数据？
（4）因数据不全需剔除的患者有多少，特征如何？
（5）多少患者失访，失访者的特征如何，原因是什么？

(6)在入选的适合研究的成员中,有多少最终可被纳入分析?
3. 信息偏倚
(1)对主要变量的测量是否准确、可靠、完整、一致?
(2)主要变量信息的质量和数量在不同人群是否一致?
4. 混杂偏倚 是否具有良好的完整的有关混杂因素的基线信息?

五、常规资料的利用

虽然常规数据有诸多的问题和缺陷,它们还是经常可以用来进行以下问题和领域的研究:
(1)诊断方法准确性的评估。
(2)急性病住院患者的转归和预后。
(3)围产期和新生儿相关问题的研究。
(4)急诊室相关问题的研究。
(5)罕见疾病的病因和转归研究。
(6)疾病危险因素的初探。
(7)药物毒副作用的研究。
(8)某类患者特征的观察。
(9)有关服务和用药方面的研究。

特别指出这些方面的研究,主要是因为研究这些问题时,或者不需要长期随访(如急性病),或者随访是有保证的(如围产期和新生儿的问题),或者不需要随访(如诊断研究,用于药物副作用的病例对照研究),或者只需对临床患者的总结(如治疗的依从性)。

由于常规数据的局限性,其分析的目的主要是发现新问题,提出新的研究假设,很少可以用来验证和确定研究假设。由于是发现新的问题,往往是从快速的、粗略的探索开始的,这时常规数据的分析就具有一定的价值。尤其得出以下结果时,常规数据分析的结论应引起充分的注意:

(1)当发现两个因素关联极强时,如 RR≥10,无论如何,两者间很可能存在一定的关系,因为偏倚和混杂很少会引起这么强的关联。

(2)发现很强的关联关系,如 RR 在 5~10 之间,认为各种偏倚可能比较小。

(3)发现较强的关联关系,如 RR 在 2~5 之间,且数据的时间框架和分类与研究问题需要的最佳研究设计一致或基本接近,控制了主要混杂因素,其他偏倚可能比较小。

如果希望常规数据可以发挥更大的研究作用,可采取以下措施:

(1)如果利用部分常规数据,再依据研究问题收集少量新的数据,就可以大大扩展常规临床数据的研究用途,尤其是在诊断试验研究、病因的病例对照研究、罕见病的转归和预后的研究方面。

(2)扩大数据来源的地区范围。例如,一个医院的患者可能代表性差,失访病例较多,但如果汇总一个大城市内所有医院的数据,将会大大增加代表性,减少失访的病例。电子病历将会使跨医院和地区临床数据的合并成为可能。

(3)针对研究的问题,尽可能对患者重要的、容易准确测量的结局(如死亡、脑卒中)进行随访。移动电话、电子邮件、互联网、电子病历的出现,对重要结局的随访已经变得更加容易和可行。

(4)可以适当地针对几个重要的疾病扩大资料收集的内容,尤其是那些常见的混杂因素,如年龄、性别、工作性质、家庭收入、教育程度、吸烟史、疾病分级或严重程度等;加强测量和数据收集的质量控制,提高测量在不同患者、不同科室、不同时间上的一致性。当同一变量的检查方法不统一时,可以用一个小的样本量对不同的方法进行比较,合并不同检查方法的结果时,可利用这个比较的结果对数据进行统一的调整。

第四节 临床研究数据分析结果的解释和推论

数据分析的目的是估计与研究问题相关的结果。分析后需要解释结果，并评估其外推性以深入了解研究结果的实际应用。流行病学是应用性研究，其研究结果强调应用价值。解释结果涉及实践意义的解读，评估外推性涉及结果是否适用于其他情境及条件的推测。本章主要讨论如何对研究结果进行解读和外推。由于临床试验结果对临床实践的意义很大且其解释比较复杂，本节将主要以临床试验的结果为例，重点评估结局的实践意义、解释研究的结果、评估结果的真实性和评价结果的外推性等方面。

一、评估结局的意义

结果的实践意义首先取决于结局指标的意义，研究者应对结局指标进行具体描述，对其实践意义做适当的评估，以便更好地理解和使用研究的结果。具体评述的内容包括结局指标是什么、相对重要性，以及时间因素。以临床疗效为例，与一个疾病有关的临床指标可能有很多，但一项治疗可能只在改变某些结局上有效。例如，抗 HIV 感染的治疗可能只影响 CD4 计数，却不会影响患者艾滋病发病和生存的机会。一项治疗所能改变的结局决定了它对患者的重要性，是决策者和患者判断治疗的意义和重要性的基础，是我们必须考虑的重要因素。因此，当结果显示治疗有效时，同时需确定在什么结局上有效，才能帮助决策者进行判断。

在高血压的治疗中，可改变的临床结局包括死亡、脑卒中、冠心病、头痛头晕、血压等（图 12-3）。对药物价值进行评价时，能降低心血管病和死亡风险的价值将高于仅仅可以降低血压的药物。

另外，所有的结局指标都应该限定时间范围，如治疗 5 年内发生的心血管不良事件。时间也是决策应考虑的因素。例如，抗高血压药物可以 5 年内在每 100 名 70 岁收治的患者中预防 5 例心血管不良事件，如果这个时间是 50 年，其意义将大大减小。

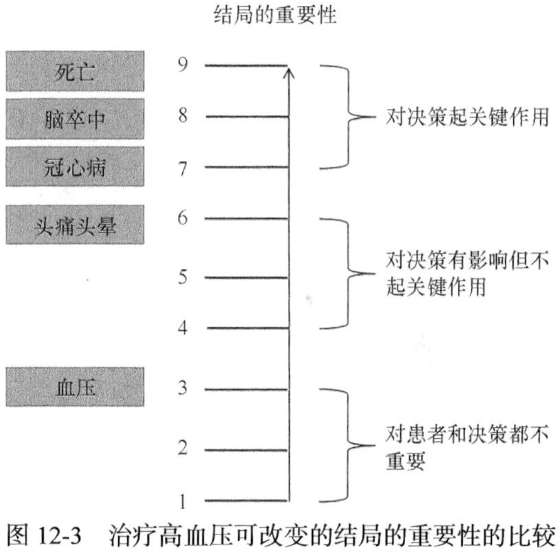

图 12-3 治疗高血压可改变的结局的重要性的比较

二、解释研究的结果

结果的解释应包括以下四个方面：结果的大小、结果的 95%CI、对照组的暴露或治疗、特殊结果。要准确无误地解释效应估计的意义，前提是要明确效应指标计算的背景信息和假设。解释研究结果需考虑到：研究的因素是保护因素还是危险因素；对照组的暴露或治疗是什么；计算公式里减数或分母是哪个组；结局事件是有益的还是有害的；效应估计是正值还是负值。

（一）结果的大小

临床试验结果的解释至关重要。一开始，我们关注的问题是治疗是否有效，这是一个定性问题。显著性检验的 P 值等提供了有效或无效的结论，但这还不够充分。定量信息对于揭示效果的大小、可行性，甚至哪种治疗方式更佳至关重要。定量信息可以帮助我们做出更为准确的决策，同时比较不同治疗效果也需要可靠的定量数据。如果我们忽略了定量信息，就有可能失去了做出更好决策的机会。以高血压治疗为例，"抗高血压治疗有效"与"在接受 5 年抗高血压治疗的 100 名患者中，能够预防 4 例脑卒中或心肌梗死事件"的描述，对于不同个体的决策可能产生完全不同的影响。这个定量信息能够更加细致地指导临床决策。

表达治疗效果大小的指标大致有两类：相对指标和绝对指标。前者如相对 RR、OR，后者如 ARR 和 NNT。

与绝对指标相比，相对指标的最大优点是在不同患者群组或在不同治疗环境下更趋于一致或相同，信息容易总结和传播。但是，相对效果指标有时会夸大治疗实际效果的作用，造成错误的结论。例如，某治疗骨质疏松的药物可以在老年人中将骨折的风险降低 60%，其效果看起来十分可观。但是，其绝对效果是 4 年治疗可以将骨折率从 2.0% 降低到 0.8%，即每治疗 80 多例患者 4 年内可以预防 1 例骨折，在西方国家这相当于花费 300 万美元预防 1 例骨折。因此，决策必须考虑治疗措施的绝对效果。ARR 和 NNT 是最常用的指标，二者互为倒数关系。

此外，相对效果的一致性会造成一种误导，即同一治疗在不同患者和不同环境下的效果是等同的，因此没有轻重缓急之分。例如，抗高血压药物预防心血管病的相对效果 RRR 是 25%，而且该相对效果在不同患者和不同治疗环境中基本是一致的。对于 40 岁无其他危险因素的高血压女性患者来说，不治疗时未来 5 年发生心血管不良事件的危险可能低于 4%，如果进行降压治疗，可以将该危险降低 25%，即降低到 3%，那么每治疗 100 个这样的患者最多可以预防 1 例心血管不良事件，NNT 为 100。而对于 65 岁左右吸烟、有糖尿病和高血脂的男性高血压患者来说，不治疗时未来 5 年发生心血管不良事件的危险可能大于 20%，如果进行降压治疗，可以将该危险降低 1/4，即降低到 15%，那么每治疗 100 个这样的患者最少可以预防 5 例心血管不良事件，NNT 为 20。按照相对效果决策，两类患者中效果相同，治疗的需要和优先权是相同的。但是，按照绝对效果决策，男性患者的收益是女性患者的 5 倍，应优先给予治疗。

将相对效果转换成绝对效果时，需要知道不治疗时患者发生"相关结局"的概率，这个概率叫作基线危险（baseline risk，BR）。特别需要注意的是，"相关结局"指有关临床试验中估计干预效果使用同样的结局。首先，最好参考当地队列研究中类似患者有关事件的发生率。其次，可以参考证据资源中有关临床试验中无治疗或安慰剂对照组相关事件的发生率，或证据资源中提供的关于疾病预后的信息。

有了 BR 和 RRR，就可以估计 ARR 与 NNT：

$$ARR=（BR×RRR）$$
$$NNT=1/ARR=1/（AR×RRR）$$

当结局指标为不良结局时（如死亡），RRR=1-RR≈1-OR。这里，RR 和 OR 的计算必须以对照组为分母，且 BR 和 RRR 均需用小数表示。另外，效果的大小与结果真实性也存在关系。从定性的意义上讲，效果大的结果（如 RR=5）更可能是真实的，这是因为每个研究或多或少都存在偏倚，在偏倚近似的情况下，完全由于偏倚出现很大效果的可能性很小。同理，如果效果很大，即使研究存在明显的偏倚，如病例对照研究中 RR>10，也极可能存在真实的作用。

（二）结果的 95%CI

对结果大小的评估必须同时考虑结果的置信区间。95%CI 是真实效果可能存在的区间，反映效果估计的精确性。点估计显示平均可能的效果，95%CI 下限提示最小可能的效果，95%CI 上限提示最大可能的效果，它们在决策中都具有特殊的用途。例如，随机对照试验显示 5 年内的相对危险度的点估计为 0.69，95%CI 为 0.57~0.83。真实效果的 RR 不是 0.69，而是有 95% 的概率是 0.57~0.83 中间任何可能的数值。但 RR 最小不会小于 0.57，最大不会大于 0.83。

95%CI 越窄，说明真实值的估计越精确，更有利于进行决策，如图 12-4 中的治疗 A 和 F。就 RRR 而言，如果 RRR 是 0%~100%（即可能的最宽的 95%CI），等于对效果没有任何的界定，因此对决策也没有任何用处。如果说 RRR 在 49%~51%（即十分精确的信息），无论真实值是 49%、50% 或是 51%，决定将会是一样的。

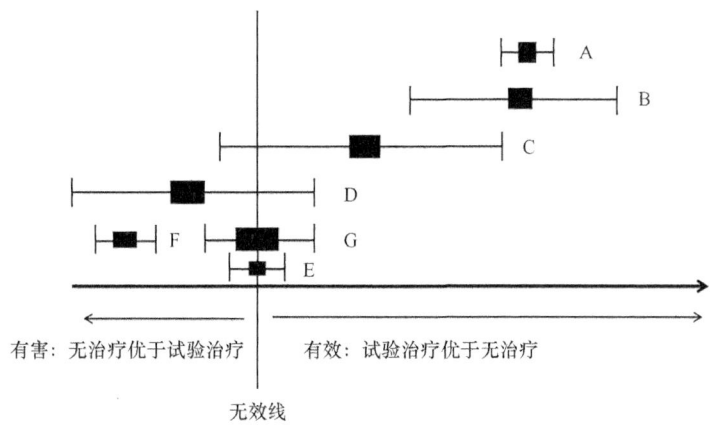

图 12-4　治疗效果的 95%CI 的临床意义

当 95%CI 的上下限都在无效线的一侧时，说明很可能有效（如图 12-4 中的治疗 A 和 B），或是很可能有害（如治疗 F）。但是，当 95%CI 横跨无效值时，即治疗效果没有统计学显著性时（$P>0.05$），不应简单地认为治疗无效。这时其置信区间将会跨越"治疗有益、治疗有害和治疗没有任何作用（即无效线）"三个区域。正确的解释是，由于研究的样本量不够大，因此没有足够的把握度确定是哪种情况。例如，当 95%CI 包含无效时（如治疗 C、D 和 E），认为治疗 C、D 和 E 都是同等无效的，是一个错误或不准确的结论，正确的结论是三种可能俱在：有益、有害、无任何效应。这三种可能性中哪种可能是正确的，取决于 95%CI 相对无效线的位置。如果主要在有效一侧（如治疗 C），则更可能有效；如果主要在有害一侧（如治疗 D），则更可能有害；如围绕无效对称分布（如治疗 G），则两种可能性均等；如围绕无效线对称分布（如治疗 E）且很窄，则无任何效应的可能性最大。

治疗 E 的例子还说明一个重要问题。从统计学上讲，证明效果或害处不存在的难度远远大于证明它们存在的难度。尤其是涉及现行常用治疗时，这给淘汰无效的治疗带来了困难，因为我们几乎无法证明一项治疗是无效的，因此拿不出可靠的证据来否定它们的继续使用。常用解决方法是，预先设定一个临床上最小可接受的效果，当 95%CI 显示的最大效果低于这个最小效果时，就可以认为这项治疗在临床上无实际意义。但是，最小可接受的效果是一个主观的设定。

（三）对照组的暴露或治疗

在解释结果时，还应说明对照组是什么以及比较的意义是什么。对于危险因素的作用，我们会说有关或无关；对治疗效果，我们会说有效或无效。这些说法有一个前提，即假设研究中的对照组是无暴露的人群或安慰剂治疗的患者。当对照组的治疗不是安慰剂治疗而是另一种治疗时，比较的是试验组治疗（A）与对照组治疗（B）的差别，同样是 RRR 或 ARR，其临床意义完全不同，反映的是两种治疗效果的相对差别，而不是某个治疗与安慰剂治疗比较时的绝对效果。

与安慰治疗比较的目的在于验证治疗有效与否，但是临床实践多不是在治不治之间的选择，而是在不同治疗之间的选择。比较不同治疗的研究在于揭示治疗之间效果大小的相对差别，在于比较不同治疗的优劣，更有助于患者进行选择，其结果也更符合临床的实际需要。

（四）特殊结果

特殊结果主要指剂量-反应关系和交互作用。如果发现剂量-反应关系，可用于解释危险因素的作用特点，并作为进一步支持因果关系存在的证据，同时也应剖析其可能的实践意义。研究报告应尽可能使用图、表和剂量-反应方程对剂量-反应关系进行描述。图 12-5 展示的是虚拟的暴露剂量（如血压高低）与效应（如心血管不良事件危险度）的关系。在 A 点以下，随着血压的增加，心血管不良事件危险度没有变化，但是 A 点以上，心血管不良事件危险度随着血压升高不断增加。那么，对于血压低于 A 点的人，降低血压不能改变其心血管不良事件危险度，干预是没有意义的。但是，对于血压高于 A 点的人，降低血压有可能降低他们的心血管不良事件危险度。A 点应是确定血压最合适的切点。

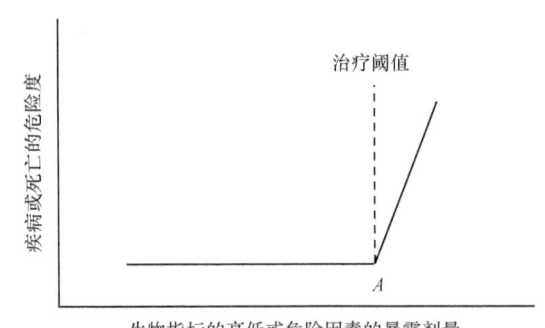

图 12-5　剂量-反应关系与疾病的定义

但是，实际研究发现，心血管不良事件危险度随血压呈近似直线上升的趋势（图 12-6）。这样的剂量-反应关系说明，没有任何一个可用于定义高血压的切点是天然的、客观的，所有切点都是人为的、主观的选择。提高高血压的阈值，高血压患者的人数减少，需要治疗的人数会减少，治疗的平均效益会增加。反之，降低高血压的阈值，高血压患者的人数会增加，需要治疗的人数会增加，治疗的平均效益会降低。因此，高血压的阈值不仅是一个生物医学问题，也是一个经济学和社会学的问题。由此推论，富裕的国家或认为心血管病重要的人群具有更多的资源或愿意付出更多的资源用于预防心血管疾病，可以使用一个较低的高血压阈值，反之，可以使用一个较高的阈值。

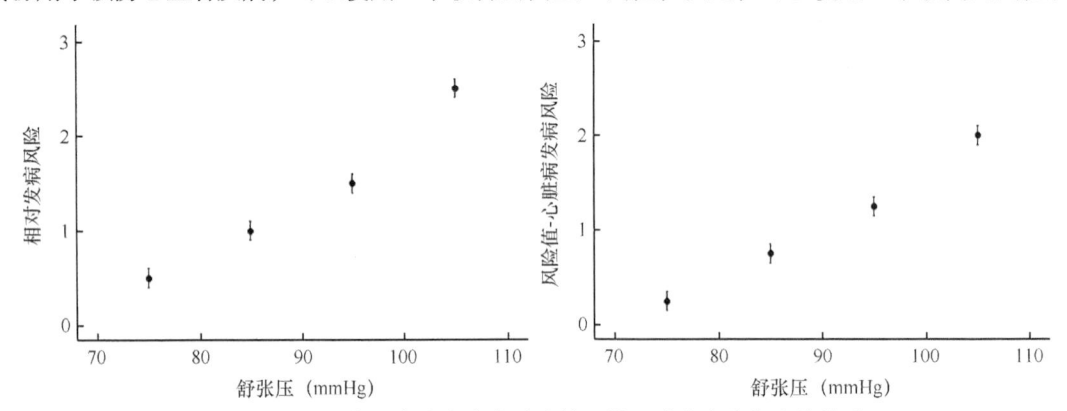

图 12-6　血压与脑卒中发病危险和缺血性心脏病发病危险的关系
资料来源：Law MR, Wald NJ. 2002. Risk factor thresholds: their existence under scrutiny. BMJ, 324: 1570-1576.

交互作用对实践也十分重要，但对研究发现的交互作用的解释和结论一定要慎重，主要取决于交互作用的分析是研究计划内的分析，还是事后决定的分析，因为多重比较可能出现假的交互作用。因此，计划内的结果比预先无计划的或事后分析（post-hoc analysis）的结果更可能是真实的。

三、评估结果的真实性

（一）真实性和研究的质量

只有真实可靠的结果才能作为决策依据的基础。这里的真实性指内部真实性或可信性（trustworthiness），是对研究的结果或结论反映真实情况程度的衡量。真实性是研究追求的目的，也是结果外推和应用的基础。研究的目的在于求得真实，真实和观察到的结果之间的差别叫作偏倚或系统误差。一项研究的偏倚与其结果的内部真实性成反比。决定研究结果内部真实性的因素是研究的质量，即一项研究的方法学质量（methodological quality）。研究质量是对研究偏倚控制程度的总体衡量。因此，研究的质量决定研究结果的可信度，质量越高，偏倚就越小，结果的可信度就越高，结论正确的可能性就越高。

（二）决定研究质量的因素

研究的质量由研究中偏倚控制措施决定。第一，一项研究的质量首先取决于研究设计的种类。研究设计主要指研究的时间框架和比较的特征及形成方式。例如，评价疗效时，从设计上讲，随机对照试验的质量一般应高于非随机的对照试验，后者又高于病例对照研究。第二，特有的偏倚控制措施也是研究质量的关键，如临床试验可使用合理的对照、随机分组、分组隐匿、盲法等偏倚控制措施。但一项研究不一定采取所有这些措施，同类研究使用这些措施越多，偏倚控制就越好，质量就越高。第三，研究质量还取决于流行病学研究的一般偏倚控制措施，如收集资料的准确性、样本的代表性、减少失访、足够的观察时间等。另外，样本量决定估计的精确性，决定置信区间的宽窄，虽然影响的也是结果的不确定性，但一般认为不属于研究质量的范畴。

（三）评价研究质量的方法

一项研究的质量由设计类型和偏倚可控制措施联合决定，评价一项研究的质量就是对该研究设计和偏倚控制措施进行分析和评价。一个简单、快速、粗略的评价方法是根据研究设计的类型将证据的可信性进行分级。图 12-7 是对疗效证据可信性的分级，不同研究提供的证据的可信性从上而下逐渐递减，是研究者对一项研究结果真实性进行判断的重要参考工具。值得注意的是，不同研究问题的证据分级应使用不同的分级方法。

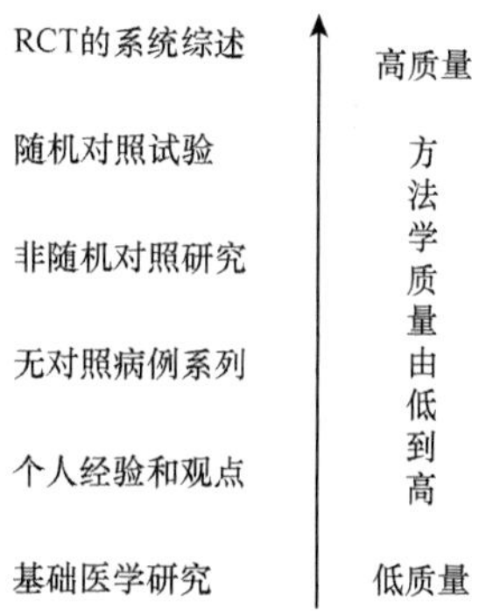

在研究设计的基础上，更详细的评价方法允许对同一类研究，根据其偏倚控制措施的多少和严谨程度，进行进一步的质量划分。例如，关于临床试验的质量分级，可根

图 12-7 关于干预效果研究的质量分级

据研究是否使用了随机分组、分组隐匿、盲法、维持原随机分组等措施，以及这些措施的实施的适当程度，将临床试验的质量进一步分为几级。

评估研究的质量就是对研究证据真实性的评估。将证据真实性更加详细地分级在理论上是可行的，但这种做法的使用价值有待研究。因为医学决策的最后结果只有两种可能：做、不做。将证据分得很细是否会帮助医生和患者作出更好的行动选择仍是一个未知数，如何将可划分为十几级或几十级的证据和临床决策联系起来，尚没有明确可行的方法。因此，近些年来，似乎有更加简化证据真实性分级的趋势，如 GRADE 工作组建议综合所有的信息，将有关疗效的证据分为以下四级。

1）高质量：我们非常确信真实的效应值接近效应估计值。

2）中等质量：对效应估计值，我们有中等程度的信心，真实值有可能接近估计值，但仍存在二者大不相同的可能性。

3）低质量：我们对效应估计值的确信程度有限，真实值可能与估计值大不相同。

4）极低质量：我们对效应估计值几乎没有信心，真实值很可能与估计值大不相同。

四、评价结果的外推性

外推性（generalizability）指研究结果是否可以在不同人群和环境中得到重复和再现的可能性。外推性又称外部真实性，与适用性（applicability）的含义十分接近。外推性有两个层面的含义，一是定性外推，一是定量外推。以治疗为例，定性外推只关心在实际患者或医疗环境下治疗是否有效，并不关心效果的大小；定量外推关心的是研究显示的效果大小是否可以在实际患者和医疗环境中得以重复。定量外推包含了定性外推,但定性外推并不能保证研究显示的结果大小可以在现实中如实地得以实现。

外推性首先由结果的内部真实性决定,不真实的信息一定不能外推到其他情况,但真实的结果未必一定可以外推到其他情况。决定真实结果外推性的因素有两个:一是研究中的条件是否可以在实际医疗环境里得到复制,二是治疗的效果是否存在效应修饰因素或交互作用,即效果在不同人群中存在真实的差异。因此,在实际研究中,详细描述患者的特征和医疗条件,其分析结果对该类患者的外推性具有帮助。

思 考 题

1. 简述临床流行病学中队列研究效应估计指标有哪些,分别代表什么含义。
2. 简述临床流行病学识别和控制混杂的方法及其重要性。
3. 简述 RCT 的基本原则和评价指标。
4. 简述常规临床数据分析的步骤以及利用常规数据进行研究时会产生哪些偏倚。
5. 简述结果的 95%CI 有何含义和设置置信区间的重要性。

(梁会营)

第十三章 临床科研论文的撰写

临床科研论文是根据有价值的临床实践或临床流行病学科研课题写作的，具有原创性和独到性。它可在医学杂志上发表，进行学术交流，目的是将有价值的研究成果推广到疾病的防治实践，促进研究成果转化，为提高临床医疗质量和发展临床医学服务。因此，撰写科研论文是临床科研工作必不可少的组成部分，学习、掌握与应用撰写临床科研论文的原则和方法，对写出高质量和高水平的学术论文具有十分重要的意义。临床流行病学科研论文按照体裁不同，可分为论著、文献综述、述评、病例报告、病例系列分析、临床病例讨论、技术方法与技术革新等类型，鉴于篇幅的限制和普适性，本章将重点介绍论著的写作方法。

第一节 临床科研论文撰写的原则

临床科研论文是科技论文的组成部分，因其学科不同，在写作的目的、内容及表达形式上与其他学科有所区别，但基本要求是一致的，即要客观、真实地反映事物的本质，反映事物的内部规律性。因此，要求作者在撰写时必须遵循以下基本原则。

一、科 学 性

科学性是撰写临床科研论文的立足点和首要条件，没有科学性，临床科研论文就失去一切价值。临床流行病学科研论文的科学性就是要求：①论文中的取材要确凿可靠、客观真实；②科研设计严谨、周密、合理；③实验方法要先进和正确；④实验的结果或临床观察结果要忠于事实和原始资料，应经得起他人重复和实践验证；⑤实验数据全面、精确可靠，必须符合统计学要求和进行统计学处理；⑥论点、论据、论证有客观性和充分的说服力，讨论、分析、推理和结论既要有事实根据，又要符合辩证逻辑原理。

> **知识点**
> **为什么临床科研论文撰写要遵守科学性原则？**
> 科学研究的目的是发现、探索和解释自然现象，深化对自然的理解、寻求其规律，容不得半点主观，是求真求实。科学研究要具有可验证性，就是读者看完你的论文，能顺着论文中的思路、研究方法，重复此项研究。所以，要求论文的写作要客观、真实、可靠，不能无中生有、造假、虚构。

二、创 新 性

创新性是指所选课题或发表的论文具有先进性和新颖性，或者是前人未研究过、发表过的创造、发明。作为临床研究，要求有新见解、新发现、新发明、新技术、新材料，得出新结论，或将原有的技术应用推广于新领域。即使是模仿和重复别人的工作，也应做到仿中有创、推陈出新，有自己的独到见解，即从新的角度阐明老问题的新发现和新见解。然而，必须指出的是，绝不能为追求论文的创造性而违背科学性，因为离开真实的实验结果尽管可以吹嘘得天花乱坠，但它经不起实践的检验。无论是学术理论、技术改造、技术创新还是技术应用方面的论文，只有在前人改造的基础上，提出自己新颖的、独特的支撑点，才能具备发表、传播和交流的价值。

三、实 用 性

科研论文的实用性也就是实践性，它是指论文的实用价值。评价一篇临床流行病学科研论文的实用价值，主要是看其社会效益和经济效益如何，其理论是否可用于指导临床实践和推广应用，其方法技术是否为现实所需以及能否有助于解决疾病诊断防治中某个技术问题或是阐明某个疾病的发病机制。凡是能推动医学发展或能提高技术水平的都是有实用价值的医学论文，这些论文一旦发表，就会具有较高的科学价值和社会价值。

四、可 读 性

撰写临床科研论文的目的是交流、传播、存储新的医学信息，以便为读者或后人所利用，使人们用较少的时间和精力顺利阅读，理解论文的内容和信息，这就要求论文具有良好的可读性。论文的可读性，取决于作者的逻辑思维能力和语言文字功底。在论文写作时要做到：①结构严谨，符合逻辑思维习惯；②层次分明，按照医学论文的格式约定，依次表达，不可倒置；③用词准确，语言简明、完整、通顺，尽可能使用专业术语，避免使用口语化表达，并尽量减少不必要的形容词和副词的使用；④准确表达本意，开门见山，直截了当；⑤正确使用标点符号。

用词准确，就是要求用字用词要得当，精心选择最确切、最恰当的词语，正确地反映客观事物。例如，"死亡率"与"病死率"的概念不同、"青霉素"与"盘尼西林"不可替换使用。语言表达简明就是要求语言要"简单"与"明了"，以最少的文字表达尽量多的内容。在撰写科研论文时，应避免冗长和杂乱无章地表达，确保每一句话都紧扣主题，每一个字都发挥作用，使读者能够轻松快速地理解文章的核心内容。

五、规 范 性

规范，就是要对科研或做学问有严格的要求。对于规范，有内在的规范和外显的规范。内在的规范就是个人规范，对于学术研究的态度要"务实、求真"；外显的规范则表现为论文的语言规范及格式的规范。科研论文的撰写有其特定的规范，无论是论文的格式、题目的设定、资料的引用、注释的标明、词语的选择、标点的运用，还是插图、表格、公式、计量单位、数字等，都有明确的要求。

六、其他几项应遵循的原则

（一）知识产权

世界贸易组织对"知识产权"的范围作了以下定义：①版权与邻接权；②商标权；③地理标志权；④工业品外观设计权；⑤专利权；⑥集成电路布图设计（拓扑图）权；⑦未披露过的信息（商业秘密）专有权。在我国，自主知识产权是指中国的公民、法人或非法人单位经过其主导的研究开发或设计创作活动而形成的、依法拥有的独立自主实现某种技术知识资产的所有权，其中包括从其他中国公民、法人或非法人单位那里购得的知识产权。

临床科研论文发表有关的知识产权问题主要应体现在以下几个方面：①是否有泄密行为。不能只重视成果发表而忽视专利。不能在发表文章的过程中将科技成果的技术内容公开，导致科技成果不能获得专利权，得不到有效的保护。在论文写作与投稿中，对文稿中涉及保密内容的问题应作慎重、稳妥的技术处理，只限于说明成果、发明的意义和作用，不阐述具体的技术过程，不给出关键性数据。②是否有侵权行为，即是否有剽窃、抄袭或引用他人成果未标明出处的。《中华人民共和国著作权法实施条例》第十九条明确指出："使用他人作品的，应当指明作者姓名、作品名称；但是，当事人另有约定或者由于作品使用方式的特性无法指明的除外。"③是否有滥用著作权行为，如一稿多投等。因此，杂志社要求在投稿时，提交单位介绍信，声明无一稿两投、不涉及保密、署名无争议等，并且要求提交全部作者签名同意投稿和著作权转让等文件。

（二）著作权与署名权

著作权是基于文学艺术和科学作品依法产生的权利。它属于民事权利，是知识产权的重要组成部分。它既包含与人身利益相联系的著作人身权，也包括属于财产内容的著作财产权。实行著作权体现了两条原则：一是保护作品的创作者与传播者的正当权益，调动其创作与传播作品的积极性，促进优秀作品的创作与广泛传播；二是协调作者、传播者与公众三者的利益关系，鼓励广大公众积极参加社会文化活动，提高全民族的科学文化素质，推动社会主义文化与科学事业的发展繁荣，促进社会主义物质文明与精神文明建设。

署名权作为一种精神性权利，是著作权法中著作人身权的重要内容。法律上规定在作品上署名的人就是作品的创作者，表明作者身份的权利，也称为姓名表示权。法律规定署名权的目的，在于保障不同作品来自不同作者这一事实不被混淆，署名就是标记，旨在区别。因此，行使署名权应当奉行诚信原则，应当符合有效法律行为的要件，不得滥用署名权，否则会导致署名无效的后果。

署名权作为著作人身权的重要内容，与著作财产权具有明显区别，署名权不能与作者人身相分离，且具有永久性，法律保护不受时间限制，不可转让和继承。

> **知识点**
> **为什么临床科研论文撰写要遵守知识产权、著作权和署名权？**
> 知识产权是指人们就其智力劳动成果所依法享有的专有权利，通常是国家赋予创造者对其智力成果在一定时期内享有的专有权或独占权。与房屋、汽车等有形资产一样，应受到法律的保护，具有价值和使用价值。所以，在论文撰写过程中，应遵守知识产权、著作权和署名权。

（三）引文

引文（citation）是指作者为了说明自己的观点而对别人的论著或相关材料中的句子或段落的引用。引文的主要作用是为论著提供理论依据，起支持论题观点的作用，同时为引文统计、评价学术期刊提供科学依据。引文要求引用的文字或话语必须与论题有关，原则上应该是引用最新的文献；所引文字或话语必须经过严格选择、认真核对，做到准确无误；引用外文资料一般要译成中文；凡是没有公开发表的文献资料，一般不能引用。引文使用规范与否、引文前后标点使用规范与否，不仅直接关系学术论文的质量，而且也能体现作者的文风、学风以及是否尊重他人的研究成果。

适宜引用并在正文中标注参考文献的内容：观点、数据、定义、论断、方法、相关论述、书名、质疑别人的观点、只言片语。不必在正文中标注参考文献的内容：普遍真理（道理）、常识（原理）、事实性描述、与论题无关的书名。不宜间接引用的内容：间接数据、间接论断、非来源概念。

应该避免的三种引文方式。①自引，是指作者在其后期产出文献引用自身前期产出文献的文献引用形式。目前，论文作者的自引呈增长趋势，大多数作者都会在不同程度上进行文献自引。然而，在期刊评价中，尽管计算影响因子时包括了自引，但"自引并不反映他人对该论文的关注程度"，因此，自引文献越多，越不能反映期刊的真实价值和社会影响，这在无形中降低了期刊评价的权威性。因此除非很有必要，否则不宜过度提倡自引文献。②转引，转引方式有两种，一是作者引用的文献来源于原始文献，但没有看过原文，而是从别人论文所附的参考文献中套录的；二是作者引用的文献不是来源于原始文献，而是来源于引用者的文献。前一种方式的弊端在于难以确定参考文献（引用内容）正确与否，后一种方式属于间接引用，应当避免。③策引，是指作者出于某种策略（如提高自己论文的地位）上的需要而有意列举"名人"论著的现象。策引有两种方式，一是作者有意识地去选"名人"之作，二是作者有意识地去选"权威"期刊。

学术界许多人把参考文献与引用文献视为同一概念，事实上二者是有区别的。按照《现代汉语词典（第7版）》的解释，"引用"是"用别人说过的话（包括书面材料）或做过的事作为依据"，

"参考"则是"为了学习或研究而查阅有关材料"。所以，引用文献必定是参考文献，但参考文献不一定是引用文献。

（四）伦理问题

临床医学研究是以人或动物为研究对象，这涉及伦理学问题，因此伦理学问题越来越受到学者的关注，医学期刊也开始按照伦理学的要求审查和刊用论文。自2005年1期开始，所有的中华医学会系列杂志的稿约中均加入了有关医学科研伦理方面的要求。在论文写作中，当报告以人为研究对象时，作者应该说明其遵循的程序是否符合负责人体试验委员会（单位性的、地区性的或国家性的）所制定的伦理学标准并得到该委员会的批准，是否取得受试对象的知情同意。动物实验也要说明是否获得有关动物实验伦理委员会的批准。其内容可在"对象与方法"一节的"受试对象"一段作详尽交代。此外，论文报道中注意保护患者的隐私，不要使用患者的姓名、缩写名和医院的各种编号（如住院号、影像图片的检查号等），不要写明患者住院、手术、出院的确切时间，尤其在列举病案图例时更不宜采用。如要刊用人像，要使其不能为他人所辨认，否则，必须征得患者个人的书面同意。

目前，有些杂志社要求在投稿时或者论文录用后，作者要出具伦理委员会的批准文件和受试对象签订的知情同意书的复印件，否则不予刊用。

> **知识点**
>
> **为什么临床科研论文撰写要符合伦理问题的要求？**
>
> 临床医学研究是以人或动物为研究对象，在研究过程中，受试对象的生命权、健康权、信息隐私权应受到尊重和保护。为此，各个杂志在投稿指南中均加入了有关医学科研伦理方面的要求，所以在撰写临床科研论文时，必须确保符合这些伦理要求。

第二节 临床科研论著的结构

按照国际医学期刊惯例要求，一篇完整的临床科研论著的书写格式是由题目、作者、摘要、关键词、前言、材料与方法、结果、讨论、结论、致谢、参考文献等组成的。但这种格式并非一成不变，作者可根据具体情况做适当归并与调整，如可将材料与方法合并写，也可将讨论与结论合并写。

一、题　　目

论文的题目（title），又称文题、标题或题名。它是用最精练、最准确的文字对文章的主要内容和中心思想的概括表达。使读者一看题目，就能知道文中要说明的主要内容和了解该文的特点与性质。论文的题目是论文的总纲，是论文中心内容最确切、最简明的体现，起到"画龙点睛"的作用。题目拟得好，可吸引更多的读者，会受到编者、审者的青睐；题目不当，可使文章逊色，甚至使稿件落选。

二、作　　者

作者是指在科研选题、制定研究方案、论文整体构思、执笔撰写等方面做出主要贡献，并对论文享有著作权的人。按照国际医学杂志编辑委员会的要求，署名作者须具备以下三个条件：①参与课题的选题和设计，或资料的分析和解释者；②起草或修改论文中关键性理论或其他主要内容者；③能对编辑部的修改意见进行核修，在学术界进行答辩，并最终同意该文发表者。如果仅参与获得资金或收集资料者，不能列为作者；仅对科研小组进行一般管理者，也不宜列为作者。

论文署名的意义在于尊重作者对论文拥有的著作权、对研究成果的首发权和知识产权，还体现作者对论文要担负的学术和法律责任，再者也有利于读者就有关学术问题向作者咨询和探讨。作者的权利和责任主要体现在，对论文全部内容或自己承担的内容负有解释的义务和权利，对论文产生的利益和荣誉有分享的权利，对论文产生的不良后果负不可推卸的责任。因此，署名是严肃的事情，应该确实体现作者的实际贡献与责任。

三、摘　　要

摘要（abstract/summary），是论文正文前附加的短文，是对论文内容的高度概括和浓缩，包含论文的主要信息。读者通过阅读摘要，就能获得必要的信息，以此判定有无必要阅读全文。摘要可离开原文，独立成篇，自成体系，便于文献检索、刊物收录、计算机数据库输入，或作二次文献使用。

四、关　键　词

关键词（keyword）是论文中最能反映主题信息的特征词汇、词组或短语。它主要是从题目、摘要或正文中提取论文的主题内容，是通用性较强的语句，是为标引或检索文献而设的一种人工语言，便于编制索引和咨询检索。

五、前　　言

前言（introduction）也叫引言、导言或研究背景，是论文开始的一段短文，是开场白。内容涉及本研究的概念、定义、范围、程序和研究假设，介绍研究的背景资料，以及研究现状和存在问题，说明本研究开展的依据、理由、与前人工作的关系，以及拟解决的问题、研究的目的和意义，使读者对该文有大致了解，起到导读的作用。因此，前言在论文中回答"为何研究"与"研究什么"的问题。

六、材料与方法

材料与方法（material and method）是论文的重要组成部分之一，是科研论文的基础。材料是体现研究主题的实物依据，方法是指完成研究主题的手段。这部分说明研究所用的材料、方法和研究的基本步骤，回答"怎样研究"的问题。论文的科学性、先进性、创新性和真实性等均由此体现，它让读者了解研究的可信性，也为读者重复此项研究或解决相同的临床问题提供详细的资料。这部分的文字数大约占论文的30%。

七、结　　果

结果（results）是医学论文的核心，是研究成果的总结，回答"发现什么"。它反映了论文水平的高低及其价值，是结论的依据，是形成观点与主题的基础和支柱。该部分约占全文1/3的篇幅。

八、讨　　论

讨论（discussion）是对论文中的结果做出分析、推论、解释和预测，使之上升为理论，从理论的高度和深度阐明事物的内部联系和发展规律，显示本研究成果的学术水平和价值。它是全篇文章的精华所在，篇幅约占全文的1/3。

九、结　　论

结论（conclusion）是对整篇文章去粗取精、由表及里的处理和综合分析，提炼出典型的论据，构成若干概念和判断。

十、致　　谢

致谢（acknowledgement）是对课题研究或论文撰写过程中给予某些指导、帮助、支持、协作的单位和个人，或提供技术信息、物质或经费支持的单位和个人，而这些人又不符合作者署名的原则和条件，对其贡献给予肯定并表示谢意。

十一、参考文献

参考文献（reference）是论文中的重要组成部分之一，主要作用是指导论文的立意，旁证论文的观点，提示信息的渊源。通过引用参考文献，作者将自己的研究同他人的研究联系在一起，为作者的论点提供可靠依据，也是尊重他人工作和严谨工作作风的体现。

第三节　临床科研论著的写作

临床科研论文的写作是临床医务人员对其学术成果与科技信息运用文字、语言、数据、图表、符号等加以表达，并进行科学分析与概括，使之上升为理论性的文章。尽管医学论著所述内容不同，论证方法各异，体裁格局不一，但归纳起来必须向读者提供四个方面的信息，即研究什么与为何研究、怎样研究、发现什么、结果的解释与评价，也就是常说的四段式——前言、材料与方法、结果和讨论。以下依次逐一介绍题目、作者、摘要、关键词、前言、材料与方法、结果、讨论、结论、致谢、参考文献的写作要求和方法。

一、题目的写作

论文题目是一个句子，能表达完整的意思，一般包括三方面的基本内容，即施加因素、受试对象和效果反应。例如，"生物力学因素对椎体生长板的影响及其临床意义"，其中"生物力学因素"是"施加因素"，"椎体生长板"是"受试对象"，而"影响及其临床意义"则是其"效果反应"。

论文题目的写作要达到以下要求：①准确、贴切，就是要求能准确表达文章的主题思想，恰如其分地表达文章的内涵，如实地反映研究的范围。②简洁、明了，即题目应尽量简单、明确，用最少的文字，表达最多、最有价值的信息，能精练地说明文章的实质。一般中文题目字数以20个汉字以内为宜，英文题目不宜超过15个实词，如果题目过长，可考虑用副标题来辅助表达。③简单、质朴，即文体文字要朴实无华，不能模棱两可，充分体现科研文章的风格和特点。④鲜明、醒目，就是要突出研究的学术性和创造性，能体现研究的深度。使读者一看到文题，就能领悟文章的要旨，并产生阅读的兴趣。⑤新颖、有特色，文题不能一味模仿，要有创意，给人以新意。

撰写论文题目时应注意以下几点问题：①文题中间不用标点，文题末不用句号。②尽量少用"的研究""的探讨""的观察"等非特定词，尽可能避免用虚词，以及不必要的形容词、套词或同义词，如"分析与研究""研究与探讨"，保留其一并不改变题目的原意。③题目用词应有助于选定关键词和编制题录、索引等。④题目应尽量避免使用非公知公认的缩略语、字符、代号等，也不应将原形词和缩略语同时列出。⑤英文题名应与中文题名含义一致。

论文题目中常见的问题：①文题不符。做文章要求切题，不能偏离文章内容，文与题不符是写文章最大的禁忌之一。②含义笼统。文题确切是首要条件。例如，"聚乙烯醇水凝胶人工髓核的生物力学研究"这样的题目就会使读者阅读后不得要领，看不出它是什么性质的研究。③题目过大。有的作者喜欢用大题目，而文章内容却很单薄。例如，"1500例腰椎间盘突出症诊治分析"，尽管病例很多，但由于涉及的范围过广，从题目使人联想其内容必定是泛泛，缺乏针对性。④不易认读。题目中避免使用非习惯性"简语""缩略词"或"字符"，以免造成认读困难。例如，WDFC固定，读者不了解WDFC为何物。又如，题目"胸腰段移动性损伤的临床研究"，何谓"移动性损伤"？不通用，比较费解。⑤成分阙如。标题成分阙如会造成含义上的不完善，如"甲泼尼龙在腰椎间盘突出症中的应用"，如在"突出症"后边加上"术后治疗中"等字样，既符合文章内容，意思也更为完整。⑥过于怪僻。医学论文是科技论文，不同于科普作品，更不同于文学作品。医学论文题目则应避免用高雅、华丽、难懂的辞藻，更应避免用过于通俗或诙谐的语句。诸如笔者见到过的学术报告题目"螺丝钉从嘴里吐出来"等均不宜作为医学期刊论文题目。⑦用词不规范。某篇文章题目是"传单误诊为病肝13例报告"，让人久思而不解其意，读完全文后才知道"传单"即传染性单核细胞增多症的简称,"病肝"即病毒性肝炎。

二、作者署名

作者署名要用真实姓名,不宜用笔名,并要写明工作单位、通信地址、电话和电子邮箱等联系方式,以便于读者同作者联系、咨询。国内作者外文署名一律用汉语拼音,写全名,不能用缩写,顺序是姓后名前,如 Weimin ZHANG(张卫民)、Jie WANG(王杰)。

署名次序的确定是按作者在该项研究中担负具体工作的多少和实际贡献的大小,而不是学术职称、职务的高低,更不能是论资排辈。一篇论文的署名不宜过多,一般不超过 10 人。对那些在研究及论文撰写过程中给予过一定指导和帮助的人,不宜列在作者署名中,在征得他们的同意后,可列入文末的致谢中,对他们做出的贡献和努力表示感谢和肯定。

当前国际上科技期刊实行通信作者制,这样既可明确论文的主要责任人,又能规范投稿行为,使论文发表正规化和责任化。此外,还为读者提供了一个与作者进行学术交流的途径。通信作者可以是第一作者,也可是其他作者,但必须是论文的主要负责人,对论文的科学性和结果、结论的可信性负主要责任。

论文署名中常见的问题:①署名作者过多;②争署名、争排名、争第一作者;③搭车、主动奉送署名,助人晋升、晋级之急用;④被动署名,利用名人抬高自己的身价,以达到发表的目的。

三、摘要的写作

摘要分提示性摘要与结构式摘要两种类型。提示性摘要,也称指示性摘要,常用于文献综述、述评、病例报告等医学论文摘要的写作,主要起提示作用,重点介绍主题范围、目的等,一般不需要写具体数据、方法、结果和结论。提示性摘要字数一般限制在 100~200 字。结构式摘要有相对固定的结构形式,通常包含"目的、方法、结果、结论"四个要素。①目的(objective),简要说明研究的目的、定义及其重要性。②方法(methods),简述课题的设计、研究对象(材料)与方法、观测的指标、资料的收集处理以及统计分析方法等。③结果(results),简要列出主要的、有意义的研究结果。④结论(conclusion),表达经过科学分析、论证所获得的观点或见解,研究的理论意义或实用价值,以及可否推广应用。结构式摘要的字数一般控制在 200~300 字。此外,国际上有些医学期刊对摘要的书写格式和内容有不同要求,常包括目的(objective)、设计(design)、场所(setting)、对象(subject)、干预措施(intervention measure)、测量(measurement)、结果(results)和结论(conclusion)。

撰写摘要时要注意以下事项:①摘要中不用图、表、公式、化学结构式、参考文献及非通用的符号、术语或缩略词等,要用规范专业术语和命名。②在摘要中不作讨论,更不应写主观的推断。③摘要一般采用第三人称,少用或不用第一人称,文字不分段落,连续排写。④摘要字数要适当,过多会导致篇幅增大,与文章内容重复,占用读者更多的时间;文字太少,提供不了足够的信息,使读者不得要领,发挥不了摘要应有的作用。⑤英文摘要格式应与中文一致,为便于国际交流,可稍长于中文摘要。

以作者课题组 2013 年发表在《中华疾病控制杂志》上的文章《吸烟量与 CHRNA7 基因多态性对高血糖症的联合作用》为案例,展示如何撰写结构式摘要。

> **案例**
> **目的** 探讨吸烟量与 CHRNA7 基因多态性对高血糖症的联合作用。
> **方法** 调查 909 名男性吸烟者的社会人口学特征及吸烟行为等信息,并采集静脉血检测空腹血糖及 CHRNA7 上单核苷酸多态性(SNP)位点 rs2337980 的多态性。在控制年龄、职业和糖尿病家族史后,应用多因素 logistic 回归模型,分析吸烟量和 CHRNA7 基因多态性对高血糖症的联合作用。

结果 909名男性吸烟者中,有166人(18.3%)为高血糖症,743人(81.7%)为正常血糖者。在控制年龄、职业和糖尿病家族史后,吸烟量>15支/天的男性比吸烟量为1~15支/天者患高血糖症的风险增高(OR=1.51,95%CI:1.06~2.14),携带变异基因型(CC+CT)的个体较携带 rs2337980 野生基因型(CC)患高血糖症的危险性增高(OR=1.74,95%CI:1.22~2.48)。在控制年龄、职业、糖尿病家族史和吸烟年数后,进一步根据CHRNA7上SNP位点 rs2337980 的多态性和每日吸烟量进行分层分析,以携带野生基因型(CC)且吸烟量在1~15支/天者为参照组,携带野生基因型(CC)且吸烟量>15支/天者、携带变异基因型(CT+TT)且吸烟量为1~15支/天者和携带变异基因型(CT+TT)且吸烟量>15支/天者患高血糖症的危险呈递增趋势,OR值分别为1.81(95%CI:1.07~3.07)、2.06(95%CI:1.26~3.38)和2.52(95%CI:1.52~4.17)。但未发现每日吸烟量和 rs2337980 多态性对高血糖症有交互作用。

结论 每日吸烟量与CHRNA7基因多态性对高血糖症有联合作用。

四、关键词的选择

目前,医学期刊中标列的关键词有叙词和自由词两种形式。前者是规范化处理的主题词,表达同一主题含义,在任何情况下都具有完全一致的字面形式。后者为非规范化主题词,是主题词的基础,具有更多的灵活性和广泛性,是按照文章的自然字面形式标引,表达同一主题含义,通常可呈现多种字面形式。我国医学期刊大多采用美国国立医学图书馆出版发行的 *Index Medicus* 中所列的主题词(MeSH)。

每篇文献关键词数量,国家标准为3~8个,中华医学会杂志社要求为2~5个。关键词要求尽量选用MeSH中的主题词,至少一个。如确实找不到专指主题词时,可靠上位词标引,如"心脏迷宫手术"可上标"心脏外科手术","心肌活检"可上标"活组织检查,针吸"。当文章主题概念找不到适当可以"靠"的主题词时,则可选择适当的自由词标引,但必须放在最后。例如,上例中关键词为吸烟、基因、高血糖症。

论文中如有英文摘要,其英文关键词的数量与词汇应与中文关键词保持一致。

关键词选取和标引中常见的问题:①不能反映论文的主题,如"内镜下椎间盘切除术治疗腰椎间盘突出症的疗效分析"一文中关键词里没有"椎间盘突出",无论其标注了多少其他的关键词,都不可能反映该论文的主题。②不是名词或名词性词组,如有作者将"打压植骨"标作关键词,这显然是不合适的。③排序不当,有的作者将表达该文主要工作或内容所属二级科学的词排在后面,而将其他词排在首位。④标注太少或太多,一般以3~5个为宜。⑤中英文不一致。

五、前言的写作

前言写作要求:①开门见山,紧扣主题,文章的开头就能让读者了解该文的中心和基本内容。②言简意赅,突出重点。前言中不要详述同行熟知的基本理论和实验方法内容,确有必要提及他人的研究成果和基本原理时,以参考引文的形式标出文献即可。在前言中提示文章的工作和观点时,应意思明确、语言简练。③评价要恰如其分,实事求是。在论述文章的研究意义时,应当保持适度,切忌夸大及不实之词,也要避免客套话。④前言的内容一般应与结论相呼应,但要避免将结论纳入前言。⑤不需加小标题,不用插图和列表,不使用非通用的符号、术语或缩略词,英文缩写首次出现时应给出中文全称和英文全拼。⑥前言文字不宜过长,一般以200~400字为宜。

案例

高血糖症是一种以空腹血糖和(或)2h餐后血糖升高为特征的糖代谢异常症状,包括空腹血糖受损(impaired fasting glucose, IFG)、糖耐量减低(impaired glucose tolerance, IGT)

和 2 型糖尿病（type 2 diabetes mellitus，T2DM），IFG 和 IGT 是正常糖代谢发展到 T2DM 的一个过渡阶段，与 T2DM 的发生密切相关。高血糖症的病因十分复杂，有环境因素和基因因素，相关研究表明吸烟是高血糖症的重要危险因素，且存在剂量-效应关系，每日吸烟量越多，发生高血糖症的危险性越大。然而，即使吸烟者的每日吸烟量和吸烟年数相同，但并不是所有吸烟者都会发生高血糖症，因此推测个体的基因易感性在其中起着重要作用。笔者等前期的研究已证实 CYP2A6 基因多态性与吸烟行为有关，并且 CYP2A6 基因多态性在吸烟量和 T2DM 的关系中起相应修饰作用。此外，相关研究证实尼古丁乙酰胆碱受体（nicotine acetylcholine receptor，nAChR）基因多态性与吸烟行为以及吸烟相关疾病（如肺癌、慢性阻塞性肺疾病、外周动脉疾病等）相关。然而，α7nAChR 基因（CHRNA7）多态性在吸烟量和高血糖症的关系中是否起修饰作用，以及吸烟量与 CHRNA7 基因多态性对高血糖症是否有联合作用，目前的研究尚未阐明。因此，笔者等对此进行了研究，现将研究结果报告如下。

前言写作中常见的问题：①过于简单，三言两语，只说明了研究目的，缺乏背景材料、目前现状或存在问题。②冗长繁杂，如同文献综述，过多地引证文献进展，或过多地回顾历史，或详细地交代某一事物的来龙去脉，或重复一些众所周知的道理。③未紧扣文章主题，与主题无关的内容出现在前言中。④使用让读者产生困惑的缩略语或英文缩写。⑤不切实际的自我评价，在前言中尽可能避免"未见报道""首次报道""达到国际先进水平"和"填补国内空白"等自我评语。⑥结果、结论或方法出现在引言中。

六、材料与方法的写作

（一）以动物为受试对象的"材料与方法"写作要求

以动物为受试对象的"材料与方法"写作要交代实验条件和实验方法。实验条件包括实验动物的来源、种系、性别、年龄、体重、健康状况、选择标准、分组方法、麻醉与手术方法、标本制备过程以及实验环境和饲养条件等。实验方法包括所用仪器设备及规格、试剂、操作方法。常规试剂只需说明试剂的名称、生产厂家、规格、批号，新试剂还要写出分子式和结构式。此外，考虑到动物保护和伦理学问题，文中要交代该项研究是否接受过所依附单位医学论文委员会的审查，并获得通过的内容。

（二）以患者为受试对象的"材料与方法"写作要求

由于临床研究中是以患者为调查对象或受试对象，该部分的标题常用"对象与方法"代替"材料与方法"，以下逐项介绍写作方法与技巧。

1. 研究对象　首先，应交代清楚研究对象的来源。即选择和纳入的研究对象是从社区中随机抽取的或随意选择的，是否来自医院的就诊病例。如是，还需说明是随机抽样的还是连续就诊的样本等，是哪一级医院，是在住院部还是在门诊。其次，诊断标准及纳入和排除标准要确切。临床研究的对象，绝大多数是患者，为保证研究对象的准确可靠性，文中必须说明确切的诊断标准，以及纳入标准和排除标准。再者，研究的样本量和分组方法要介绍。对研究对象的数量，文中要给出估算的依据。如为临床试验研究，对研究对象的分组方法在文中应作介绍，说明具体的随机分组方法。如为分组隐匿，亦应给出相应的分组以及有关隐匿的方法。因为是以人为研究对象，便会涉及伦理学方面的问题，所以文中要介绍该研究是否接受过所依附单位医学论文委员会的审查，是否通过，以及研究对象是否对研究知情，有无签署知情同意书等。

2. 研究设计　论文中应简要介绍研究设计方案，如临床试验研究可用"随机对照试验""非随机对照试验""交叉对照试验"等，如为病因研究可用"病例对照研究""队列研究"等，如为预后研究应使用"前瞻性队列研究""回顾性队列研究"等,如为描述性研究可用"病例分析""普查""抽样调查"等。

> **案例**
>
> **研究对象** 研究对象来源于2006年7月~2007年6月在广州市和珠海市开展的社区慢性病流行病调查人群,抽样方法为多级随机抽样。本次研究共调查了年龄≥20岁并符合条件的7293名社区居民,其中2465名男性和4828名女性。由于女性吸烟者较少(113名),为了减小吸烟状态和性别的混杂效应,此次研究只纳入男性吸烟者。在1327名男性吸烟者中,选取了909名(完成调查问卷并保留血样)作为此次研究对象。研究得到了中山大学伦理委员会的批准,并在研究开始前所有的调查对象都签署了知情同意书。
>
> **高血糖症的定义** 根据世界卫生组织1999年制订的T2DM诊断标准:"T2DM"定义为空腹静脉血糖≥7.0mmol/L 或 2h 血糖≥11.1mmol/L,或以往已诊断为 T2DM 并正在服用降糖药或使用胰岛素者。"IFG"定义为空腹静脉血糖为 6.1~7.0mmol/L。"IGT"定义为空腹静脉血糖<7.0mmol/L 且 2h 血糖为 7.8~11.1mmol/L。"高血糖症"包括 IFG、IGT 和 T2DM。"正常血糖"定义为空腹静脉血糖<6.1mmol/L 且 2h 血糖<7.8mmol/L。

3. 试验的干预措施 临床研究中涉及的诊断、治疗或预防性干预措施效果评价试验中,对试验组或对照组给予的干预措施,在论文中应详细交代。例如,用于患者的治疗试验的药物,应详细说明每日使用的剂量、次数、用药途径、疗程、根据治疗反应作剂量调节或停药的指标等。

> **案例**
>
> **吸烟行为的定义和测量** "现在吸烟者"是指一生中吸烟量≥100支,并在调查当时吸烟量≥1支/天的人;"过去吸烟者"是指一生中吸烟量≥100支,但调查当时已经戒烟的人。调查对象报告平均每天吸烟支数,根据平均每天吸烟量分为两组:每日吸烟量为 1~15 支者和每日吸烟量>15 支者。对于现在吸烟者,"吸烟年数"是指吸烟者现在的年龄减去开始规律吸烟的年龄;对于过去吸烟者,"吸烟年数"是指吸烟者戒烟的年龄减去开始规律吸烟的年龄。
>
> **CHRNA7 多态性检测** 采用宝生物工程(大连)有限公司的血液基因组 DNA 提取试剂盒提取全血中的 DNA。根据相关文献以及 Hapmap 数据库,本次研究选择了位于 CHRNA7 基因上的 SNP 位点 rs2337980,采用改进的多重高温连接酶反应技术(improved multiple ligase detection reaction,IMLDR)SNP 分型技术(基于多重 PCR 和多荧光双重连接检测反应原理)进行多态性检测,并分型为纯合野生型(CC)、杂合变异型(CT)、纯合变异型(TT)。所有检测样本在完成第1次检测后随机抽取 5%样本进行重测,一致性接近 100%。

4. 测量指标及判断结果的标准 给予受试对象实施干预措施后,会产生不同的效应,如有效、无效、药物不良反应、恶化等,有关效应测量指标和判断结果的标准在论文中要有交代。在疾病预后的观察研究中,也应有痊愈、致残及死亡等指标的诊断标准与方法。涉及有关实验室和特殊检查的指标与方法,要注明所应用的试剂、来源、质量标准、批号,实验仪器的名称、来源、型号、标准,实验的操作法、精确度等。属特殊检查的图像性资料,亦应注明检查的方法和结果判断及其一致性检验的方法,以确定资料的可靠程度。

5. 质量控制 凡涉及有关偏倚及防止的对策,应在论文中反映出来。例如,应用随机化方法防止选择偏倚,应用盲法控制信息偏倚,改善患者依从性的措施等。

6. 资料统计分析 论文中涉及的资料分析内容、使用的统计学方法,以及变量的定义与赋值均应交代清楚。

> **案例**
>
> **统计分析** 分类变量采用构成比表示。根据是否高血糖症研究对象分为高血糖症组和正常血糖组,采用 χ^2 检验分析两组之间一般人口学特征及临床特征的差别,并在控制年龄、文化程度、糖尿病家族史和吸烟年数后,采用多因素 logistic 回归的方法分析每日吸烟量和 rs2337980 多态性与高血糖症的关联,并分析吸烟量与 rs2337980 多态性对高血糖症的联合作用。遗传学 Hardy-Weinberg 平衡检验采用 Stata/SE 12.0 进行分析,其他统计处理均由 SPSS 17.0 完成。检验水准 $\alpha=0.05$。

七、结果的写作

结果叙述要注意的问题:①围绕主题,重点突出。一项研究,可能得出多个方面的结果,可以从不同的角度写出几篇论文。但就某一篇论文而言,通常只能有一个主题,除了主题内容外,也可有其他内容,但相对主题而言都是次要的。因此,在一篇文章中报告结果时,要紧扣主题,切忌面面俱到,什么都想说,最后什么都没有说清。②资料真实、数据可靠。结果必须以研究事实为根据,无论是阳性结果,还是阴性结果,都应如实写出,绝不能主观臆测、迎合设计需要而对观察到的结果随意取舍,当然也不能将原始资料不加筛选地简单罗列、全盘端出。③数据处理。一般应对所得数据进行统计学处理,并给出具体的统计值,如标准差、标准误、$F=3.868$、$P=0.026$。④层次清楚,逻辑严谨,与资料方法相呼应,为结论和讨论理下伏笔。⑤使用表和图。撰写结果时,可用文字,也可文字、图、表并用,使数据和资料的表达更清楚,但三者应有机配合,切忌文、图、表三者内容重复,烦琐累述。⑥结果就是列数据资料,应避免就其意义、价值等问题发挥和议论,与讨论内容相混淆。⑦结果中不要引用参考文献,因为参考文献中的内容都是别人的研究结果,纵然很有参考价值,终究不是自己研究所得。

> **案例**
>
> **基本情况** 909 名调查对象中 166 人(18.3%)为高血糖症组,743 人(81.7%)为正常血糖组。两组间的年龄和职业分布差异均有统计学意义($P<0.05$),其他人口学特征差异均无统计学意义($P>0.05$)。
>
> **吸烟量和 rs2337980 多态性与高血糖症的关系** 经多因素 logistic 回归分析发现,在控制年龄、职业和糖尿病家族史后,每日吸烟量>15 支/天的男性比吸烟量为 1~15 支/天者患高血糖症的风险增高($OR=1.51$,95% CI:1.06~2.14)。rs2337980 的等位基因频率符合遗传学 Hardy-Weinberg 平衡,且最小等位基因频率>0.05。以携带 rs2337980 野生基因型(CC)为对照组,携带变异基因型(CC+CT)的个体患高血糖症的危险性更高($OR=1.74$,95% CI:1.22~2.48)。
>
> **吸烟量与 rs2337980 多态性对高血糖症的联合作用** 在控制年龄、职业、糖尿病家族史和吸烟时间后,根据 CHRNA7 上 SNP 位点 rs2337980 的多态性和每日吸烟量进行分层,以携带野生基因型(CC)且吸烟量在 1~15 支/天者为参照组,携带野生基因型(CC)且吸烟量>15 支/天者、携带变异基因型(CC+CT)及吸烟量在 1~15 支/天者和携带变异基因型(CC+CT)及吸烟量>15 支/天者患高血糖症的危险呈递增趋势,OR 值分别为 1.81(95% CI:1.07~3.07)、2.06(95% CI:1.26~3.38)和 2.52(95% CI:1.52~4.17)。但每日吸烟量与 rs2337980 基因型对高血糖症无交互作用。

八、讨论的写作

讨论写作的内容：①进一步陈述研究的主要发现，说明和解释其理论依据以及临床使用前景。②与国内外相关研究的结果进行比较，分析其异同点及可能的原因，并进行客观公正的评价，提出自己的观点、见解和建议，指出结果的可能误差和研究中有无例外或尚难解释的问题。③对本研究的优点和不足之处进行实事求是的评价、分析和解释。④提出有待进一步研究的问题，提出今后的研究方向、展望、建议和设想，给读者以启迪。⑤根据研究结果已证实或不能证实的问题，做出恰如其分的结论。

撰写讨论要注意的问题：①讨论必须详尽确切，有据有证，不是以假设证明假想，泛泛而谈，文不对题。②以结果为依据，与前人的结果和论点作比较，对结果作合理的解释和恰当的评价，必须具有说服力，论证要符合逻辑。③详略得当，突出新发现，阐述自己的见解，切勿冗长，面面俱到，离题。④要实事求是，评价要客观公正，不要乱下结论，或不愿指出研究的局限性，报喜不报忧，隐瞒观点。⑤在引证必要的文献作为结论的论据时，切忌引用过多、罗列文献，写成一篇小综述。⑥避免简单重复前言、结果中的内容。

案例

以往大量流行病学研究证明吸烟与糖耐量异常和胰岛素抵抗有关，Willi 等对 25 项队列研究结果进行了 meta 分析发现，吸烟导致高血糖症（校正 OR=1.44，95% CI：1.31～1.58），且存在剂量-效应关系。本研究发现吸烟量>15 支/天的男性比吸烟量为 1～15 支/天者患高血糖症的风险增高。其原因可能为吸烟量越多者，吸入尼古丁及其他烟草有害物质就越多，而多项基础和临床研究发现慢性尼古丁和其他烟草有害物质暴露可影响胰岛素分泌、降低胰岛素敏感性、导致胰岛 β 细胞凋亡等，进一步使血糖升高。

CHRNA7 基因多态性与精神分裂症、阿尔茨海默病和双相障碍的关系已有一些报道，其致病机制可能与 CHRNA7 基因所编码的成熟蛋白质 α7nAChR 是神经型乙酰胆碱受体的主要组成部分有关，该型受体广泛分布在丘脑、海马、黑质和脊髓，影响大脑的学习、记忆和感觉门控功能。近年来的研究相继发现在巨噬细胞、单核细胞和淋巴细胞中存在 α7nAChR，并通过基因敲除小鼠实验证实 α7nAChR 在胆碱能抗炎通路中处于核心地位。另有研究提示 T2DM 是全身炎性反应性疾病，以静脉血 TNF-α、IL-6 和 C 反应蛋白升高为特征。以上研究说明为什么本研究结果发现携带 CHRNA7rs2337980 变异基因型（CC/CT）的个体比携带野生基因型（CC）的个体患高血糖症的风险高，即 CHRNA7 基因多态性与患高血糖症有关联。

烟草中的重要活性物质尼古丁是一种具有抗炎作用的生物碱，同时也是尼古丁乙酰胆碱受体的激动剂。尼古丁与巨噬细胞上的 α7nAChR 结合后激活胆碱能抗炎通路，通过影响 NF-κB 信号通路和 Jak2/STAT3 信号通路共同抑制免疫炎性因子如 CRP、TNF-α、IL-6、HMGB-1 的产生，同时还可以促进 TGF-β、IL-10 等抗炎因子的产生，两种机制同时激活起到协同抗炎的作用。由于携带 rs2337980 变异基因型的个体，其 α7nAChR 功能可能受到影响，因此尼古丁不能和 α7nAChR 有效结合激活胆碱能抗炎通路，导致炎性因子浓度增加，从而加快胰岛素抵抗和 T2DM 的发生和发展，导致高血糖症。上述机制解释了本研究的结果。根据 CHRNA7 上 SNP 位点 rs2337980 的多态性和每日吸烟量分层分析发现，同携带野生基因型（CC）的吸烟量 1～15 支/天者相比，携带野生基因型（CC）且吸烟量>15 支/天者、携带变异基因型（CC+CT）且吸烟量为 1～15 支/天者和携带变异基因型（CC+CT）且吸烟量>15 支/天者患高血糖症的危险呈递增趋势。同为携带 rs2337980 野生基因型的个体，但每日吸烟量越多，发生高血糖症的危险也越大，其机制在前面已经阐述。同为吸烟量 1～15 支/天者，携带变异基因型者其 α7nAChR 功能受到影响，不能有效结合尼古丁，从而影响胆碱能抗炎通路，导致炎性因子浓度增加，发生高血糖症的危险性也相应增大。而携带变异基因型且吸烟量>15 支/天者发生高血糖症的危险性最大,不仅与吸入更多的尼古丁和其他有害物质有关,还与 rs2337980 基因变异影响 α7nAChR 功能有关,两者之间对高血糖症的发生有联合作用。

本次研究存在以下缺陷和不足。首先,因为本次研究是横断面调查,因果关系的推断受到一定的限制。其次,烟草中有很多复杂的化学成分,吸烟过程可能有多种代谢相关基因参与,如由于编码 CYP2A6 酶的基因变异,可能会影响尼古丁向可替丁的代谢,代谢相关基因和尼古丁乙酰胆碱受体基因在吸烟导致高血糖的遗传易感性中可能有相互作用。此外,由于 rs2337980 位于 CHRNA7 内含子上,不能进行进一步的功能学研究验证,其作用路径可能是通过和其他真正的易感功能性 SNP 间存在连锁不平衡,从而间接影响受体功能。

九、结论的写作

结论的写作要求为措辞要严谨、表达要准确,它不是正文中某些结语的简单重复,结论要突出新见解,做出有根据的评价。

案例

本研究首次报道吸烟量与 CHRNA7 基因多态性对高血糖症有联合作用,该结果可促进阐明吸烟引发高血糖症机制,为控制吸烟提供科学依据,因此具有重要的公共卫生意义。

十、致谢的写作

致谢一般单独成段,放在正文之末和参考文献之前。并非每篇文章都必须要有致谢,且原则上应征得被致谢者的同意。

十一、参考文献的写作

(一)引用参考文献的要求

引用参考文献的要求:①必须是作者亲自阅读过的最新(近5年)公开发表的文献,这些对文章的科研工作有启示和较大帮助,而且与论文中的方法、结果和讨论关系密切。②引用参考文献应以原著为主,未发表的论文及资料、译文、文摘、转载以及内部资料、未公开发行书刊的文章以及个人通信等,均不宜作为参考文献被引用。③引文的论点必须准确无误,不能断章取义。④所列参考文献必须采用统一的书写格式和标注方法。⑤引用的参考文献均应在论文正文中,按其出现的先后次序将序号标注在引用处右上方,外加方括号。

(二)参考文献书写的格式

各个学术期刊对参考文献的书写格式均有明确的规定,按照国际标准化组织(International Organization for Standardization,ISO)和我国的国家标准(GB)规定,目前国内医学期刊通常采用国际上生物医学期刊广泛接受的温哥华格式。

1. **期刊的书写格式**　[顺序号] 作者. 文题. 刊名, 出版年份, 卷次(期号):起始页.

应列出前三位作者的姓名,无论中文还是外文姓名,均应遵循姓在前、名在后的顺序。外文姓用全称、首字母大写,名中用大写首字母简称,每名之间用逗号隔开,三人以上用"等"或"et al."表示。文题(如有副题,中、日文文献二题之间符号同原文,或无符号者副题加圆括号,外文则主副题之间用冒号隔开,主题首字母大写,副题首字母小写)。刊名外文缩写应按照 *Index Medicus* 的编写法,年份,卷(如增刊),则在卷后加圆括号标注"(增刊)"或"(Suppl)"字样,并在括号内标出增刊号码。例如:

[1] 杨功焕, 马杰民, 刘娜, 等. 中国人群 2002 年吸烟和被动吸烟的现状调查. 中华流行病学杂志, 2005, 26(2): 77-83.

[2] Dole N, Savitz I, Hertz-picciotto, et al. Maternal stress and preterm birth. Am J Epidemiol, 2002, 157(1): 14-24.

[3] Brown J Jr, Mirowdki M. The automatic implantable cardioverter-defibrillator: an overview. J Am Coll Cardio, 1985, 6(Suppl 2): 461-470.

2. 书籍的书写格式 [顺序号]作者. 书名. 版次（第 1 版可省略）. 出版地: 出版社, 出版年份: 起页-止页.

[1] 李立明. 流行病学. 第 6 版. 北京: 人民卫生出版社, 2007: 164-179.

[2] McDowell I, Newell C. Measuring Health. A Guide to Raring Scales and Questionnaires. 2nd ed. New York: Oxford University Press, 1996: 227-229.

第四节 不同性质临床科研论文写作的规范要求

以上介绍了临床科研论文写作的总体要求和方法，为了提高临床科研论文的写作质量，近年来国际组织针对不同性质的临床科研报告制定了一系列规范要求，以下重点介绍观察性研究、随机对照试验和诊断试验研究的规范要求。

一、观察性研究

观察性研究是指研究者不对被观察者的暴露情况加以限制，通过现场调查分析的方法，客观地记录某些现象的现状及相关特征，主要进行疾病或健康状况在人群中分布的描述，疾病与暴露之间关联的探索和检验。这类研究常会存在多种偏倚，影响结果的真实性。在评价任何一个观察性研究结果时，主要问题是判断观察到的暴露与疾病之间的关联是否由偏倚、随机误差或混杂所造成，因此清晰透明的研究报告有助于读者的阅读和评价。

对于观察性流行病学研究，国际性合作小组共同起草了《加强观察性流行病学研究报告声明》（*Strengthening the Reporting of Observational Studies in Epidemiology*，STROBE），主要目的是为观察性流行病学研究论文提供报告规范，从而改进这类研究报告的质量。涉及项目含题目和摘要、前言、方法、结果、讨论 5 个部分，共计 22 个项目，所有条目针对三种主要观察性研究类型（病例对照研究、队列研究和横断面研究）提出了各自的报告要求，见表 13-1。以下逐一对每个条目加以介绍和说明。

表 13-1 STROBE 必需的项目清单

	内容与主题	条目	描述
题目和摘要		1	①在题目或摘要中使用常用专业术语表述研究设计的类型。②在摘要中对所做工作和获得的结果进行总结
前言	背景/原理	2	对研究背景和原理进行解释
	目标	3	阐明研究目标，包括任何预先确定的假设
方法	研究设计	4	尽早陈述研究设计中的重要内容
	研究现场	5	描述研究现场、数据收集的具体场所和时间范围，包括研究对象、暴露、随访和数据收集的时间范围
	研究对象	6	①队列研究：描述选择研究对象的合格标准、源人群和选择方法，描述随访的时间和方法。病例对照研究：描述选择确诊病例和对照的合格标准、源人群和选择方法，描述选择病例和对照的原理。横断面研究：描述选择研究对象的合格标准、源人群和选择方法。②队列研究-配对研究：描述配对标准和暴露与非暴露的人数；病例对照研究-配对研究：描述配对标准和每个病例对应的对照数

续表

	内容与主题	条目	描述
方法	研究变量	7	明确定义所有结局、暴露、预测因子、潜在混杂因子或效应修正因子,尽可能给出诊断标准
	数据来源/测量	8	对每个研究变量,描述数据来源和详细的测量方法。如果存在两组或以上,还应描述各组之间测量方法的可比性
	偏倚	9	描述减少潜在偏倚的措施
	样本量	10	描述样本量是如何确定的
	计量变量	11	①解释计量变量如何分析,如怎样选择分组。②如果可能,给出连续分析和分组分析的结果
	统计学方法	12	①描述所有统计学方法,包括控制混杂的方法。②描述亚组和交互作用的分析方法。③描述缺失值的处理方法。④队列研究:描述失访的处理方法;病例对照研究:描述如何分析匹配设计;横断面研究:描述根据抽样策略确定的统计学方法。⑤描述敏感性分析
结果	研究对象	13*	①报告研究的各个阶段研究对象的数量,如可能合格的数量、参加合格性检查的数量、被证实合格的人数、纳入研究的人数、完成随访的人数和纳入分析的人数。②描述各个阶段退出研究的原因。③推荐使用流程图。④报告研究对象征集的时间范围。⑤匹配研究应给出每个病例对应对照数量的分布
	描述性资料	14*	①描述研究对象的特征(如人口学、临床和社会特征),以及关于暴露和潜在混杂因子的信息。②指出每个研究变量存在数据缺失的人数。③队列研究:总结随访时间(如总随访时间和平均随访时间)
	结局资料	15	①队列研究:报告结局事件数量或人时综合指标。②病例对照研究:报告各个暴露类别的人数或暴露综合指标。③横断面研究:报告结局事件的数量或相关综合指标
	主要结果	16	①报告未调整结果和调整混杂因子后的结果及精确度(如95%CI),阐明对哪些混杂因素进行了调整以及选择这些因素的原因。②对计量变量进行分组时,要报告分界值及每组观察值的范围或中位数。③对有意义的危险因素,可以把相对危险度转化成绝对危险度
	其他分析	17	报告进行的其他分析,如亚组分析和敏感性分析
讨论	主要结果	18	概括与研究目标有关的主要结果
	局限性	19	结合潜在偏倚和不精确的来源,讨论研究的局限性,讨论可能偏倚的方向和大小
	解释	20	结合研究目标、局限性、多重比较、相似研究结果和其他相关证据,对结果进行谨慎解释
	外推性	21	讨论研究结果的外推性(外部真实性)
	资助	22	给出当前研究的资助来源和资助者的角色,如果可能,给出当前文章所基于的原始研究的资助情况

*在病例对照研究中分别给出病例和对照的相应信息;在队列研究和横断面研究中分别给出暴露组和未暴露组的相应信息。

【条目1】题目和摘要 ①题目或摘要中要用专业术语,如用"队列研究"而不用"随访研究"或"纵向研究"表述研究设计,使读者容易识别研究设计类型。②摘要内容要丰富,准确流畅地表述研究做了什么,发现了什么。摘要应包括文章中的主要信息,使读者了解研究,以及决定是否继续阅读这篇文章。典型的内容是所研究的问题、研究方法、研究结果及结论。重要结果用数值形式表示,如研究对象数目、关联的估计值及95%CI。

【条目2】背景/原理 对所报告研究背景和原理进行解释,描述研究的中心所在,为读者提供研究脉络,定位研究在整个学科中所处的阶段,还能总结所研究主题目前已经取得的成果和尚未解决的问题。背景材料应注明近年相关研究的系统综述。

【条目3】目标 研究目标就是研究的具体目的。清楚的目标会详细指明人群、暴露和结局、将要估计的参数。研究目标可以表述成具体的假设或需要回答的问题。建议从研究对象、暴露因素、对照和结局四个方面来写。

【条目 4】研究设计　在方法学的前期（或者在前言末尾）写明研究设计，可使读者理解整个研究的基础。例如，报告队列研究时，应用专门的术语"队列研究"说明研究的性质，描述组成队列的人群和他们的暴露状况。如是病例对照设计，应描述病例和对照及源人群。如果是横断面调查，应描述人群和重要时间点。当研究是 3 种主要设计的衍生类型（如病例交叉设计）时，还需注明额外的相关内容。也可在研究的方法部分首先写明该研究是否为某个系列研究之一。

【条目 5】研究现场　描述研究现场、具体场所和相关时间范围（包括研究对象征集、暴露、随访和数据收集时间）。读者需要研究现场和具体场所的信息，评价研究结果的背景和外推性。研究现场信息包括研究对象征集地或来源（如选民名册、门诊登记、癌症登记或三级医疗中心）。研究具体场所涉及国家、城镇及医院等调查发生地。要写明具体时间，而不仅仅是描述持续时期。研究中可能会涉及不同类型的日期，如针对暴露、疾病发生、招募研究对象、随访开始和结束、数据收集的日期等。

【条目 6】研究对象　描述选择研究对象的纳入和排除标准、源人群和选择方法，队列研究还需描述随访方法，病例对照研究还需描述选择病例和对照的原理。报告所有的合格标准（如医院和人口学等特征），描述选取研究对象的人群组（如一个国家或地区的一般人群）和研究对象征集方法（如志愿者）。如果应用了匹配设计，应描述选择匹配变量的原理和方法细节，如匹配的队列研究应描述配对标准和暴露与非暴露数目，匹配的病例对照研究描述配对标准、方式（频数匹配或个体匹配）和每个病例对应的对照数目。

【条目 7】研究变量　明确定义结局、暴露、预测因子、潜在的混杂因子和效应修饰因子（如可能，给出诊断标准）。不要用"自变量"或"因变量"描述暴露和混杂变量，因为它不能从混杂因子中区分暴露。如果在研究早期阶段的探索性分析中使用了很多变量，就要在附录中、附表中或独立发表的文章中对每个变量列一个详细清单。建议阐明统计分析的"候选变量"，而不是仅选择性报告包含在最终模型中的变量。

【条目 8】数据来源/测量　对每个关心的变量，描述其数据来源和测量方法（如果有多组，还应描述各组之间判定方法的可比性）。潜在混杂因子的测量误差会增加残余混杂的风险，因此建议报告研究的信度或效度的评价或测量结果，包括参考标准的细节问题，这可用来校正测量误差或对测量误差进行敏感性分析。另外，比较组间的数据收集方法是否有差别也很重要。

【条目 9】偏倚　描述和解释潜在偏倚的过程。估计相关偏倚的似然比，特别应讨论偏倚的方向和大小，如果可能则计算出偏倚的值。如果使用适当的方法来减少偏倚，应提供更多处理偏倚的细节，描述质量控制计划（如数据收集质量控制计划、调查员的培训），保证变量变化最小。

【条目 10】样本量　对于观察性研究，样本量计算的重要性因背景而异。如果分析基于已有数据，则主要问题为数据分析是否能够产生具有足够把握度的结果，这种情况下样本量考虑是非正式的。如果要开展一项新的研究，则需要实施正式的、预先的样本量计算。如果计算了样本量，则应进行报告，同时指出确定样本量的各类参数。如果观察性研究因达到了统计学差异而提前终止，也应对此进行报告。应避免对样本量大小的事后说明和回顾性把握度计算。

【条目 11】计量变量　解释分析中如何处理计量变量。陈述选择收集和分析暴露、效应修饰因子和混杂因子等定量数据的方法。例如，如何对一个持续暴露变量进行分组，产生一个新的分类变量，应说明分成几组、分组数值和组均数或中位数，并解释分组的原因和意义。如用表格报告数据，不仅报告效应估计值和模型结果，还要报告每组的病例数、对照数、暴露人数、暴露人时等，而不是仅包含对效应指标的估计或模型拟合的结果。如将暴露作为连续变量处理，这时必须考虑暴露与结局关联的性质，不能直接将其作为线性关联进行处理，还应考虑非线性关联的情况。应报告分析中使用的其他替代模型的情况、对于主要关注的计量暴露变量，同时报告连续变量分析和分组分析的结果可能更有意义。

【条目12】统计学方法　①描述所有统计学方法，包括控制混杂的方法，告诉读者使用每种分析方法的原因。②描述亚组和交互作用检查方法。澄清哪些亚组分析是事先计划好的，哪些是根据数据特点进行分析的。用来区分不同组间的效果或关联是否用相同的方法也很重要，应予以说明。交互作用越来越受到重视，暴露的交互作用在何种程度上改变了其独立效应，是相加关系还是相乘关系。③描述缺失值的处理方法。报告每个变量（暴露、结局和混杂因子）的缺失值个数。如果可能，报告数据缺失的原因，并描述有多少研究对象因缺失值被排除。描述分析缺失值的方法（如多重差补）和所采用的假设（如缺失是随机的）。④队列研究应报告失访患者数和对截尾数据的策略；病例对照研究包括曼特尔-亨塞尔（Mantel-Haenszel）分层分析和个体匹配研究中的条件 logistic 回归（如果匹配后对估计值的作用较小，也可以选择不匹配的分析）；横断面研究描述根据抽样策略确定的统计学方法，复杂抽样（其关联的估计值可能比一个简单随机样本的估计值稍大）应用设计效应（design effect, deff）来校正诸如标准误或置信区间等精度的估计值。⑤描述敏感性分析，检验主要结果是否与其他分析策略或假设条件下的结果一致。

【条目13】研究对象　①报告研究各个阶段研究对象的数量，如可能合格的数量、被检验是否合格的数量、证实合格的数量、纳入研究的数量、完成随访的数量和分析的数量。②描述各阶段研究对象未能参与的原因，帮助读者判断研究人群是否代表目标人群，是否会产生偏倚。③考虑使用流程图。

【条目14】描述性资料　①描述研究对象的特征（如人口学、临床和社会特征）以及关于暴露和潜在混杂因子的信息。连续性变量描述均数和标准差（当分布不对称时采用中位数和百分位数间距）。分类数少的有序变量（如疾病的Ⅰ～Ⅳ级）不能当作连续性变量，需给出每类的数目和比例。组间比较应分组给出描述性特征及数目，不用标准误和置信区间描述变量特征，描述性表格中不应出现显著性检验。P值在分析中不是用来选择应校正哪个混杂因子的标准，对研究结局作用较大的混杂因子，其统计学差异再小也同样重要，队列研究中报告暴露与其他特征和潜在混杂因子的相关性。②指出每个被关注变量有缺失值的研究对象数目，暴露、潜在混杂因子和患者的其他重要特征，不同程度和原因的失访。可用表格和图列举缺失数据的数量。③队列研究总结随访时间，报告随访期限的最大值和最小值或总体分布的百分位数，总随访人年，所获得潜在数据的一些比例指标。

【条目15】结局资料　报告发生结局事件（队列研究、横断面研究）或暴露类别（病例对照研究）的数量，或者根据时间总结发生结局事件的数量。在描述暴露（危险因素）和结局之间可能的关联之前应先介绍相关描述性数据。队列研究可报告每随访人年结局事件的发生率[如果事件的发生率在随访期内改变，那么就以合适的随访间隔报告事件的发生数和发生率，或者用卡普兰-迈耶（Kaplan-Meier）法寿命表法描述]，用表格或图适当介绍测量数据，对病例对照研究以频数或定量的形式报告病例和对照各自的暴露情况。

【条目16】主要结果　①给出未校正的和校正混杂因子的关联强度估计值、置信区间（如95% CI）。阐明根据哪些混杂因子进行调整以及选择这些因子的原因。建议给出未校正分析结果的同时给出主要数据，如暴露或不暴露的病例和对照数目。谨慎解释校正的结果、考虑到的所有潜在混杂因子以及筛选统计模型中变量的标准（如果选择某变量的原因是估计值有所变化，就要报告这种变化是什么）。②当对连续性变量分组时报告分组界值，如用百分位数分类、BMI等常规界值分类。③如果有关联，可将有意义时期内的相对危险度转换成归因危险度，计算出归因危险度或人群归因危险度有助于估计如果消除暴露而被预防疾病的比例。

【条目17】其他分析　报告进行的其他分析，如亚组和交互作用分析、灵敏度分析。首先，描述亚组间特定关联或效果测量在亚组之间的变化，分辨几个恰当分类的亚组分别分析的关联与总体关联是否一致。其次，介绍在数据分析过程中出现的感兴趣的亚组。再次，评价危险因素间联合作用和交互作用，或者分析是否可用最优的统计学模型，确定危险因素间的某种关系时，应同时报告每种暴露各自的效果和它们之间的联合作用及置信区间，不能用某个因子在亚组间的 P 值来判断它是否为效应修饰因子。最后，灵敏度分析有助于估计统计分析中所选方法的影响，或者估计在缺失数据或可能的偏倚下得到的研究结果是否可靠，有时只报告已经进行的，并且分析结果与报告中的主要结果一致的敏感性分析就足够了，如果所分析的问题受到很大关注，或者效应估计值变化很大时更需要详细说明。

【条目18】**主要结果** 概括与研究假设有关的主要结果，通过简短的总结告知读者主要的研究结果，以帮助读者评价研究结果是否支持作者在讨论中的解释和说明。但要避免与结果部分的内容重复。

【条目19】**局限性** 结合潜在偏倚和不精确的来源，讨论研究的局限性、潜在偏倚的方向和大小。识别和讨论研究的局限性是正规报告的必要部分，不仅要描述能影响研究结果的偏倚和混杂，还要讨论不同类型偏倚的相对重要性，包括任何可能偏倚的方向和大小。另外，也应讨论研究结果的不精确性及其来源（如样本大小，暴露、混杂因子和结局的测量）；研究者还可通过比较自己的研究与其他研究的效度、外推性和精确度来讨论局限性。

【条目20】**解释** 讨论部分的核心是解释研究结果，但要避免过度解释。对结果进行解释时，应考虑研究目的和性质、潜在的偏倚（包括失访和退出），应对混杂、敏感性分析的结果、多重比较问题和亚组分析进行合理解释。此外，还应关注效应估计值不确定性的范围。在讨论因果关系时，可以参考 Hill 准则。应对已有的、来自不同类型研究的外部证据进行讨论，并解释目前研究对证据总体的贡献和影响。

【条目21】**外推性** 外推性也称为外部效度或可适用性，是研究结果可被用在其他情形下的程度。研究结果是否有外部效度的问题常是从研究现场、研究对象特点、暴露特点和结局特点来判断的。因此，告诉读者以下内容的足够信息非常必要：研究地点和场所、研究对象的合格标准、暴露及其测量、研究对象征集和随访时间、不参与的程度、未暴露但是产生研究结局者的比例、暴露的绝对危险度和暴露率。

【条目22】**资助** 有些杂志要求给出当前研究资助来源和利益冲突。作者或资助者可能有利益冲突，而影响研究设计、暴露选择、结局、统计学方法、选择性结局报告和研究发表，因此应详细报告资助者在研究中的作用。

二、随机对照试验

随机对照试验通常是评估干预效果的最佳研究设计，但低质量的临床试验可能会错误地估计疗效。为了使读者能够判断试验的内外部真实性（或叫有效性），随机对照试验报告应当准确、完整地描述关于试验设计、实施、分析和外推性的信息。国际性合作小组为随机对照试验制定了临床试验报告的统一标准（the Consolidated Standards of Reporting Trials, CONSORT），它包含 22 个项目（表 13-2）和 1 个流程图（图 13-1）。以下逐一对每个条目加以介绍和说明。

表 13-2 CONSORT 必须包括的条目清单

内容与主题		条目	描述
标题和摘要		1	①在题目中体现随机化试验；②结构化摘要包括试验设计、方法、结果和讨论
引言	背景和目标	2	①科学背景与试验理由的解释；②研究目标或假设
方法	研究设计	3	①试验设计（如平行、析因设计），包括分配比；②试验开始后方法上的重要改变（如研究对象入选标准的改变）及原因
	研究对象	4	①研究对象的入选标准；②数据收集的机构和地点
	干预	5	各组干预的详细内容，包括何时、如何实施，以便重复
	结局	6	①明确定义主要和次要结局指标，包括何时、如何评价；②试验开始后结局的改变及原因
	样本量	7	①样本量大小如何确定；②对中期分析和终止试验的条件进行解释

续表

	内容与主题	条目	描述
随机化	序列产生	8	①产生随机分配序列的方法；②随机化类型，包括任何限定情况（如分组、分层）
	分配隐匿	9	按照产生的序号进行随机分配的方法（如编号的容器或中心电话），清楚阐明在分派干预之前序列是否隐藏
	实施	10	谁产生分配序列，谁纳入研究对象，谁分配研究对象到相应的组
	盲法	11	①如果实施了盲法，应说明对谁实施（如研究对象、干预提供者、结局评价者），如何实施；②组间干预的相似性
	统计学方法	12	①比较各组主要结局与次要结局的统计学方法；②其他分析方法，如亚组分析和调整分析
结果	研究对象的纳入流程	13	①各个阶段研究对象的流动情况（强烈推荐使用流程图），特别是各组接受随机分配、接受干预、完成试验和进入主要结局分析的研究对象数量；②描述各组随机化后发生的失访、排除以及原因
	研究对象的招募	14	①招募研究对象和随访的日期范围；②研究终止或中止的原因
	基线数据	15	各组的基线人口学特征和临床特征的表格
	分析的数量	16	纳入每个分析的各组研究对象的数量（分母），以及是否进行了ITT分析。如果可行，用绝对数的形式来表达结果（如10/20，而不是50%）
	结局和估计	17	①对每个主要和次要结局，报告每个组的综合结果，估计效应大小和精确度（如95%CI）；②对二分类结局，报告绝对效应和相对效应
	其他分析	18	报告其他所有分析结果，包括亚组分析和调整分析，阐明哪些分析是预先设定的，哪些是探索性的
	不良反应事件	19	各个干预组所有重要的不良反应事件或副作用事件
讨论	局限性	20	试验局限性：关注偏倚的来源；不精确程度；多重比较问题
	外推性	21	试验结果的外推性（外部有效性、适用性）
	结果解释	22	权衡利弊，并考虑其他相关证据，对结果进行解释
其他信息	注册	23	注册机构名称和注册号
	研究方案	24	可以获得完整研究方案的地方
	资助	25	资助来源和其他支持，资助者的作用

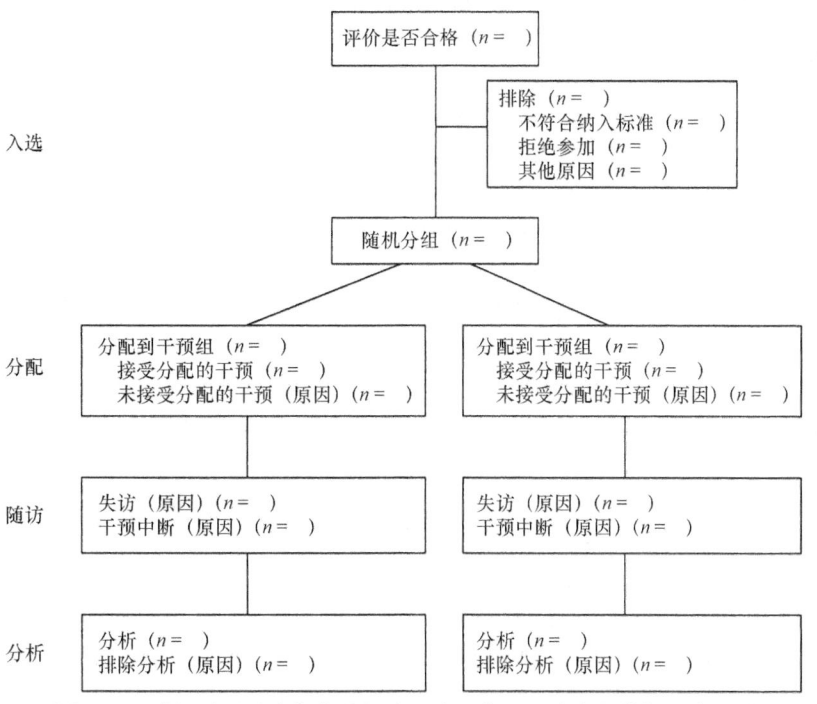

图 13-1 随机对照试验各个阶段（入选、分配、随访和分析）流程图

【条目1】标题和摘要　　应当在报告的摘要里明确陈述研究对象被随机分配到比较组。同时强烈鼓励在报告的标题里使用"随机化"一词，以表明研究对象被随机分配到各个比较组。强烈鼓励使用结构化摘要报告随机化试验，结构化摘要使用一系列与试验设计、实施和分析有关的标题向读者提供试验的信息。

【条目2】背景和目标　　在引言部分，可对试验的科学背景和原理、整体概况进行介绍。作者应报告有关试验干预措施利弊的所有证据，并提出干预效应的机制解释。引言中应当陈述开展新试验的理由，包括对既往相似试验系统综述的引用或对缺乏这类试验的解释。此外，在引言中，也可以包括试验的目的和试验拟回答的问题，这些问题常与某种治疗性或预防性干预的效果有关。

【条目3】研究设计　　主要是指试验设计类型（如平行对照或析因设计）、概念框架（如优效性或非劣效性）和其他清单中未涉及的相关问题。CONSORT声明主要针对平行对照试验（研究对象被随机分配到两个平行组中的一组），其他主要衍生类型还包括多组平行设计、交叉设计、整群设计和析因设计，一些试验的目的是识别一项新干预措施的有效性，也有一些是为评价非劣效性或等效性设计的，报告中要清晰地描述试验的这些信息（包括随机化的单位）。如果使用了不常见的试验设计，最好说明为何选用这种设计，某些设计类型往往意味着需要更大的样本量或更复杂的分析和解释。

【条目4】研究对象　　详尽描述研究对象的入选标准，有助于读者对研究的解读和判断试验结果的适用对象、外推性和与临床或公共卫生实践的相关性。另外，还要介绍研究对象的募集方法（如通过转诊还是自由选择）、研究对象的知情同意、资料收集的机构和地点，应明确陈述试验是在一个中心还是多个中心开展。提供足够的信息，以便读者能够判断试验结果是否适用于他们自身所在的机构。

【条目5】干预　　应详尽描述各个干预措施（包括对照组），使临床医生确切知晓如何使用试验所评价的干预措施。对于药物干预应包括药物名称、剂量、给药方法（口服、静脉注射）、给药时间和疗程、何时停药、如何逐渐增加剂量。如果对照组接受常规治疗，则应详细描述其包括哪些内容。如果对照组或干预组接受多种干预组成的联合方案，应详细描述各种干预，解释联合方案中每种措施的施加顺序或撤减顺序。

【条目6】结局　　随机对照试验通过组间比较来评价结局指标，多数试验有数个结局，包括主要结局指标和次要结局指标，报告中应明确指出主要结局和次要结局指标分别是什么。针对所有结局指标，都应列出并明确定义。所提供的信息应足够充分，以便其他人能够使用同样的结局。如果结局指标在随机分配后数个时间点均获得了评价，则应指明预先确定的、最重要的时间点。对许多非药物干预，需要说明由谁测量结局（如是否需要某些特殊技能）以及有多少结局测量人员。如果使用了既往制定、验证的量表或专家共识指南，则应进行报告，并说明量表的来源和特征。

如果偏离原始试验方案，应报告所有重要的试验方案改变，包括入选标准、干预措施、检查、数据收集、分析方法和结局的改变。多数临床试验记录多个结局，存在仅选择部分结果报告的风险。预先设定和报告主要及次要结局能够消除这种风险。然而，在某些临床试验中，某些因素可能导致结局测量方式发生改变，甚至改用另外一种不同的结局。基于未设盲的试验，改变终点结局可能带来严重问题，报告中应列出并解释这类改变。任何试验开始后，主要或次要结局的改变均应报告和解释。

【条目7】样本量　　出于科学和伦理的原因，必须仔细计算临床试验所需的样本量。在理想情况下，研究样本量应该足够大，从而在统计学上具有较大的可能性（把握度）发现实际存在的、临床上重要的差异。报告应说明样本量是如何确定的，如果使用了正式的把握度计算，应指出用于计算的主要结局指标、计算时用到的所有参数和研究各组的目标样本量。最好能列出对照组预期结果和干预组间具有实际意义的差异，或者提供计算时各组事件发生率或均值。应报告针对研究期间的退出或不依从而对样本量进行扩大的细节。不论试验的把握度有多大，都需要恰当报告所期望的样本量和所有的参数、假定，这样能向读者揭示试验的把握度，并能够判断试验是否达到了预计的样本量。如果出于某些原因，导致试验实际样本量与最初预计的样本量不一致，作者应作出相应的解释。

【条目8】序列产生　　文中仅仅报告"随机分组""随机化"，而没有进一步的说明是不够的，应详细介绍序列产生的方法,如随机数字表或计算机产生的随机数字,以便读者可以评价产生随机分配序列的方法和分组过程中产生偏倚的可能性。一些研究尽管使用了"随机"一词,但却使用了非随机的方法,如轮流交替分组、按医院数字或出生日期分组等。如果使用了这些方法,应对此进行详细描述,并且不适合使用"随机"一词,即使是"类随机"(quasi-random)都未必恰当。有些临床试验中,研究对象被有意地、不均等地分配到各个比较组(如为了获得更多关于某种新方法的经验,或为了控制试验成本)。在这种情况下,作者应该报告随机分配比。

对于样本量较小的试验,可能需要使用一些限制性随机化方法(用于实现组间研究对象数量和特征均衡的措施),这时需明确报告是否使用了限制性方法。如果使用,则应报告用于限制随机化的方法和用于随机选择的方法。对于区组随机化,应报告区组如何产生、区组大小、区组大小固定还是随机改变,以及研究者是否知晓区组大小。另外,应说明是否使用了分层,如果使用了,则应说明按照哪种因素进行分层、分层截断值和限制的方法。如果使用了最小化方法,则应连同所涉及的变量明确报告。

【条目9】分配隐匿　是防止负责纳入研究对象的人预先知晓分配结局的严格过程,是在分配之前对随机序列的保护,目的是防止选择偏倚。如果没有充分的分配隐匿,即使随机的分配序列也会被破坏。它与盲法的概念不同,盲法的目的是防止实施和结局判定中的偏倚,负责保护分配发生后的随机序列。许多良好的分配隐匿方法都整合了外部的参与,如使用药房或中心电话系统是两种常见的技术。如果外部参与不可行,一个很好的方法是使用编号的容器。干预措施被密封在按顺序编号的同样大小的容器里。使用连续编号、不透明的密封信封也是一个很好的方法,但研究者必须确保信封按照顺序打开,并且只有在研究对象的姓名和其他细节都写在正确的信封上之后才能打开。

【条目10】实施　研究者应尽力使参与序列生成、分配隐匿的人同参与分配实施的人完全分开。如果未能将分配序列产生和分配隐匿与分配实施分开,即使序列产生和分配隐匿再完美,也可能会导致偏倚的产生。因此,文中应详细介绍谁负责产生分配序列、谁纳入研究对象、谁将研究对象分配到各个试验组,以便读者判断是否在实施环节产生偏倚。

【条目11】盲法　"盲法"是指患者、医生(有时也包括收集和分析数据的人)对所分配的干预组未知,以避免这一信息可能对他们造成的影响。盲法是预防偏倚的重要措施,特别是评价主观结局时。因此,在报告里应当阐明谁处于盲态(如患者、医生、结局评价人员或数据分析人员)、盲法的机制(如胶囊或药片),以及治疗特征的相似性(如外观、味道和服用方法),只有这样读者才能判断试验结果的真实性,从而用于指导临床实践。

【条目12】统计学方法　文中需要说明每个分析使用了何种统计学方法,必要时还应在报告的结果部分进一步阐明。需要遵循的原则是"充分报告统计学方法,使得具备相关知识并且能够获得原始数据的读者能够验证报告的结果"。几乎所有分析方法都应给出治疗效应的估计值和估计效应的置信区间(通常应报告95%CI)。也可以通过统计学显著性对研究结果进行评价,推荐报告确切的 P 值(如 $P=0.003$),而不是不精确的阈值(如 $P<0.05$)。

亚组分析的方法同样应明确报告,主要用于判断治疗效应在不同亚组之间是否存在差异。一个常用但并不合理的方法,是通过比较不同亚组的 P 值来推断是否存在交互作用,如一个亚组 P 值显著,而另一亚组不显著,由此推断存在交互作用。这样做是不正确的,常常有很高的假阳性,不能给出确证的结论,此时应当作交互作用检验,或只能提供假设或线索,以待后续研究进一步验证。

一些研究通过多元回归分析对研究对象特征不均衡进行调整,应在研究方案中对调整分析进行说明,并在试验报告中阐明调整分析的理由和所使用的统计学方法。此外,还应说明所调整的变量是如何选择的,指出连续变量如何处理,并报告这种分析是事先计划还是根据数据事后决定的。

【条目13】研究对象的纳入流程　描述研究对象各个阶段的流动情况,报告各组接受随机分配、接受干预、完成试验和进入分析的研究对象数量。描述实际研究偏离研究方案的程度及原因,了解各组中未接受分配干预的比例、退出的比例、未获得随访资料的比例,对准确解释研究结果十分重要。流程图通常是表达这类信息的最好途径（图13-1）。

【条目14】研究对象的招募　　了解一项研究开始和结束的时间，可以更好地知晓研究的历史背景。因此，应报告研究对象的招募日期、随访时间、结局事件的发生时间，以及全体研究对象随访的截止日期，此外还应报告随访的最短时间、最长时间和中位随访时间。

【条目15】基线数据　　虽然研究对象的合格性标准指出了谁可以入选，但对实际纳入的研究对象特征的了解也很重要，这可使得读者（特别是临床医生）能够判断试验结果与个体患者的相关程度。对基线时各组研究对象人口学特征和临床特征进行比较，可以帮助读者判断各组间研究对象的相似性。建议使用表格来表达基线信息，对连续性变量（如血压、年龄、胆固醇水平等）组间相似性可以通过比较均数和标准差（正态分布）或中位数与范围（偏态分布）来判断；对分类变量（如性别、疾病阶段等）组间相似性可以通过比较各类数量和比例来判断。

【条目16】分析的数量　　各组研究对象的数量是分析的基本要素，尽管流程图能够提示各组纳入分析的研究对象数量，但对于不同的结局指标而言，这些数字可能存在差异，因此应给出所有分析对应的各组研究对象的数量。对于二分类结局，还应报告分母或事件发生率。再者，用分数的形式来表达结果，有助于判断是否所有接受随机分配的研究对象均被纳入分析。此外，结果不应当只表达为一个效应指标（如RR），还应包括各组的结局发生情况。

【条目17】结局和估计　　对每个结局，研究结果中应报告各组结局发生情况（如发生或未发生事件的比例，或测量指标的均数和标准差），以及组间比较的情况，即效应大小。对二分类结局而言，效应指标是相对危险度、比值比或者率差；对生存资料而言，效应指标是危险比或中位生存时间差；对连续资料而言，效应指标通常是均差。对所有结局指标，应提供置信区间以提示效应估计的精度（不确定性）。对统计学上不显著的差异而言，置信区间具有特殊的价值，即可能提示存在一个临床上重要的差异。所有计划的主要结局和次要结局结果均应报告，而不仅是那些统计学上具有显著差异的分析结果。

【条目18】其他分析　　如果开展了亚组分析，应报告对哪些亚组进行了检验、对这些亚组检验的原因，以及这些检验是否预先设定（有多少是预先设定的），选择性报告亚组分析的结果会导致偏倚的产生。为了判断亚组之间治疗效应是否存在显著差异，需要实施交互作用检验（尽管这类检验的把握度通常很低），如果对交互作用开展了评价，则应报告各组干预效应的差值及置信区间，而不仅仅是 P 值。如果对回归分析做了调整，未调整和调整后的分析结果均应报告，并指出回归分析以及调整变量的选择是否为预先计划的。理论上，试验方案应阐明是否要对某些基线变量进行回归分析。

【条目19】不良反应事件　　读者不仅需要干预有效性的信息，也需要干预安全性的信息，只有这样才能权衡利弊。不良事件的存在和性质对干预的可接受性和用途有重要的影响，如果收集了有关不良事件的数据，则应列出这些事件并进行定义。应报告数据收集、判断事件原因的方法。对于每个研究组，都应提供各不良事件的绝对危险和因此退出的研究对象数量。作者还应对干预的利弊进行权衡和讨论。

【条目20】局限性　　在报告中，对原始研究的局限性进行讨论常常被忽略，但对一项研究的缺陷进行识别和讨论有重要意义。从方法学的角度，对研究存在的缺陷进行评价是十分必要的。应当注意区分统计学上的差异和临床上的重要性。应避免将一个统计上不存在差异的结果解释为干预效果是一样的。不论 P 值的大小如何，置信区间提供了重要的信息，来判断研究结果是否可能具有临床重要性。当存在数个干预或结局以及亚组分析的时候，就会出现多重分析问题，此时应谨慎解释多重分析结果，因学一些有统计学意义的结果可能仅仅是机会造成的。

【条目21】外推性　　"外推性"也称外部有效性、可推性或适用性，是指一项研究的结果可以向其他情形推广的程度。内部有效性是指试验设计和实施能够消除偏倚的程度，是外部有效性的先决条件，存在严重缺陷的试验，其结果是无效的，对其外部有效性的讨论毫无意义。外部有效性的判断取决于研究对象的特征、试验机构、治疗方案以及所评价的结局。因此，充分报告入选标准、试验机构和位置、干预以及实施过程、结局的定义、招募研究对象和随访的时间范围，以及对照组结局发生的风险，是非常重要的。合格研究对象中拒绝参加试验的比例，也可用于评价试验的外部有效性，它能够提示研究对象对一项干预的偏好或可接受程度。

【条目22】**结果解释**　读者希望了解当前试验的结果与其他随机对照试验的关系，在报告结果或讨论部分纳入一项正式系统综述是解决这一问题的最好办法，但这种做法可能不太实际，通常可以引用类似试验的系统综述。一项系统综述有助于读者评价当前随机对照试验的结果是否与其他类似试验一致，以及这些试验的研究对象是否相似。这种讨论应尽可能是系统性的，而不仅仅局限于那些支持当前试验结果的研究。

【条目23】**注册**　世界卫生组织指出，"对所有干预性试验进行注册是一种科学、伦理和道德责任"。国际医学期刊编辑委员会声明，他们只考虑发表在招募第一名研究对象之前已经注册的临床试验。注册一项随机化试验时，通常要提交最基本的信息，并且据此获得唯一的试验注册号。在论文中应提供注册机构的名称和该试验的唯一注册号。如果其临床试验还没有注册，作者应明确报告，并提供原因。

【条目24】**研究方案**　试验的研究方案很重要，它预先设定了随机化试验的方法，有助于限制对试验方法的事后改变和结局的选择性报告。为确保感兴趣的读者能够获取试验研究方案，作者可以考虑几种选择。其一，报告试验主要结果的杂志能通过其网站提供研究方案。其二，有些期刊发表试验方案，当报告该试验主要结果时可以对其进行引用。其三，试验注册也能确保获得许多试验方案的细节。

【条目25】**资助**　作者应报告试验的资助来源，这是读者评价一项试验的重要信息。研究提示，与其他来源的资助相比，由药厂资助的研究更容易获得有利于其产品的结果。资助方的参与程度，以及他们对试验设计、实施、分析和报告的影响各不相同。因此，详细描述资助方很重要。如果资助方没有此类参与，也应明确报告。另外，也应报告其他资助来源，如药品或设备的提供和准备，数据分析或文中撰写。

三、诊断试验研究

诊断试验研究是指在用参考试验或"金标准"确诊的患有某病和未患有该病的小样本中实施的一种评价研究，目的是评价某种或某些诊断技术区分患和不患该病人群的真实性（又叫准确性或效力），可用灵敏度、特异度、似然比、诊断比值比和曲线下面积等多项指标表达。完整、准确的报告是评价诊断准确性研究潜在偏倚和结果外推性的必要前提。为此，国际组织制定了诊断试验研究报告规范 STARD，该规范包含 25 个项目（表 13-3）和 1 个流程图（图 13-2），以下对每个条目进行逐一介绍。

表 13-3　报告诊断试验研究的 STARD 清单

部分与主题	项目	要求
题目/摘要/关键词	1	把文章标记为诊断准确性（推荐使用 MeSH 主题词"灵敏度"与"特异度"）
前言	2	陈述研究问题和目的，如估计诊断准确性或比较不同试验或不同病例群体之间准确性
方法		
研究对象	3	描述研究人群：纳入和排除标准，数据收集的机构和场所
	4	描述研究对象的募集：募集基于表现的症状，或是以前试验的结果，或研究对象已经接受过目标试验或参考标准的事实
	5	描述研究对象的抽样。研究人群是一个根据第 3 项或第 4 项定义的选择标准下的连续系列吗？如果不是，说明研究对象是如何选择的
	6	描述数据收集：数据收集的计划是在目标试验和参考标准实施之前（前瞻性研究），还是之后（回顾性研究）？

续表

部分与主题	项目	要求
试验方法	7	描述金标准和它的原理
	8	描述所使用的材料和方法的技术说明，包括何时、如何进行测量，列出目标试验和参考标准的引用文献
	9	描述目标试验和参考标准结果单位、截断值和（或）分类的定义和原理
	10	描述目标试验和参考标准以及阅读结果的人员数量，培训情况和经验
	11	描述实施目标试验和参考标准里读取结果的人是否对另一个试验的结果设盲，描述任何读取结果者可以获得的临床信息
统计学方法	12	描述计算或比较诊断准确性测量结果的方法，以及对结果不确定性定量的统计学方法
	13	结果可能，则描述计算试验可重复性的方法
结果	14	报告研究的完成时间，包括征集研究对象开始和停止的日期
	15	报告研究人群的临床和人口学特征（如年龄、性别、症状谱、其他伴随疾病、当前治疗、征集中心）
	16	报告满足入选标准进行或未进行目标试验和（或）参考标准的研究对象的数量，描述研究对象未能参加试验的原因（强烈推荐使用流程图）
试验结果	17	报告从目标试验到参考试验的时间间隔，以及其间采取的任何治疗措施
	18	具有目标状态的研究对象，报告疾病严重性的分布程度；对没有目标状态的，描述其他的诊断
	19	报告根据参考标准结果的目标试验结果（包括不确定和缺失的结果）的交叉表；对于连续型结果，报告参考标准结果的目标试验结果的分布
	20	根据实施目标试验或参考标准期间的任何不良事件
结果估计	21	报告诊断标准性估计结果和统计学不确定性的测量结果（95%CI）
	22	报告目标试验里不确定结果，缺失结果和异常结果是如何处理的
	23	报告诊断标准性在不同亚组、不同读取结果或不同中心之间差异的估计
	24	如果可能，则报告试验可重复性的估计结果
讨论	25	讨论研究结果的临床适用性

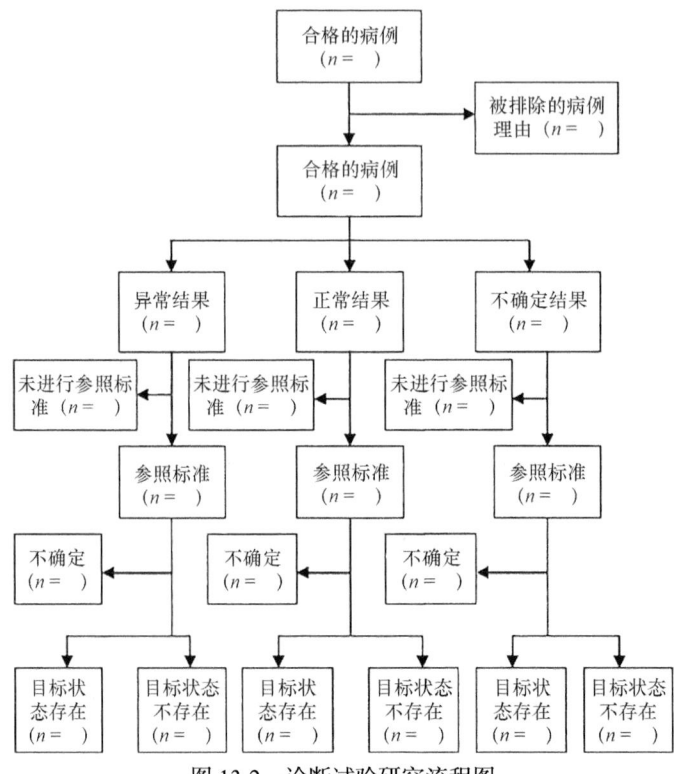

图 13-2　诊断试验研究流程图

【条目1】题目/摘要/关键词　在撰写文章的结构式摘要时,要清晰地标明研究的性质。例如,一项研究的目的是"以结肠镜检查为金标准,确定CT成像诊断结肠息肉和结肠癌的灵敏度和特异度"。为了提高数据库检索的正确性和效率,建议在题目、摘要中使用"诊断准确性"这一关键词。

【条目2】前言　前言部分应描述科学背景、以前相关的工作、目前存在的不确定性和研究的原理。清晰、准确地界定研究目的,有助于读者判断研究设计是否恰当和统计分析是否正确。

【条目3~6】研究对象　描述研究人群,如纳入和排除标准、数据收集的机构和场所。在研究方法部分应当分别详细交代病例的募集、被评价试验和金标准试验实施的场所。此外,详细描述研究对象的纳入和排除标准非常重要。某些研究对象所具有的一些特殊状况可能影响诊断试验的结果,应当考虑在排除标准中加以限定。

描述研究对象的募集。报告中一个重要内容就是介绍如何识别合格的研究对象。诊断试验研究中研究对象的募集可以在不同的时点开始。通常是连续地纳入由于表现出临床症状或者被其他的医疗机构转诊而被怀疑具有目标疾病的病例,之后对这些病例进行目标试验或金标准试验。但也可能是其他设计,如有一些研究是从接受了目标试验之后的病例开始的,另一些则是从金标准已经确认或排除目标疾病存在的病例开始的。此外,有的研究依据回顾性数据的收集,通过查找医院记录获得接受金标准或目标试验或两者都接受过的信息,从而纳入病例。不同的研究设计可能影响纳入病例的疾病谱,以及不具有目标疾病病例的其他健康状态的情况和频率。

描述研究对象的抽样。研究对象可以是由目标人群中所有满足纳入标准而未被排除标准排除的个体组成的,也可以是其中一部分个体组成的。被纳入的患者可以是来自研究中心的连续系列患者,也可以是一个样本。这个样本可以是随机的,也可以不是。因此,需要详细介绍研究样本是如何抽取的,如果是随机抽取的,需要说明随机抽样的方法,如随机数字表法,这样做有助于读者判断研究结果的外推性。

描述数据收集。如果研究设计在先,进行前瞻性研究,数据收集可集中于入选的研究对象,数据收集更有计划性,如运用特殊的病案记录表格和特别设计的数据录入表格,缺失数据或者难以解释的数据较少,数据的质量较好。如果是回顾性地从病案记录中收集被评价试验和金标准试验的结果数据,其结果更能反映临床实践,缺点是很难发现所有符合条件的患者,数据的质量也不如前瞻性研究。

【条目7~11】试验方法　在诊断试验研究中,金标准是用来区分有病的患者和无病的研究对象。因此,在文中应清楚地给出金标准的定义,以及如何根据研究问题选择金标准的依据。

应当详细描述目标试验和金标准所使用的方法,以便其他研究者可以重复,也使读者能够判断目标试验在他们机构的可行性。目标试验和金标准实施上的差异是诊断准确性变异的潜在来源。描述应当包括完整的试验方案,如关于材料、仪器的说明以及使用方法;对研究对象的特殊测量,如抽血前禁食、测量的解剖部位。许多试验由于方案的差异,导致不同研究之间在试验准确性方面存在差异。

试验结果可以是两个分类(如存在或不存在),也可以是多个分类或连续变量。读者需要知道如何表达目标试验和金标准的结果。如果对结果的分类进行了定义,需要给出这些类别是如何界定的,何时界定的,是在研究之前,还是在获得结果之后。如果是后一种情形,那么选择一个分界值来使某一试验特征最大化的可能性就会增加,这样就降低了其他研究重复这些结果的可能性。

操作、处理或阅读目标试验或金标准过程中的差异将影响诊断准确性的结果。许多研究都提示存在读取结果的差异,尤其是在成像领域。读取结果者接受培训的数量可以帮助读者判断对于经验不是很丰富的人来读取结果,是否可以在他们自己的机构获得比较相似的结果。专业背景、经验和先前所接受的相关培训都会影响读取结果的质量。判读结果者更容易把在目标疾病患病率高的机构进行的试验结果解释为异常,这种倾向即背景偏倚(context bias)。

对金标准结果的知晓会影响对目标试验结果的判读,反之亦然。这样会使被评价试验和金标准试验的结果更趋一致,造成对诊断准确性的测量结果被高估。在知晓金标准的情况下,在解释目标试验的时候对诊断准确性的歪曲被称为试验评价偏倚（test review bias）。在解释金标准结果时，知晓目标试验的结果，这种情况被称为诊断评价偏倚（diagnostic review bias）。通过提供更多临床信息从而使对结果的诊断更准确的情况被称为临床评价偏倚（clinical review bias）。因此，使读取结果的人对信息保持未知，即对试验结果的读取者设盲非常重要，报告中对此应有介绍。

【条目 12~13】统计学方法 评价诊断试验准确性的指标有多个。应当详细报告所采用的测量指标、计算方法和估计值，同时报告统计学的不确定性（如 95%CI）。

无论是目标试验还是金标准试验，其重复性都会受到以下因素的影响，如观察者对于同一张影像片的观察结果存在的变异、同一机器的不同操作者之间存在的变异、不同操作系统间的变异、分析方法学的变异及分析性噪声等。如果可能，应当评价在研究里所使用试验方法的可重复性，并对它们的评价过程进行报告。例如，对于定量研究，应报告测量值在临近临床决策日的不同日重复测量结果的变异系数。如果所有研究对象在同一批次进行测定，应报告测量值的批内变异系数。

【条目 14~16】结果 技术的进步使许多试验方法的诊断准确性发生了变化。诊断试验研究实施时间与论文发表时间间隔若比较长，应当清晰地报告研究实施的时间，以便读者对间隔时间的了解。

应对研究对象的人口学特征和临床特征进行充分的描述，以帮助读者判断研究结果在其他人群中的适用性。通常可用表格的形式陈列研究对象的人口学和临床特征。

强烈建议使用诊断试验研究流程图（图 13-2），清晰地标出研究的每一个阶段研究对象的数目，以帮助判断患者样本与目标人群的相似程度，获得计算各种率和比的分母。说明未能参加被评价试验和（或）金标准试验的人数。

【条目 17~20】试验结果 从流行病学角度讲，诊断准确性评价是属于横断面研究。同一组研究对象最好同时接受目标试验和金标准试验的检测，同时获得结果。如果两个试验的间隔时间过长，研究对象的情况可能发生变化，可导致主要和次要观察指标恶化或者改善。如果在目标试验之后、金标准试验之前患者接受了某种治疗，也会给诊断准确性的测量增加难度。

研究对象的人口学特征和临床特征可能对诊断准确性的评估带来影响，这种影响被称作疾病谱偏倚（spectrum bias），包括所研究的疾病或者健康状况的严重程度、人口学特征以及其他伴随疾病。其中以不同疾病严重程度对被评价试验诊断准确性的影响最为常见。如果研究样本中病情较严重的研究对象所占的比例较大，则被评价试验的灵敏度通常被高估。另外，如果并发疾病较多，则假阳性和假阴性结果也常可能发生。因此，描述研究对象的疾病严重程度和所并发疾病的分布十分必要。

应该用绝对数的表格形式来表达结果，如分类结果的交叉表、连续结果的分布图，这样便于其他学者再计算诊断准确性测量结果或者实施其他分析（包括 meta 分析）。此外，应当报告所有的试验结果，包括目标试验和参考试验中不确定的试验结果。

并非所有的诊断试验都是安全的，真实地报告诊断试验研究中各种不良事件，有助于全面地了解目标试验的临床意义，同时对了解所使用金标准试验的侵入性和危险也很重要。

【条目 21~24】结果估计 诊断试验研究的最终结果是获得一个关于目标试验与金标准试验一致的结论。通过一个研究样本获得的是诊断准确性指标的点估计值。由于受各种因素的影响，如试验和其他因素所造成的病例的机会差异，如果在同一个研究人群中进行重复抽样研究，该值会有波动，因此同时报告估计值的波动范围（如 95% CI）更为科学。

无法解释、不确定和中间的试验结果（介于阳性和阴性结果之间）是评价试验诊断准确性的常见问题。这些试验结果出现的频率是试验总体用途的一个重要指标。如果这类结果在目标疾病患者和非目标疾病患者中出现的频率不同，则会给诊断试验的准确性评估带来偏倚。出现无法解释、不确定和中间结果的原因有多种，如技术原因、样本量不足（如肿瘤组织的针刺活检未能获得肿瘤细胞）所导致的无法解释的结果，或者是因为研究对象患病情况的沾染，或者是治疗情况的沾染而获得的不确定结果。不同试验出现这类难以解释结果的频率存在差异，可导致不同的临床决策，因此应对这类结果的原因加以重视。

由于试验诊断准确性存在变异,研究者应当探索结果异质性的来源。最好的方法是在研究开始前就计划好亚组分析。

如果可能,建议报告所有试验的可重复性测量结果。

【条目 25】讨论　研究设计、患者选择和操作不同可导致试验特征的差异,从某一特定诊断试验得到的结论可能不适用于读者感兴趣的问题决策上。因此,报告中除了讨论研究潜在的方法学缺陷和对结果的一般解释外,STARD 建议在报告中指出当前研究的环境与可能使用这一试验的其他机构和病例群体的差异。

思 考 题

1. 临床科研论文的写作要坚持哪些原则?
2. 一篇完整的临床科研论文包含哪几个内容?
3. 临床科研论文的前言主要写什么内容?
4. 临床科研论文的方法学部分的写作要求有哪些?
5. 临床科研论文的结果写作有什么要求?
6. 临床科研论文的讨论写作主要有哪些内容?

（陈维清）

第十四章 临床经济学评价及临床决策分析

临床经济学评价主要关注医疗干预的成本和效果,旨在为医疗决策者提供有关如何优化资源使用的信息;临床决策分析则侧重于通过预测和模拟来评估不同治疗方案的效果,为医生提供最佳的诊疗建议。随着医疗技术的进步及医疗资源的有限性,临床经济学评价和临床决策分析在医疗领域中的重要性日益凸显。为了提高医疗效率和质量,需要更好地理解这两个领域的交叉点,并探索如何将它们结合起来,以实现更有效的医疗决策。本章探讨了临床经济学评价和临床决策分析的理论和方法,并分析了它们在现实医疗环境中的应用。

第一节 临床经济学评价

一、概述

2020年我国卫生总费用约为7.2万亿元,占GDP的7.12%。同期美国卫生总费用为4.1万亿美元,占GDP的19.7%。第七次全国人口普查数据显示,我国60岁以上人口占全国总人口的18.7%,有研究预测,至2050年,中国老龄化将达到峰值,65岁以上人口将占到总人口的27.9%。与此同时,我国GDP增长率自2012年逐步下降,2012~2019年平均增长率降至9.68%,而2012~2021年全国卫生总费用年均增加11.27%,远高于GDP增速(表14-1),而老龄化人口对卫生服务的需求持续增加,我国卫生资源的稀缺性问题更加显著,居民对医疗服务的需求进一步加大。未来,我国医疗费用可能继续增加,如何控制医疗费用过快增加,实现医疗保障水平的高效运行,将会是决策者关注的重点。

表14-1 2012~2021年我国卫生总费用与GDP情况   单位:亿元

年份	全国卫生总费用	GDP
2012	28 914.4	518 942
2013	31 661.5	568 845
2014	35 378.9	636 463
2015	40 587.7	689 052
2016	46 344.9	743 585
2017	51 598.8	820 754
2018	57 998.3	900 309
2019	65 195.9	990 865
2020	72 306.4	1 015 986
2021	75 593.6	1 143 670

在临床实践中,医生不仅需要考虑治疗效果,还应关心药品价格、手术检查费用等。随着医疗技术的日新月异,同种疾病可能有多种治疗方案,不同治疗方案的成本可能有所差异。但由于临床医疗资源的稀缺性和医疗卫生服务潜在需求无限性的客观存在,如何科学进行临床资源的优化配置,提高资源分布的利用效率和公平性是决策者应重视的问题。临床经济学以卫生经济学为基础,运用经济学评价方法,对临床上使用的药物、手术方案、诊疗程序、诊疗设备等干预措施进行经济

学评价，通过对临床实践中相关干预方案资源消耗以及健康收益的识别、测量、比较，寻找最佳性价比的临床干预方案，指导临床实践中的科学合理决策，以提高临床资源的配置和利用效率，实现使用有限的临床资源获得最大程度的患者健康状况、良好的生命质量，以及最大的健康收益。

二、临床经济学评价方法

（一）研究角度

在进行临床经济学评价时，应根据研究目的和报告对象确定研究角度，即该研究从谁的立场和角度出发。研究角度一旦确定，研究设计、研究方法、健康成本和产出的测算等随之确定。常见研究角度包括全社会角度、卫生体系角度、医疗机构角度、患者角度、医保支付方角度。《中国药物经济学评价指南2020》推荐使用全社会角度和卫生体系角度进行经济学评价。

（二）研究时限

临床经济学评价应告知研究时限（time horizon），并说明其合理性。研究时限的范围取决于临床干预措施和疾病性质，需合理反映疾病自然进程，慢性病或难治愈的疾病需更长的研究时限，急性病研究时限相对较短。国内外指南均推荐使用全生命周期（life time horizon）作为慢性病的研究时限。

（三）健康成本

健康成本包括直接成本、间接成本、隐性成本。直接成本包括直接医疗成本和直接非医疗成本。其中，直接医疗成本即临床干预中与临床资源消耗直接相关的成本，包括挂号费、检查费、诊疗费、药费、手术费、护理费、病床费等；直接非医疗成本指患者为获得医疗救治资源而付出的额外成本，如交通费、营养费、护工看护费等。间接成本指的是由于疾病、伤残、死亡而导致的劳动力丧失进而引起患者相关生产力的损失，如患者因病或家庭成员因看护无法工作所造成收入的损失。隐性成本是指因疾病或临床治疗过程中引起的焦虑、抑郁、紧张、疼痛等心理或生理的痛苦，通常不以货币的形式衡量。

成本范围应与研究角度一致，不同研究角度的健康成本范围不同。全社会角度，应纳入某项临床干预引起全社会资源消耗的成本，包括患者自付费用、医保部门支付费用、家庭损失收入、保险公司支付费用以及政府企业的负担等。患者角度，需考虑患者及患者家庭支出的费用，不用考虑可报销的成本。保险公司或医保支付方角度，仅考虑临床干预成本中可报销的部分。医疗机构角度，仅包含其提供的医疗产品或服务的成本，包括直接医疗成本和间接医疗成本。

（四）健康产出

健康产出包括效果、效用、效益。

1. 效果 指标通常包含中间指标与终点指标。中间指标即临床干预的短期效果指标，反映患者经临床干预后获得的健康改善情况，如临床检查指标血压、血糖、血脂等显示治疗过程中疾病的改善状况，肿瘤分期等指标预测判断疾病的进展程度。中间指标具有测量简便、无侵入性操作便可获得等优点，同时可以较好地反映临床干预效果，在临床试验中应用广泛。终点指标反映临床干预的最终效果或疾病的预后，如膀胱癌症患者的治愈率、死亡率、无进展生存期、中位生存期、总生存期、缓解率、生存寿命年、临床干预不良反应发生率等，获得终点指标耗时较长、费用较高、难度较大。但终点指标可直接反映临床干预的最终结果，观察患者是否获得收益，因此经济学评价中应尽可能采用终点指标。

2. 效用 指患者或社会对临床干预带来的健康结果的一种偏好。效用指标通常使用QALY表示，通过生存年与健康效用值乘积计算。健康效用值（utility）取值范围为0~1.0。0代表死亡，越接近0，表示健康偏好程度越低；1代表完全健康，越接近1，表示健康偏好程度越高。健康效用值可通过直接测量方法获得（某种工具直观获得患者效用值），如刻度法、标准博弈法、时间权衡法等；或通过间接测量法获得（通过量表问题与效用值间转换获得），如 EQ-5D 量表、SF-6D 量表、SF-36D 量表等；也可通过映射法获得。表 14-2 为不同健康状态的健康效用值。

表 14-2 不同健康状态的健康效用值

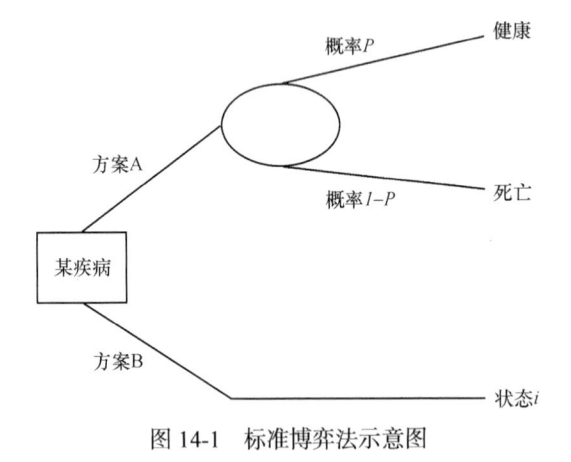

健康状态	效用值
完全健康	1
高血压	0.95~0.99
睡眠障碍	0.939
冠状动脉粥样硬化性心脏病	0.847
急性心肌梗死	0.832
慢性鼻窦炎	0.65
抑郁	0.45
死亡	0

标准博弈法如图 14-1 所示，某疾病提供方案 A、方案 B 两种临床干预措施，接受方案 A 干预的患者有两种结果，即有概率为 P 的可能性获得完全健康，并健康生活 x 年，同时有 $1-P$ 的死亡率；方案 B 为患者继续以某种生活状态 i 生活 x 年。通过不断改变 P 值直至患者在方案 A 与 B 中犹豫不决时，患者认为两种治疗方案无差异，以此时的 P 值作为患者的效用值。

时间权衡法如图 14-2 所示，两种方案中，患者在方案 A 的干预下，以较好的健康状态（完全健康）生存 x 年，且生存时间较短；而患者在方案 B 的干预下，以某种不完全健康状态生存 t 年（$x<t$）。x 不断变化，直到患者认为方案 A、方案 B 无差异，此时 x/t 为所处健康状态 i 的健康效用值。

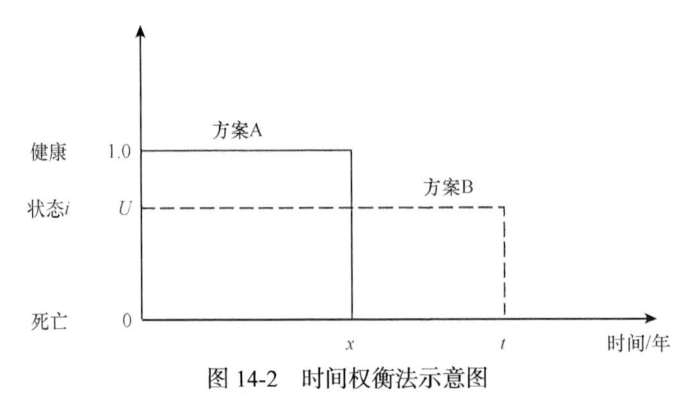

图 14-1 标准博弈法示意图

图 14-2 时间权衡法示意图

3. 效益 是指对健康产出进行货币化计算，通过货币单位测算临床干预的改善情况，即以货币形态计算健康收益。效益包括直接效益、间接效益、无形效益。直接效益指实施临床干预导致患者的健康改善、生命延长，以及因此节省的医疗费用。间接效益指实施临床干预除导致患者健康改善、生命延长外节省的医疗费用或减少的损失，如因及时治疗减少的误工损失、劳动力恢复带来的效益等。无形效益指实施临床干预导致患者及其亲属精神或肉体痛苦、忧虑等的减少，患者康复的精神愉悦等。间接效益与无形效益可通过人力资本法、意愿支付法等测算。

（五）贴现

贴现指将未来的临床干预的成本和健康产出折算为现在的成本和产出。临床干预时限超过1年的需贴现。《中国药物经济学评价指南2020》推荐贴现率为5%，纳入敏感性分析时的贴现率为0%~8%。

（六）最小成本分析

最小成本分析（cost minimization analysis，CMA）即两组或多组临床干预的健康产出（效果、效益、效用）相同或差异无统计学意义时，可供优先考虑的方法。通过比较临床干预方案的成本进行最优方案的选择。在健康产出相同或相似的临床干预方案中，成本最小的即为最佳方案。

（七）成本-效果分析

成本-效果分析（cost-effectiveness analysis，CEA）适用于相同临床效果干预的比较，通过分析单位健康效果所需的成本（成本-效果比）确定最优方案。临床效果指标包括物理或自然单位指标，如寿命年、缓解率、有效率、治愈率等。值得注意的是，当两组治疗方案临床效果不同时，无法进行 CEA。

（八）成本-效用分析

成本-效用分析（cost-utility analysis，CUA）健康产出指标通常为 QALY，综合考虑了患者的生存时间与生命质量。CUA 可作为 CEA 的特殊形式，其健康效果通过健康效用体现。

（九）成本-效益分析

成本-效益分析（cost-benefit analysis，CBA）中健康产出被货币化，意味着临床干预与健康效益均采用货币单位表示。通常采用人力资本法、显示偏好法、意愿支付法对健康效益进行货币化计算。

（十）增量分析

增量分析通过两组干预方案的成本之差与健康产出之差的比值计算，临床经济学研究中常报告增量成本-效果比（incremental cost-effectiveness ratio，ICER），即 $ICER = (C_A - C_B)/(E_A - E_B)$，其中 C_A、C_B 分别为两项干预的成本，E_A、E_B 分别为两项干预的健康产出。当 ICER 小于1倍人均 GDP 时，干预方案较备选方案增加成本完全值得；当 ICER 在1~3倍人均 GDP 之间时，增加的成本可接受；当 ICER 大于3倍人均 GDP 时，干预方案增加的成本不值得。

> **案例**
>
> **中国采取措施可在 2047 年全面消除宫颈癌**
>
> 高危型人乳头瘤病毒（human papilloma virus，HPV）持续感染导致的宫颈癌，是女性最常见的恶性肿瘤之一，也是全球和我国面临的主要公共卫生问题之一。2020年11月17日，世界卫生组织启动了《加速消除宫颈癌全球战略》，包括我国在内的194个国家首次承诺要消除这种癌症。
>
> 通过 HPV 疫苗接种和早期筛查可以有效预防、遏制宫颈癌的发生和进展，大幅降低宫颈癌的发病率和死亡率。截至2021年3月，我国约有1/3的女性参加过宫颈癌筛查，并有约1000万女性自费接种了 HPV 疫苗。但是，我国宫颈癌发病率仍在以超过10%的年均增长速度快速

增长，并呈现年轻化趋势，形势十分严峻。国际期刊 *BMC Medicine* 在线发表了一篇中国国家癌症中心的研究成果，其中测算出，如果对我国宫颈癌防控路径进行优化，通过为适龄女性大规模接种 HPV 疫苗，配合扩大宫颈癌筛查等措施，中国可以在 2047 年实现消除宫颈癌的目标，并节省大量经济成本。研究显示，该优化路径将在 2021～2100 年为我国节省约 100 亿美元的经济支出，且多挽救 1.16 亿的 QALY，避免约 751 万宫颈癌新发病例和 253 万宫颈癌死亡病例。

三、临床经济学评价步骤

（一）确定研究背景

临床经济学评价应告知研究背景，包括明确研究目的、研究对象、研究角度，确定临床干预方案以及备选方案，以便进一步确认健康成本与健康产出。

（二）评价方法的选择

临床经济学评价方法包括 CMA、CEA、CUA、CBA，研究者需根据实际情况选择合适的分析方法。

（三）健康成本与健康结果指标测量

健康成本的测量与确认需根据研究角度确定，全社会角度的研究应涵盖临床干预的所有直接医疗成本、直接非医疗成本、间接成本；医疗卫生体系角度应纳入卫生系统内的所有直接医疗成本；医疗保障支付角度应纳入医保支付范围的所有直接医疗成本；医疗机构角度应纳入相关医疗机构的直接医疗成本和直接非医疗成本；患者角度应纳入患者相关的直接医疗成本、直接非医疗成本和间接成本。同时应考虑临床干预中治疗不良反应的成本，着重关注 3～4 级不良反应的治疗成本。健康结果指标通常包括效果、效用、效益指标，研究应根据具体情况选择合适的结果指标。研究时限超过 1 年需对成本与结果进行贴现。

（四）增量分析

对所有健康成本、健康结果进行测量、识别并贴现后，可计算成本-效果比、成本-效益比、成本-效用比等，并获得增量成本、增量收益，计算 ICER。

（五）敏感性分析

临床经济学评价中，多项参数可能会影响健康成本和健康结果，且这些参数通常具有不确定性，包括药品价格、住院天数、贴现率等。敏感性分析包括单因素分析、多元分析、概率敏感性分析、阈值分析。

第二节 临床决策分析

一、概述

决策是指为实现预定目标，在现有条件（环境）下，从若干备选方案中选择最佳方案的过程。按决策问题具备的条件和决策结果的确定性程度，决策常见类型包括确定型决策，各备选方案出现的结局明确，无决策风险；风险型决策，各备选方案有几种可能的结局，每种结局的发生有一定概率，事先无法预测结果，因此决策存在一定风险；不确定型决策，备选方案的结果无法确定，无法估计各备选方案结局的发生率，决策取决于经验与主观判断。

临床决策是医务人员在临床实践中，基于当前最新医疗技术手段，综合比较多种方案，系统权衡不同方案的利弊后，选择最优诊疗方案的过程，其利用循证医学证据，充分考虑了患者自身病情、价值观等系列因素。风险型决策在临床决策中应用较为广泛，临床实践中往往有几种明确的备选诊疗方案，每种备选方案对应几种相互排斥的健康结局，每种备选方案的结局发生率可从相关研究中获取。临床决策分析旨在通过科学决策选择最优诊疗方案，最大限度地保障患者权益。如就非肌层浸润性膀胱癌患者角度，医生治疗方案是选择手术根治切除，还是药物化疗，还是免疫治疗或联合治疗，患者预后情况如何，所选方案是否具有最佳的性价比，患者家庭经济能否承受等；医保部门就非肌层浸润性膀胱癌患者如何探索按病种、按疾病诊断相关分组付费，如何确定患者与医保部门各自需承担的费用，最大程度地确保医疗资源分配的合理与高效。临床经济学评价应用经济学理论，对临床诊疗方案中卫生资源的消耗与健康收益进行分析，可为临床决策分析提供经济学决策价值。

临床决策分析常用软件包括 TreeAge、统计分析软件 SAS 与 SPSS、风险分析与评估软件 Crystal Ball、开源软件 R 语言、Excel 等。其中，TreeAge 为收费软件，应用较为广泛，可视化构建并分析模型，可构建决策树模型、Markov 模型、微观模拟模型、离散事件仿真模型等，并可进行阈值分析、单因素/多因素敏感性分析、概率敏感性分析、蒙特卡罗模拟等。

二、临床决策分析常用方法

通过构建模型可模拟真实世界疾病进展，更加高效地完成决策。临床常用的决策分析模型包括决策树模型、Markov 模型、离散事件仿真模型、分区生存模型等。在短期的急性病临床决策中常用决策树模型；复杂的长期慢性病决策则适用马尔科夫（Markov）模型。在进行临床决策分析时，需根据疾病特征合理设置研究时限。例如，艰难梭菌感染的治疗效果研究时限可为 1 个月；两种阿片类药物治疗癌痛的经济学评价，研究时限可为 14 天；癌症筛查方案的选择研究时限需设定为 5~10 年或终身。

根据实际应用情况，下面将着重介绍决策树模型与 Markov 模型。

（一）决策树模型

决策树模型起源于 20 世纪博弈论的观点，可视化展示时呈现为树状结构。决策树模型在已知各种备选方案结局发生率的基础上，分析获得各方案的预期结果，以期筛选最优方案。决策树模型由分支与节点构成，节点之间通过分支相连，节点可分为 3 种：①决策节点（通常以矩形框表示），它是决策的起点，由它引出的分支称为决策分支，一般分支上注明具体方案，分支数代表可能的备选方案数量；②机会节点（通常以圆圈表示），它代表某个具体方案，由它引出的分支称为机会分支，代表该方案可能的结局状态，分支需标明具体状态内容及其发生率，由机会节点引出的结局必须相互排斥、互补包容，即每种方案各结局发生率之和为 1；③最终节点（通常以三角形表示），它代表决策产出的末端节点，可用效用值、治疗调整生命年、寿命年等对其赋值。可通过各决策节点概率与结局状态效用值乘积之和计算期望值，期望值最高为最佳方案。

艰难梭菌是一种能形成芽孢、产毒素的革兰氏阳性厌氧菌，可导致抗生素相关性结肠炎。其在人正常肠道菌群遭到破坏后（通常与抗生素治疗有关）定植于肠道。艰难梭菌感染是最常见的医疗相关感染之一，尤其在老年住院患者中可导致并发症和死亡。临床指南推荐的主要治疗策略包括甲硝唑、万古霉素、非达霉素，临床需探索哪类药物为患者的最佳治疗方案。

通过 TreeAge 软件构建图 14-3 所示的决策树模型，其中决策问题为选择最佳的艰难梭菌感染治疗方案，它处于决策树的最左端，由它引出的分枝为备选方案，包括甲硝唑治疗、万古霉素治疗、非达霉素治疗三种干预措施。通过既往已发表的研究，获得甲硝唑治疗艰难梭菌感染显效的概率为 0.55，有效的概率为 0.1，无效的概率为 1−0.55−0.1=0.35，TreeAge 软件中可用#代替。万古霉素治疗显效的概率为 0.65，有效的概率为 0.21，无效的概率为 1−0.65−0.21=0.14。非达霉素治疗显效的概率为 0.75，有效的概率为 0.2，无效的概率为 1−0.75−0.2=0.05。在决策树最终节点为方案结局赋予效用值,其中显效为1、有效为0.5、无效为0。可获得甲硝唑方案期望效用值:0.55×1+0.1×0.5+0.35×0=0.6。万古霉素方案期望效用值:0.65×1+0.21×0.5+0.14×0=0.755。非达霉素方案期望效用值为:0.75×1+0.2×0.5+0.05×0=0.85。通过比较三种方案的预期收益不难发现,非达霉素方案效用最高,经改变参数范围,敏感性分析显示模型稳健。

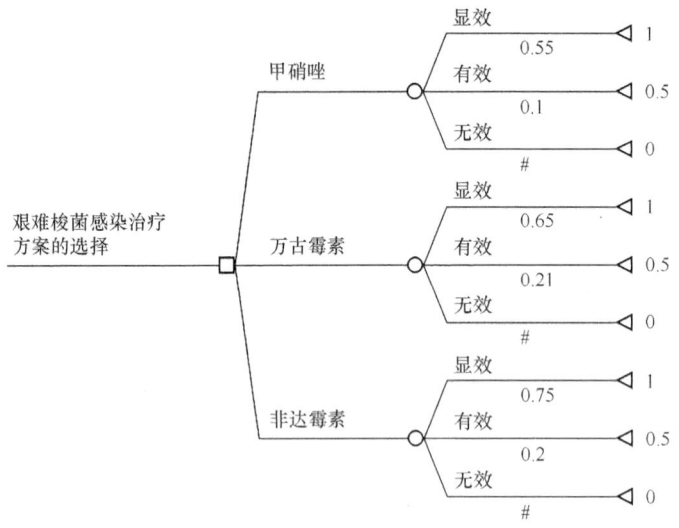

图 14-3 决策树模型结构示意图

(二) Markov 模型

马尔可夫(Markov)模型由俄国数学家安德烈·马尔可夫开发,其作为一种疾病转归模型,根据病程分为不同的健康状态,结合各状态间转移概率模拟疾病发展,综合各个状态的资源消耗与健康产出,经过多次循环,从而进行经济学评价。Markov 模型涉及疾病状态、转移概率、循环周期、健康成本、健康产出等要素。各个健康状态相互独立,每个患者每个循环周期只能处于一种健康状态。图 14-4 为健康、疾病、死亡三状态 Markov 模型,健康为初始态,死亡为吸收态,状态间的箭头表示患者从某一状态进入另一状态,指向自身的箭头表示患者在某个周期仍维持原来的状态,箭头上的数字为转移概率。干预初始阶段,患者基于初始概率处于相关健康状态。随后每个周期根据转移概率进入下一个健康状态,经过一定循环周期后,所有患者最终进入死亡状态。

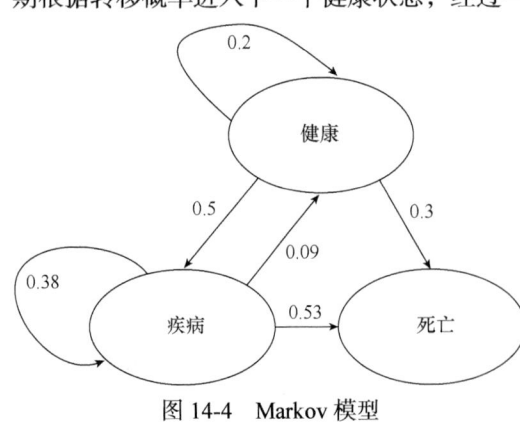

图 14-4 Markov 模型

静态 Markov 模型中,各个状态间的转移概率不随时间变化而变化,即在每个循环周期中,转移概率是恒定的,如图 14-4 中,健康状态到疾病的转移概率为0.5;维持在健康状态的转移概率为0.2;健康状态到死亡的转移概率为 0.3。一般情况下,可通过率(rate)和概率(probability)获得状态间转移概率。可通过公式 $r = -\ln(1-p)/t$, $p=1-e^{-tr}$ 计算,其中 p 为概率,r 为率。

如已知3年内糖尿病的控制率是60%,求1年内控制糖尿病的概率:可假设发生率不变,先计算1年的发生率,再计算1年的控制概率。

$$r = -\ln(1-0.6)/3=0.3054$$
$$p=1-e^{-0.3054}=0.2632$$

最终获得糖尿病1年的控制概率为0.2632。

进行肿瘤药物的临床经济学决策时,需构建动态 Markov 模型。分区生存模型(partitioned

survival model，PSM）可应用到动态 Markov 模型中，实现各个疾病状态的发生风险随时间的变化。分区生存模型将总生存期（overall survival，OS）曲线、无进展生存期（progression free survival，PFS）曲线分割为疾病无进展生存状态、疾病进展状态（progressed disease，PD）、死亡状态（death）。

生存分析中，累积生存函数 $S(t)$ 代表患者生存时间大于 t 时刻的概率。累积死亡密度函数 $F(t)$ 与 $S(t)$ 互补，代表患者存活时间小于或等于 t 时刻的概率，计算公式为 $F(t)=1-S(t)$。对累积死亡密度函数求导，可以得到死亡概率函数 $f(t)$，它表示患者在 t 时刻的瞬时死亡的可能性。风险函数 $h(t)$ 反映存活至 t 时刻的患者在该时刻的瞬时死亡率，可通过 $h(t)=f(t)/S(t)$ 计算。累积风险函数 $H(t)$ 是患者生存到 t 时刻的死亡累积风险概率，可对 $h(t)$ 积分获得，可使用风险函数 $h(t)$ 从 0 时刻到 t 时刻的曲线下面积表示，而 $S(t)$ 与 $H(t)$ 的关系可用 $S(t)=[-H(t)]$ 表示。如图 14-5 所示，OS 曲线即为 $S(t)_1$，代表维持存活状态的患者比例，处于死亡状态患者比例为 $1-S(t)_1$，PFS 曲线代表了随时间维持在无进展状态的患者比例 $S(t)_2$。同一时间点，OS 曲线与 PFS 曲线的生存率差值即为维持在疾病进展期的患者比例，即为 $S(t)_1-S(t)_2$。当模型循环处在试验随访期内时，采用 GetData Graph Digitizer 软件对 OS、PFS 曲线进行数字化提取，通过数据清洗获得不同时间点上总生存率 $S(t)_1$ 和无进展状态的生存率 $S(t)_2$。当模型循环超过试验随访期时，可以直接从生存曲线获取数据，采用参数分布计算生存函数 $S(t)$。即假设生存时间服从某一特定参数分布，如威布尔（Weibull）分布、指数分布、对数正态分布（Log-normal distribution）、对数逻辑斯谛分布（Log-logistic distribution）等，对提取的生存数据进行拟合，通过赤池信息量准则（Akaike information criterion，AIC），选择最佳拟合优度的参数分布。例如，根据 AIC 最小原则，Weibull 分布对数据的拟合情况最佳，在拟合过程中可得到 Weibull 分布的两个参数，shape（γ）参数和 scale（λ）参数，Weibull 分布中其生存函数 $S(t)=\exp(-\lambda t^\gamma)$，$F(t)=1-\exp(-\lambda t^\gamma)$。当循环周期为 u 时，其从一个状态到另一个状态的转移概率为：$tp(t_u)=1-\exp\{\lambda(t-u)^\gamma-\lambda t^\gamma\}$。

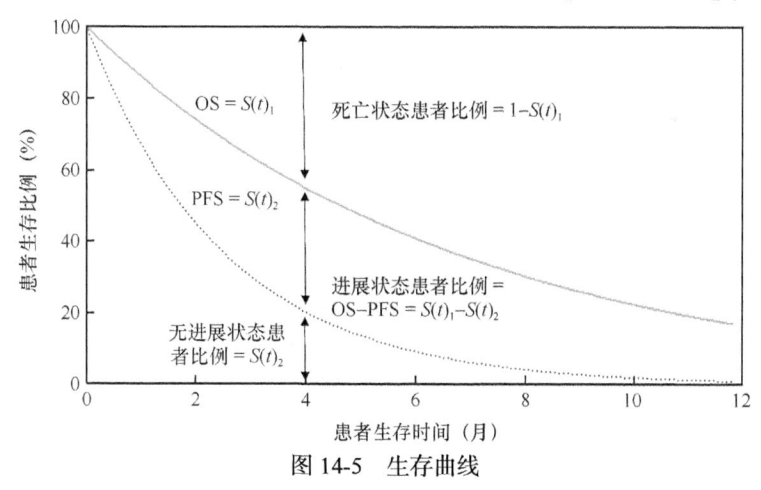

图 14-5 生存曲线

三、临床决策分析结果评价

临床决策分析结果在应用于临床实践之前，从真实性、重要性、适用性三方面进行结果评价。

（一）真实性

（1）临床决策时，是否包括所有重要的备选方案及可能结局。临床决策分析应包括两个及以上的备选方案，并对备选方案进行详细描述，阐述方案的优缺点，说明比较理由。各备选方案应包括所有可能的结局。不同的疾病应有不同的结局，对于致命性疾病，生存时间或预期寿命可作为主要观测指标。对于非致命性疾病，伤残时间等可作为主要观测指标。应充分考虑患者可能承受的风险或获得的预期收益。对影响决策的重要变量，可计算其决策阈值。

（2）在确定事件的概率时，是否全面收集和整合相关证据。临床决策分析时，可通过检索相关文献、调查患者实际情况、咨询专家等方式确定事件概率，并对收集的文献进行严格评价。在此基础上，直接引用相关概率或将相关信息转换为有关事件概率的量化估计值，应报告文献来源及数据转换方法。

（3）效用值的选择是否可信。效用值是决策者对最终结局的量化测量值，取值通常为 0（死亡）到 1（完全健康）。效用值可以是患者个体自己对最终结局的量化估计，也可来源于涉及同类疾病人群研究、同类患者对生命质量的判断以及正常人群的流行病学调查。

（4）是否应用敏感性分析对临床决策方案相关参数的不确定性进行检测，对决策结论的稳定程度进行评价。进行敏感性分析时，应注意将重要参数及效用值都包括进来，应设置合理的参数波动范围，参数的变动范围取决于所引用原始文献研究质量的高低。

（二）重要性

（1）临床决策分析的结论是否可外推，应用范围如何。评价临床决策分析的结论时，应注意研究的目标人群及研究对象是否符合临床工作的实际需要。若目标人群与研究对象之间存在较大差异，临床决策分析的临床应用效果可能不佳。

（2）决策分析中应用的证据是否具有足够的证据强度。决策分析的证据强度在很大程度上取决于所引用的证据强度，应对引用的文献进行严格的方法学质量评价。优先使用设计较完善、方法可靠、质量较高的研究结果。采用方法学质量不足的研究时，应对其局限性进行分析并用敏感性分析进行检验。

（3）证据的不确定性能否改变分析的结果。如果某个参数的波动让决策结论发生变化，可知决策分析结果对该变量敏感；若决策分析结果的方向不随参数的波动变化而变化，可认为决策分析结论稳定可靠。

（三）适用性

（1）决策分析中事件概率的估计值是否符合个体患者的实际情况。临床决策分析的目的为寻求最佳方案应用于临床实践中，因此要求决策分析中事件的实际概率估计值应与临床患者的实际情况尽可能一致。如引用文献的患者情况与决策中实际临床患者情况不一致，可检查其敏感性分析的结果，同时谨慎、客观对待决策分析的结论。

（2）决策分析的效用值是否与实际临床患者对结局的评价一致。效用值与备选方案的选择密切相关，必须考虑实际临床患者对结局的评价是否与决策分析效用值一致的问题。若差距较大，应考虑使用实际临床患者的估计值重新进行敏感性分析，以观察决策分析的结果是否因此改变。

第三节　临床经济学评价及临床决策分析应用实例

示例文献：WU B, ZHANG Q, SUN J. Cost-effectiveness of nivolumab plus ipilimumab as first-line therapy in advanced renal-cell carcinoma. J Immunother Cancer, 2018, 6（1）：124.

该研究旨在评价纳武单抗联合伊匹替尼一线治疗晚期肾细胞癌的成本-效果，探索具有性价比的治疗方案。

一、研究背景

2015 年全球疾病负担显示，肾细胞癌（renal cell carcinoma, RCC）占肿瘤相关疾病负担的 1.60%，相关死亡人数排第 14 位。因发病无症状，30% 的肾细胞癌患者在确诊时已发展为局部晚期或转移。抗 VEGFR 和 mTOR 通路的药物如舒尼替尼和依维莫司已成为治疗晚期 RCC 的标准疗法。尽管可改善晚期 RCC 健康结果，但仍然无法治愈，且总生存期（overall survival, OS）仅为 2 年。免疫检查点抑制剂类新药可能为前期几乎无治疗选择的晚期 RCC 患者提供更好的健康收益并改善生活质量。纳武单抗在转移性 RCC 患者的二线治疗中的生存率显著优于依维莫司，同时 CheckMate 214 研究显示，与舒尼替尼相比，纳武单抗联用伊匹替尼对晚期 RCC 患者有着良好的耐受性，可显著降低中低危患者和前期未经治疗的晚期或转移性 RCC 患者的死亡风险。美国 FDA 批准纳武单抗联合伊匹替尼作为晚期 RCC 的一线治疗。鉴于免疫检查点抑制剂成本较高，为展示纳武单抗在不同地区是否具有性价比，研究从美国、英国、中国医疗卫生体系的角度对纳武单抗联合伊匹替尼治疗晚期 RCC 进行经济学评价，为临床决策提供参考。

二、研 究 方 法

基于 CheckMate 214 临床试验数据，构建反映疾病不同特征的三种健康状态的 MarRov 模型——PFS、PD、death，见图 14-6。由于 CheckMate 214 试验中的治疗方案是以周为单位的，因此 MarRov 模型的周期长度设定为一周。时间跨度为 10 年，因为 5 年生存率低于 10%，所有患者的初始健康状态均为无进展生存期。在每周的周期中，患者要么保持指定的健康状态，要么进展到新的健康状态。假设患者无法恢复到以前的健康状态。

分区生存模型可用到该研究中，PFS 和 OS 曲线数据来自 CheckMate 214 试验。通过采用 GetData Graph Digitizer 软件对 OS、PFS 曲线进行数字化提取，获得不同时间点生存数据。随后采用 Hoyle 的方法，采用不同的参数分布对提取的生存数据进行拟合。根据统计量测得的拟合优度结果，Weibull 生存函数"$S(t) = \exp(-\alpha t^\beta)$"和 Log-logistic 生存函数"$S(t) = 1/(1+\alpha t^\beta)$"分别用于拟合舒尼替尼和纳武单抗加伊匹单抗策略的 PFS 和 OS 概率，获得的参数数据见表 14-3。

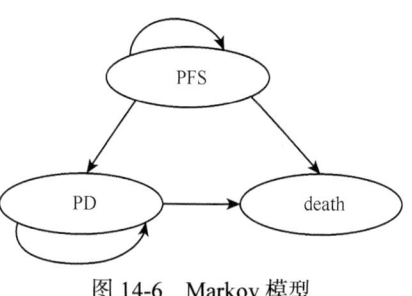

图 14-6 Markov 模型

表 14-3 模型参数数据

参数	范围
舒尼替尼 PFS 曲线（Log-logistic 分布）	Scale = 0.01302；Shape = 1.174；r^2 = 0.9997
纳武单抗+伊匹单抗 PFS 曲线（Log-logistic 分布）	Scale = 0.02487；Shape = 0.9312；r^2 = 0.9995
舒尼替尼 OS 曲线（Weibull 分布）	Scale = 0.00685；Shape = 0.9778；r^2 = 0.9939
纳武单抗+伊匹单抗 OS 曲线（Weibull 分布）	Scale = 0.00414；Shape = 0.9938；r^2 = 0.9993

由于研究时限为 10 年，需进行贴现，其中对美国地区的成本和 QALY 年折现率为 3%，英国为 3.5%，中国为 5%。成本测算以 2017 年美元计算。基于 ICER＜3 倍人均 GDP，该方案则具有性价比，因此美国、英国和中国的 ICER 阈值分别为 150 000 美元、65 000 美元和 27 351 美元。本研究分别采用了美国、英国和中国的第三方支付者、国民健康服务和医疗保健视角，仅考虑直接医疗费用，包括一线和二线治疗、治疗相关的严重不良事件、常规随访和监测、最佳支持治疗和临终关怀的费用。

用药方案如下，舒尼替尼的处方剂量为 50mg/d，持续 4 周，然后停药 2 周。纳武单抗和伊匹单抗分别以 3mg/kg 和 1mg/kg 的剂量静脉内给药，每 3 周一次，共 4 剂（诱导期），随后以每 2 周 3mg/kg 的剂量进行纳武单抗单药治疗（维持阶段）。为了计算纳武单抗和伊匹单抗药物的剂量，假设典型患者在美国体重为 71.4kg，在英国为 78.7kg，在中国为 59kg。药物成本数据可从公共数据库或已发表文献中获得（表 14-4）。此外，PFS 和 PD 状态的健康效用也来自已发表的文献。

表 14-4　药物相关成本　　　　　　　　　　　　　　　　　　　　单位：美元

参数	美国	英国	中国
舒尼替尼/50mg	601.9（301～601.9）	145.7（72.87～145.7）	275.2（137.6～275.2）
伊匹单抗/50mg	7324（3662～7324）	4875（2438～4875）	4655（2328～7324）
纳武单抗/100mg	2670（1335～2670）	1426（713.1～1426）	1362（680.9～1362）
每周期检测随访成本	422（348.1～495.8）	75.78（48.32～103.2）	6.13（4.9～8.58）
每位患者二线治疗成本	27 936（26 429～29 443）	15 012（14 793～15 231）	21 081（11 927～26 628）
每周期最佳支持治疗	1213（987～1438）	88.23（70.53～105.9）	52.53（49.1～69.21）
每周期临终关怀成本	10 713（8570～12 856）	10 366（8566～12 849）	1893（1564～2346）
每位患者大于3级不良反应管理成本			
疲劳	139（1.06～2018）	483.6（0～967.2）	110.3（82.72～137.9）
高血压	201.9（1.08～6533）	27.3（0～54.6）	12.35（9.26～15.44）
贫血	4638（3326～5949）	3242（3097～3388）	508.2（381.2～635.3）
手足综合征	118.8（3.43～1748）	131.3（98.48～164.1）	15.21（8.85～21.57）
血小板减少	4014（1716～9391）	4927（4764～5091）	3395（2546～4244）
药品管理成本	292（219～365）	405.3（304～506.7）	17.65（13.24～22.06）

为检验模型结果的稳定性，需进行单因素和概率敏感性分析。在单向敏感性分析中，参数范围来自已发表的文献；当无法获得可用参数范围数据时，可将参数范围设为±25%。假设舒尼替尼、伊匹单抗和纳武单抗价格的50%折扣用于单向敏感性分析。单向敏感性分析的结果可通过飓风图显示。对于概率敏感性分析，使用蒙特卡罗方法对参数进行采样以运行1000个重复结果。基于ISPOR-SMDM建模良好研究实践工作组关于模型参数估计和不确定性的报告。由于品牌药物，如舒尼替尼、伊匹单抗和纳武单抗的价格在概率敏感性分析中是固定的，所以，生成成本-效益可接受曲线以呈现成本-效益的概率。

三、研究结果

在美国、英国和中国，纳武单抗加伊匹单抗对比舒尼替尼的ICER在美国为85 506美元，在英国为126 499美元，在中国为4682美元，其中在英国纳武单抗加伊匹单抗对比舒尼替尼的ICER超过阈值，因此在英国不具性价比（表14-5）。

表 14-5　基本分析结果　　　　　　　　　　　　　　　　　　　　单位：美元

国家	方案	成本	QALY	ICER	ICER 阈值	是否具有性价比
美国	舒尼替尼	297 693	2.01	Na		
	纳武单抗+伊匹单抗	362 807	2.08	85 506	150 000	是
英国	舒尼替尼	75 034	2.02	Na		
	纳武单抗+伊匹单抗	169 390	2.77	126 499	65 000	不具备
中国	舒尼替尼	97 846	1.96	Na		
	纳武单抗+伊匹单抗	101 132	2.66	4 682	27 351	是

单向敏感性分析显示，模型的结果对体重更敏感，因为该变量对ICER的影响最大，这表明随着体重的降低，纳武单抗加伊匹单抗策略会变得更具性价比。在美国，其他影响较大的参数是舒尼替尼和纳武单抗的价格，在英国是纳武单抗加伊匹单抗与舒尼替尼OS的HR、舒尼替尼治疗的中位OS和纳武单抗的价格，在中国是纳武单抗、舒尼替尼和伊匹单抗的价格。模型结果对其他模型输入的变化是稳健的（图14-7）。

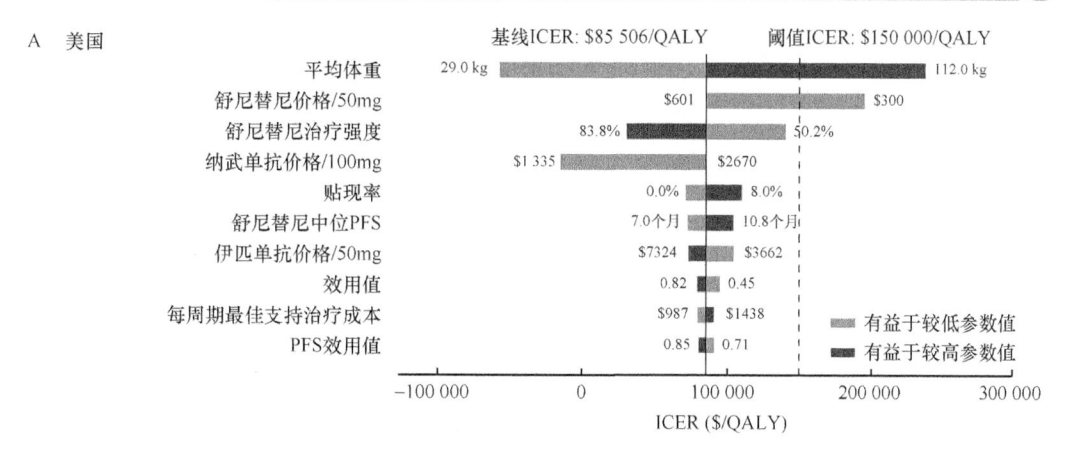

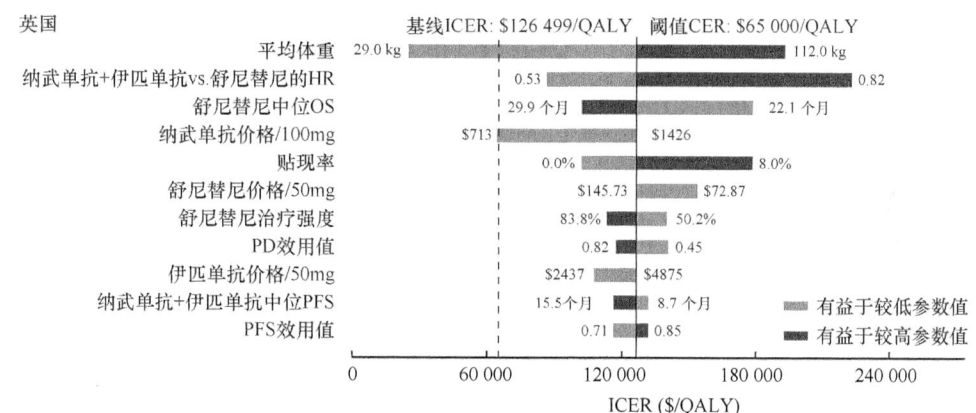

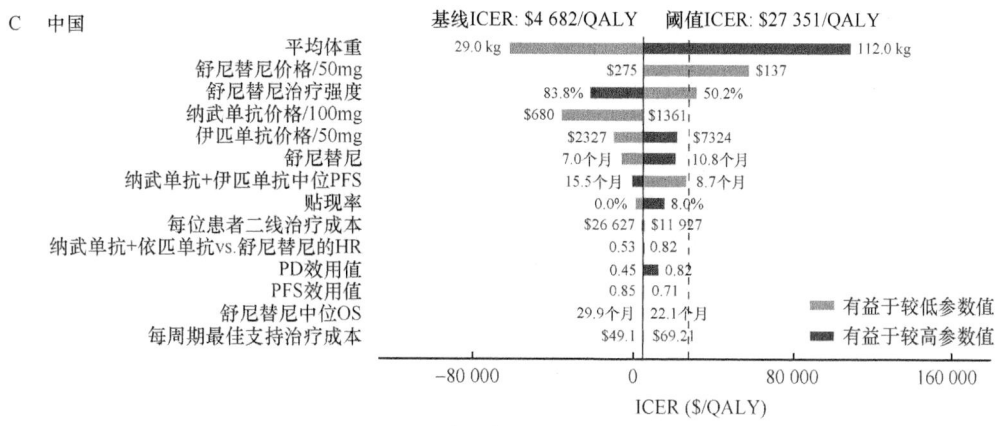

图 14-7 单因素敏感性分析结果

与舒尼替尼策略相比,成本-效益可接受性曲线显示,在美国、英国和中国的意愿支付阈值分别为 150 000 美元、65 000 美元和 27 351 美元时,纳武单抗加伊匹单抗的成本-效益概率接近 80.1%、9.2%和 65.2%(图 14-8)。

上述临床经济学评价和临床决策分析显示,在美国和中国的晚期 RCC 患者中,与舒尼替尼相比,纳武单抗联合伊匹单抗可能更具性价比,但在英国则不然。

图 14-8 成本-效果可接受曲线

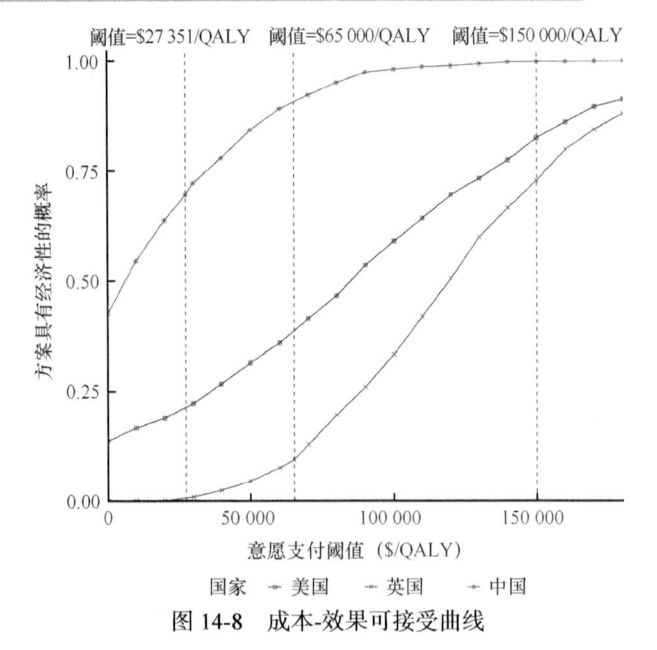

思 考 题

1. 简述临床经济学评价的基本步骤。
2. 简述健康效用值如何测量，如何计算 QALY。
3. 简述临床决策分析结果评价有哪些内容。

（桂裕亮　曾宪涛）

第十五章 系统综述与 meta 分析

系统综述（systematic review）是对原始研究结果的系统总结。近 30 多年来，随着循证医学理念的提出和推广，系统综述在医学领域得到了广泛应用。作为一种总结证据的方法，系统综述可用于任何领域，如教育学、心理学、行为学、社会科学等。本章将介绍其基本概念、原理、方法、步骤等。

第一节 概 述

一、基本概念及特征

系统综述是一种系统地检索、评价和整合所有符合预设标准的文献证据以回答某个具体的研究问题的方法。"系统"特指收集原始文献的全面性及操作方法的明确性、统一性和可靠性，这是系统综述减少偏倚、获得可靠结果的重要保证。科克伦协作组（the Cochrane Collaboration）是国际上专门致力于制作和传播系统综述的合作组织，全球（包括中国在内）190 多个国家和地区的学者积极参与其中。发表在其官方期刊科克伦系统评价数据库（Cochrane Database of Systematic Reviews）上的系统综述称作科克伦综述（Cochrane reviews），其以方法学严谨性和临床实用性著称，在循证医学领域享有盛誉。

荟萃分析（meta-analysis）是一种定量地合并多个有关研究结果的统计学方法，旨在获得能够代表这些研究的平均结果。很多（但并非全部）系统综述中都包括 meta 分析，但 meta 分析并不是系统综述的必要组成部分。meta 分析必须以全面的文献收集和可靠的操作方法为前提，否则其结果可能具有误导性。

作为基于现有文献的二次研究，系统综述和其他流行病学研究一样，需要有明确的研究问题和研究目的。但系统综述的研究单位通常是原始研究，而不是个人，因此，系统综述的制作有其特殊性。其关键特征包括以下几个方面。

1）具体、明确地提出研究问题、阐述研究目的，并据此预先制定可被纳入分析的原始研究的标准，即"合格标准"。

2）进行全面、系统的文献检索，收集符合预设标准的所有研究。

3）对合格研究的质量进行评价。

4）系统地整合、展示合格研究的特征及结果。

5）在检索文献、筛选文献、提取信息、评价研究质量及分析数据的过程中，均采取明确的、可重复的方法。

可见，系统综述的核心在于通过一系列方法来减少偏倚，以保证结果的可信度，强调的是过程，而非结果。只要一项系统综述回答的研究问题具体、明确，采用的方法系统、可靠，那么，无论它最终纳入了多少个研究（哪怕一个都没有），无论它是否做了 meta 分析，无论合并的结果是所谓的"阳性"还是"阴性"，都不能否定"它是一项系统综述"这个事实。系统综述是科学工作者严谨求实的过程，是对已有证据去伪存真的体现。

二、与传统综述相比的优势

系统综述全面整合了关于某一特定研究问题的证据，拉近了研究证据和医学实践的距离。有了系统综述，医学实践者（如临床医生）就可以越过检索和收集原始文献的障碍，避开分析和整理原始研究结果的困难，直接利用现有最好的证据。因此，系统综述已被公认是总结关于某一特定问题的研究证据的最佳手段。

与传统综述相比，系统综述有几个独特的优势。首先，系统综述采取了一系列科学、标准、透明、可重复的方法，大大降低了主观因素可能引入的偏倚，增强了结果的真实性。

其次，系统综述在必要及合适时可通过 meta 分析得到精确定量的信息（效应的点估计值及其95%CI），而传统综述因无法对不同研究的结果进行定量的整合，至多只能对效应的方向做类似有效或无效这样定性的结论。当入选的研究具有足够的同质性，尽管各原始研究的结果均无统计学显著性意义，但合并之后却达到了统计学显著性时，此时系统综述的优势尤其明显。同时，定量的方法增强了识别交互作用和确定剂量-效应关系的能力。因此，系统综述结果可以更好地指导实践和决策。

另外，系统综述对有关研究的数量、质量及其结果的分析可以更明确地指出有关研究领域的问题和未来研究方向。例如，对于某个非常重要的问题，如果系统综述没有发现相关的研究，或者现有研究的质量均较差时，就指出了现有知识的空白区，为未来的研究指明了方向。系统综述和 meta 分析的动态更新，可考察研究证据随着时间推移的变化趋势，以及实时引导医学实践和决策，减少后续不必要的类似的研究。

> **案例**
>
> **艾滋病病毒感染的不同疗法效果比较**
>
> 艾滋病病毒感染是一个严峻的全球卫生问题。既往研究显示，三药联用疗法比二药联用疗法在治疗艾滋病病毒感染方面更有效，而后者又比单用某种药物更有效。基于这些发现，不少研究者提出假设，认为四药联用疗法可能比三药联用疗法更有效。为验证这个假设，各国研究者开展了多项随机对照试验对四药联用疗法和三药联用疗法进行比较，但多数试验的结果均无统计学意义。因为它们的样本量普遍较小，所以不确定这些"阴性"结果是由两种疗法的效果的确没有差别，还是由统计效能不足（不足以发现两组之间的差别）所致。
>
> 为了更好地回答这个问题，一组来自中国的研究者对全球 12 项随机对照试验共 4251 名艾滋病病毒感染者的数据进行了系统综述，并做了 meta 分析，发现四药联用疗法和三药联用疗法对于各个主要结局指标的效果均无差别，从而为临床上继续使用三药联用疗法（而非四药联用疗法）作为标准治疗提供了高质量的证据支持。

三、操作流程

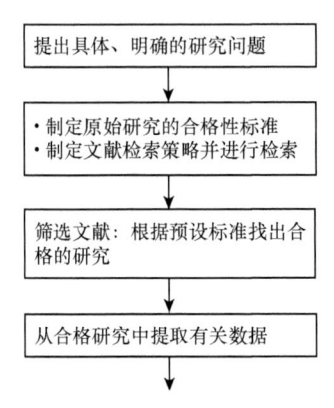

图 15-1 展示了系统综述的操作流程。接下来，本章将对各个步骤的操作方法及注意事项进行讲解。

```
提出具体、明确的研究问题
          ↓
·制定原始研究的合格性标准
·制定文献检索策略并进行检索
          ↓
筛选文献：根据预设标准找出合格的研究
          ↓
从合格研究中提取有关数据
          ↓
```

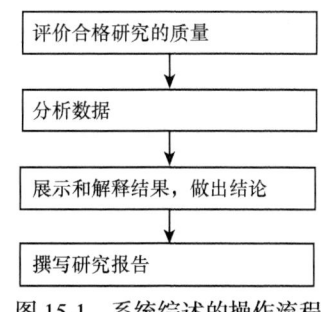

```
评价合格研究的质量
        ↓
     分析数据
        ↓
展示和解释结果，做出结论
        ↓
    撰写研究报告
```

图 15-1　系统综述的操作流程

第二节　研究问题和文献收集

一、提出研究问题

系统综述要回答的一般是与临床或公共卫生相关的实践问题，临床实践问题主要包括鉴别诊断、诊断方法的准确性、治疗的效果、治疗的副作用，以及疾病治疗和无治疗情况下的转归、病因、治疗的成本-效益等。公共卫生实践问题还包括疾病的发病率、患病率、死亡率等。

以评估干预措施的效果为例，有关研究问题一般包括 5 个基本要素，分别是人群（population）、干预（intervention）、对照（comparison）、结局（outcome）和干预环境（setting），简称 PICOS（研究问题的基本要素）。在病因研究中，上述的干预组可替换成暴露组，对照组可替换成非暴露组。有学者把 PICOS 中的 S 定为研究设计（study design），但是研究设计属于方法学层面，并不决定研究问题的实质，在讨论研究问题时，干预环境更为合适。用 PICOS 方式表述的问题，又称为结构化的研究问题（structured research question）。

例如，在常规治疗基础上，急诊室急性心肌梗死患者预防性使用利多卡因是否可以降低患者死亡的危险（治疗的益处）？该问题的基本要素 P=研究的人群为急性心肌梗死患者，I=治疗组的干预为利多卡因加常规治疗，C=对照组的干预为无利多卡因的常规治疗，O=用来评价疗效的结局指标为死亡，S=干预环境为急诊室。

应注意的是，系统综述的研究问题不能太"宽"或太"窄"。如果研究问题太宽，则研究问题不具体，方向不明确，研究之间的异质性可能很大，可能会降低结果对实践的指导意义。如果研究问题太窄，则合格的研究可能很少甚至没有。宽与窄的程度如何把握，没有明确的标准，取决于研究问题的特征，以及研究者对有关领域的熟悉程度。

二、制定原始研究的合格性标准

确定研究问题后，应确定什么是回答该类问题最优可行的研究设计类型。虽然不同的研究设计可以用于研究同一临床问题，但是出于科学性的考虑，以及资源和伦理的限制，关于某一类临床问题的最优研究证据往往来自某种特定的研究设计（框 15-1）。

框 15-1　医学实践问题及回答不同问题的最优可行的研究设计类型

- 一般疾病的病因和危险因素：队列研究
- 罕见疾病和药物不良作用：病例对照研究
- 远期的药物不良作用：队列研究
- 干预效果和常见不良作用：随机对照试验
- 诊断方法的准确性：横断面研究
- 疾病的转归和预后：队列研究

虽然同一类问题也可以采用最优研究设计以外的其他研究类型来回答,但来自最优研究设计的结果真实性通常高于其他可行的研究设计。例如,关于干预措施的疗效,虽然病例系列、病例对照研究、队列研究等都可以使用,但最优可行的研究设计类型是随机对照试验。因此,评估干预措施效果的系统综述应该首先考虑随机对照试验。当最优可行的研究不存在时,才可以降而求其次,考虑非随机分组的对照试验,再次观察性队列研究,最后病例对照研究。当最优可行的研究数量很少时,也可以考虑同时纳入次之的研究类型。

确定原始研究类型后,就可以根据研究问题制定明确的合格标准(eligibility criteria),包括纳入标准(inclusion criteria)和排除标准(exclusion criteria)。原始研究的合格标准是文献检索的前提,是寻找有关文献的"筛子"。上述 PICOS 和研究设计类型是制定纳入标准的基础。例如,在上文利多卡因的例子中,纳入标准应该包括:①研究应该是随机对照试验;②患者是急性心肌梗死住院患者;③治疗为常规治疗加利多卡因;④对照为常规治疗;⑤结局指标为死亡;⑥治疗环境为急诊室。

排除标准是用来剔除那些已经符合纳入标准但存在"意外"情况的研究。例如,发现两篇同一研究的报告,一篇是早期的会议文摘,另一篇是观察更久的全文报告,两个研究除观察时间不同外,其他方面均相同,后者提供了更多更为详细的信息,在此情况下,应该剔除会议文摘。

三、检 索 文 献

(一)文献检索的原则

制定了原始研究的合格标准(即明确了需要什么样的研究)之后,就可以有针对性地制定检索策略(search strategy)来寻找相关的文献。系统综述文献检索的总体原则是,要多途径、多渠道、最大限度地收集所有发表和未发表的相关研究,力求做到不漏检。但也需注意,追求绝对的"全面"可能会导致检出太多的无关研究,从而增加下一步筛选文献的工作量。为了在科学性与可行性之间达到平衡,在检索文献的时候,要尽可能对文献的某些重要特征(即 PICOS)进行限制,以减少无关研究的检出量。

(二)文献的来源

文献的主要来源包括 6 种:电子文献库;近期相关会议的文摘;手工检索主要的、相关的专业期刊;临床试验注册库;相关临床指南、系统综述及合格的原始研究的参考文献;相关领域的专家及医药公司的有关人员。一项好的系统综述必须尽可能通过所有 6 种途径收集有关文献。

1. 检索电子文献库 是系统综述文献检索快速而全面的途径,也是多数系统综述发现原始文献的主要途径。可用于检索的电子文献资源包括文摘库、全文文献库及其他网络资源。常用的文摘库:①MEDLINE/PubMed(美国医学文献分析与检索系统);②EMBASE(荷兰医学文摘);③CENTRAL(科克伦临床试验注册库);④Web of Science;⑤Scopus;⑥其他国家和地区的文献库(如中国生物医学文献库)。PubMed 可看作 MEDLINE 的网络版,但它还包含一些最新的尚未被后者索引的文献。MEDLINE、EMBASE、CENTRAL 是收录临床试验研究最丰富的电子文献库,对临床试验的系统综述至少必须对这 3 个数据库进行检索。对于某些特定领域还有专门的数据库,如专门收录心理精神卫生相关文献的 PsycINFO。

2. 查阅会议文摘 在很多医学学科领域,国家、地区和国际层面的学术协会普遍存在,这些协会举办的学术会议是很多研究早期报告的重要文献来源。因此,近期的会议文摘是系统综述文献检索非常重要的一部分,是电子文献库检索的重要补充。应注意的是,会议文摘和最终正式发表的文献在数据与结果方面可能存在差异,如果已经有正式发表的全文文献,一般应选择后者。

3. 手工检索专业期刊 手工检索旨在补充电子文献库检索系统的不足或发现电子文献库没有收录的研究。很多杂志(尤其是非英文语种的杂志)可能没有被 MEDLINE 等大型文献库收录,有些被收录杂志的部分内容(如增刊和研究通信)也在 MEDLINE 检索不到。另外,在 1990 年以前,由于文献库索引和标注系统缺乏特异性，即使研究收录在文献库中，也很难被检出。因此，手工检索就成了电子检索的重要补充。然而，手工检索费时费力，检索的杂志须精挑细选，一般只需检索那些专业性极强且发表有关研究最多的杂志。

4. 检索临床试验注册库 检索临床试验注册库的主要目的在于确定目前是否为进行某项系统综述的适当时机。如果发现一个或多个重要的临床试验即将完成或刚刚完成，研究者最好等到这些研究结果发表之后再进行综述研究，这样才不至于因漏掉最新最重要的证据而得出错误的或片面的结论。检索临床试验注册库还可以补充和验证其他检索途径。例如，如果在注册库中发现有的试验早已完成而其他检索途径并未发现，就有两种可能，一是该研究还没有发表，二是该研究已经发表但其他检索没有发现，那么其他检索途径就可能存在问题，需要修订和改善。国际上几个重要的临床试验注册库的网址如下：

1) 美国国立卫生研究院临床试验注册平台：https://clinicaltrials.gov/。
2) 世界卫生组织国际临床试验注册平台：https://www.who.int/ictrp。
3) 美国国立癌症研究所临床试验信息网：http://www.cancer.gov/clinicaltrials。
4) 澳大利亚临床试验注册中心（ACTR）：www.anzctr.org.au。
5) 中国临床试验注册中心：https://www.chictr.org.cn。

5. 查阅相关文章的参考文献 这里的"相关文章"特指那些最可能在其参考文献里包含目前系统综述所需的原始研究的文章，主要包括那些已经收集到的合格的原始研究，以及有关的系统综述、临床指南、传统综述、评论文章和编者按等，其中以合格的原始研究、系统综述和临床指南最有价值。

6. 咨询专家及医药公司 研究显示，专家和医药公司提供的有关研究占比高达总合格研究的1/4，而且这些研究又多属于阴性研究，说明联系专家和医药公司对收集文献具有重要性，应得到充分重视。与专家和医药公司联系应在文献收集的后期，联系前要做好充分准备。联系时应尽可能提供已经检索到的所有有关研究的清单，请专家和医药公司指出是否有遗漏的研究，这样更有可能得到有用的回复。

（三）检索策略的制定

下面我们将以评价干预措施效果的临床试验的系统综述为例，讲解如何制定和调整文献检索策略。如前文所述，一个关于干预措施效果的实践问题，主要构成可以概括为PICOS，回答此类问题最好的研究设计是随机对照试验。文献检索就是寻找那些回答了特定PICOS的实践问题的研究，检索的诀窍就在于如何对其PICOS和研究设计进行限制。可用以限制文献检索的因素包括以下四个方面：①PICOS；②研究设计；③人类研究；④发表年限。

一般来讲，P和I是最基本的，必须进行限制。由于文献库对C、O和S的记录和索引往往不是必需和统一的，很难针对它们进行限制，限制的话容易导致漏检。但是，当C、O、S十分特异和明确并很可能会出现在题目、文摘或主题词里时，应尽可能对它们进行限制。例如，氢氯噻嗪和氨苯蝶啶都属于利尿降压药，在检索比较这两种药物效果的研究时候，氢氯噻嗪（I）与氨苯蝶啶（C）的相关词汇均可用来进行限制；在评价某干预措施是否可减少患者死亡（O）时，"死亡"及"生存"的相关词汇可纳入检索；在评价抗高血压药物在初级保健环境下预防心血管事件的效果时，与初级保健有关的词汇可纳入检索策略。

PICOS的每个方面都有很多同义词、近义词及不同的表达方式（包括缩写形式），在检索时，应同时包括这些不同的词和表达方式，可用"or"将它们连接起来进行检索。对研究设计的限制也是这样。由于所有临床试验都是在人群中进行的，因此可考虑使用"人类研究"对检索作进一步限制，排除那些纯实验室研究和动物研究。一般来讲无须对发表年限进行限制，但如果明确知道某干预措施是在某年以后发明的，则可以只检索该时间以后的文献。最后，用"and"将各个方面或组分的检索结果合并，得出最终的检索结果。

四、筛选文献

筛选文献就是在收集到的文献中挑选出真正合格的研究。由于不同文献库重叠收录的文献很多，筛选文献的第一步是利用文献管理软件（如 EndNote）的"查找重复"功能剔除重复的文献。

然后，研究者对收集到的文献一一进行阅读和审核，判断它们的合格性，并收集和保存合格研究的全文。为了保证系统综述制作过程的客观性和可重复性，并减少筛选文献中的主观偏倚，在手工筛选文献时，须遵守以下两个原则：①严格按照预先制定的入选和排除标准决定一个研究是否合格；②双人平行独立筛选。两个不同的研究者分别对收集到的每一篇文献进行独立的筛选，当合格性判断不一致时，由双方讨论协商决定，或由第三名研究者裁决。

手工筛选文献首先是浏览文献题目和文摘。根据题目和文摘，把明确无关的文章直接剔除。对于根据题目和文摘确定需要纳入或不能确定是否纳入的文献，都应获取全文，最后根据全文内容再进行判断。

五、文献检索和筛选过程的记录

研究者应尽可能详细、明确地记录文献检索和筛选的过程，以保证研究的透明性和可重复性，这些记录是判断研究真实性的依据之一，同时也方便研究者自己回头核查和修正。对于文献筛选的过程，则应记录每一步排除的文献数目、原因以及所依据的材料（如是题目、文摘还是全文）。记录的详尽程度至少应该保证"文献筛选流程图"的制作需要。"文献筛选流程图"是每一项系统综述必须报告的内容。图 15-2 是广泛使用的"PRISMA 文献筛选流程图"的模板。

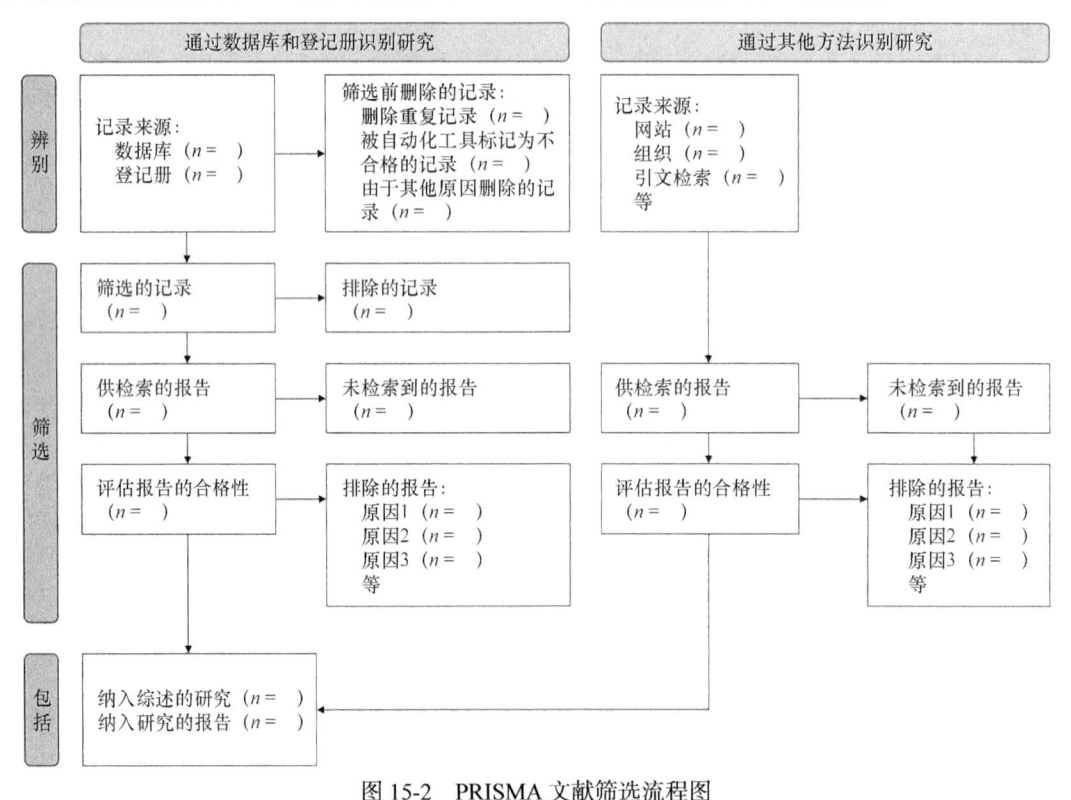

图 15-2　PRISMA 文献筛选流程图

第三节　提 取 数 据

一、数据提取的原则

所谓数据提取（data extraction），就是从每一个合格研究中提取所需信息的过程。保证系统综述数据准确性的关键在于数据提取过程的客观、透明和可重复的程度。为此,数据提取应遵循以下几个原则:①准确定义要提取的各个变量;②制作数据提取表,并提供详细的数据提取和表格填写说明;③进行预实验,并根据预实验的结果修改和完善数据提取表和填写说明;④双人平行独立提取数据,即由两个不同的研究者分别独立地提取数据,然后进行交叉核对,当两者提取的数据不一致时,由双方讨论协商解决,或由第三位研究者裁决;⑤妥善保存有关记录,包括数据不一致的地方及其最后解决方法。

二、数据提取的内容

数据提取的具体内容因研究目的而异,但一般包括以下几个方面:①研究的基本信息;②PICOS数据;③方法学的信息;④每个研究的效应估计值及其标准误。

研究的基本信息一般包括第一作者、发表的杂志和发表年份,就像研究对象的电话和地址一样,主要是用来显示数据来源和核实数据。

PICOS 数据事关异质性来源以及系统综述结果的适用性,一般包括患者的特征(如年龄、性别、种族、疾病严重程度等)、治疗的安排(如给药途径、剂量、治疗时间等)、治疗环境和服务质量等。这些资料是对纳入的研究特征的基本描述,是亚组分析或敏感性分析的依据,同时也是作为未来决策者使用时的参考。

决定或影响研究真实性的方法学因素有很多,最重要的是研究设计类型,如随机对照试验优于前瞻性研究;其次是特定研究类型的偏倚控制措施,决定偏倚风险大小,如临床试验的真实性的决定因素包括随机分组、分组隐藏、盲法、随访率、依从性、结局指标测量的准确性等,详见本章第四节。

原始研究结果的信息主要是效应大小的估计及其抽样误差,是估计总体效应不可或缺的信息。对于二分类结局,也可提取治疗和结局的四格表数据。对于连续性结局,也可提取各组的样本量、均数和标准差。当文献没有直接报告抽样误差时,可利用置信区间、P 值、标准差及图形数据等进行估计。

第四节 评价原始研究的偏倚风险

一、评价研究偏倚风险的重要性

内部真实性,是对一项研究的结果反映真实情况的程度的衡量,只有真实可信的结果才能作为决策的依据。内部真实性与偏倚的大小成反比。偏倚越小,结果的真实性就越高。作为二次研究,系统综述提供的证据的质量首先取决于纳入的原始研究的偏倚风险。因此,评价原始研究的偏倚风险,是系统综述不可缺少的部分,也是系统综述区别于传统叙述性综述的一个重要特征。

评价原始研究的偏倚风险还有其他用途。第一,它可以用作原始研究的入选标准之一,即对入选研究的方法学质量设立最低门槛,或者在敏感性分析中排除偏倚风险高的研究,以考察它们对总体效应估计的影响。第二,可以基于偏倚风险高低把研究分为不同的组,通过亚组分析、meta 回归等(详见本章第五节第三部分"异质性及其来源的分析"),分析异质性的原因。第三,偏倚风险是 GRADE 系统对证据质量进行分级的重要考量因素。第四,可以发现原始研究在方法学方面存在的不足,为未来研究指出改进方向。

二、影响偏倚风险的因素

偏倚风险由研究的偏倚控制措施决定,是对研究偏倚控制程度的总体衡量。有些偏倚控制措施是不同研究类型共通的,如准确测量暴露和结局、减少失访或无应答等。但每种特定的研究类型也有其特有的偏倚控制措施,如临床试验可使用合理的对照、随机分组、分组隐匿、盲法、维持原随机分组分析等偏倚控制措施。

但在实际研究中，由于种种原因，一项研究不一定采取所有这些措施，这些措施使用得越多，操作越严谨，偏倚就控制得越好，偏倚风险就越低。评价一项研究的偏倚风险就是针对该研究类型的偏倚控制措施进行分析和评价。

三、评价研究偏倚风险的方法

对于随机对照试验的评价，广为接受的方法是科克伦协作组推出的"科克伦偏倚风险评估工具"（the Cochrane risk of bias tool，RoB），目前已更新至第 2 版（即 RoB2.0）。该工具涵盖了 5 种来源的偏倚，包括随机分组过程的偏倚、偏离既定干预的偏倚、结局数据缺失的偏倚、结局测量的偏倚、结果选择性报告的偏倚。每种偏倚的风险可被评为"低"、"高"或"中等"。为提高不同评估者给出的结果之间的一致性，对于每种偏倚来源的评估，都设置了若干个提示性问题，系统综述制作者可根据他们对每个问题的回答（"是""很可能是""不是""很可能不是""没有相关信息"），按照 RoB2.0 预设的评估路线，逐步推导，最终评价每一偏倚来源的风险是"低""高"还是"中等"。然后，根据每种偏倚发生的风险，可以对整个研究发生偏倚的总体风险作出判断。最后，用彩图展示对每个研究的评估结果[绿色（+）代表低风险，红色（−）代表高风险，黄色（？）代表中等]，如图 15-3 所示。具体操作方法可参考 Jonathan AC Sterne 等 2019 年在《英国医学杂志》上所做的详细介绍。

Study #	R	D	Mi	Me	S	O
1	+	?	?	+	+	+
2	+	+	?	+	+	+
3	?	+	+	?	?	?
4	?	+	?	?	?	?
5	−	?	?	?	?	−
6	−	−	+	−	?	−

图 15-3　科克伦协作组建议的随机对照试验偏倚风险评估工具（RoB2.0）示意图

R=随机化过程中产生的偏差（bias arising from the randomisation process）；D=暴露偏差偏倚（bias due to deviations from intended interventions）；Mi=结局数据缺失偏倚（bias due to missing outcome data）；Me=结局测量偏倚（bias in measurement of the outcome）；S=选择性报告偏倚（bias in selection of the reported result）；O=总体偏倚风险（overall risk of bias）

对于诊断试验研究的偏倚风险，目前被广泛接受的评价工具是 QUADAS 修订版，即 QUADAS-2。它从患者的选择、待评价的试验、金标准，以及评价的流程和时间安排四个方面对诊断研究的方法学质量进行评价。每个方面又分为若干个提示性问题，根据每个提示性问题的回答（"是""否""不清楚"），最终评价每一偏倚来源的风险是"低""高"还是"不清楚"。QUADAS-2 在上述四个方面还设置适用性评价。具体操作方法可参考 Penny F. Whiting 等 2011 年在《内科学年鉴》上所做的详细介绍。

对于队列研究、病例对照研究和横断面研究等观察性研究，目前还没有公认的质量评价标准。但针对干预措施效果评价的观察性研究，现在常用的偏倚风险评估工具是 ROBINS-I；针对环境或职业暴露的观察性研究，常用的工具是 ROBINS-E；针对预后因素的观察性研究，常用的工具是 QUIPS。具体操作方法可参考相应的文献。

四、注意事项

在同一个原始研究中，不同结局的偏倚程度可能不同，偏倚风险此时需要针对不同结局指标分别进行偏倚风险评估。例如，当研究同时包括主观指标（如疼痛和生活质量）和客观指标（如死亡）而无盲法时，由于死亡属于"硬"结局，其信息受测量者主观因素影响很小，因无盲法而发生信息偏倚的风险较低。相反，疼痛和生活质量等属于"软"结局，无盲法时很可能会引入测量偏倚。因此，在进行偏倚风险评估时应注意，盲法对使用"软"结局的意义大于使用"硬"结局的试验。此外，对原始研究偏倚风险的评价还须考虑研究问题的特殊性。例如，盲法是随机对照试验控制偏倚的重要措施之一，但是对于评价非药物治疗（如针灸、手术和理疗）的试验，无法真正实现盲法。

第五节 分 析 数 据

系统综述的数据分析可以是定量分析，也可以是定性整合，或两者兼有。定量分析主要是指 meta 分析及围绕其而开展的一系列统计学分析和检验，这也是系统综述中最有代表性的数据分析方法，以下将它们统称为统计分析。但是，如本章第一节所述，meta 分析并不是系统综述的必要组成部分。在不做 meta 分析的情况下，仍然可以通过有组织、有条理的方式总结现有研究的结果，即定性整合。本节着重介绍以 meta 分析为代表的统计分析方法。图 15-4 总结了系统综述中统计分析的思路、内容和步骤。

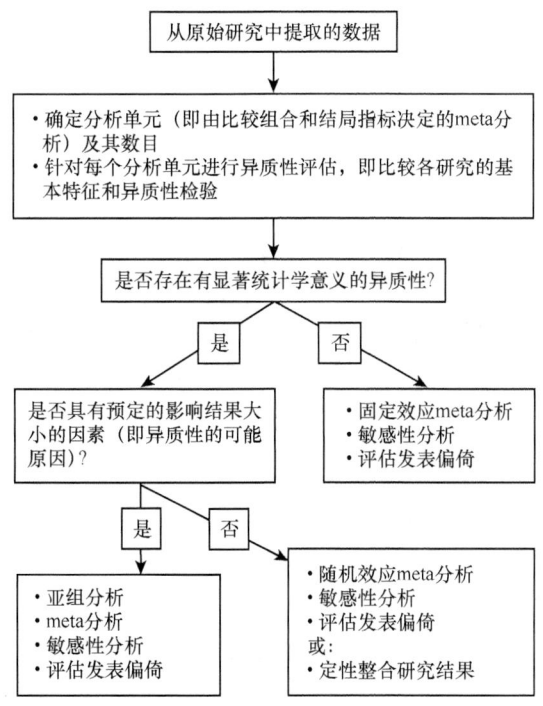

图 15-4 系统综述中统计分析的思路、内容和步骤

一、统计分析的目的和方法

和其他流行病学研究的统计分析一样，系统综述的统计分析也必须有明确的分析目的。表 15-1 总结了系统综述中常见的分析目的和相应的统计学方法。

表 15-1 系统综述中常见的分析目的和相应的统计学方法

分析目的	统计学方法
估计总效应及其置信区间	meta 分析[包括倒方差法、皮托（Peto）法、Mantel-Haenszel 法等]，又分为固定效应模型和随机效应模型
分析研究间的异质性	Q 检验和 I^2 统计量

续表

分析目的	统计学方法
探讨研究间异质性的来源	亚组分析和 meta 回归
检测发表偏倚	漏斗图（funnel plot）、Egger 检验和 Begg 检验
矫正发表偏倚的方法	基于漏斗图的剪补法（trim-and-fill method）

二、meta 分析

meta 分析合并的结果是原始研究效应的加权平均值，根据不同的研究目的和结局变量类型，原始研究的效应可用不同的指标来表示，常用的效应指标见表 15-2。meta 分析的第一步就是估计原始研究的效应量和权重，第二步则是利用第一步的信息计算效应的加权平均值。绝大多数情况下，所有这些计算均可由 meta 分析软件自动完成。因此，本部分内容中介绍的计算细节的主要目的是帮助读者理解不同 meta 分析方法的原理。

表 15-2 常见的研究目的与 meta 分析效应指标的选择

研究目的	结局变量类型	常用的效应指标举例
探索因果关系（如病因、疗效、副作用）	二分变量	率比、比值比、率差
	生存时间	风险比
	连续变量	均数差、标准化均数差
估计平均趋势（如现况、发病、疾病转归）	二分变量	现患率、发生率、生存率
	连续变量	平均数
评价诊断措施的准确性	二分变量	灵敏度、特异度、ROC 曲线下面积

如果所有原始研究都来自同一总体且不存在偏倚，则原始研究效应估计值只受到抽样误差（用其方差表示）的影响。因此，meta 分析的一个通用方法就是根据效应方差倒数的大小进行加权。方差越大，权重越小。此方法称为倒方差加权平均法（简称倒方差法），可以用于任何效应指标，是 meta 分析中使用最多的方法。另外，流行病学资料分析里常用的 Mantel-Haenszel 法和 Peto 法也是合并二分变量相关指标时常用的加权平均方法。

(一) 倒方差法

在倒方差法（inverse variance method，IV 法）中，效应量方差的倒数就是对应研究的权重。假设 θ_i 为第 i 个研究的效应量，θ 可以是率比的对数值、比值比的对数值、率差、均数差或标准化均数差等，那么加权合并效应量可由以下公式表达：

$$\theta_{IV} = \frac{\sum w_i \theta_i}{\sum w_i} \quad (15\text{-}1)$$

其中，w_i 是第 i 个研究的权重，即效应估计值标准误平方的倒数，计算公式如下：

$$w_i = \frac{1}{SE(\theta_i)^2} \quad (15\text{-}2)$$

由于标准误与样本量成反比，相对于样本量较小的研究，样本量较大的研究因为标准误较小，在合并时往往会拥有较大的权重。

加权合并值或总体值的标准误的计算公式如下：

$$SE(\theta_{IV}) = \frac{1}{\sqrt{\sum w_i}} \quad (15\text{-}3)$$

作为一种通用的 meta 分析方法，倒方差法可以用于表 15-2 中的各种效应指标。只要可以获得每个研究治疗估计值的标准误，就可以进行数据的合并。表 15-3 列举了几种常用效应指标的标准误的计算方法。

表 15-3　常用效应指标标准误的计算方法

效应测量指标	标准误的计算公式	
均数差（mean difference, MD）	$SE(MD_i) = \sqrt{\dfrac{SD_{1i}^2}{n_{1i}} + \dfrac{SD_{2i}^2}{n_{2i}}}$	（15-4）
比值比（odds raito, OR）	$SE[\ln(OR_i)] = \sqrt{\dfrac{1}{a_i} + \dfrac{1}{b_i} + \dfrac{1}{c_i} + \dfrac{1}{d_i}}$	（15-5）
相对危险度（relative risk, RR）	$SE[\ln(RR_i)] = \sqrt{\dfrac{1}{a_i} + \dfrac{1}{b_i} + \dfrac{1}{n_{1i}} + \dfrac{1}{n_{2i}}}$	（15-6）
率差（risk difference, RD）	$SE(RD_i) = \sqrt{\dfrac{a_i b_i}{n_{1i}^3} + \dfrac{c_i d_i}{n_{2i}^3}}$	（15-7）

注：SE=standard error，即标准误；SD=standard difference，即标准差；式（15-4）中 SD_1、SD_2 分别为试验组及对照组的标准差，n_1、n_2 分别为实验组及对照组的样本量；关于 a、b、c、d、n 的含义，参见表 15-4。

（二）Mantel-Haenszel 法

Mantel-Haenszel 法（简称 MH 法）适用于结局为分类变量数据的合并。下面我们就以流行病学研究中最常用的二分变量的结局为例，利用表 15-4 表达的数据展示 MH 法的计算细节。

表 15-4　结局为二分变量的研究的四格表

第 i 个研究	发生结局事件人数	未发生结局事件的人数	总人数
试验组	a_i	b_i	n_{1i}
对照组	c_i	d_i	n_{2i}
合计	m_{1i}	m_{2i}	N_i

假设 θ_i 为第 i 个研究的效应量，如比值比、率比和率差，w_i 为该研究的权重，那么 Mantel-Haenszel 加权合并效应量 θ_{MH} 可由以下公式表达：

$$\theta_{MH} = \frac{\sum w_i \theta_i}{\sum w_i} \quad (15\text{-}8)$$

值得注意的是，因效应测量指标不同，MH 法的权重和合并效应值的标准误计算方法也不同，下面将按照不同的指标分别介绍它们的计算公式。与倒方差法不同，当使用比值比和率比作为效应指标时，合并效应值时不需对数转换，但标准误的计算需以其对应的对数值为基础。

当效应测量指标为 OR 时，合并效应量（OR_{MH}）、相应权重 w_i、对数标准误 $SE[\ln(OR_{MH})]$ 及 95%CI 的计算公式分别为

$$OR_{MH} = \frac{\sum w_i OR_i}{\sum w_i} \quad (15\text{-}9)$$

$$w_i = \frac{b_i c_i}{N_i} \quad (15\text{-}10)$$

$$SE[\ln(OR_{MH})] = \sqrt{\frac{1}{2}\left(\frac{E}{R^2} + \frac{F+G}{R \times S} + \frac{H}{S^2}\right)} \quad (15\text{-}11)$$

其中，

$$R = \sum \frac{a_i d_i}{N_i} \quad (15\text{-}12)$$

$$S = \sum \frac{b_i c_i}{N_i} \tag{15-13}$$

$$E = \sum \frac{(a_i + d_i) a_i d_i}{N_i^2} \tag{15-14}$$

$$F = \sum \frac{(a_i + d_i) b_i c_i}{N_i^2} \tag{15-15}$$

$$G = \sum \frac{(b_i + c_i) a_i d_i}{N_i^2} \tag{15-16}$$

$$H = \sum \frac{(b_i + c_i) b_i c_i}{N_i^2} \tag{15-17}$$

合并的比值比对数值的 95%CI 的计算公式为

$$95\%\text{CI}[\ln(\text{OR}_{\text{MH}})] = \ln(\text{OR}_{\text{MH}}) \pm 1.96 \times \text{SE}[\ln(\text{OR}_{\text{MH}})] \tag{15-18}$$

合并的比值比的 95%CI 的计算公式为

$$95\%\text{CI}(\text{OR}_{\text{MH}}) = \exp\{\ln(\text{OR}_{\text{MH}}) \pm 1.96 \times \text{SE}[\ln(\text{OR}_{\text{MH}})]\} \tag{15-19}$$

当效应测量指标为 RR 时，合并效应量 RR_{MH}、相应权重 w_i 及其对数标准误 $\text{SE}[\ln(\text{RR}_{\text{MH}})]$ 的计算公式分别为

$$\text{RR}_{\text{MH}} = \frac{\sum w_i \text{RR}_i}{\sum w_i} \tag{15-20}$$

$$w_i = \frac{c_i n_{1i}}{N_i} \tag{15-21}$$

$$\text{SE}[\ln(\text{RR}_{\text{MH}})] = \sqrt{\frac{P}{U \times V}} \tag{15-22}$$

其中，

$$P = \sum \frac{n_{1i} n_{2i} m_{1i} - a_i c_i N_i}{N_i^2} \tag{15-23}$$

$$U = \sum \frac{a_i n_{2i}}{N_i} \tag{15-24}$$

$$V = \sum \frac{c_i n_{1i}}{N_i} \tag{15-25}$$

合并的率比对数值的 95%CI 的计算公式为

$$95\%\text{CI}[\ln(\text{RR}_{\text{MH}})] = \ln(\text{RR}_{\text{MH}}) \pm 1.96 \times \text{SE}[\ln(\text{RR}_{\text{MH}})] \tag{15-26}$$

合并的率比的 95%CI 的计算公式为

$$95\%\text{CI}(\text{RR}_{\text{MH}}) = \exp\{\ln(\text{RR}_{\text{MH}}) \pm 1.96 \times \text{SE}[\ln(\text{RR}_{\text{MH}})]\} \tag{15-27}$$

当效应测量指标为 RD 时，合并效应量 RD_{MH}、相应权重 w_i 及其标准误 $\text{SE}(\text{RD}_{\text{MH}})$ 的计算公式为

$$\text{RD}_{\text{MH}} = \frac{\sum w_i \text{RD}_i}{\sum w_i} \tag{15-28}$$

$$w_i = \frac{n_{1i} n_{2i}}{N_i} \tag{15-29}$$

$$SE(RD_{MH}) = \sqrt{\frac{J}{K^2}} \tag{15-30}$$

其中,

$$J = \sum \left(\frac{a_i b_i n_{2i}^3 + c_i d_i n_{1i}^3}{n_{1i} n_{2i} N_i^2} \right) \tag{15-31}$$

$$K = \sum \left(\frac{n_{1i} n_{2i}}{N_i} \right) \tag{15-32}$$

合并的率差的 95%CI 的计算公式为

$$95\%CI(RD_{MH}) = RD_{MH} \pm 1.96 \times SE(RD_{MH}) \tag{15-33}$$

（三）Peto 法

Peto 法一般用于合并比值比，尤其适用于干预效果很小（比值比接近 1）、结局事件不是特别常见并且试验组和对照组中具有相似样本量的情况。当原始研究中对生存数据进行了 Log-rank 检验时，Peto 法也可用于合并生存数据的结果。利用 Peto 法时，所有计算均须以对数为基础。

结合表 15-4，Peto 法的加权合并效应值 OR_{Peto}、相应的权重 w_i 及其标准误的计算公式如下：

$$\ln(OR_{Peto}) = \frac{\sum O_i - \sum E_i}{\sum V_i} \tag{15-34}$$

$$SE[\ln(OR_{Peto})] = \frac{1}{\sqrt{\sum V_i}} \tag{15-35}$$

其中,

$$O_i = a_i \tag{15-36}$$

$$E_i = (a_i + b_i)(a_i + c_i)/N_i \tag{15-37}$$

$$V_i = \frac{(a_i + b_i)(c_i + d_i)(a_i + c_i)(b_i + d_i)}{N_i^2 (N_i - 1)} \tag{15-38}$$

合并比值比对数值的 95%CI 计算公式为：

$$95\%CI[\ln(OR_{Peto})] = \frac{\sum (O_i - E_i) \pm 1.96 \sqrt{\sum V_i}}{\sum V_i} \tag{15-39}$$

合并比值比 95%CI 计算公式为

$$95\%CI(OR_{Peto}) = \exp \left(\frac{\sum (O_i - E_i) \pm 1.96 \sqrt{\sum V_i}}{\sum V_i} \right) \tag{15-40}$$

（四）加权平均方法的比较

倒方差法可用于所有可估计标准误的统计学指标；MH 法多用于二分变量的效应指标，包括比值比、率比和率差；Peto 法只可用于基于二分变量的 Peto 比值比及生存数据中风险比的合并。当个别研究样本量太小导致组内结局事件数等于或接近零时，MH 法和 Peto 法优于倒方差法。Peto 法还要求比较组之间人数接近而且比值比接近 1。根据不同的数据类型和效应测量指标，框 15-2 总结了加权合并的方法。

> **框 15-2　不同数据类型和效应测量指标的加权合并方法**
> - 合并二分类变量中 RR 和 RD 时，可选用 IV 法和 MH 法
> - 合并二分类变量中 OR 时，可选用 IV 法、MH 法和 Peto 法
> - 合并连续性变量中 WMD 和 SMD 时，可选用 IV 法
> - 合并生存数据中 HR 值时，可选用 IV 法和 Peto 法

（五）固定效应与随机效应模型

以上介绍的各种加权平均法都属于固定效应模型（fixed-effect model）。固定效应模型假设各研究所估计的是同一个真实值，即都来自同一个总体，结果不存在异质性，结果之间的差别仅仅是由抽样误差引起的，且围绕真实值上下随机波动，加权平均结果可以很好地反映真实值。

与固定效应模型相对应的是随机效应模型（random-effect model）。随机效应模型假设各研究所估计的真实值是不同的，它们来自不同的总体，结果存在异质性，结果之间的差别由抽样误差和真实差别两个因素引起。

随机效应模型常用的权重计算方法 DerSimonian-Laird 法（或简称 DL 法），其对应的方法是固定效应模型。与固定效应模型的倒方差法不同的是，随机模型在赋予权重时既要考虑研究内变异，又要考虑研究间的变异，即以研究内方差与研究间方差之和的倒数作为权重。假设第 i 个研究的效应量为 θ_i，加权合并效应量 θ_{DL} 计算公式如下：

$$\theta_{DL} = \frac{\sum w_i^* \theta_i}{\sum w_i^*} \tag{15-41}$$

其中，w_i^* 是第 i 个研究的权重，即研究内方差与研究间方差之和的倒数，计算公式如下：

$$w_i^* = \frac{1}{SE(\theta_i)^2 + \hat{\tau}^2} \tag{15-42}$$

这里，$SE(\theta_i)^2$ 是第 i 个研究的方差，$\hat{\tau}^2$ 是研究间的方差。研究间的方差是固定的，用于一项 meta 分析包含的所有研究。

加权合并估计值的标准误可由以下公式计算：

合并效应量 θ_{DL} 的 95%CI 为：

$$SE(\theta_{DL}) = \frac{1}{\sqrt{\sum w_i^*}} \tag{15-43}$$

$$95\%CI(\theta_{DL}) = \hat{\theta}_{DL} \pm (1.96 \times SE(\theta_{DL})) \tag{15-44}$$

注意，当 τ^2 为零时，权重 w_i^* 就等于固定效应模型下倒方差法中的权重 w_i。当 τ^2 不为零时，随机效应模型的权重 w_i^* 将小于固定效应模型权重 w_i，加权合并结果的标准误将大于固定效应模型，因此效应的点估计值一般与固定效应模型接近，而置信区间通常宽于固定效应模型。

另外，由于 τ^2 是一个固定值，同等地赋予所有纳入的研究，会缩小研究间权重的相对差别，增加小样本研究的相对权重，降低大样本的相对权重，而且 τ^2 越大，研究间权重的相对差异就越小。

随机效应模型加大了小样本研究的相对权重。然而，如果小样本研究存在偏倚，如方法学质量偏低或选择性发表阳性结果，那么随机效应模型就会增加这种偏倚的影响。这时，可以选择使用亚组分析或是围绕小样本量研究进行敏感性分析，希望小样本研究对随机效应模型的结果影响不大。

一般来讲，固定效应模型适用于合并具有同质性的研究，随机效应模型适用于合并具有异质性的研究。在固定效应模型里，不同研究的结果就如同多个人对同一栋楼高度的测量结果，其真实高

度只有一个，是固定的，合并的结果是对该楼高度的估计。在随机效应模型里，不同研究的结果就如同多个人对某个地方不同建筑高度的测量结果，不同楼的真实高度不同，是变化的，合并的都是来自不同人的测量结果，合并的结果是对这些高楼平均高度的估计。

（六）展示 meta 分析结果

meta 分析的结果常用森林图（forest plot）展示。图 15-5 显示了采用固定效应模型 MH 法合并 28 项尼古丁口胶对比安慰剂/空白治疗研究的比值比的 meta 分析结果。图最左侧一栏是原始研究的标识（一般是第一作者姓氏和发表年份的组合），从左到右第二栏是尼古丁口胶治疗组戒烟人数和总人数，第三栏是安慰剂/空白治疗组戒烟人数和总人数，第四栏为 meta 分析中每个研究的相对权重，第五栏是每个研究的效应点估计值及其 95%CI，效应指标为比值比。尼古丁口胶组与安慰剂/空白治疗组的总人数分别为 5275 人和 5331 人，成功戒烟者总数分别为 943 人和 685 人，总权重为 100%，合并比值比为 1.58，95%CI 为 1.41～1.76。

森林图最右侧的图示部分是森林图的核心部分。每条线段中间方块的中心代表比值比的点估计值，方块的大小代表一项研究相对权重的大小，线段的宽度表示其 95%CI。中心上下贯穿整个森林图的纵轴代表的比值比为 1，表示两组结局事件的发生率完全没有区别。如果结果在中心轴的左侧，则表示安慰剂/空白治疗优于尼古丁口胶；在中心轴的右侧则表示尼古丁口胶优于安慰剂/空白治疗。如果一条线段完全在中心轴的一侧，则说明两组间的差异有统计学意义（$P<0.05$）；相反，如果一条线段穿过中心轴，则说明组间差异没有统计学意义（$P>0.05$）。图 15-5 中有 19 项的结果穿过中心的纵轴，说明这些单独的研究结果都没有统计学意义。下面的菱形为合并的结果，菱形的中心为合并后的点估计值，左右两端分别表示 95%CI 的下限和上限。合并的总体效应显示尼古丁口胶的戒烟疗效优于安慰剂或空白治疗，差别有统计学意义（$OR=1.58$，95%CI=1.41～1.76，$P<0.00001$）。另外，左下方的数据显示，异质性检验的 $\chi^2=39.31$，$df=27$，$P=0.06$，$I^2=31\%$，显示有中度异质性（可参见本节第三部分"异质性及其来源的分析"）。针对总体效应检验的 $Z=7.97$，$P<0.00001$，显示两组差别有统计学意义。

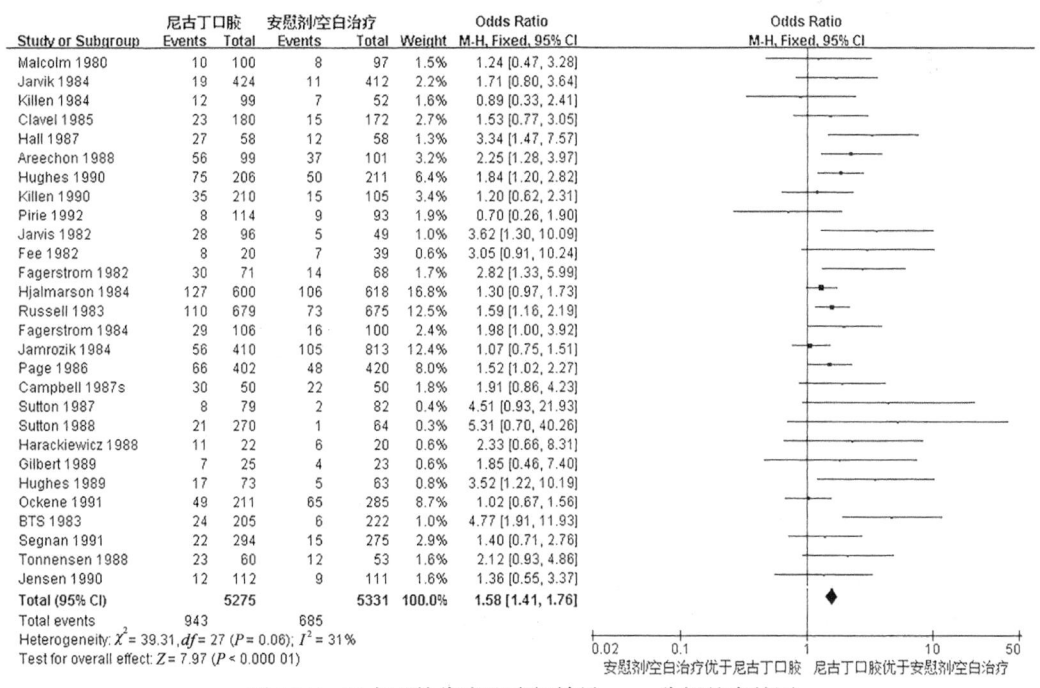

Study or Subgroup	尼古丁口胶 Events	Total	安慰剂/空白治疗 Events	Total	Weight	Odds Ratio M-H, Fixed, 95% CI
Malcolm 1980	10	100	8	97	1.5%	1.24 [0.47, 3.28]
Jarvik 1984	19	424	11	412	2.2%	1.71 [0.80, 3.64]
Killen 1984	12	99	7	52	1.6%	0.89 [0.33, 2.41]
Clavel 1985	23	180	15	172	2.7%	1.53 [0.77, 3.05]
Hall 1987	27	68	12	58	1.3%	3.34 [1.47, 7.57]
Areechon 1988	56	99	37	101	3.2%	2.25 [1.28, 3.97]
Hughes 1990	75	206	50	211	6.4%	1.84 [1.20, 2.82]
Killen 1990	35	210	15	105	3.4%	1.20 [0.62, 2.31]
Pirie 1992	8	114	9	93	1.9%	0.70 [0.26, 1.90]
Jarvis 1982	28	96	5	49	1.0%	3.62 [1.30, 10.09]
Fee 1982	8	20	7	39	0.6%	3.05 [0.91, 10.24]
Fagerstrom 1982	30	71	14	68	1.7%	2.82 [1.33, 5.99]
Hjalmarson 1984	127	600	106	618	16.8%	1.30 [0.97, 1.73]
Russell 1983	110	679	73	675	12.5%	1.59 [1.16, 2.19]
Fagerstrom 1984	29	106	16	100	2.4%	1.98 [1.00, 3.92]
Jamrozik 1984	56	410	105	813	12.4%	1.07 [0.75, 1.51]
Page 1986	66	402	48	420	8.0%	1.52 [1.02, 2.27]
Campbell 1987s	30	50	22	50	1.8%	1.91 [0.86, 4.23]
Sutton 1987	8	79	2	82	0.4%	4.51 [0.93, 21.93]
Sutton 1988	21	270	1	64	0.3%	5.31 [0.70, 40.26]
Harackiewicz 1988	11	22	6	20	0.6%	2.33 [0.66, 8.31]
Gilbert 1989	7	25	4	23	0.6%	1.85 [0.46, 7.40]
Hughes 1989	17	73	5	63	0.8%	3.52 [1.22, 10.19]
Ockene 1991	49	211	65	285	8.7%	1.02 [0.67, 1.56]
BTS 1983	24	205	6	222	1.0%	4.77 [1.91, 11.93]
Segnan 1991	22	294	15	275	2.9%	1.40 [0.71, 2.76]
Tonnesen 1988	23	60	12	53	1.6%	2.12 [0.93, 4.86]
Jensen 1990	12	112	9	111	1.6%	1.36 [0.55, 3.37]
Total (95% CI)		5275		5331	100.0%	1.58 [1.41, 1.76]
Total events	943		685			

Heterogeneity: $\chi^2=39.31$, $df=27$ ($P=0.06$); $I^2=31\%$
Test for overall effect: $Z=7.97$ ($P<0.00001$)

图 15-5　尼古丁替代疗法戒烟效果 meta 分析的森林图

三、异质性及其来源的分析

(一) 异质性及其来源

有关同一问题的同一类型研究的结果之间的差异可能由三种不同的因素引起：临床因素、方法学因素、偶然因素。无论临床因素和方法学因素是否存在，偶然因素引起的差异总是存在的，是总体变异的一个部分或全部。在 meta 分析里，一般把源于临床因素和方法学因素这些非偶然因素造成的变异称为异质性，并分别称为临床异质性和方法学异质性。如果没有异质性存在，则说明不同研究之间结果的差异主要是偶然因素引起的，这时我们会说研究结果具有同质性。

偶然因素引起的变异系指由于抽样引起的研究结果间的差异，因此又可以看作是抽样误差引起的变异。临床异质性是指研究因研究对象、干预措施、对照治疗、结局指标、干预环境等临床方面的不同而引起的研究间结果的变异。方法学异质性是指研究在设计种类、偏倚控制、统计分析等方法学方面的不同而引起的研究间结果的变异。

除偶然因素引起的变异外，临床异质性和方法学异质性都具有重要的实践意义。通过合并多个不同研究的数据，可以有效地增加样本量，降低抽样误差，提高总体结果的精确度，从而减少偶然性对总体结果的影响，这正是 meta 分析的基本目的。就临床异质性而言，异质性的存在犹如交互作用或效应修饰作用的存在，对医学决策意义重大。例如，如果同一种药物在女性中有效而在男性中无效，那么就应该区别对待，将药物只推荐给女性，而不能做一个笼统的有效的结论（即在男性和女性中都有效），这样会误导临床实践。就方法学异质性而言，如果高质量的研究显示的结果不同于低质量的研究，合并的结果和结论就应该主要甚至完全基于高质量研究。

(二) 异质性检验

如果结果变异完全是偶然因素造成的，则变异应该是有限的。换言之，在研究数量已定的情况下，我们就有足够的把握（如 95%）认为，观察到的总体变异应该小于一个特定的上限值。如果观察到的实际变异大于这个上限值，则说明可能存在重要的临床和（或）方法学异质性，需要进一步分析异质性的原因。否则，将没有充分的理由认为临床和方法学异质性的存在，变异主要是偶然因素造成的，用 meta 分析进行合并是合理的。系统综述中用于测量一组研究结果异质性的大小并估计其完全源于偶然因素的可能性的显著性检验称为异质性检验。常用的异质性检验方法包括 Q 检验和 I^2 统计量。

1. 科克伦 Q（Cochran Q）检验 在 Cochran Q 检验里，一组研究结果实际总变异的大小可以用以下公式测量：

$$Q = \sum w_i \left(\theta_i - \hat{\theta}\right)^2 \tag{15-45}$$

式中，w_i 为第 i 个研究的权重值，θ_i 为第 i 个研究的效应量，$\hat{\theta}$ 为合并的效应量。因为 Q 服从于自由度为 $k-1$ 的 χ^2 分布，因此如果实际总变异完全是偶然因素造成的，即不存在临床和方法学异质性，那么我们就会有 95% 的把握肯定，实际观察到的总变异 Q 值将不会超过其理论变异的上限值 $\chi^2(\alpha, df)$。相反，如果实际 Q 大于 $\chi^2(\alpha, df)$，由于偶然因素不可能引起如此大的变异，因此推测很可能存在临床和（或）方法学异质性。这里，df 是自由度，等于纳入的研究的数目 $k-1$，α 为统计学检验的一类错误，一般定为 0.05。

一般来讲，meta 分析通常纳入的研究数目较小，这种情况下，Q 检验的检验效能较低，容易出现假阴性错误，即漏检实际存在的异质性。为了提高检验效能，一般会将异质性检验的 α 错误设为 0.10，而不是常用的 0.05。结果判断方法如下：如果 $Q \geq \chi^2_{(\alpha=0.10, df=k-1)}$，则 $P \leq 0.10$，提示可能存在临床和（或）方法学异质性；否则，如果 $Q < \chi^2_{(\alpha=0.10, df=k-1)}$，则 $P > 0.10$，提示可能不存在重要的临床和（或）方法学异质性，但因为 Q 检验效率比较低，此时也不能排除真实异质性存在的可能性。Q 值越大，其对应的 P 值越小，表明研究间存在临床或方法学异质性的可能性就越大。

2. I^2 统计量　异质性的大小还可以用 I^2 表达，I^2 是指非偶然因素引起的异质性占实际总变异的百分数，其计算公式如下：

$$I^2 = \frac{(Q-df)}{Q} \times 100\% \tag{15-46}$$

其中，Q 为实际观察到的变异大小，df 为自由度 $k-1$，k 为纳入分析研究的总数。I^2 统计量经过自由度的矫正，不受纳入研究数目的影响，可用于研究数目不同的情况。

当 $Q<df$ 时，即 I^2 为负数时，设 I^2 为 0。当 $I^2=0$ 时，说明观察到的总变异主要是抽样误差引起的，可能不存在非偶然因素引起的异质性；I^2 越大，表示非偶然因素引起的异质性越大，存在临床和（或）方法学异质性的可能性就越大。当 I^2 统计量大约为 25%、50% 或 75% 时，分别表示有低度、中度和高度异质性。或者当 $I^2>50\%$ 时，说明存在比较明显的异质性。

（三）处理异质性的方法

Q 检验或 I^2 统计量发现研究间存在明显异质性时，可按图 15-6 所示的流程图对异质性进行处理，各种方法的详情见下。

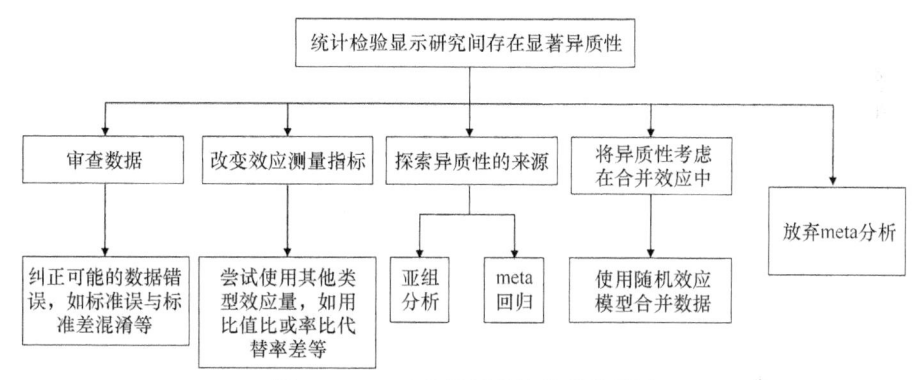

图 15-6　meta 分析异质性处理流程图

1. 纠正数据的错误　有时异质性可能是由于提取的数据或中间计算的数据错误造成的。例如，对连续性变量来说，如果将标准误当作标准差来使用，可使相应研究效应值的 95%CI 变得很窄，减少了各个研究间置信区间的重叠，产生异质性的假象。

2. 改变效应测量指标　效应测量指标的选择与异质性关系很大。例如，对连续性变量来说，当不同研究测量效应时使用了不同的结局或同一结局的不同测量方法时，如选用均数差而不是标准化均数差作为效应指标，则可能错误地造成极大的异质性。对二分类变量来说，使用比值比和率比时出现异质性的机会远远小于率差。

3. 探索异质性的来源　采取了以上措施之后，如果异质性仍然存在，这时就需要采取进一步措施探索异质性的来源。如前所述，异质性的本质是交互作用或效应修饰作用，因此其分析策略也类似，分析方法主要包括亚组分析和 meta 回归。一般只围绕预先设定的可能影响效应的因素进行分析，而不是在知道了研究结果之后进行事后分析，因为事后分析可能产生假阳性结果，详细讨论请见本节"探索异质性的来源"部分。

4. 采用随机效应模型进行合并　当异质性存在且不能解释其来源时，可选择随机效应模型进行合并。

5. 放弃 meta 分析　当研究数目不大，但研究间异质性很大时，可以放弃 meta 分析，只对不同研究分别进行描述。例如，效应方向明显不一致，或置信区间互不重叠，且研究间在 PICOS 上存在重要差异，且又无法用亚组分析或回归分析解释异质性的原因，此时不应盲目进行 meta 分析。

（四）探索异质性的来源

异质性的主要来源包括临床因素和方法学因素两个方面,相当于传统流行病学概念里的交互作用或效应修饰作用,即关联强度或疗效大小随某些临床因素的变化而变化的现象。如前所述,交互作用具有重要的实践意义,应该尽可能探明。分析异质性来源的方法主要包括亚组分析和 meta 回归分析。

1. 亚组分析 按照研究的特征,如设计类型和人群特征等因素,将研究分成不同的组别,针对同一组内的研究,进行 meta 分析,估计合并的结果,并比较不同组别的合并结果是否存在差异,这种分析方法就是亚组分析。

进行亚组分析时,用以分组的因素是关键。分组的因素就是可能引起研究间异质性的原因。对于一项系统综述纳入的研究,可能导致它们结果差异的原因是多种多样的,主要包括临床和方法学因素。研究方法学因素包括研究类型(如随机对照试验还是队列研究)和偏倚控制措施(如临床试验结局测量方法、分组方法、分组隐匿、盲法、随访率、意向性治疗分析等)。临床因素主要是与 PICOS 有关的因素,如患者的性别、年龄、病情轻重、给药途径、剂量、总疗程以及结局指标的选择和治疗条件的好坏等。

在制定研究方案时,研究者须对众多可能的原因进行分析,并提出最可能引起异质性的一个或几个因素,然后只针对这一个或几个预先确定的因素进行亚组分析。在收集数据以后基于数据可得性进行的非预先设定的亚组分析很容易导致假阳性结果,尤其是当分组因素很多的时候,这类亚组分析应尽可能避免。

系统综述的亚组分析一般是基于原始研究特征形成的亚组。例如,按照整个研究中研究对象平均年龄或男性比例将研究划分为两组,分别估计每组的疗效,并对其结果进行比较。有时,系统综述的亚组分析是基于原始研究报告的同样亚组分析的结果。例如,很多原始研究都分别报告了治疗在男性亚组中的效果以及在女性亚组中的效果,系统综述就可以分别合并该药物在男性中和女性中的效果,并比较它们的差异。有时,亚组分析则是基于两种亚组数据。基于原始研究内部亚组来进行的亚组分析优于根据研究整体特征进行分组的亚组分析。

在判断交互作用存在与否时,以下情况出现越多,交互作用存在的机会就越大:①亚组分析是在制订 meta 分析计划时而不是在分析过程中提出的;②亚组间的差异是检验的少数因素之一;③亚组间的差异是来自原始研究内部亚组的差异;④亚组间的差异足够大;⑤亚组间的差异具有显著统计学意义;⑥亚组间的差异在不同的研究间一致;⑦亚组间的差异有外部证据的支持。

2. meta 回归分析 系统综述里的回归分析称为 meta 回归(meta-regression),是基于集合数据的加权回归分析。回归模型一般会使用一般线性模型(general linear model);因变量是研究效应的点估计,如比值比的对数值;自变量是用来解释异质性的因素;权重变量为 meta 分析中给予每个研究的权重。

亚组分析一次可以处理一个异质性因素,而 meta 回归可以同时处理多个异质性因素,并控制多个因素的影响。值得注意的是,纳入回归分析的研究数目不能太少,一般来说,每纳入一个异质性因素需要至少 10 个研究。

四、敏感性分析

进行系统综述时,有时对一个定义、方法或程序可能存在两种(或多种)似乎同样合理的选择,研究者不能确定哪个更好。这时可以对原定义、方法和(或)程序做适当的改动,这个变动可能会改变个别研究的合格性和(或)个别研究的数据的赋值,依据新的研究数目和数据,重新进行 meta 分析,并与原分析结果比较,评估原 meta 分析的结果的稳定性和可靠性,这样的分析就称为敏感性分析(sensitivity analysis)。

如果敏感性分析结果与原分析结果相比没有本质的区别,那么敏感性分析就会加强原分析结果的可信度。如果敏感性分析结果与原分析不同，则需谨慎解释原分析的结果。敏感性分析中可改变或修正的内容一般包括以下几个方面：

（1）研究类型和研究质量，如排除低质量的研究。

（2）研究对象、干预措施及结果的定义和测量，如排除采用了某种准确度欠佳的结局测量方法的研究。

（3）数据提取方法和缺失数据的估计方法，如对一个数据的两种提取方法。

（4）统计模型，如使用不同的权重方法或不同的模型。

重要的是，对研究中的定义、方法和（或）程序的修改必须有足够的理由，而且尽可能事先设定。根据研究结果进行事后设定的敏感性分析，有很大的主观性，应慎重做结论。

五、发表偏倚的检测和矫正

（一）发表偏倚及其处理对策

发表偏倚（publication bias）是系统综述里特有的一种选择偏倚，是由于原始研究被选择性地发表而导致的系统综述结果的偏倚。由于过去杂志空间的限制，以及读者对"阳性"结果的偏好，研究者、审稿人及杂志编辑在选择论文发表时会有意无意地更偏向那些大型的或者具有统计学意义的研究，致使很多小型研究和无统计学意义的"阴性"研究没有机会发表。系统综述收集相关研究主要依赖于电子文献库的检索，但是电子文献检索不能发现没有发表的研究，从而导致在被纳入的合格研究中，阳性研究所占的比例高于真实情况，进而使meta分析合并得到的总效应值高于真实值。

解决发表偏倚的有效策略是研究注册，即要求研究者在研究开始之前就将有关信息公布到网上，留下记录，之后无论得到阳性还是阴性结果，都无法隐瞒这个研究的存在。有些注册网站还会要求注册者在获得研究结果之后将其公布在网站上，相当于另一种形式的"发表"。研究注册在临床试验方面已经十分普遍。但是，注册数据的利用尚处在初级阶段，且不能解决过去没有发表的研究的问题，而且对观察性研究的注册关注较少。在研究实施阶段，与研究者和有关机构联系，搜集未发表的研究，是减少发表偏倚的主要方法，但是效果往往不好。在数据分析阶段，目前普遍使用的检测和纠正发表偏倚的方法是基于漏斗图发展起来的一套方法。

（二）漏斗图的原理

以研究结果作为横坐标，以能够代表研究结果精确度的某种指标（如样本量、研究结果的标准误等）作为纵坐标，将一项meta分析纳入的研究绘成一个散点图。如果这些研究来自同一个总体，代表的是同一个真实值，那么代表这些研究结果的散点会形成一个对称的倒置漏斗形状的图形，系统综述里称之为漏斗图（funnel plot）。漏斗图是用来检测发表偏倚的重要工具。

在漏斗图里，如果以样本量为纵坐标，小样本研究会坐落在下部，大样本研究则坐落在上部，且围绕图形横轴的中心点呈对称分布。由于小样本研究效应值的变异程度较大，精确度较低，因而其结果分布比较分散，与中心值的平均距离较远。相反，大样本效应值的变异程度较小，精确度较高，因而其结果分布比较集中，与中心值的平均距离较近。研究结果与中心值的距离随样本量的增加而减小，散点图呈倒置漏斗状。

当发表偏倚存在时，即部分或全部小型阴性研究没有发表时，漏斗图底部显示治疗无效的一侧会变得稀疏或完全缺失，使整个图形失去对称性，不对称性越明显，发表偏倚的可能性就越大，meta分析高估真实结果的程度就会越大。图15-7展示了46个评价针灸治疗脑卒中效果的随机对照试验的结果，是一个以样本量为纵坐标、干预效果（率差）为横坐标的漏斗图。这些研究的结果基本分布在无效线的右半部分，即绝大多数研究都是阳性结果，认为针灸可以降低卒中的发生率，图形严重非对称分布，显示可能存在发表偏倚。

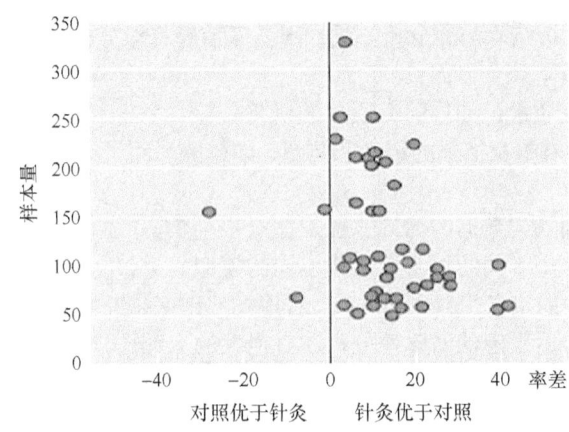

图 15-7　评价针灸预防卒中效果的 46 个随机对照试验的漏斗图

值得注意的是，研究发现，样本量不是漏斗图纵坐标的最优选择，建议使用效应指标对应的标准误作为纵坐标，而横坐标应取效应量或其对数值。为了准确判断漏斗图的对称性，一般来讲需要绘制足够的漏斗图，《Cochrance 干预措施系统评价手册》建议至少需要 10 个独立研究，如果研究数目过少，则难以排除偶然因素造成的漏斗图不对称性。

（三）漏斗图的对称性检验及结果解释

用肉眼观察、判断漏斗图的对称与否存在很大的主观性。同一个图，一个人可能认为是对称的，另一个人则可能会认为是非对称的。为避免主观性，可采用客观的定量分析方法，常用方法包括 Begg 检验和 Egger 检验。但应注意，当研究数目太少时，两者的统计效能均较低，此时，若其结果未能显示"漏斗图不对称"，则可能是假阴性结果。

当检验结果有统计学意义时，除了发表偏倚外，还有以下几种原因可能会导致这种差别。首先是文献检索不全。小型阴性研究的缺如未必是选择性发表引起的，也可能是由于小型阴性研究多不在英文杂志发表，或是被引用机会较少，因此不易被发现和收集。但是，漏检了小型阴性研究对合并结果的影响与发表偏倚无异。

其次，研究间的异质性导致漏斗图不对称。例如，小型研究经常是在理想的干预环境中进行的，而大型研究则是在现实的一般干预环境中进行的，这时小型研究的效应一般都会大于大型研究，这并不是发表偏倚导致的。另外，小型研究也可能存在更多的方法学问题，或可能有造假，或分析方法不当，夸大了真实效应。

最后，漏斗图不对称也可能是横轴和纵轴指标选择的问题。以二分类变量数据为例，漏斗图横坐标可选用的效应指标包括比值比、率比、率差等，同时又有多种纵轴指标可以选择，如标准误、标准误的倒数和样本量，选用不同指标时所产生的漏斗图的形状（尤其是对称性）可能不一样，因此关于发表偏倚的结论可能不同。

（四）漏斗图的正确使用

如上所述，一方面，不对称的漏斗图有多种可能的解释，发表偏倚只是其中一种；另一方面，对称的漏斗图也不能证明发表偏倚一定不存在，可能是因为研究数目太少或是横轴和（或）纵轴指标的选择问题而导致的"假阴性"。因此，如何使用和解读漏斗图可能会引起困扰。正确的做法是，当发现不对称的漏斗图时，暂且认为它是发表偏倚引起的，并借助剪补法对 meta 分析合并的结果进行矫正，如果矫正前后的结果差异不大且都没有显著统计学意义，则说明发表偏倚不存在，或即使存在偏倚也很小，就可以做出干预措施无效（或不存在因果关系）的结论。如果矫正前后的结果存在差异且都有统计学意义，这时应假定发表偏倚存在，但不影响关于治疗是否有效的定性结论，而关于效果有多大的定量结果则可将比较保守的结果作为参考。如果矫正前后的结果存在明显差异甚至方向相反，这时需要慎重下结论，应尽可能排除漏斗图非对称性的其他原因，才能认为发表偏倚可能存在。

第六节 撰写报告

为保证系统综述研究报告的科学性、规范性和透明性，2009年，一个由系统综述作者和方法学家组成的国际小组制定了《PRISMA 声明》。PRISMA 的全称是 Preferred Reporting Items for Systematic Reviews and Meta-analyses（系统综述和 meta 分析应该优先报告的条目）。2021年，该小组推出了《PRISMA 声明》的修订版，并称之为《PRISMA 2020 声明》，旧版则改称为《PRISMA 2009 声明》以示区别。《PRISMA 2020 声明》由一个包含27个报告条目的清单和一个文献筛选流程图组成（图15-2）。考虑到不同类型的系统综述和 meta 分析在某些方法和报告细节上与传统的系统综述有所不同，近年来，国际上也制定了相应 PRISMA 扩展版。PRISMA 及其 PRISMA 扩展版的报告规范可以从官方网站（https://www.prisma-statement.org）上免费获取。在撰写和发表系统综述和 meta 分析的论文时，应遵循相应的报告规范。

第七节 系统综述的偏倚及其评价

系统综述和其他流行病学研究一样，如果在设计、实施、分析等环节出了问题，也会引入偏倚，影响最后结果和结论的真实性。系统综述中的偏倚可分为选择偏倚、信息偏倚和混杂偏倚。不同的是，系统综述中这三种偏倚都存在两个层面，即原始研究在三个方面的固有问题，以及系统综述制作过程中引入的新的偏倚。

一、选择偏倚

选择偏倚是系统综述中最重要的偏倚来源，原因是实际收集到的研究与"研究总体"之间存在差异。"研究总体"指与研究题目相关的所有已经完成的研究，实际收集到的研究指最后纳入系统综述的研究。实际纳入的研究与"研究总体"之间的差异的原因有多种，主要包括纳入和排除标准不当或不明确、文献检索策略和方法不当、发表偏倚、语言偏倚（language bias）、地区偏倚（geographical bias），以及根据结果人为地纳入或排除个别研究等。

除非研究问题明确需要，如中国某疾病发病率的研究，否则对于一般性的科学问题的研究（如病因和疗效），所有文献检索都不应在发表语言、研究地点和人群等方面进行限制。在实际系统综述中，语言和地区限制是常见的选择偏倚。例如，研究发现中国针灸临床试验几乎百分之百的结果都是阳性的，但是在西方国家完成的试验里只有50%是阳性结果。如果一项系统综述只包含了在中国完成的研究，显然会导致选择偏倚。但是，对于大部分研究问题，英文发表的研究一般阳性结果偏多，因此只包含英文发表的研究，会高估实际的结果。

二、信息偏倚

在系统综述里，信息主要来自原始研究的集合数据，如果变量的定义不合理或不明确，或者数据提取方式不正确，或者原始信息不准确，或者原始研究中有关信息缺如，都会导致提取的数据不准确，从而引起系统综述结果的信息偏倚。如前所述，控制信息偏倚，需要在定义变量和提取数据上下功夫，必要时应和原作者取得联系，核实可疑的信息或索取缺如的信息。

三、混杂偏倚

在系统综述里，混杂偏倚首先可能来自原始研究。然而，即使原始研究是高质量随机对照试验，在亚组分析时，不同组的原始研究在其他可能影响效应估计因素方面的不可比性，仍可能对两组合并效应的比较产生混杂作用。如果有足够的高质量研究，控制混杂的首要方法是尽可能依赖混杂作用较小的原始研究，如随机对照试验，或是充分有效地控制了主要混杂因素的观察性研究。

四、质量评价

系统综述的质量高低有别。因此，利用系统综述进行实践和决策的读者，需要对系统综述的真实性进行评价。由荷兰和加拿大的专家在 2007 年制定的评估系统评价的测量工具（a measurement tool to assess systematic reviews，AMSTAR），是目前较为公认的系统综述质量评价工具。2017 年，专家组推出了 AMSTAR 的修订版，即 AMSTAR2。该工具从系统综述是否事先制定了研究方案、文献检索是否系统全面、文献筛选和数据提取是否可重复等 10 个方面、16 个条目出发，对系统综述的实施过程和所采取的偏倚控制措施进行评价。有关细节，读者可从 AMSTAR 的官方网站上免费获得。AMSTAR 既可以作为评价系统综述结果真实性的工具，也是研究者认识和控制系统综述偏倚的重要参考文献。

思 考 题

1. 系统综述与 meta 分析的关系是什么？
2. 试提出一个结构化的临床研究问题。
3. 举例说明在文献检索时可对哪些方面进行限制？
4. 随机对照试验偏倚风险评价的常用工具是什么？评价的结果可以有哪些用途？
5. 试比较 meta 分析中三种常用的加权平均方法。
6. 固定效应模型和随机效应模型的区别是什么？
7. 当异质性检验发现研究间存在显著异质性时，应如何处理？
8. 亚组分析与敏感性分析的区别是什么？
9. 造成发表偏倚的原因是什么？漏斗图不对称的可能原因有哪些？
10. 系统综述报告规范及系统综述质量评价工具分别有哪些？

（唐金陵　杨智荣）

第十六章 基于真实世界数据的临床科研模式探讨

近年来，基于真实世界数据，开展真实世界数据研究所产生的真实世界证据，已广泛地应用于疾病管理、医疗产品评价和医疗卫生决策等领域，并受到医疗卫生决策者、执业者、研究者、医药企业的广泛关注。在本章中，我们介绍了真实世界数据研究的相关定义，阐述了如何运用观察性和实验性的研究设计开展真实世界数据研究，以及真实世界数据研究在医疗产品评价和疾病防治中的应用，并对国内外真实世界数据研究现状进行了介绍。

第一节 真实世界数据研究概述

一、真实世界数据的定义和数据来源

（一）真实世界数据的定义

真实世界数据（real world data，RWD）的定义在不同机构或组织间存在一定差异，如美国食品药品监督管理局将其定义为从不同来源收集的患者健康状况、提供的保健服务等相关数据。我国国家药品监督管理局药品审评中心（Center for Drug Evaluation，CDE）将其定义为日常所收集的各种与患者健康状况、诊疗及保健有关的数据。目前被广泛接受的真实世界数据定义是指来自现实临床医疗环境，反映实际诊疗服务过程和真实医疗条件下患者健康状况的数据。该定义的核心是区别于传统临床试验中的理想环境，强调数据源于真实医疗场景，数据的产生和收集过程与实际临床医疗实践保持较好统一。

（二）真实世界数据的来源及分类

真实世界数据的来源非常广泛，按照数据收集类型可分为常规收集的健康医疗数据（routinely collected health data，RCD）和基于研究目的的主动收集的健康医疗数据，不同数据的具体来源见表16-1。

表16-1 常见的真实世界数据

真实世界数据类型	数据来源
常规收集的健康医疗数据	医院信息系统数据（如医院电子病历/电子健康档案）
	医疗保险理赔数据
	区域医疗数据
	药品不良反应监测数据
	器械不良事件监测数据
	公共卫生监测数据（如传染病监测数据）
	管理性登记库数据（如出生/死亡登记）
	个人健康监测数据（如可穿戴设备数据）
	……
主动收集的健康医疗数据	调查数据
	登记数据
	实效性临床试验中收集的数据
	……

RCD 是指基于医疗和卫生管理为目的收集的数据，这些数据的收集无预先设定的研究目的。常见的 RCD 包括医院信息系统数据（如医院电子病历、电子健康档案、实验室信息管理系统、医学影像信息管理系统等）、医疗保险理赔数据（如基本医疗保险数据库、商业健康保险数据库）、区域医疗数据、药品不良反应监测数据、公共卫生监测数据（如传染病监测、预防接种不良事件监测数据等）、管理性登记库数据（如出生/死亡登记）、个人健康监测数据（如基于智能手机的监测数据、可穿戴设备数据）等。其中，区域医疗数据是整合区域内（如区、县、市等）的多种数据资源所形成，如多家医院的信息系统数据、医保理赔数据、出生/死亡登记数据等。

主动收集的健康医疗数据是指基于特定研究目的而主动收集的数据。在临床科研实践中，当常规收集的医疗数据不能满足特定研究目的时，则需要在实际诊疗环境下额外主动收集相关数据。例如，注册登记数据，即利用信息收集表（如病例报告表）主动收集临床和其他来源的数据，一般包括患者自报数据和长期随访数据等，收集信息通常较为丰富。

二、真实世界数据研究

（一）真实世界数据研究的概念

真实世界数据研究（real world data study，RWS）是指围绕相关科学问题，综合运用流行病学（主要包括临床流行病、药物流行病）、生物统计学、循证医学等多学科方法技术，基于真实世界数据开展的研究。通过真实世界数据研究，可将真实世界数据向证据进行转化，所产生的证据即为真实世界证据（real world evidence，RWE）。

（二）真实世界数据研究的特点

真实世界数据研究以研究问题为导向，实施过程包括提出研究问题、明确研究目标、制定研究方案、获取研究数据、开展数据分析和研究结果报告等，其实施过程与传统临床研究总体类似。开展真实世界数据研究的数据来源广泛，种类多样，可以采用常规收集的健康医疗数据，也可采用基于特定研究目的的主动收集的数据。开展真实世界数据研究既可采用观察性研究设计（如队列研究、病例对照研究、横断面研究等），也可以采用干预性研究设计（如实效性随机对照试验）。

（三）真实世界数据研究与传统 RCT 的联系与区别

真实世界数据研究与传统随机对照试验（RCT）都可用于如药物等干预措施的有效性和安全性评价。作为评价干预措施疗效的"金标准"研究设计，传统 RCT 是证明干预措施效力的关键。通常情况下，药品和医疗器械上市前的有效性和安全性证据均需要来源于传统 RCT，真实世界数据研究是传统 RCT 的重要补充，不会取代传统 RCT，但二者在研究目的、研究设计等方面存在一定区别。在研究目的的方面，由于传统 RCT 人群的高度选择，采用严格的随机化分组、可能严格控制干预和对照、随访与实际存在差异等，研究结果常用于评价干预措施在理想情况下的效力（efficacy）。而真实世界数据研究通常用于探索实际诊疗环境下的干预措施实际治疗效果（effectiveness）。另外，除了干预措施的疗效评价外，真实世界数据研究可应用的领域更为广泛，包括但不限于疾病负担调查、诊断准确性评价、疾病治疗模式调查、医疗技术的经济学评价、护理质量评价等领域。

第二节　真实世界数据研究的设计与实施

按照流行病学研究设计类型分类，真实世界数据研究设计可以分为观察性研究设计和干预性研究设计（又称实验性研究设计）。观察性研究设计即指研究者在未施加干预措施的情况下，基于常规收集、主动收集的健康医疗数据（如医院电子病历数据），开展数据分析，以获得真实世界证据的研究设计。相对于观察性研究设计，干预性研究指在开展研究过程中存在研究者主动施加干预措施的研究设计，如实效性随机对照试验。

一、真实世界数据研究的观察性研究设计

观察性真实世界数据研究通常需围绕总体研究目的或具体研究问题，基于真实世界数据资源，构建研究型数据库，运用恰当的流行病学研究设计和统计学方法，生产可以支持医疗实践与卫生决策的证据。观察性真实世界数据研究可采用队列研究（包括前瞻性、回顾性与双向性队列研究）、病例对照研究（包括巢式病例对照研究、病例-队列研究等衍生类型）、横断面研究、中断时间序列分析等研究设计。开展观察性真实世界数据研究通常需要考虑以下三个核心内容。

（一）明确研究目的

开展观察性真实世界数据研究时，应首先提出研究问题，明确研究目的。观察性真实世界数据研究的适用场景包括但不局限于：描述疾病流行病学特征、疾病负担、疾病治疗模式、对现有诊疗模式的依从性评价等；评价多种干预措施（如药物）在真实世界环境中的比较效果、安全性及在特殊人群（如老年人、儿童、孕产妇）中的疗效，以及筛选预后因素并开展患者治疗结局与疾病风险预测等。

（二）构建研究型数据库

在开展观察性真实世界数据研究时，常常需要构建研究型数据库，在部分或完全使用 RCD 作为研究数据来源时构建研究型数据库尤为重要。RCD 普遍存在数据存储分散、标准化程度低、大量非结构化记录（如文本信息）等问题。首先需采用相关信息技术对原始数据进行采集、链接、汇总，形成原始数据集。然后基于特定研究问题，进一步采用统一数据清洗规则开展数据治理，形成可用于研究的数据资源，即研究型数据库或数据集。由于常规收集健康医疗数据并非基于具体的研究目的收集，可能存在研究中所需关键信息的缺失，因而基于常规收集数据开展的研究可解决的研究问题常常有限，常见的常规收集健康医疗数据的优势与局限、可解决的研究问题见表 16-2。在常规收集健康医疗数据不能满足研究需求的情况下，则需开展数据的主动收集，构建研究型数据库，如围绕特定疾病、特定医疗服务或产品等建立登记数据库。

表 16-2 不同种类 RCD 的数据优势、局限和通常可解决的研究问题

数据类型	数据优势	数据局限	通常可解决的研究问题
单一医疗机构电子病历数据	个人史及详细的院内诊疗信息，包括症状、体征、检查、检验、诊断、用药、诊疗过程及院内疾病转归等	人群代表性受限；缺少院外诊疗信息；存在较多半结构化、非结构化文本数据；人群覆盖时间较短	描述疾病特征及诊疗模式；评价疾病诊断方法、院内用药的短期结局、疾病预后等
区域医疗数据	覆盖区域内所有患者的诊疗信息；人群代表性较好，覆盖时间较长	不同医疗机构间的数据链接可能不够完整；不同医疗机构间诊疗水平、数据质量存在差异；可能存在相互矛盾的数据；存在半结构化、非结构化的文本数据	探索疾病病因；了解疾病负担；描述疾病特征及诊疗模式；评价治疗措施的有效性和安全性；评价疾病预后等
医疗保险理赔数据	医疗费用信息详细；人群代表性较好，覆盖时间较长	缺乏患者症状、体征、既往史、检验检查结果和诊疗过程等信息	了解疾病负担；了解现有诊疗模式及诊疗费用；评价治疗结局、经济学评价等

1. 基于常规收集的健康医疗数据构建研究型数据库 基于常规收集健康医疗数据构建研究型数据库通常包括以下三个步骤。

（1）制定总体研究方案：包括明确研究人群的纳入与排除标准，研究人群的识别方式，确定研究变量清单，明确数据来源并制定数据提取方案。

（2）数据提取、链接和核查：根据数据提取方案提取相应的数据，并基于患者唯一识别码进行

链接，评估数据链接的成功比例和准确性。

（3）开展数据治理：根据研究目的和数据特征，确定变量清洗方案，通常包括：异常值处理，不同数据集的矛盾数据的处理、缺失数据的逻辑填补规则，以及疾病诊断、药品和器械使用等信息的标准化，文本信息的结构化等。完成数据治理后，常常需要构建变量字典，用以描述数据库中变量名称、数据来源、变量类型、缺失比例和变量特征等。同时为了保证数据库构建的可重复性和透明性，应当保存原始数据，并详细记录数据清洗过程和相关的代码。此外，所有原始数据及治理后的数据均须采取有效措施以保护患者隐私。

2. 基于登记数据构建研究型数据库 通常包括以下两个主要步骤。

（1）研究对象的招募与随访。①明确目标人群：如诊断为特定疾病或某种暴露人群，该暴露可能是服用某种药物、使用某种医疗器械、诊疗流程或其他医疗卫生服务。②招募目标人群：可从个体患者、医生、医院三个层面进行招募，目标是获得具有代表性的人群，其中目标人群的连续性纳入是常用的减少选择偏倚的方法。③计算样本量：除检验水准（α）和检验效能外，还需考虑主要结局指标、临床效应值、研究设计类型、随访时长等因素。④人群的随访：根据研究目的，采取合适的随访间隔，对研究对象进行随访，如每半年一次的电话随访、网络问卷随访等。

（2）数据的收集与管理。①制作病例报告表（case report form，CRF）：收集研究所需的关键信息，包括研究对象的基本信息、人口社会学特征、疾病史、诊疗信息、关注的暴露因素和结局指标等。②制定数据收集说明手册：详细阐述患者纳排标准、所收集的每一个变量的定义等。③明确数据来源：明确部分数据是否可通过既有数据资源获得（如性别、年龄、用药等信息可以通过电子病历数据获取），还是全部数据均需要主动收集。④伦理审批：即使登记研究并不涉及人为干预研究对象接受何种诊疗措施，研究方案仍需获得伦理委员会批准。⑤调查员培训和开展预实验：由于开展患者登记研究的环节较多，尤其是涉及多中心研究，需对参与研究的调查员进行培训。此外，还应开展预实验，对研究流程、CRF、数据收集工具等进行测试，并根据预实验结果进行优化改进。⑥数据收集和管理：从纸质病历或EMR系统中提取数据是常见的收集方式。近年来，大量研究开始使用电子数据收集系统进行数据收集和管理，可以实现多端口数据同时录入（如网页、App和微信端），并提供数据核查和数据储存等功能，特别适用于多中心、多研究者参与的研究。⑦数据治理：数据治理主要涉及对已收集数据的核查和纠错，如对可疑数据生成质疑报告，返回数据收集单位进行核实和更正，最后进行数据编码并储存数据。

（三）观察性真实世界数据研究实施的关键环节

开展观察性真实世界数据研究，需综合考虑研究目的、可获得的数据资源，选择合适的研究设计类型，实施涉及以下几个关键环节。

1. 明确研究目的 根据研究问题，首先应当明确研究目的，确定研究四要素P（人群）、E（暴露）、C（对照）、O（结局），并评估现有数据资源是否已覆盖以上关键要素，如构建的研究型数据库是否能准确地识别目标人群，样本量是否充足等。

2. 选择研究对象 开展研究时，常以患有某种疾病或者特定暴露（如服用某药物）作为人群选择的依据。以目标疾病患者作为研究对象，常根据疾病诊断编码（如ICD-10编码）定义研究对象。当疾病比较复杂（如脓毒症）时，常需根据疾病诊断编码、实验室检查等多个变量共同定义目标疾病患者。

3. 暴露与对照的选择 在观察性真实世界数据研究中，定义暴露时应当尽量避免错分偏倚。当暴露定义为是否服用某种药物时，可根据数据库中的药物编码或药品名称进行数据清洗，将数据库中以不同形式呈现的药物给予统一编码，从而确定暴露。在医疗实践中，患者是否服用药物，或服用何种药物，通常是基于医生对患者疾病特征的综合判断，因此常常出现适应证偏倚，如病情更重的患者可能会服用更多的药物，且更可能获得更差的结局。在队列研究和病例对照研究中，选取可比的对照组至关重要，需要在研究设计与统计分析阶段分别予以考虑和控制。

4. 结局的选择　观察性真实世界数据研究中的结局判断通常不是通过盲法评价等方法获得的，结局判断的准确性可能会受到医生或者患者的主观因素影响。因此，在开展研究时尽量选择客观结局指标，如院内死亡或基于死亡登记数据库确认的死亡、手术治愈率、严重不良反应发生率等。

5. 潜在偏倚及控制措施　在观察性真实世界数据研究中，选择偏倚、信息偏倚及混杂偏倚均是常见的偏倚类型。常见的选择偏倚包括入院率偏倚、现患-新发病例偏倚、幸存者偏倚、健康使用者偏倚、特发性偏倚、检出征候偏倚等。常见的信息偏倚包括回忆偏倚、调查员偏倚、观察者偏倚、测量偏倚等。混杂偏倚指受混杂因素影响而导致掩盖、夸大或缩小研究因素与结局之间的真实关联，常见的混杂因素有年龄等人口学特征、疾病分期或严重程度等。在开展观察性真实世界数据研究时，需要在研究设计、研究实施和数据分析等多个阶段采取措施，以减小偏倚。

案例

中国国家卒中登记研究（China National Stroke Registry，CNSR）

CNSR 是由国家神经系统疾病临床医学研究中心牵头的一项全国多中心登记研究，旨在评价急性卒中患者住院期间的医疗质量、发病后近远期临床结局，以及相关的影响因素等。

2007 年 9 月至 2008 年 8 月，在充分考虑我国不同省（自治区、直辖市）的代表性后，CNSR 在我国 30 多个省（自治区、直辖市）遴选了 132 家医院（包括 100 家三级医院、32 家二级医院）作为研究中心，共连续纳入 21 902 名因急性脑血管病而到医院就诊的患者。由经过培训的研究人员负责核查患者的原始病历记录，填写纸制版信息收集表，主要收集人口学基本特征、改良 Rankin 量表得分、基线病情信息[如美国国立卫生研究院卒中量表（National Institute of Health Stroke Scale，NIHSS）及 Glasgow 评分等]。在随访期间，由经过培训的随访员，于患者发病后第 3、6、12、18、24 个月，通过电话联系患者或其家属，依照标准化随访流程采集用药情况、经济负担、改良 Rankin 量表等信息。

基于 CNSR，以及先后于 2012 年和 2015 年启动的 CNSR2、CNSR3 登记数据库，我国研究者已生产大量脑卒中诊疗的证据，这些数据为多部国际卒中治疗指南提供了支持，并促使这些指南进行了修改。

二、真实世界数据研究的试验性研究设计

真实世界数据研究的试验性研究设计主要包括实效性随机对照试验和实效性非随机对照试验等。其中，融合了随机化和真实世界数据优势的实效性随机对照试验，是真实世界试验性设计中的重要构成部分。因其较好地控制了偏倚和混杂，为干预措施和研究结果间的因果关联推断提供了有效可靠的基础，研究结果可为实际诊疗环境中治疗措施的效果或比较效果评价提供最佳证据。本章将重点阐述实效性随机对照试验，用以介绍真实世界数据研究的实验性研究设计。

（一）实效性随机对照试验的概念

实效性随机对照试验（pragmatic randomized controlled trial，pRCT），又称为实用性随机对照试验，是在实际临床医疗环境下，采用随机对照的方式，比较不同干预措施治疗结果（包括有效性、安全性等）的研究。pRCT 纳入的研究人群特征常较为广泛，结局指标一般为远期结局或有重要意义的事件（如再次入院、死亡和心血管事件等）。pRCT 可为医疗决策提供更符合临床实践的科学证据，帮助利益相关者（如临床医生、患者、医疗决策者和医疗保险机构等）在现有不同的干预措施中做出最佳选择。

（二）实效性随机对照试验的适用范围

首先，pRCT 是上市后药物和医疗器械临床使用相对疗效（comparative effectiveness）评价的

最佳设计。一方面，pRCT 的主要优势在于可以通过随机分组平衡组间已知和未知的混杂因素，从而增强干预措施和疗效的因果关系论证强度。pRCT 的研究结果不仅可以验证上市前的结果，还能对上市前临床试验的资料和信息进行补充和完善，为临床合理应用提供科学可靠的依据。另一方面，对于上市后药物和医疗器械的安全性评价而言，pRCT 相较传统 RCT 更接近药物和医疗器械真实的临床使用环境，所产生的真实世界证据更有利于医疗卫生决策，如为制定临床诊疗指南提供直接证据，以及为药物和医疗器械研发与政策制定提供证据支持。

其次，pRCT 更适用于开展非药物复杂干预措施（如外科手术、康复理疗、心理治疗、行为干预及大部分补充和替代医学疗法等）的临床效果评价。这类复杂干预措施往往很难对所有受试者采取统一标准的干预措施，其中干预实施者的专业知识水平、执业经验及医疗机构的整体医疗水平等因素都会影响干预的实施。此外，临床实践中常常需要依据患者特征开展个性化治疗，从而影响干预效果的评价。传统 RCT 因要求对研究对象采用标准化的统一治疗，一般很难用于复杂干预的效果评价。而 pRCT 则给予干预实施者较大的灵活度，干预的实施细节可根据受试者不同实际诊疗情况进行调整，这更符合复杂干预的临床实践要求。

（三）实效性随机对照试验的研究步骤

pRCT 因复杂的干预实施细节、干预实施者的技巧和经验，以及受试者人群特征的多样化，从而导致其在设计、实施和统计分析方面比传统 RCT 存在更多挑战。

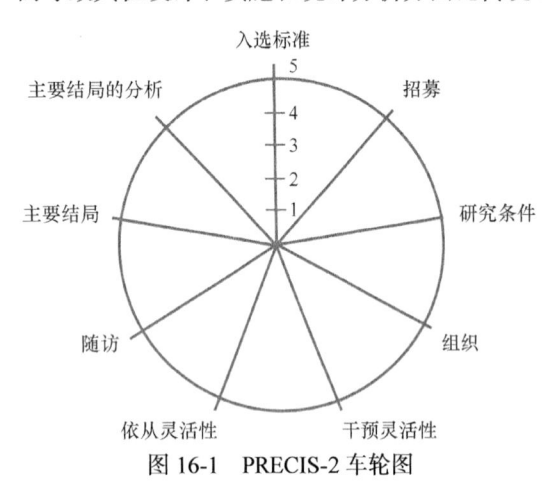

1. 研究策划 pRCT 的策划应基于研究目的，考虑研究场所与环境、患者人群、干预措施、对照措施、结局指标和随访时间等要素。在策划 pRCT 时，可使用实用性和解释性连续指标总结工具 2（pragmatic-explanatory continuum indicator summary 2，PRECIS-2）工具（图 16-1）辅助进行不同研究要素的设计，从而总体把握试验的实效性。PRECIS-2 工具采用利克特五分量表对入选标准、招募、研究条件、组织、干预灵活性、依从灵活性、随访、主要结局及其分析 9 个维度进行评分，其评分越高越倾向于实效性设计。例如，在试验中纳入人群特征越接近真实临床实践中的人群，则入选标准维度得分越高，反之越低。

图 16-1 PRECIS-2 车轮图

（1）研究设计类型：常见的 pRCT 设计类型有以下几种。①个体实效性随机对照试验（individual pRCT，ipRCT）：以个体为随机分组、观测和试验单位的 pRCT，一般未做特殊声明的 pRCT 均指此类；②群组实效性随机对照试验（cluster pRCT，cpRCT）：以群组为随机分组单位的 pRCT，即以群组为观测和试验单元，其中群组可以是家庭、医院、学校或居民小区等；③阶梯楔形实效性随机对照试验（stepped wedge pRCT，swpRCT）：是一种特殊的 cpRCT，特征是受试群组在不同的开始时间（阶梯式）被随机分配接受干预，且所有群组最终均会接受干预。

在开展 pRCT 时，应根据不同研究目的选择合适的设计类型，其中 ipRCT 具有相对高效的研究效率，可优先考虑采用 ipRCT；如果干预或对照措施实施过程中个体间可能出现干扰或沾染，则应考虑采用 cpRCT；当干预措施需要分阶段先后实施时，可考虑采用 swpRCT。因目前开展的 pRCT 以 ipRCT 较为常见，下文主要以 ipRCT 进行阐述。

（2）研究场所与环境：pRCT 选择研究场所时，通常应考虑研究场所与干预措施在临床实际使用时医疗机构的相似程度。因此，pRCT 实施的场所和环境一般是使用常规疗法的普通医疗机构、基层医院和诊所，而不仅仅是三甲医院或专科医疗机构，且选取的研究实施者应熟悉且能精准地应用干预措施并达到稳定的疗效。干预措施与其适用的临床环境之间密切匹配的情况下，试验才能提供该干预措施直接适用的真实临床诊疗实践信息。但部分疑难杂症、罕见病和高难度手术等只能在特定大型综合性医院或专科医院开展,因此 pRCT 应根据临床实际情况选取合适的研究场所和环境。

(3)研究要素:pRCT 的研究要素可从患者、干预措施、对照措施、结局指标、干预单元(或随机化单位)、随访时间和样本量估算等方面考虑,具体如下。

1)患者:从实效性角度考虑,试验结果需要更具外推性,则受试者的招募条件应尽可能与干预措施的临床实际应用对象相吻合。与传统 RCT 相比,pRCT 患者人群更广泛并契合临床实际情况,可能包含研究疾病的不同阶段、不同病理类型、并发症、合并症,也可能涵盖不同的年龄层、生理状态、临床表现或不同依从程度的患者等。

2)干预措施:pRCT 的干预措施范围较广,包括药物、医疗器械、复杂干预甚至卫生政策等。相比传统 RCT,pRCT 中的干预措施因其标准化程度相对较低,在实施过程中更灵活、更具备可调整性及更符合临床实践模式,但也更为复杂,如根据患者的不同特征而使用不同药物和不同剂量作为试验组的干预措施。对 pRCT 中允许的合并用药、剂量变化、换药或停药等条件或时间,研究者仍应做出必要的限定,并应描述和限定试验中涉及的各种干预措施细节,包括所用药物的化学名、商品名、剂型、规格、用法、用量等。在中医药或手术操作相关的干预措施中,干预实施者专业水平通常也会对干预结果带来重要影响,必要时 pRCT 中也应对干预实施者设置适当的限定条件。

3)对照措施:pRCT 中对照的选择应契合实际应用环境,通常以常规治疗、标准治疗或公认有效的治疗措施为对照,且应当是医生已熟练掌握和应用的医疗措施。pRCT 中一般不以药物安慰剂、假针刺以及其他安慰措施为对照。在研究方案设计阶段,研究者可通过调查疾病临床治疗模式以了解研究环境中的相关疾病治疗措施,并根据具体研究目的和所要解决的实际临床问题来选择合适的对照措施。

4)结局指标:pRCT 中的结局指标同样需根据具体研究目的进行选择。pRCT 通常以远期疗效、功能变化、生存质量、卫生经济学指标及远期终点事件等为结局指标,且一般关注以患者为导向的临床结局,如包含与患者日常生活相关的整体健康获益结局。pRCT 中结局指标的测量通常不应过于复杂,一般以只需要对结局评估者进行基本培训和解释即可操作为宜。如试验中针对患者报告结局,使用疼痛视觉模拟评分法和健康调查简表,则不需要专业人员、专业仪器设备和特定环境条件就可以进行评测。

5)干预单元:指试验中干预措施的作用对象即随机分组的对象,因实际情况不同而有个体和群组之分。pRCT 干预对象通常以个体为单位进行观察,但当干预措施或对照措施在不同组别的个体间容易出现相互干扰时应以群组为干预单位。例如,同一家庭成员分到不同的饮食干预组和同一班级同学采用不同学习干预措施均难以实施;或以太极拳为干预措施与普通日常活动对照时,同一社区的对照组个体容易受试验组个体干扰而练习太极拳,从而无法很好地保证对照组的依从性,则应以家庭、班级和社区群组作为干预单元。

6)随访时间:因 pRCT 更关注远期结局,一般随访时间设定相对较长,通常需进行多时点的结局重复测量。在研究方案中应阐明试验中的随访次数和随访频率,通常 pRCT 的随访频率介于传统 RCT 和临床实际诊疗过程的随访频率之间。一些 pRCT 中随访时间点可能不是具体日期,而是由相关临床事件的发生而触发的,如高血压患者因脑出血住院或死亡发生结局事件并触发随访。在试验中对患者过多随访会带来患者治疗依从性高于实际诊疗环境的问题,这可能损失研究结果的外部效度。因此,研究者需要在鼓励患者积极参与随访以提高数据收集的完整性,或者尽量减少研究本身对患者治疗依从性的影响,两者之间进行综合权衡,以确定随访时间和随访频率。

7)样本量估算:pRCT 的样本量估算原则与传统 RCT 大致相同,结合设计类型、比较类型、对照措施、主要结局指标的数据类型,对效应量的统计学检验提出假设,设定检验参数进行计算,并根据脱落率、依从性等具体情况进行适当调整。但因 pRCT 采用了更宽泛的受试人群筛选条件、更灵活的干预措施和更符合临床实际的治疗模式,可能会产生更多的随机后混杂和脱落,如患者偏好、转组和其他干预等，因此在研究设计时应结合临床实际，考虑适当扩大样本量。

2. 医学伦理 pRCT 的研究方案需获得医疗机构伦理委员会的批准，并获得研究对象签署的知情同意书，其知情同意的过程、内容和方式与传统 RCT 无差异。

3. 研究实施 相比于传统 RCT，实效性试验最大的挑战是如何高质量实施。该类试验的实施、质量控制和数据管理与传统 RCT 在基本原则上一致，但 pRCT 在实施的各阶段又具有自身特点。

（1）研究者的招募：研究机构招募应该制定适当的遴选条件，可能包括但不限于研究资质、常规技术水平、机构规模、医疗设备等。参加试验的研究者应熟悉常规治疗措施的使用、操作或实施，以配合试验的顺利开展。

（2）研究对象的招募、筛选和入组：pRCT 研究对象的招募、筛选和入组与传统 RCT 没有明显区别。但 pRCT 的研究对象筛选条件一般较为宽泛，以期增加研究结果的外推性。在研究实施中，研究者需制定患者招募的方式和筛选流程并严格实施，以减少因招募方式和筛选流程设计不合理而导致的选择偏倚。

（3）研究对象的随机分组：研究对象采用随机分组是 pRCT 的必备设计要素，简单随机化、动态区组随机化和分层随机化等方法均可用于研究对象的随机分组。随机分组中随机序列产生和分配隐匿的规范化操作至关重要，可采用中央随机化方法或网络交互式随机分配系统进行随机分组。特别是在不能实施盲法的 pRCT 中必须严格执行分配隐匿才能保证随机化顺利有效执行。

（4）研究随访：pRCT 因一般强调测量干预后的功能状态、生活质量、卫生经济学指标和远期终点事件等，其研究随访在时限和结局评测内容等方面与传统 RCT 有所不同。随访时限的设定通常根据临床诊疗实际确定，原则上不增加患者额外的临床诊疗随访。结局评测内容尽量是患者临床常规诊疗随访中会产生的数据，如需要收集其他数据，则评测方法应尽量简单明了和易于获取，并可利用电话、电子邮件、疾病登记系统、电子医疗记录等方式进行随访。试验中应严格遵循事先设计的患者管理计划，包括检查和记录患者依从性、干预方案一致性、合并治疗方案及随访完成情况等。

（5）数据收集：因 pRCT 研究目的是评价干预措施在真实临床实践环境下的效果，其特点是研究对象、干预措施和结局测量多样化。因此，所有与研究目的相关的数据都应该尽量收集，且尽可能分类和细化。现有电子信息系统（如医院电子病历、电子健康记录、人口普查的人群特征信息等）有助于数据采集。例如，一项试验中可考虑一部分数据通过医院电子病历系统收集，而电子病历系统中没有的信息再通过必要的访视来收集；也可利用患者登记数据库为患者招募、入组和随访等提供支持。这样既可降低研究成本，也可提高研究效率。若数据从电子病历系统中收集时，应事先验证电子病历数据的准确性和完整性。当从不同电子信息系统收集数据时，可考虑采用卫生信息交换标准（health level seven，HL7）或临床数据交换标准协会（Clinical Data Interchange Standard Consortium，CDISC）的数据标准采集、转换和集成各系统来源数据，并应用通用的医学编码字典或系统（如 MedDRA、SNOMED CT）以提高数据采集和共享的效率。

（6）数据管理和质量控制：是临床试验的重要环节，数据质量将直接影响研究结果的可靠性，在 pRCT 中这一环节相对传统 RCT 难度更大也更重要。在医疗机构现有质量控制体系下，通过设立试验内部数据管理小组，负责制订数据管理计划、各项标准操作规程和质量管理文书（如质量手册、程序文件、作业指导书和质量记录等），并要求研究者在试验过程中严格执行。数据管理和质量控制包括试验的稽查、检查、不良事件报告监测与报告、问题数据纠正和制定偏倚预防措施等。因 pRCT 的干预措施通常是在真实临床诊疗环境下实施，试验通常无须设置数据与安全监察委员会（Data and Safety Monitoring Committee，DSMC）；但对需要特殊安全性考虑的试验，如有较高安全风险的干预措施、纳入受试者为潜在弱势人群（如儿童、孕妇、精神病患者等）和复杂威胁生命的疾病等，仍应考虑设置 DSMC。

4. 统计分析

（1）基本原则：pRCT 的统计分析原则与传统 RCT 的基本一致，即采用意向性治疗

（intention-to-treat，ITT）分析原则，并使用全分析集（full analysis set，FAS）作为主要分析数据集，同时也进行符合方案集（per protocol set，PPS）分析、亚组分析和敏感性分析等。统计分析应预先制订统计分析计划（statistical analysis plan，SAP），包括缺失值处理、协变量调整、中心效应、群组效应、统计模型拟合分析等均应事先确定，对计划外的补充分析应该给予合理的解释。

（2）数据分析：统计分析需遵照前期制定的统计分析计划执行。除了常规描述统计外，pRCT组间比较选择适合的统计分析方法有助于揭示干预措施的真实效果。在pRCT中可能会产生随机后的新混杂因素，如根据个体差异调整的治疗方案多样性，需进行协变量的校正，可选择协方差分析、多变量方差分析、多重线性回归、logistic回归、Cox回归、Poisson回归等统计分析方法。当研究对象的依从性水平较高时，ITT分析依然是首选统计学方法；当依从性水平逐渐降低时，可选择符合方案集分析。pRCT因其实效性和随访周期长，常存在结局缺失问题，为避免选择偏倚，可使用多重插补法或逆概率删失加权法处理结局缺失。

第三节 真实世界数据研究的常见应用与国内外研究现状

一、真实世界数据研究在医疗产品评价中的应用

随着临床循证决策需求的增加以及医疗信息技术的高速发展，作为传统临床试验的重要补充，真实世界数据研究在医疗产品（如药品和医疗器械）安全性、有效性和经济性评价中的应用日益增多，已逐渐成为当前临床决策的重要证据来源。

（一）真实世界数据研究在医疗产品有效性评价中的应用

传统临床试验产生的医疗产品有效性证据来自"理想环境"，往往无法完全代表医疗产品在"真实环境"下的实际效果。而真实世界数据研究强调在实际诊疗环境下的临床干预与治疗人群，反映医疗产品的实际使用效果。此外，真实世界数据研究能够从多个角度出发进一步回答医疗产品的有效性问题，例如：①评价医疗产品在传统临床试验未纳入人群中的真实疗效，如儿童、孕产妇、合并多重基础病的老年患者等特殊人群的实际使用效果；②样本量大，可以更好地分析医疗产品在不同人群之间的疗效差异；③随访时间长，更能获得具有临床意义的终点结局指标；④基于真实世界诊疗模式，探寻不同医疗产品的最佳使用时间、最佳联合治疗方案等；⑤对现有临床实践中多个同类医疗产品的疗效进行直接比较，提高研究效率。

（二）真实世界数据研究在医疗产品安全性评价中的应用

传统临床试验的纳排标准与干预条件控制严格，而真实世界中，医疗产品的使用常具备使用人群复杂多样、超说明书使用、治疗不依从等情况，导致传统临床试验提供的安全性证据无法完全覆盖实际情况下的医疗产品安全性问题。考虑到研究成本，传统临床试验随访时长普遍较短，样本量较小，从而难以发现医疗产品远期、罕见的不良事件。开展真实世界数据研究，为医疗产品的安全性评价提供了有力补充：①相对于传统临床试验，真实世界数据研究对研究对象采用较少的排除条件，研究人群年龄跨度可能更宽、病情严重程度更为复杂，包含儿童、老年和孕产妇等特殊人群，从而更可能发现与医疗产品使用相关的非预期或亚组人群特殊的不良反应；②样本量相对较大，对于发现罕见的严重不良事件具有更高的统计效能；③随访时间更长，更容易发现医疗产品长期使用下的安全性；④探讨真实医疗实践中依照说明书使用、联合用药等情况下的安全性问题。

（三）真实世界数据研究在医疗产品经济性评价中的应用

在安全性和有效性评价的基础上，医疗产品经济性评价是评估其效益和效果的过程，进而形成决策所需的优选方案，在医疗资源有限的情况下提高资源配置的总体效率。传统医疗产品经济性评价主要依赖于随机对照试验数据，但这些数据往往难以完全反映医疗产品在实际诊疗环境中的效果

和经济性。真实世界数据研究通过收集和分析来自实际临床实践中的电子病历数据、医疗保险理赔数据等,包括患者临床特征、治疗方案的选择、医疗资源的利用情况以及相关的经济成本等,为经济性评价提供了更真实、全面的数据,能更好地反映医疗产品在实际使用中的效益和效果。例如,真实世界数据研究通常可以计算疾病的发病率和患病率,通过长期的随访能观察到患者长远期或终末结局,同时真实世界数据研究的样本量通常较大,可以比较不同医疗产品之间的相对疗效,以及各种亚组人群中的健康产出和成本等。

二、真实世界数据研究在疾病防治中的应用

疾病管理重点关注在疾病发生、发展和转归的过程中如何更好地控制疾病进展、改善患者预后,减少不良结局的发生。随着对循证临床实践和决策的需求不断增加,真实世界数据研究在疾病管理领域中的应用已成为临床研究者关注的热点。在疾病管理领域中真实世界数据研究的核心是基于预先设定严谨的研究设计、基于高质量的数据资源,运用恰当的统计分析方法开展科学合理的数据分析,以解决在疾病病因、诊断、治疗、预后等方面的临床问题。基于真实世界数据研究产生的真实世界证据可用于支持疾病管理的指南、路径和技术规范等制定,从而提高患者生活质量和医疗质量及安全。

真实世界数据研究在疾病管理领域中的应用范围

疾病管理研究拟解决的问题通常来源于疾病管理过程中遇到的实际问题,主要区别于基础医学研究中的科学问题(如生物学机制与通路研究)。广义的疾病管理覆盖疾病发生、发展、转归的全过程,故真实世界数据研究在疾病管理领域中的应用包括但不限于:①疾病自然史研究:了解疾病在个体中自然发展过程,如识别疾病的亚临床期、症状早期、症状明显期、症状缓解期、症状恢复期;②疾病负担研究:描述疾病的患病率、发病率、病死率等;③疾病病因研究:了解疾病发生的危险因素;④疾病诊断研究:如通过真实世界临床结局验证诊断方法的灵敏度和特异度;⑤疾病治疗研究:如通过真实世界疗效比较研究了解不同治疗措施的有效性与安全性差异,识别最佳治疗措施;⑥预后研究:基于随访数据,开展疾病结局发生率、生存质量的改变和相关影响因素等研究。

三、国内外开展真实世界数据研究的现状与存在的挑战

(一)国外开展真实世界数据研究现状

国外真实世界数据研究起步较早。1966 年,"真实世界"(real world)这一概念由威廉森(Williamson)等学者首次提出;1993 年,由卡普兰(Kaplan)等学者开展的一项关于雷米普利治疗高血压疗效评价研究的论文中提出了"真实世界数据研究"。总体来说,国外真实世界数据研究数量长期持续增长,并在 2015 年左右开始快速增长,研究开展集中于美国、英国、德国等发达国家。研究的疾病领域以慢性病为主,如肿瘤、心血管疾病、糖尿病等。研究内容主要包括:①流行病学特征的描述性研究,如疾病分布、发病率、死亡率、疾病影响因素、诊疗模式等;②安全性研究,尤其是罕见不良事件或需要长时间观察的不良反应;③有效性研究;④经济学研究;等等。

(二)我国开展真实世界数据研究现状

国内开展真实世界数据研究起步相对较晚,"真实世界证据"(real world evidence)这一概念直到 2010 年才被中医药研究者在中文文献中明确提出,最初是用以解决中医药临床干预措施及其评价的复杂性问题。2012 年中国医师协会开始推动通过实效性研究来评估疗法在真实世界中的效果。2016 年起,中国循证医学中心连续举办了数届全国真实世界数据与研究大会,进一步促进我国真实世界数据研究的交流和发展。

虽然"真实世界数据研究"这一概念在我国引入较晚,但我国基于主动收集数据开展的真实世

界数据研究实践可以追溯到1963年启动的上海市肿瘤登记。经过数十年的发展，该登记数据库已逐步完善为一个以全人群为基础的肿瘤登记报告系统，收集了包括恶性肿瘤新病例、死亡病例和生存情况等资料。

在基于常规收集健康医疗数据的真实世界数据研究方面，可追溯到1993年发表的一项关于胆囊切除术与结直肠癌相关性的病例对照研究。医院电子病历系统是常规收集健康医疗数据的重要来源，我国基于医院电子病历数据的研究可追溯到2006年发表的一项关于我国克罗恩病患者临床表现分型的研究。受益于电子病历系统自2005年以来在全国的大规模推广，基于电子病历数据的真实世界数据研究在近年大幅增长。许多医院开始构建基于医院电子病历系统的专病研究型数据库，但这些数据库可能存在缺乏长期随访的共性问题。另一种构建研究型数据库的尝试是由地方政府牵头的区域医疗数据库，以厦门为例，该区域医疗数据库链接了厦门市所有医院的医院电子病历系统、出生和死亡登记等，从而提供长期随访的患者数据。我国的真实世界数据研究大多数为观察性研究，实效性临床试验在我国开展较少。相关文献报道，截至2018年，我国仅有16个明确标注为"实效性临床试验"的研究发表，且已发表的研究样本量普遍较小、随访时间较短。

总体来说，我国真实世界数据研究起步较晚，在2010年后才开始形成一定规模，且目前的真实世界数据研究内容与国外相比较为单一，以基本概念分析和中医药研究为主。与国外类似的是，上市后药品评价是我国真实世界数据研究的主要内容，其中肺结核、冠心病、糖尿病、高血压、肝炎等慢性病是主要的研究对象。

我国真实世界数据研究的发展和应用仍与国外存在较大差距。数据资源的获取和整合是我国真实世界数据研究开展面临的重要挑战；构建区域医疗大数据平台，尤其是构建打通不同医疗机构、链接院外随访及死亡记录的数据平台，将是解决我国真实世界数据资源问题的一种积极尝试。此外，国家相关政策的发布和完善也进一步促进了真实世界数据研究在我国药械研究与评审中的应用，如我国首个使用国内真实世界证据的进口医疗器械于2020年获得国家药品监督管理局批准上市；随后，国家药品监督管理局发布了《真实世界证据支持药物研发与审评的指导原则（试行）》和《真实世界数据用于医疗器械临床评价技术指导原则（试行）》等多项指导原则。

（三）真实世界数据研究面临的挑战

真实世界数据研究虽然已经成为近年来医疗行业的热点话题，但目前仍面临着许多挑战。首先是数据质量问题，高质量的真实世界数据是开展研究、生产高质量证据的必要前提。然而，目前国内常规收集的健康医疗数据（如医院电子病历等），普遍存在数据准确性和完整性不高，标准化程度低，通常存在错分、数据不完整和无长期随访信息等问题，制约着高质量真实世界数据研究的开展。其次是基于常规收集的健康医疗数据开展研究时，常缺乏良好的研究设计和复杂数据的有效统计分析方法（如混杂因素的控制），存在的大量偏倚将严重制约研究结论的推广应用。

思 考 题

1. 简述真实世界数据研究和传统临床试验的区别和联系。
2. 列举常见的真实世界数据类型和来源。
3. 简述实效性临床试验的实施要点。

（孙　鑫　熊益权）

第十七章 基于临床流行病学的中医临床疗效评价探索

临床流行病学指导下的科学研究为循证医学提供有效的临床决策依据。通过分析中医疗效评价中的优势，我们发现疗效评价的共识更侧重于综合评价，同时也需要科学和人文的共同关注。叙事医学的出现，带给我们新的思路，让诊疗和疗效评价在科学和人文之间更为平衡。叙事医学下医患共建平行病历的使用是对改变该医疗现状的一次重要尝试和突破，也是对中医疗效评价方式的探索。中医药的有效性、科学性需要用国际公认的方法和标准去衡量、解析和评价，探讨中医临床疗效评价的意义重大。

第一节 临床流行病学在中医药领域的发展与应用

一、临床流行病学和循证医学概述

临床流行病学是在临床医学领域内引入现代流行病学和统计学方法，从患病个体诊治扩大到患病群体研究，是以探讨疾病病因、预防、诊断、治疗、预后等规律的临床基础学科。其作为现代临床研究最重要的方法学之一，多从群体层面采用量化科学方法对临床疾病进行系统探索研究，有助于临床相应研究成果的提炼优化。

循证医学的核心思想是通过检索、评价和应用证据，结合医生技术经验和患者的具体情况，经医患共同决策作出符合患者需求且利大于弊的诊疗决定。

二、临床流行病学与循证医学在中医药领域的发展

临床流行病学是循证医学的基础，掌握临床流行病学知识，有助于判断外部证据的科学性和有效性。临床流行病学指导下的科学研究，可以为循证医学提供有效的临床决策依据。加拿大麦克马斯特大学的 David Sackett 及其学生 Gorden Guyatt 先后对临床流行病学的建立、完善和传播为循证医学在中国的传播提供了重要条件，对循证医学概念的提出、发展和推动起到了里程碑式的作用。

20 世纪 80 年代，在洛克菲勒基金会的资助下，中国的临床流行病学已有十余年的发展，培养出一系列杰出人才。在中国受访者中，3 人在国外（加拿大和英国）获得临床流行病学硕士或博士学位。位于四川大学华西医院的中国循证医学中心在循证医学的早期传播中发挥了关键作用，7 名受访者拥有在中国循证医学中心学习循证医学的经历。

中国循证医学中心（中国 Cochrane 中心），自 1996 年由四川大学开始筹建，1999 年正式批准注册成为国际 Cochrane 协作网的第十五个中心。1999 年，中国中心主任被选为世界 Cochrane 协作网指导委员会成员。此后北京市、天津市、成都市、上海市、南京市、江西省等地各中医药大学相继建立循证医学中心并开设"循证医学"课程。随后，循证中医药相关的方法学教材陆续出版，如 2009 年刘建平主编的《循证中医药临床研究方法》，2014 年杜元灏主编的《循证针灸治疗学》，为国内外首部循证针灸治疗研究专著，2018 年张俊华教授和孙鑫教授共同主编的《循证中医药学》，2019 年谢雁鸣教授主编的《循证中医药安全性证据研究与实践》等。

为进一步提高中医药人才的循证能力和水平，提高研究成果转化率，2019 年中国中医科学院牵头成立国际学术交流平台——中国中医药循证医学中心，有利于方法学与国际接轨，构建国际认可的循证中医药医学体系，为我国中医药事业的发展提供平台保障，对明确和提高中医药疗效，提

升中医药学术影响力具有重要意义。

不同于西方医疗环境单纯由现代医学所主导,中国的医疗实践由现代医学与传统医学两大板块组成,传统医学始终是中国医学的重要组成部分。相应地,在中国发展循证医学,也无法单纯局限于现代医学领域,因此进行中医学的循证探索与实践,不论是对进一步提升中医药研究质量与水平,还是对丰富循证医学本身的应用领域及研究模式,均具有重要的现实意义。

三、临床流行病学在中医临床实践中的体现

中医药学是一门实践性很强的应用科学,其理论体系主要靠临床信息的反馈、积累、提炼而成。远古神农氏身体力行、亲尝百草而创兴医药。医圣张仲景《伤寒杂病论》的完成,离不开"勤求古训,博采众方"的学习,更离不开长期临床中亲身验证、潜心探索和悉心总结。综观历代杰出名医,无不效法先贤名家,坚持在实践中体验、探索和研究,不断积累经验,修正错误,融汇新知,创新发展。

传统的中医临床实践,构建在辨证论治、整体观等经典哲学思维之上,其核心理念之一就是围绕个体的治疗效果进行测评,为后续诊疗决策提供切实依据。针对个体患者的治疗效果主要有两种优化策略:其一,患者对用药后自身的感受及体验进行报告;其二,医者对患者"神"的状态及各种临床表现进行评估,并对疾病的病机转归进行推断。中医历代医案、医话等典籍文献,对不少疾病的疗效评价均有相应记载。

奠定中医理论的经典《黄帝内经》所云 "圣人不治已病治未病",即蕴含有流行病学的预防医学思想;中医运气学说的内容和方法,则更是通过结合医学探讨气象运动的变化规律。在长期大量实践基础上所形成的运气学说具备了现代流行病学回顾性和前瞻性研究的思路。历代中医著述如《诸病源候论》《世医得效方》《洗冤集录》等,都是在反复观察、比较、分析和实践的基础上探讨某一方面疾病规律的经验总结。

四、循证医学在中医药领域的应用

(一)中医药现代化发展

随着人民群众对健康生活质量的需求不断提高,中医学以其独特的"治未病"理念和疾病预防治疗模式,以及丰富的诊疗技术,为满足这些需求提供了有力的支持。中医学不仅承载着深厚的历史文化底蕴,而且在每一个发展阶段都展现出与时代同步的特色和创新精神。如今,促进中医药的传承与创新发展已经上升为国家战略,而这一进程的关键在于更多地融合现代科学技术,重视跨学科的交流与合作,使传统中医药学能够与时俱进,适应新时代的需求。

临床流行病学与循证医学作为现代临床研究的基本方法学,在很大程度上促进了中医药的发展和国际化。但中医药仍十分注重经验传承在医学发展中的重要地位,如何进行中医药的现代化发展始终是当代中医人执着思考的关键命题。以临床流行病学作为基础,循证医学作为其发展和应用,通过方法学严谨、可信度高的研究方法生成高质量临床证据,向世界展示中医药临床应用的有效性与安全性,是中医药现代化的重要一环。这不仅是传统医学的现代化发展,也是经验医学向实证医学转化的有益尝试。

(二)循证医学临床实践

"循证医学是有意识地、明确地、审慎地利用现有最好的证据制订关于个体患者的诊治方案。实施循证医学意味着医生需要综合参考研究证据、临床经验和患者意见进行实践。"这一定义阐明了循证医学对于证据和临床经验的态度:循证医学承认医学历来是基于证据进行的,但循证医学对不同证据的重视程度不同;过去医学实践积累的非系统经验总结,也是证据的一部分,但相对来讲质量较低、可靠性差;以随机对照试验为主导的临床实证研究产生的证据质量较高、可信度优,在两者同时具备时,应以后者作为临床决策的主要依据。以获取一般规律、平均趋势为目

的的临床研究只能对群体进行观察，再将其所获得的一般性证据运用于个体时，必须审慎地考虑具体患者的特殊性，必要时以个人经验为参考，并综合研究证据、医疗条件和患者意见作出最优决策，除此之外别无良策；证据不直接等同于决策，在进行医疗决策时，证据只提供了关于治疗行动及其价值的预测，在资源有限的情况下，还必须考虑到现有资源（如经济水平、医疗条件）和人的价值取向。循证医学诞生的意义，并非使医学循证的思想从无到有，而是通过多方呼吁和学科建设，使这种早已存在，使出于自发、非系统、无组织的个别行为，变成有组织、有系统、有意识的主流医学实践模式。

临床循证实践的具体步骤可以遵循萨基特（Sackett）教授提出的"五步曲"进行：①准确提出临床存在且需要解决的问题。②检索文献，寻找回答这些问题的最佳证据。③严格筛选文献，了解评价证据的真实性、可靠性、临床价值和适用性。④充分考虑患者意愿，结合实际应用证据。⑤后效评价。其核心内涵在于：临床实践过程的医疗决策，必须最大化地基于客观的临床科学研究依据；而中医临床诊治决策过程，应充分考虑当前最佳的研究证据、具体的医疗环境和患者的价值偏好取向。在中医临床实践层面，上述循证思维模式特别侧重于当前最佳证据、临床专业知识与经验、患者需求这三者之间的平衡。中医临床实践循证化的过程，亟须中医临床医师从多层次对疾病进行有针对性的把控，同时统筹协调当前的医患关系；旨在致力于构建临床医师和患者之间和谐的联盟诊治关系，尽可能地让患者获取最优化的生命质量及诊疗结局。

（三）中医临床实践实例

1. 病例分享　中年男性，40岁。从2年前开始出现胃痛、反酸烧心症状，经过胃镜检查为反流性食管炎，慢性非萎缩性胃炎，口服质子泵抑制剂（PPI）拉唑类抑制胃酸药2年余，病情反复，患者痛苦的是停药后即出现胃酸，服药后症状立即好转。一直到目前仍在服用PPI，以至于现在患者的情绪敏感急躁，饮食一般，食欲差，睡眠差，二便调，腹胀，有吸烟史多年，20支/天，未戒断。舌脉：舌暗红，苔黄白相间，脉弦数。

2. 循证诊疗步骤

（1）明确病情：考虑本患者受到胃酸困扰2年余，使用了最强的抑制胃酸药物PPI 2年余，形成了依赖，由于抑制胃酸，消化功能也受到影响，以至于出现腹胀，时间长，病情反复，出现精神困苦。我们可以做出如下诊断：

中医诊断：胃痛（肝胃郁热，寒热错杂）

西医诊断：反流性食管炎，慢性非萎缩性胃炎

（2）提出问题：反流性食管炎的当前最佳治疗措施是什么，使用PPI或者H_2受体阻滞剂是否可以缓解反酸烧心的症状，是否有利于疾病的长期恢复。

（3）循证思考（循证检索，证据评估，患者沟通）：反流性食管炎是临床常见疾病，最主要的症状就是反酸烧心。经过严密的循证检索和评价，根据Cochrane协作网系统评价整理的《临床证据》显示，肯定有效的是H_2受体阻滞剂和PPI。这里面包含了多个严格评价的大型随机对照试验。根据检索结果思考循证医学的三要素：当前的最佳证据、医生的治疗经验、患者的价值取向。

（4）诊疗决策

1）当前的最佳证据：H_2受体阻滞剂和PPI。考虑到患者服用了2年余的PPI，最好逐步停药，使用刺激稍弱的替丁类代替拉唑类，来缓解胃酸的情况。替丁类作为H_2受体阻滞剂，有强有力的临床证据支持。

2）医生的治疗经验：平时是如何治疗反流性食管炎的患者，如何帮助患者缓解症状并且达到长期疗效。让胃逐步适应这个变化，利于机体恢复自身的功能，产生正常的胃酸，恢复正常的消化功能。

3）患者的价值取向：讲述这三种抑酸药的作用和强度，希望我们能逐渐恢复自身的功能，并给予H_2受体阻滞剂——复方雷尼替丁0.1g×12/盒，一次1片，一天2次。本例患者希望运用中西

医合作的方法缓解反酸烧心，同时能摆脱对药物的依赖。

4）中医考虑：中医考虑（医生经验和患者价值取向）：从中医的角度来说，胃酸来自"肝经火郁"，肝胃郁热，情绪不佳，敏感而着急的性格。肝火犯胃，胃气上逆，出现了反酸，进而脾气虚弱，导致了胃肠动力不足，出现腹胀，时间稍长，还有一些血瘀的征象。

（5）后效评价：第二次治疗之后，患者的症状好了大约 1/3，经过三次复诊，患者的症状逐渐减轻，反酸烧心也没有出现过，第五次治疗，就改成中成药巩固治疗，复方雷尼替丁减量改为 0.1g×12/盒，一次 1 片，每天 1 次，并且考虑停药。

（6）思考：循证思考和决策，需要我们根据患者的情况来全面决策。有明确的临床证据显示，PPI 和 H_2 受体阻滞剂都是治疗反流性食管炎的有效药物，那么如何选择，虽然 PPI 的证据更充分一些，但是，结合患者已经使用了 2 年，形成依赖，根据医生的经验，希望逐渐降阶治疗，再结合患者的价值取向，最终确定的诊疗方案为中西合作，选用了有充足临床证据的 H_2 受体阻滞剂替代 PPI，同时根据中医理论进行辨证论治。

> **案例**
> **医患共建模式的互动性**
> （1）病历互动：患者与医生一同参与病历书写，及时对诊疗情况进行反馈与沟通。
> （2）实践互动：通过一系列活动和项目，医患之间直接交流与沟通，引导患者培养健康意识。
> （3）思维互动：医护人员与患者对同一疾病、同一事件认识与看法的互动互促。
> （4）理论与实践的互动：医学理论与个体患病状况、实际诊疗方案之间的互动。

第二节　中医药临床疗效评价方法的创新与优化

一、中医临床疗效评价现状

随着临床流行病方法学的广泛推广，中医临床实践从群体层次进行相关探索，陆续开展了不少临床试验研究。从方法设计层面，强调病证结合，不乏系列研究报道；从评价指标层面，对现代医学公认标准进行辨证吸纳，兼顾患者报告结局（patient reported outcome，PRO）、生活质量（quality of life，QoL）等多参数分析，并辅以临床研究涉及的过程管理、质量控制、数据统计与监管等专业技术人员。这促进了中药新药研发和新型诊疗技术的探索，特别是慢性重大疾病诊疗采用中医介入的诊治调理，以及 SARS 等传染病防治的积极效果，均为社会大众所推崇。

近年来，关于中医临床疗效的评价研究层出不穷。然而，对于中医药特色的疗效评价方面，尚有很多问题没有得到满意的答案，没有更好的临床评价方法得到国内和国际的共同认可。一方面按照国际临床疗效评价的方法，限制了中医药的特色，反映不了真实的疗效；另一方面，辨证论治的灵活性以及可用性在临床试验的数据量表中，无法得到广泛的认可，对于证候积分的测算和评价研究也没有得到公认。

二、中医临床研究的设计与实施

中医临床研究方案设计

1. 临床试验的概念　临床试验的主要研究内容为疾病的诊断、治疗、预防和预后，主要研究对象为患者的科学研究活动，目的为确定试验药物或治疗方法等的效果和安全性。

临床试验研究的基本原理是在实际情况中临床试验结果会受到处理因素和非处理因素的影响，临床试验研究是为了能确切得到某种疗法或药物的真实效果，控制非处理因素对结果的影响，得到疗法或药物所引起的效应。

2. 优化临床试验设计的目的与意义　中医药在治疗慢性萎缩性胃炎及胃癌前病变方面具有一定的优势。临床实践证明，中药是可以控制、减缓慢性萎缩性胃炎的进展，甚至在一定情况下有可能逆转萎缩。目前，中药治疗慢性萎缩性胃炎疗效虽取得一定进展，但大样本临床研究数量较少，质量偏低，中医药的有效性、科学性需要用国际公认的方法和标准去衡量、解析和评价，故探讨中药治疗慢性萎缩性胃炎的临床试验设计要点意义重大。

PICOS 原则是各类临床研究设计应遵循的基本要素，由系统评价方法学推荐使用，临床试验设计遵循 PICOS 原则是保障其质量的基本。本节以"叙事医学理念下医患共建评价中西医治疗胃癌前病变随机对照试验真实疗效的临床研究"方案设计为例，依据循证医学理念和 PICOS 原则，对中医药临床试验方法学中存在的问题和中药治疗慢性萎缩性胃炎临床试验设计进行探讨，为临床研究者提供中药治疗慢性萎缩性胃炎临床试验设计方案提供参考。

3. 临床研究方案设计　临床试验方案是开展临床试验时不可或缺的关键点，主要包括医学、伦理、统计和试验管理4个方面。试验方案的主要内容包括试验背景、试验目的、试验方法、不良事件监察、试验进度、试验伦理及注册等。一份科学、严谨的临床试验方案是临床试验能够成功完成的关键。因此，要开展叙事医学相关的临床试验，首先应设计合理的试验方案。

根据研究目的、前期基础确定研究的性质、证据级别等问题。一般采用多中心、双盲、优效/非劣效检验、真实世界随机对照试验评价疗效，未设计盲法者，应说明理由或拟采取的补救措施。需要在设计文案中，对总体设计进行表述，说清楚研究类型和研究方法。

（1）研究背景：叙事医学下的临床试验背景应包括两个方面。第一，叙事医学的发展历史及在中国当前的研究背景，明晰叙事医学是什么，叙事医学与传统医学模式相比优势在哪里，在医疗界的认可度如何，叙事医学在临床具体表现形式是什么，以及相关研究报道介绍和评价；第二，阐述疾病当前最新研究进展及面临问题，包括当前大社会环境下的医疗环境背景，如医疗现状、医患关系、医疗资源分布、医疗政策等。

以《医患共建平行病历评价中西医治疗消化疾病临床真实疗效的研究》为例。本试验的研究背景：随着叙事医学的发展及国内外各界对叙事医学的关注、认同，如何使叙事医学与真实世界结合，服务于临床，以及叙事能力如何构建逐渐成为研究的重点。医患共建平行病历的应用就是对叙事医学的有效实践，通过双轨病历制，用平实的语言"书写你的患者"，结合医生和患者双方评价，以实现医生和患者的共情，增加医患互信、沟通和了解。世界卫生组织的统计以及中国疾病预防控制中心的研究表明，目前胃肠系统的患病率已经高达总人口的20%。中国患者基数大，胃肠疾病复诊率高，医院承担的医疗压力重，而医务工作者精力有限，医患沟通时间短，且在诊疗行为里，医患关注重点不同。医生关注患者症状的同时，更重视客观指标的状况，而患者更关心自身症状的改善。

叙事医学下医患共建平行病历的使用是对改变该医疗现状的一次重要尝试和突破。近年来，关于中医临床疗效的评价研究层出不穷，然而，在中医药特色的疗效评价方面，尚有很多问题没有得到解决，没有更好的临床评价方法得到国内和国际的共同认可，医患共建式平行病历的使用也是对中医疗效评价方式的探索。

（2）叙事医学与中医学：叙事医学提倡医生聆听患者，与患者沟通，关注个体，以获得更多与疾病相关的个体化因素，这与中医学的辨证论治、因人制宜，注重个体的疾病诊疗观相契合。中医医案医话夹叙夹议，充满文学美感，突显了中医学"时间-空间-心理-社会-心理"医学模式，阐明了三因对疾病的影响。叙事医学平行病历的优势在于，补充了平行病历中缺乏的昼夜更迭、自然变化和社会生活史，其对发病原因及疾病转归的描述，充分流露出对疾病观、生死观、人生观的思辨。传统医学观中，医乃仁术，医者仁心。在医疗活动中，中医更注重以患者为中心，而不是以疾病为中心，通过"望闻问切"，切实了解患者的身体、心理、生活质量等整体情况，以减轻患者痛苦为目的，而不是仅仅局限于理化检查，以理化结果值达标为目的。相应地，中医辨证论治的灵活性以及可用性也使中医临床疗效评价缺乏确切性和统一性，无法得到广泛的认可，目前对于证候积分的测算和评价研究也没有得到公认。当前国际临床疗效评价的方法，限制了中医药的特色，反映不了真实的疗效。叙事医学与中医学在人文主义价值观方面相一致，这为叙事医学下医患共建平行病历评价中医临床疗效的研究提供了可行性。

4. 研究目的　试验研究目的是在特定研究背景下研究预期实现的目标，是研究意义的总结。例如，医患共建平行病历评价中西医治疗消化疾病临床真实疗效的临床研究的研究目的如下。①方法学研究：通过收集患者在真实世界中疗效相关的信息，优化消化疾病医患共建平行病历，实现中医疗效评价的客观化和标准化；②临床疗效：探讨叙事医学下中医医患共建诊疗模式治疗萎缩性胃炎胃癌前病变患者的有效性、安全性及经济性评价。

5. 试验设计

（1）研究对象（P）的确定。临床试验首先要确定研究对象，即患病人群，而非人的细胞、组织、离体器官等，因此要考虑到患病人群的安全性以及人的社会性因素和心理因素对试验的影响。纳入的病例应该符合国际国内最新、最权威的指南诊断标准。

1）研究对象的纳入标准。慢性萎缩性胃炎患者诊断标准参照国际国内公认的指南进行制定。《中国慢性胃炎共识意见（2017年，上海）》和《幽门螺杆菌胃炎京都全球共识意见》，经内镜诊断、病理诊断或特殊成像方法所发现的黏膜病理组织学改变，主要存在于慢性萎缩性胃炎，包括黏膜的萎缩、肠上皮化生的范围及黏膜上皮内瘤变等。

纳入标准为《中国慢性胃炎共识意见（2017年，上海）》和《幽门螺杆菌胃炎京都全球共识意见》中的胃癌前病变患者，同时具有3个月内三甲医院的胃镜和病理检查，病理报告明确有萎缩、肠化、上皮内瘤变（异型增生）之一；年龄为30～70岁；患者或家属知晓研究内容，并自愿签署知情同意书。研究对象的纳入选用国际国内最新最公认的诊断标准进行修改执行。

2）研究对象的排除标准。排除标准应设计为在符合纳入标准前提下，排除有可能对研究不利、有混杂因素及其他不满足试验要求的情况，而不是与纳入标准对立。

排除标准应包括：妊娠或准备妊娠者；急性脑血管病变；外科手术、重大创伤后；入选时存在已知的恶性肿瘤，严重慢性心、肝、肾功能不全及免疫缺陷者；高级别上皮内瘤变以及更严重者；有重大精神疾病，难以控制自己的行动，无法配合的患者；不识字，无法理解知情同意，无法自行签署知情同意书的患者。

（2）研究类型（S）的设计。随着国内外循证医学临床研究的大量开展，RCT成为评估医学干预措施临床疗效最严谨的科学方法之一。RCT有较强的评价干预措施效果能力，其中，多中心RCT是评估疗效最有效率的方法，可以减少偏差和结果的局限性，是临床试验的首选。根据具体情况考虑大队列研究及真实世界研究。

1）分组。入选的患者可以随机分为试验组和对照组，也可以根据具体情况（如药物不同剂量），分为三组或多组。

2）随机化方法。随机化的概念在1935年由英国统计学家、遗传学家费希尔（Fisher）首次提出，随机化过程是基于已知的和未知的危险因素，试图产生具有可比性的组别，在对试验对象分组过程中消除研究者导致的偏倚，使检验能有效地控制假阳性错误出现的概率。

随机可以采用随机数字表法。通过SAS9.1统计软件的PROC PLAN过程编程产生随机数字。首先设定产生随机数字的参数，即初值（seed）、分层（stratum）等，按照就诊顺序给受试者编号，以试验组：对照组=1：1的比例随机分组，特殊情况下可以有其他比例分组形式。将受试者分配至试验组或对照组。生成随机数字表，将程序产生的随机分组结果打印出来，制订编码。

以文件的形式一式两份保存随机数字表，随机表及应急信封均封藏在不透光的信封中，交由组长单位和申办者保存。说明、记录随机数字的产生方法、过程、组别设置及分组结果，以备必要时查对。

可以根据具体情况，产生随机序列，并在文中表述清晰。

3）样本量的估算。临床试验设计中有无样本量估计是评价临床试验质量的依据之一。对于确证性临床试验,选择一个最适样本量是试验设计的关键步骤。影响样本量大小的主要因素为研究目的、试验设计类型、主要结局指标、干预措施的效应量、主要研究终点的变异水平等。

样本量的估算按照主要结局指标进行估算,并提供参数的参考文献或者提供参数的来源依据,如专家共识等。

（3）干预措施（I）和对照措施（C）的设定。在依据现有指南、前期试验基础上,还需要考虑干预措施的剂量、给药方式、给药次数和给药疗程,在保证安全性的基础上选择最佳干预方式,还需明确怎样处理所关注的干预措施和其他干预措施相结合的试验。

对照组的选择是解释两组疗效差别或等效性的关键,是为了明确干预措施的特异性效果。对照措施一般分为阴性对照和阳性对照,阴性对照包括安慰剂和无治疗措施,阳性对照一般选用国内外指南常规治疗。

慢性萎缩性胃炎临床试验可以考虑采用加载试验,也就是慢性胃炎指南推荐的干预措施+中药,对比不加中药的单纯指南治疗,把中药作为保护因素,对比用与不用中药的差别。同时可以考虑单纯应用中药治疗对照西药治疗。对于萎缩性胃炎来说,部分是可以不用药物治疗的,可以考虑使用中药治疗与安慰剂对照,但可能改变肠化状态。对于药物治疗,要说清楚使用的原则和方案,并在方案中详细记录。

基础治疗依据西医指南治疗,根据患者症状可选用促动力药、消化酶制剂等。以上腹饱胀、恶心或呕吐等为主要症状者可用促动力药,而伴胆汁反流者则可应用促动力药和（或）有结合胆酸作用的胃黏膜保护剂。具有明显进食相关的腹胀、纳差等消化不良症状者,可考虑应用消化酶制剂。常规治疗原则遵循《中国慢性胃炎共识意见（2017年,上海）》。

（4）结局指标（O）的选择。一般应选用国际公认的客观指标作为结局指标,结局指标数量不宜过多。一般选用1~2个直接指标作为主要结局指标,如能选用不利指标为最好,如病死率、致残率等。但由于病情特点,慢性萎缩性胃炎疗效评价不宜选用这些指标,参考国际国内研究,可以考虑以下这些方面。

1）病理的变化。病理的变化包括病理评分以及肠化逆转。病理是慢性萎缩性胃炎诊断的金标准,尤其是肠化和上皮内瘤变等癌前病变,业内非常关注。炎癌转化,希望能阻断甚至逆转这些癌前病变,所以能从病理上改变是临床研究者首要关注的内容。OLGA 和 OLGIM 胃癌风险分期评级、胃黏膜的组织分级是当期诊断的业内共识,根据分期不同,可以对治疗前后的不同分期及病理变化,做一个定量比较或者定性分类,也就是可以用计数资料或者计量资料进行比较,但 OLGA 和 OLGIM 的缺点在于需要多个病理切片,临床上最佳是 5 块,但是出于对患者的保护以及出血风险的控制,我们实际临床可能只取 1~2 块,这就给临床观察和评价带来困难。众所周知,胃黏膜的范围较大,肉眼观察不太容易抓到肠化部位,只有多取几块病理,才能提高准确性,所以,条件允许的情况下,我们建议病理取 5 块,利于疗效评价。已经有类似研究,如 Tang XD 等关于摩罗丹治疗慢性萎缩性胃炎的研究使用的疗效评价就是肠化逆转率,该研究被欧洲胃炎指南收录。

2）症状积分。慢性萎缩性胃炎致病因素较多,无特异性临床表现,部分患者无明显症状；有症状者临床上主要表现为上腹部隐痛、饱胀、反酸、烧心、嗳气等,与消化不良症状谱相似。这些症状与慢性萎缩性胃炎的发生发展关系密切,严重影响患者的生活质量,可以参考 7 分整体症状量表（7 point global overall symptom scale, GOSS）、鲁汶餐后不适症状评分量表（Leuven postprandial distress scale, LPDS）、胃肠道症状积分问卷（gastrointestinal symptom score, GIS）、胃肠道症状等级评估量表（gastrointestinal symptom rating scale, GSRS）、功能性消化不良症状日记（functional dyspepsia symptom diary, FDSD）和整体疗效评价（overall treatment efficacy, OTE）进行症状疗效评价。

3）复发率和复发次数。减少症状复发也是治疗慢性萎缩性胃炎的主要目的。所以,如果能减少复发，也可以评价药物疗效，部分研究使用了这个疗效指标。根据研究目的，我们可以选用这项指标来说明药物疗效。疗效标准可以参照《慢性萎缩性胃炎中医诊疗共识意见》和《中药新药临床研究指导原则（试行）》，可在治疗结束后 6 个月随访复发情况。

除了应完整而确切地说明何时、如何测评这些结局指标，除了考虑结局指标对疗效的重要性之外，还应考虑应用突出中医药特点及优势的结局指标，如中药可以一定程度上减少西药不良反应，可以提高西药疗效等。

4）次要结局-经济学指标。通过每次随访，统计常规组患者就诊次数、就诊费用、就诊所用时间、就诊往返路程耗用时间、就诊往返路程所需费用、就诊产生的平均误工费；统计医患共建组患者就诊次数及参加活动次数、就诊费用、就诊所用时间及参加活动所用时间、就诊往返路程耗用时间及参加活动往返路程耗用时间、就诊往返路程所需费用及参加活动往返路程所需费用、就诊产生的平均误工费及参加活动所产生的平均误工费；并记录常规组及医患共建组患者每次就诊用药量；统计医患共建组举办活动所需费用，包括门票费、场地费、聘请费（专家聘请费、讲解员聘请费等）、相关书籍购买费用；统计医生通过开展人文培训、科普讲座等获得的报酬以及医生参加活动所需时间、往返路程耗用时间、往返路程所需费用；分别计算常规组与医患共建组的成本-效用，比较常规治疗与医患共建模式的经济学效益，看两者是否有差异，医患共建模式是否能提高治疗效果，降低治疗成本，给社会带来经济效益。

（5）统计学方法。统计学方法根据不同试验设计和数据类型实际来进行选择。建议最好在试验开始前请教统计学专家，并制订统计学分析计划，这有利于研究数据的真实合理地使用。考察单个主要（次要）疗效指标在试验组与对照组间的差异，对于连续性指标符合正态分布的采用 t 检验，不符合的使用非参数检验；对于类别型指标采用 χ^2 检验。特别地，考虑多次测量间相关性对疗效评价的影响，在上述初步检验基础上采用纵向数据分析模型进行分析，一方面控制试验混杂因素的影响，另一方面考察剔除个体内部相关性后的试验组与对照组差异。

1）病例入组分析。列出总体和各中心入选及完成病例数，确定 3 个分析数据集（FAS、PPS、SS），列出未纳入 PP 集的病例及其原因。

2）人口学资料及基线分析。描述性统计人口学资料及其他基线特征值；连续变量计算其例数、均值、标准差、中位数、最小值和最大值；计数和等级资料计算频数及构成比；推断性统计结果（P 值）作为描述性结果列出。

3）疗效分析。主要疗效指标分析：主要症状积分有效率采用 χ^2 检验比较组间差异。

次要疗效指标分析：主要症状积分变化值、实测值，采用 t 检验比较组间差别。主要症状单项指标消失率采用 χ^2 检验比较组间差异。生命质量量表总分及各维度评分变化值、实测值，采用 t 检验比较组间差别。PRO 量表总分及各维度评分变化值、实测值，采用 t 检验比较组间差别。

4）安全性分析。计算不良事件发生率，记录不良事件病例和不良反应病例的详细列表；计算实验室指标、心电图试验后"正常转异常"或"异常加剧"的例数和转异率；列出实验室指标、心电图异常病例和临床解释。采用 SAS9.2 软件进行统计分析。非劣性分析用组间疗效差值的双侧 95%CI 表示。所有的统计学检验均采用双侧检验，$P\leqslant 0.05$ 将被认为所检验的差别有统计学意义。

（6）临床研究数据管理：也是临床试验过程中的重要组成部分，要保证录入系统数据库的数据有效性、完整性。慢性萎缩性胃炎后续随访时间较长，数据管理存在一定难度，可以与专业的数据管理公司进行合作，对患者随访信息进行网络化统一管理。

（7）伦理及临床试验注册：研究者需确保所进行试验是由符合中国《药物临床试验质量管理规范》（Good Clinical Practice，GCP）要求的有资格的伦理委员会审阅及批准。在试验开始之前，研究者应将试验方案、知情同意书以及其他必需的材料交予伦理委员会供其审阅及批准，并在中国临床试验中心注册。申办者和合同研究组织只有在接到伦理委员会的批准文件及完成临床试验注册后才能引进和提供试验用药。同时必须告知伦理委员会可能会影响受试者试验安全和继续参加试验的后续方案增补件和在试验过程中发生的严重不良事件。

（8）质量控制：充分的质量控制方案是保证试验实施的制度策略，包括研究者质量控制、受试者依从性控制、实验室质量控制等，可通过设立项目组监察，请第三方单位进行稽查来实现，从而在制度上保证临床试验的质量。例如，制定临床监察员监察制度：由申办者委派监察员，监督临床研究的全过程，定期进行试验医院现场监察访问，以保证临床研究严格按照临床研究方案的要求、《药物临床试验质量管理规范》及有关法律法规进行，确保受试者的权益得到保障，并对原始资料检查以确保与 CRF 上的内容一致。临床试验申办者还可委托稽查人员对临床试验进行系统性检查，以判断试验的执行是否与试验方案相符，报告的数据是否与各临床参加单位的记录一致，即 CRF 的数据是否与病历或其他原始记录相同。稽查由不直接涉及该临床试验的第三方人员进行。

三、中医临床疗效评价的"守正创新"

（一）叙事医学的兴起

2000 年，哥伦比亚大学医生丽塔·卡蓉（Rita Charon）首先提出了"叙事医学"（narrative medicine）这个概念。叙事医学是指具备叙事能力以及拥有对医生、患者、同事和公众高度复杂叙事情境理解力的医学实践活动。简言之，它可让医生见证患者的苦难，能将疾病的全貌娓娓道来。主张通过培养临床医生理解、解释、反馈的叙事能力，提高其对患者的理解、共情、亲和能力，促进其对自身医疗行为的反思。在这方面更融合了循证医学"尊重患者价值取向"的理念，让临床医学更有人文的关怀和灵性，也在疗效评价方面体现真实世界的研究。《强化医学人文理念，直面新医改学习叙事医学》一文中指出"叙事医学和循证医学不可偏废，共同促进医学与人文发展"，当前"叙事医学的主要实践形式是在医疗活动中的平行病理书写范式"让"医学人文有了实实在在的临床程序和评价指标"。在这个过程中，要用非医学专业的语言，记录患者的疾苦。无论是医生的记录还是患者的记录，都要从两个维度真实反映临床过程，从而实现医生对患者的共情，为诊疗及疗效评价服务。这也给我们的临床疗效评价带来启示。

> **案例**
>
> **叙事的目的**
>
> 2014 年，某基金会在意大利对多发性硬化症患者进行了一项叙事医学研究，患者在网络上签署知情同意书后，研究者对其故事进行收集，并着重对患者为这一疾病所起的昵称进行语义分析。调查结果显示，40%的叙事将多发性硬化症描绘为怪兽，其余 20%将其命名为麻烦的累赘，12%的患者视其为需要击败的敌人，7%的患者视其为障碍，7%的患者视其为刑罚，只有 6%的患者将疾病视为朋友。这种疾病的名称唤起了恐惧、愤慨、躁怒和悲伤的情绪。
>
> 在医生和患者进行诊断沟通后，患者的故事发生了巨大的改变，对疾病的描述从最初低沉抑郁的风格转向更为轻松平静的语言：已经有 42%患者的叙事将多发性硬化症描述为朋友。

（二）中医真实疗效整体评价方法的探索

如何利用现代临床流行病学和循证医学等国际临床研究通行的原则和方法，构建适宜中医自身诊疗特点、科学规范和可行的临床疗效评价方法是其进一步发展的前提。临床疗效是中医临床实践的导向，近些年临床研究实践为传统中医药的深化发展奠定了基础，有利于其从经验医学进一步导向循证医学的转化发展。

疗效评价的共识更侧重于综合评价，也需要科学和人文的共同关注。叙事医学的出现，带给我们新的思路，让诊疗和疗效评价更多平衡在科学和人文之间。医患共建平行病历，体现在要有患者的积极参与。循证医学的思维，在诊疗评价中如何体现患者的价值取向，也是我们思考的问题，综合医生患者两个方面的评价，指标可视化、可操作是我们努力的方向。

1. 医患共建平行病历 可能会有助于探索一种新的临床疗效评价模式，目的是改变常规医疗记录中医生为主导的模式，设定一定的格式，与患者感受相结合，尊重患者价值取向，医生患者共同记录的医学记录文书。进而，建立融合叙事医学和循证医学的医患共建循证临床疗效评价体系，提出"医患共建式循证临床评价"并建立理论框架。

医患共建式循证病历研究更加注重患者的人文感受，甚至是对医生服装举止的评价，以及就医体验度的感受。让医学世界不再"冷冰冰"，而是一种享受的人生体验和感悟，并通过这些内容，提高患者的满意度，进而增强依从性，更好地提高诊疗手段的水平和评价中医的真实疗效。这是基于循证医学三要素的第三点，即"患者的价值取向"以及当前兴起的叙事医学更人文的角度。

发表在《中国中西医结合杂志》英文版 *Chin J Integr Med* 2016 年第一期的论文 "Joint Development of Evidence-Based Medical Record by Doctors and Patients through Integrated Chinese and Western Medicine on Digestive System Diseases"，文中全面阐述了医患共建式临床疗效评价的理念、假说和方法。并且，通过检索和文献研究，其对医患共建的背景意义进行了全方位的阐述。

2. 中医真实疗效评价决策的方法探索 针对中医疗效评价进行的医患共建平行病历的研究，需要在医患共同决策方面引入决策分析的新方法。近年来有层次分析法和结构方程模型。其中，结构方程模型（structural equation model，SEM）是多元数据分析的重要工具；层次分析法（analytic hierarchy process，AHP）是指将一个复杂的多目标决策问题作为一个系统，将目标分解为多个目标或准则，进而分解为多指标（或准则、约束）的若干层次，通过定性指标模糊量化方法算出层次单排序（权数）和总排序，以作为目标（多指标）、多方案优化决策的系统方法。这些方法已逐步运用在评价和决策中，对于中医临床疗效评价这个复杂的科学问题，有望将真实疗效评价可视化及客观化。医患平行病历的核心在于医患两个方面，综合评估医患因素，建立一整套评估的方法模型和决策方式，是新的研究方向。

（三）医患共建综合评价

当前，判断胃黏膜萎缩的黄金指标是病理学证实的化生性萎缩，尤其是肠化和上皮内瘤变等癌前病变。炎癌转化，希望能阻断甚至逆转这些癌前病变，所以，能从病理上改变，是临床研究者首先要关注的内容。OLGA 和 OLGIM 胃癌风险分期评级、胃黏膜的组织分级是当期诊断的业内共识。

遵循中医整体治疗的特色，我们形成以患者为中心的医患模式，全面重视患者的生理、心理、社会因素及自然环境对疾病的影响，发展出"辨证施治"的诊疗模式，注重点对点的个体治疗。让患者认识到自己是治疗的主体，充分发挥其主观能动性，千方百计地使自己的精、气、神处于最佳状态。

疾病的治疗和评价越来越有综合的趋势，这是中医药的研究热点。运用医患两个方面的评价，综合当前疗效评价的方式方法进行评价临床疗效，包括病理变化、症状积分、患者 PRO 分值及自述评价等。

本研究方案将真实再现临床过程以及真实世界的疗效评价，结合医生患者两个角度，平衡主观客观的不同维度，多靶点、多层次反映真实疗效评价。经过两轮德尔菲调查法和会议共识法形成综合评价的条目规则，研发了医患共建式循证临床疗效评价系统 V1.0，分为四个维度进行评价，详见表 17-1。根据患者疗程，适用于不同的条目和疗效评价规则。例如，1 个月后的评价，不适用条目 1 胃镜病理。而对于权重和计分方法，经过对专业医生访谈和德尔菲调查法和会议共识确定。

医患共建综合评价尚在验证中，权重和计分方法有待于进一步验证，但综合评价是未来的趋势，将在不断的临床试验中进行验证、更新和修正。

结局指标各方面优缺点总结见表 17-2。

表 17-1　医患共建式循证临床疗效评价系统评价工具

条目	权重	计分方法	按照权重计算
条目 1 胃镜病理变化百分制	40%	病理减轻分数计分为 80 分： a 病理肠化消失， b 异型增生变成肠化 计分为 60 分：肠化降级，重度变成中度，或者中度变成轻度 计分 50 分：病理无变化 计分 0 分：轻度变为重度以上，甚至出现异型增生（上皮内瘤变）	
条目 2 主要症状积分	20%	疗前－疗后	（疗前－疗后）×20%
条目 3 患者 PRO 分值	20%	疗前－疗后	（疗前－疗后）×20%
条目 4 患者叙述评价	20%	1 个月疗效计分－一年疗后计分	（1 个月疗效计分－一年疗后计分）×20%

表 17-2　结局指标各方面优缺点总结

指标	优点	缺点
病理变化	金标准，诊断准确	患者存在出血风险
症状积分	对患者有所保护	主观意见较多
复发率	可以看到远期疗效	耗时长，脱落多
综合变化	全面评价临床疗效	综合方面较多，较为复杂

中医药在改变胃癌前病变症状方面具有优势。现有中医药治疗胃癌前病变的临床疗效评价选用了证候量化评分、患者报告的症状积分等特色疗效评价指标。其中，证候疗效评价是中医药干预研究特色疗效评价指标，除了能反映症状的变化，更能反映患者整体状态的变化，这是中医药的特色和优势。

运用医患双方评价，综合当前疗效评价的方式、方法进行临床疗效评价，在病理变化、症状积分、患者 PRO 分值及自述评价等方面进行积极探索，建立医患共建临床疗效评价理念，对中医药治疗慢性萎缩性胃炎的临床疗效评价发展具有重要意义。

（四）中医临床研究方案实施要点

结合功能性胃肠病的随机对照多中心临床试验方案和研究病历，分析功能性胃肠病试验设计中方案及病历的条目取舍和选用目的。除了一般信息之外，其他方面如下所示。

1. 幽门螺杆菌的检查条目是否设置　这一点是根据疾病的特征设立的，疾病的病因是什么，如有明确的病因，我们是否应该考虑进去，答案是肯定的。作为主要的观察指标，我们应该把疾病的特定病因设计进去。2012 年的《第四次全国幽门螺杆菌感染处理共识报告》显示，幽门螺杆菌感染也是消化不良的重要原因，在研究病历设计的条目上，需要考虑关于幽门螺杆菌感染检查的设计与数据提取。不同的检测方法具有不同的敏感性和特异性，见表 17-3。

表 17-3　某消化中成药颗粒治疗功能性胃肠病多中心、分层区组随机、双盲、安慰剂平行对照临床研究的幽门螺杆菌检测条目-幽门螺杆菌检测

检测方法	□1 快速尿素酶试验　□2 尿素呼气试验　□3 组织学检查　□4 细菌培养　□5 粪便抗原检测
检测结果	□1 阴性　□2 阳性　□3 未查

2. 临床诊断的条目设置的必要性　诊断不明，疾病不清。对于科学研究来说，我们必须要设置一定的条目，来确定疾病的诊断。依据当前最新的国际国内中西医诊断标准，进行临床诊断条目

的设定。根据中华医学会消化病学分会胃肠动力学组制定的《中国消化不良的诊疗指南（2007，大连）》及《消化不良的辨证诊断共识意见》，结合诊断标准和实际的临床试验目的，确立了纳入和排除标准。诊断标准在方案及研究病历中的作用是非常重要的，可以确定研究的人群，同时明确研究的病症，如表17-4所示。

表17-4 某消化中成药颗粒治疗功能性胃肠病多中心、分层区组随机、双盲、安慰剂平行对照临床研究病历的临床诊断条目-临床诊断

西医诊断	□1 上腹痛综合征　□2 餐后不适综合征　□3 其他
中医诊断	□1 胃脘痛　□2 痞满　□3 其他→请详述：
辨证分型	□1 脾胃湿热证　□2 肝胃不和证　□3 寒热错杂证　□4 脾虚气滞证　□5 脾胃虚寒证　□6 其他→请详述：

3. 临床症状观察的条目 临床症状观察的条目依据研究目的，最主要的疗效评价手段是症状的积分，那么临床症状观察条目是最重要的，条目的设计要评估疾病的现状。对于疗效评价，核心指标群是最重要的，确定核心指标群，是制作研究病历的核心。这需要根据研究目的和临床病症的特点来制定。对于症状观察指标目前还没有专科疾病的规范，评价的指标五花八门，主题一致，主体也相近，但是没有一个标准的研究规范。所以，临床症状的条目观察，应该是依据之前的经验以及临床实际的情况来制定。设置的表格要简明，关键点有即可。考虑到医生精力有限，想要调查真实性的问题，就不要弄得太复杂。如果医生没空填的话，真实性就打了折扣。

表17-5是临床症状观察实际操作的表格。采取打钩的形式，方便简单，利于医生和患者的评价。在症状的制定过程中，消化不良的主要症状以及消化内科的症状均要考虑。而且，从疼痛的性质、程度及发生的频率进行考量利于用药后的评价。

表17-5　临床症状观察表

上腹痛	性质	□1 胀痛　□2 隐痛　□3 灼痛　□4 刺痛　□5 其他
	时间	□1 餐前　□2 餐后　□3 餐前餐后均有　□4 其他
	程度	□0 无　□2 轻微　□4 中等　□6 严重
	频率	□0 无　□2 偶尔　□4 有时　□6 大部分时间
		□0 从未有过　□1 每周<1天　□2 每周1天　□3 每周2~3天　□4 每周4~5天　□5 几乎每天
上腹烧灼感	时间	□1 餐前　□2 餐后　□3 餐前餐后均有　□4 其他
	程度	□0 无　□2 轻微　□4 中等　□6 严重
	频率	□0 无　□2 偶尔　□4 有时　□6 大部分时间　□8 整日不断
		□0 从未有过　□1 每周<1天　□2 每周1天　□3 每周2~3天　□4 每周4~5天　□5 几乎每天
早饱感	程度	□0 无　□2 轻微　□4 中等　□6 严重
	频率	□0 无　□2 每天1次　□4 每天2次　□6 每天3次
		□0 从未有过　□1 每周<1天　□2 每周1天　□3 每周2~3天　□4 每周4~5天　□5 几乎每天
餐后饱胀不适	程度	□0 无　□2 轻微　□4 中等　□6 严重
	频率	□0 无　□2 每天1次　□4 每天2次　□6 每天3次
		□0 从未有过　□1 每周<1天　□2 每周1天　□3 每周2~3天　□4 每周4~5天　□5 几乎每天
上腹胀气		□0 无　□2 偶尔　□4 有时　□6 大部分时间　□8 整日不断
食量减少		□0 无　□1 减少1/3以下　□2 减少1/3~1/2　□3 减少1/2以上
嗳气		□0 无　□2 偶尔　□4 有时　□6 大部分时间　□8 整日不断
恶心		□0 无　□2 偶尔　□4 有时　□6 大部分时间　□8 整日不断
呕吐		□0 无　□2 仅发生在餐后，且每日<3次　□4 三餐后均吐　□6 稍一进食或饮水即吐

（1）主要症状：主要症状、持续时间仅作为辨证参考，不作为疗效评价指标；主证积分=程度积分+频率积分；频率包括每日发作频率及每周发作频率2项，临床医师在访视时对两者均应记录。

（2）主要症状诱发及加重因素：在本例中，中医辨证论治的辨证要素是为了下一步研究设置的伏笔。在临床试验设计中，由于运行不易，最好能多观察一些指标，当然，也不是越多越好。对今后研究的启示及后续的研究设想，应该有一个整体的规划，见表17-6。

表17-6 临床症状观察条目主要症状诱发及加重因素

进餐	□0 无 □1 有	空腹	□0 无 □1 有
劳累	□0 无 □1 有	受凉	□0 无 □1 有
药物因素	□0 无 □1 有	气候变化	□0 无 □1 有
情绪因素	□0 无 □1 有	工作紧张、压力大	□0 无 □1 有
其他			

（3）辨证参考症状：表格的设计是方案和将来执行的核心。在制定过程中，可以采用德尔菲调查法和会议共识法，也就是请更多的人对每一个条目进行斟酌，并对其重要性打分，然后确定最重要的内容，请临床专家、统计学专家、方法学专家，多轮协商后，得到一个较好的大家都认可、实操性很强的方案及执行表格。

举例：本项条目是最重要的评价指标，经过了15名消化专家的德尔菲调查，以及3次大规模会议的共识确认。症状可以数字化，也得到了统计学及数据管理专家的确认。其中，症状来源于临床观察和临床试验的经验。上面的9个症状全面覆盖了消化不良的症状，并进行了分度估计，可以将症状积分数字化，这些评价的结果，会把主观的症状，变成客观的数字进行表达，利于疗效评价主观指标的客观性。这些条目的设计是为了评价疗效，是方案设计第1个主要的目的。8个方面的诱发因素，和其他兼证的症状，就是为了第2个目标，进行中医证候的进一步评估，以及中医证候的研究。

从这个表格来看，我们首要目标就是评价中药缓解消化不良症状的情况，症状设计紧扣研究目的是进一步研究中药治疗功能性胃肠病优势证候而设计的内容，见表17-7。

表17-7 临床症状观察条目辨证参考症状

食欲减退	□0 无 □1 轻微减退 □2 明显减退 □3 完全无食欲			
咽部异物感	□0 无 □1 有		胃部喜温喜按	□0 无 □1 有
胁肋胀痛	□0 无 □1 有		腹胀	□0 无 □1 有
腹痛	□0 无 □1 有		口干	□0 无 □1 有
口淡无味	□0 无 □1 有		心烦易怒	□0 无 □1 有
口苦	□0 无 □1 有		气短懒言	□0 无 □1 有
口黏	□0 无 □1 有		疲乏	□0 无 □1 有
口臭	□0 无 □1 有		胸闷	□0 无 □1 有
饥不欲食	□0 无 □1 有		手足心热	□0 无 □1 有
畏生冷	□0 无 □1 有		四肢不温	□0 无 □1 有
四肢倦怠	□0 无 □1 有		睡眠差	□0 无 □1 有
尿黄	□0 无 □1 有		消瘦	□0 无 □1 有
排便次数	次/日（注：如数日解大便一次，则填写1/n）			
大便质地	□1 成型软便 □2 干燥 □3 稀溏 □4 时干时稀			
舌质	□1 红 □2 淡红 □3 淡 □4 其他			
舌苔	□1 黄腻 □2 白腻 □3 薄白 □4 其他			
脉象	□1 滑 □2 弦 □3 其他			

4. 强调需要注意的内容　研究目的明确是方案和研究病历的核心要素。

从方案设计和临床实施来看，研究目的明确、设计合理的病历是设计的首要条件。所有的条目设计都是为了中药治疗功能性胃肠病的有效性而设置的。

症状观察要覆盖该疾病所有可能症状。研究的假说是中药可以缓解功能性胃肠病的症状，观察中药治疗功能性胃肠病的有效性和安全性。所以，在条目的设置中，症状的观察和设置尤其重要。怎样的症状能够反映消化不良的病情变化，是设计方案及研究病历条目的重点。根据前面的表格展示，各个症状的条目已经涵盖了所有消化不良的症状，这样利于评估消化不良好转与否，但从实用性来说，稍显复杂。因为在实际操作中，有的问题多次出现，条目较多，部分患者觉得时间过长，影响操作性，需要临床研究者更多的耐心。

思　考　题

1. 简述叙事医学与中医学的关系。
2. 简述优化临床试验设计的目的与意义。
3. 列举临床研究设计应遵循的基本要素。

（王天园　李　博）

中英文名词对照索引

B

保护率（protective rate, PR） 50
报告偏倚（reporting bias） 11, 38
暴露（exposure） 40
背景偏倚（context bias） 193
比（ratio） 15
比例（proportion） 16
比值比（odds ratio, OR） 153
必要病因（necessary cause） 53
编码（one-hot） 151
标准操作规程（standard operating procedure, SOP） 144
表皮生长因子受体（epidermal growth factor receptor, EGFR） 125
病程长短偏倚（length bias） 35
病例报告（case report） 34
病例报告表（case report form, CRF） 234
病例-病例研究（case-case study） 119
病例对照研究（case-control study） 119
病例系列（case series） 34, 93
病情检查偏倚（work-up bias） 77
病死率（fatality rate） 23
病因（causation of disease） 53
病因链（chain of causation） 56
病因网（web of causation） 56
病因研究（etiological study） 117
不合格（ineligibility） 51
不良事件（adverse event, AE） 112
不良事件发生率（adverse event incidence rate） 159
不满意（dissatisfaction） 92
不适（discomfort） 92
不依从（noncompliance） 51

C

材料与方法（material and method） 173
参考试验偏倚（reference test bias） 78
参考文献（reference） 174
参考值（reference value） 68
残疾率（disability rate） 20
测量偏倚（measurement bias） 11
测试集（test set） 99
层次分析法（analytic hierarchy process, AHP） 251
常规收集的健康医疗数据（routinely collected health data, RCD） 231
巢式病例对照研究（nested case-control study） 119

成本-效果分析（cost-effectiveness analysis, CEA） 199
成本-效果分析比（incremental cost effectiveness ratio, ICER） 199
成本-效益分析（cost-benefit analysis, CBA） 199
成本-效用分析（cost-utility analysis, CUA） 199
赤池信息量准则（Akaike information criterion, AIC） 203
充分病因（sufficient cause） 54
重复性（repeatability） 74
抽样调查（sampling survey） 35
抽样偏倚（sampling bias） 10
抽样误差（sampling error） 38
初值（seed） 247
粗死亡率（crude death rate） 20
错分（misclassification） 78

D

单盲试验（single blind trial） 82
地区偏倚（geographical bias） 229
等级变量（ordinal variable） 150
电子病历报告表（electronic case report form, eCRF） 138
电子数据收集系统（electronic data capture system, EDC） 142
电子医疗记录（electronic medical records, EMR） 136
调查偏倚（investigation bias） 47
调查者偏倚（interviewer bias） 11
队列（cohort） 40
队列研究（cohort study） 40
对照（comparator） 211
多元分析（multivariate analysis） 12
多元回归分析（multiple regression analysis） 157

E

二分变量（binary variable） 150

F

发表偏倚（publication bias） 227
发病差值（incidence difference） 29
发病率（incidence rate） 17
发病密度（incidence density, ID） 18
发病密度比（incidence density ratio, IDR） 29
发病频率比（incidence frequency ratio） 30
方案集（per protocol set, PPS） 239
方法学质量（methodological quality） 167
非随机抽样（non-random sampling） 37
非心脏手术后心肌损伤（myocardial injury after noncardiac surgery, MINS） 126
非心脏手术患者血管事件队列评估（vascular events in noncardiac

surgery patients cohort evaluation，VISION） 126
分层（stratum） 247
分层分析（stratified analysis） 12
分区生存模型（partitioned survival model，PSM） 203
分中心项目负责人（co-principal investigator，coPI） 145
符合方案（per-protocol，PP） 84

G

感染率（infection rate） 20
干扰（co-intervention） 50，88
干预（intervention） 111，211
干预环境（setting） 211
高敏肌钙蛋白（high-sensitivity troponin T，hsTnT） 126
个体匹配（individual matching） 43
个体实效性随机对照试验（individual pRCT，ipRCT） 236
功能性消化不良症状日记（functional dyspepsia symptom diary，FDSD） 248
功效差值（efficacy difference，ED） 29
共变法（method of concomitant variation） 62
固定效应模型（fixed-effect model） 222
关键词（keyword） 173
关联（association） 61
关联强度（association strength） 63
观察者偏倚（observer bias） 11
归因比例（attributable proportion） 30
归因危险度（attributable risk，AR） 153
归因危险度百分比（attributable risk percent，AR%） 30，153
国际临床流行病学资源和培训中心（Clinical Epidemiology Resource and Training Center，CERTC） 4
国际临床试验注册平台（International Clinical Trials Registry Platform，ICTRP） 128
国际医学期刊编辑委员会（International Committee of Medical Journal Editors，ICMJE） 128
国家医学图书馆（National Library of Medicine，NLM） 131

H

蒿甲醚-苯芴醇（artemether-lumefantrine，AL） 111
合格标准（eligibility criteria） 212
横断面研究（cross-sectional study） 35
化学因素（chemistry factor） 55
环境（environment） 55
患病比（prevalence ratio，PR） 30
患病差值（prevalence difference，PD） 29
患病率（prevalence） 19，38
患病率比（prevalence ratio，PR） 38
患病率研究（prevalence study） 35
患病率优势比（prevalence odds ratio，POR） 38
回忆偏倚（recall bias） 10
混杂偏倚（confounding bias） 11
混杂因素（confounding factor） 11
霍桑效应（Hawthorne effect） 88

J

机会（chance） 9
基于单个患者的随机对照试验（number of one randomized controlled trial，n-of-1 trial） 120
急性心肌梗死（acute myocardial infarction，AMI） 6
疾病（disease） 92
疾病进展状态（progressed disease，PD） 203
疾病谱偏倚（spectrum bias） 78，194
剂量-反应关系（dose-response relationship） 64，158
《加强观察性流行病学研究报告声明》（Strengthening the Reporting of Observational Studies in Epidemiology，STROBE） 182
甲胎蛋白（α-fetoprotein，AFP） 124
假阳性率（false positive rate，FPR） 71
假阴性率（false negative rate，FNR） 71
间接联系（indirect association） 61
检出症候偏倚（detection signal bias） 10
检索策略（search strategy） 212
健康调整期望寿命（health-adjusted life expectancy，HALE） 25
健康期望寿命（healthy life expectancy，HLE） 24
健康状态期望寿命（health state expectancy，HSE） 24
交叉积比（cross product ratio） 45
交叉设计（cross-over design，COD） 120
交叉设计试验（cross-over design trial） 79
阶梯楔形实效性随机对照试验（stepped wedge pRCT，swpRCT） 236
结构方程模型（structural equation model，SEM） 251
结构化的研究问题（structured research question） 211
结果（results） 173
结局（outcomes，O） 111，211
结论（conclusion） 173
界值（cut-off point） 68
金标准（gold standard） 67
竞争风险偏倚（competing risks bias） 10
聚合酶链式反应（polymerase chain reaction，PCR） 112
绝对危险降低度（absolute risk reduction，ARR） 153，159
绝对效应（absolute effect） 29

K

卡帕值（kappa value） 74
开心生活科技（Happy Life Technology，HLT） 148
科克伦偏倚风险评估工具（the Cochrane risk of bias tool，RoB） 216
科克伦系统评价数据库（Cochrane Database of Systematic Reviews） 209
科克伦协作组（the Cochrane Collaboration） 209
科克伦综述（Cochrane reviews） 209
可比性（comparability） 43
可靠性（reliability） 67
可信性（trustworthiness） 166

L

类实验研究（quasi experimental study） 48
类随机（quasi-random） 189
类推法（method of analogy） 62

累积发病率（cumulative incidence rate） 152
累积死亡率（cumulative mortality rate） 22
罹患率（attack rate） 18
历史性队列研究（historical cohort study） 41
连贯性（coherence） 64
连续变量（continuous variable） 150
临床流行病学（clinical epidemiology） 1
临床评价偏倚（clinical review bias） 194
临床试验（clinical trial） 49
临床数据交换标准协会（Clinical Data Interchange Standard Consortium, CDISC） 238
临床研究（clinical study） 102
临床研究问题（clinical study question） 102
临床应用价值（clinical applicability） 67
磷酸萘酚喹（naphthoquine phosphate） 111
灵敏度（Sensitivity, Sen） 70
零点时间（zero time） 91
领先时间偏倚（lead-time bias） 11
流行病学三角（epidemiologic triangle） 55
流行病学实验（epidemiological experiment） 48
漏斗图（funnel plot） 227
鲁汶餐后不适症状评分量表（Leuven postprandial distress scale, LPDS） 248
伦理委员会（ethics committee, EC） 132
轮状模型（wheel model） 56
率（rate） 15
率比（rate ratio） 153

M

美国国立卫生研究院（National Institutes of Health, NIH） 6
美国食品药品监督管理局（Food and Drug Administration, FDA） 131
描述性研究（descriptive study） 34
目标人群（target population） 36

N

纳入/排除偏倚（inclusion/exclusion bias） 10
纳入标准（inclusion criteria） 212
奈曼偏倚（Neyman bias） 10
内部真实性（internal validity） 12
内源人群（source population） 43

P

排除标准（exclusion criteria） 212
排除法（method of exclusion） 62
配对（pair matching） 43
匹配（matching） 12
匹配过度（overmatching） 44
偏倚（bias） 8
频率（frequency） 15
频数匹配（frequency matching） 43
平行试验（parallel tests） 76
普遍性（generalizability） 12
普查（census） 35

Q

期望寿命（life expectancy, LE） 24
前言（introduction） 173
前瞻性队列研究（prospective cohort study） 41
潜在减寿年数（potential years of life lost, PYLL） 25
青蒿琥酯-阿莫地喹（artesunate-amodiaquine, AA） 111
青蒿素联合疗法（artemisinin-based combination therapy, ACT） 111
青蒿素-萘喹（artemisinin-naphthoquine, ASNQ）疗法 111
求同法（method of agreement） 62
求异法（method of difference） 62
全分析集（full analysis set, FAS） 239
全球通用识别码（Universal Trial Number, UTN） 128
全生命周期（life time horizon） 197
群组实效性随机对照试验（cluster pRCT, cpRCT） 236

R

人群（population） 211
人群归因危险度（population attributable risk, PAR） 30, 154
人群归因危险度百分比（population attributable risk percentage, PARP） 154
人群预防差值（population prevented difference, PPD） 31
人群预防分数（population prevented fraction, PPF） 31
入院率偏倚（admission rate bias） 9

S

三盲试验（triple blind trial） 83
删失数据（censored data） 97
伤残调整寿命年（disability adjusted life years, DALY） 27
伤害所需患者数（number needed to harm, NNH） 87
设计、衡量与评价（design, measurement and evaluation on clinical research, DME） 5
设计病例报告表（case report form, CRF） 135
社会因素（social factor） 55
社区试验（community trial） 50
神经管缺陷（neural tube defect, NTD） 124
肾细胞癌（renal cell carcinoma, RCC） 204
生存率（survival rate） 24, 159
生态比较研究（ecological comparison study） 39
生态趋势研究（ecological trends study） 39
生态学谬误（ecological fallacy） 40
生态学研究（ecological study） 39
生物学合理性（biologic plausibility） 64
生物因素（biological factor） 55
失访（lost to follow-up） 51
失访偏倚（loss to follow-up bias） 10
时间-事件分析（time-to-event analysis） 96
时间顺序（temporality） 63
实效性随机对照试验（pragmatic randomized controlled trial, pRCT） 235
实验流行病学（experimental epidemiology） 48
实验证据（experimental evidence） 64
世界卫生组织（World Health Organization, WHO） 4
世界医学协会（World Medical Association, WMA） 103

似然比（likelihood ratio, LR） 71
视觉模拟评分法（visual analogue scale, VAS） 140
适用性（applicability） 167
受试者操作特征曲线（receiver operator characteristic curve, ROC curve） 73
数据集成（data integration） 152
数据清洗（data cleaning） 151
数据提取（data extraction） 214
数据与安全监察委员会（Data and Safety Monitoring Committee, DSMC） 238
双盲试验（double blind trial） 83
双氢青蒿素（dihydroartemisinin, DHA） 110
双氢青蒿素哌喹（dihydroartemisinin-piperaquine, DHP） 111
双向性队列研究（ambispective cohort study） 41
死亡（death） 92
死亡差值（mortality difference, MD） 29
死亡率（mortality rate） 20
死亡密度比（mortality density ratio, MDR） 30
死亡专率（specific death rate） 21
死亡状态（death） 203
四分位数间距（inter-quartile range, IQR） 151
宿主（host） 55
宿主因素（host factor） 54
随机抽样（random sampling） 37
随机对照试验（randomized controlled trial, RCT） 79, 158
随机分组（random allocation） 155
随机化（randomizing） 12
随机误差（random error） 3
随机效应模型（random-effect model） 222

T

讨论（discussion） 173
特异度（specificity, Spe） 71
特异性（specificity） 63
题目（title） 172
统计分析计划（statistical analysis plan, SAP） 239
退出（withdrawal） 51

W

外部真实性（external validity） 12
外推性（generalizability） 167
危险度比（risk ratio） 153
危险度差值（risk difference, RD） 153
危险因素（risk factor） 53
威尔·罗杰斯现象（Will Rogers phenomenon） 91
胃肠道症状等级评估量表（gastrointestinal symptom rating scale, GSRS） 248
胃肠道症状积分问卷（gastrointestinal symptom score, GIS） 248
无进展生存期（progressed free survival, PFS） 203
无应答偏倚（nonresponse bias） 10
物理因素（physical factor） 55

X

析因设计试验（factorial design trial） 79
系列试验（serial tests） 76
系统误差（systematic error） 3
系统综述（systematic review） 209
现场试验（field trial） 50
现患-新发病例偏倚（prevalence-incidence bias） 10
限制（restriction） 11, 155
相对疗效（comparative effectiveness） 235
相对危险度（relative risk, RR） 153
相对危险度减少（relative risk reduction, RRR） 87
相对危险降低度（relative risk reduction, RRR） 159
相对效应（relative effect） 29
相互作用（interaction） 57
向均数回归（regression to the mean） 88
项目负责人（principal investigator, PI） 145
效果（effectiveness） 232
效果指数（index of effectiveness, IE） 50
效力（efficacy） 232
效应指标（measure of effect） 152
效用值（utility） 197
信度（reliability） 74
信息偏倚（information bias） 10, 38
形成假设的研究（hypothesis generating studies） 39
虚假联系（spurious association） 61
需治疗人数（number needed to treat, NNT） 31, 87, 153, 159
叙事医学（narrative medicine） 250
续发率（secondary attack rate, SAR） 18
选择偏倚（selection bias） 9, 38
训练集（training set） 99

Y

严重不良事件（serious adverse event, SAE） 112
研究对象（participants, P） 111
研究人群（study population） 36
研究设计（study design） 211
研究时限（time horizon） 197
验后概率（post-test probability） 72
验前概率（pre-test probability） 72
阳性似然比（positive likelihood ratio, LR+） 71
阳性预测值（positive predictive value, PV+） 75
样本（sample） 36
一致性（consistency） 63
一致性检验（homogeneity test） 156
依从性（compliance） 88
乙酰胆碱酯酶（acetylcholinesterase, AChE） 124
以社区为基础的公共卫生试验（community based public health trial） 50
异质性检验（heterogeneity test） 156
易感性偏倚（susceptibility bias） 10
意向性治疗（intention-to-treat, ITT） 84, 239
因变量（dependent variable） 150
因果关联（causal association） 61
因果关系（cause and effect association） 150

阴性似然比（negative likelihood ratio，LR-） 71
阴性预测值（negative predictive value，PV-） 75
引文（citation） 171
用于比较的干预措施（comparator，C） 111
有效率（effective rate） 159
语言偏倚（language bias） 229
预测值（predictive value，PV） 75
预防差值（prevented difference，PD） 31
预防分数（prevented fraction，PF） 31
预后（prognosis） 90
预后分层（prognostic stratification） 99
约登指数（Youden's index，YI） 71

Z

摘要（abstract/summary） 173
沾染（contamination） 50，88
真实世界（real world） 240
真实世界数据（real world data，RWD） 231
真实世界数据研究（real world data study，RWS） 232
真实世界证据（real-world evidence，RWE） 232，240
实性（validity） 12，67
诊断比数比（diagnostic odds ratio，DOR） 73
诊断评价偏倚（diagnostic review bias） 194
诊断试验（diagnostic test） 67

整体疗效评价（overall treatment efficacy，OTE） 248
知情同意（informed consent） 132
直接标化法（direct standardization） 155
志愿者偏倚（volunteer bias） 10
质量调整寿命年（quality adjusted life year，QALY） 28
治愈率（cure rate） 159
致病因子（agent） 55
致残（disability） 92
致谢（acknowledgement） 173
《中国药物临床试验质量管理规范》（Good Clinical Practice，GCP） 249
中国临床流行病学网（China Clinical Epidemiology Network，ChinaCLEN） 5
终止效应（cutout effect） 64
自变量（independent variable） 150
自然实验（natural experiment） 41
总符合率（agreement rate） 71
总生存期（overall survival，OS） 204
总体（population） 36
组分病因（component causes） 54
组内相关系数（intra-class correlation coefficient，ICC） 147
最小成本分析（cost minimization analysis，CMA） 199